全国优秀教材
二等奖

湘雅临床技能培训教程

Xiangya Linchuang Jineng Peixun Jiaocheng

（第2版）

主　　审　迟宝荣

主　　编　陈　翔　吴　静

副 主 编　张国刚　常　实　梁　莉　王宪伟　李新华

编　　者（按姓氏拼音排序）

毕方方　常　实　陈　锶　陈　翔　陈江辉　陈智勇
程远大　崔　洋　冯莉娟　高可雷　郭纪锋　胡　蓉
黄东海　纪连栋　江　泓　姜志平　蒋　剑　蒋小娥
蒋星军　金　毅　李　捷　李　君　李　敏　李　通
李　源　李劲东　李湘民　李新华　李懿莎　李园园
梁　莉　刘　琼　刘　蓉　刘诗琴　刘泽灏　刘征波
陆蓉莉　欧阳奕　裴琛琳　裴志芳　彭　捷　漆　泓
谭　浅　汪　玲　王　霞　王爱民　王庆红　王睿哲
王宪伟　文　霆　邬玉辉　吴　静　吴东凯　吴秀颖
谢咏秋　熊　曾　熊依林　徐美华　杨　勇　杨晓苏
尹叶薇　袁琼婧　曾　凤　曾纪章　张　谧　张　琼
张　瑜　张国刚　张明华　张卫茹　周　环　周　捷
周　艳　祝　焱

编写秘书　赵盼盼　邬　晶　黄　颖

高等教育出版社·北京

内容简介

本书参照历届全国高等医学院校大学生临床技能竞赛的考核范围，并根据国家卫生健康委员会制定的《住院医师规范化培训内容与标准（试行）》及《临床执业医师实践技能考试大纲》要求，在第 1 版的基础上进行修订和完善。全书按照学科分类，涵盖内科、传染科、外科、骨科、妇产科、儿科、眼科、耳鼻咽喉科、皮肤科、急诊科、麻醉科及护理共 12 个学科，内容包括各专科的常见临床技能操作规程、评分标准和模拟竞赛试题。全书纸质内容与数字课程一体化设计，纸质内容为各种临床技能操作规程，并附有模拟竞赛试题。数字课程中，针对每一个操作规程均配有评分标准，含详细的操作步骤及评判分数；同时还对操作易犯错误列表说明，并分析发生的各种原因；针对问诊，列出每一个症状的鉴别诊断思维导图。此外，每一章配有教学视频操作和音频讲解；还配有彩图及推荐阅读，使读者能够提升学习效果，拓展所学知识。

本书不仅适用于高等医学院校本科生参加临床技能竞赛培训，还适用于住院医师规范化培训的临床技能教学，对参加国家执业医师操作考核也具有很好的参考价值。

图书在版编目（CIP）数据

湘雅临床技能培训教程 / 陈翔，吴静主编 . --2 版 . -- 北京：高等教育出版社，2019.8（2023.12 重印）
ISBN 978-7-04-052319-5

Ⅰ. ①湘… Ⅱ. ①陈… ②吴… Ⅲ. ①临床医学 - 医学院校 - 教材 Ⅳ. ① R4

中国版本图书馆 CIP 数据核字（2019）第 151899 号

策划编辑 吴雪梅 杨 兵　　责任编辑 杨 兵　　封面设计 张 楠　　责任印制 赵义民

出版发行	高等教育出版社	网　址	http://www.hep.edu.cn
社　址	北京市西城区德外大街4号		http://www.hep.com.cn
邮政编码	100120	网上订购	http://www.hepmall.com.cn
印　刷	北京中科印刷有限公司		http://www.hepmall.com
开　本	889mm×1194mm 1/16		http://www.hepmall.cn
印　张	23	版　次	2016 年 2 月第 1 版
字　数	635 千字		2019 年 8 月第 2 版
购书热线	010-58581118	印　次	2023 年 12 月第 6 次印刷
咨询电话	400-810-0598	定　价	62.50 元

本书如有缺页、倒页、脱页等质量问题，请到所购图书销售部门联系调换
版权所有 侵权必究
物 料 号 52319-A0

专家指导委员会

主任委员 陶立坚　孙　虹　肖　平

副主任委员 周巧玲　王志明　范学工　唐北沙　胡建中

陈子华　雷光华　龚志成　刘昭前

委　　员（按姓氏拼音排序）

冯　永　郭曲练　黄　燕　胡成平　胡懿郃

雷闽湘　李小刚　李晓林　李映兰　罗万俊

齐　琳　汤恢焕　唐利立　王小宜　吴安华

夏晓波　肖　波　谢红付　尹　飞　杨天伦

张　怡　张丕红　邹益友　左晓霞

数字课程（基础版）

湘雅临床技能培训教程

（第 2 版）

主编　陈 翔　吴 静

登录方法：

1. 电脑访问 http://abook.hep.com.cn/52319，或手机扫描下方二维码、下载并安装 Abook 应用。
2. 注册并登录，进入“我的课程”。
3. 输入封底数字课程账号（20 位密码，刮开涂层可见），或通过 Abook 应用扫描封底数字课程账号二维码，完成课程绑定。
4. 点击“进入学习”，开始本数字课程的学习。

课程绑定后一年为数字课程使用有效期。如有使用问题，请点击页面右下角的“自动答疑”按钮。

Abook

湘雅临床技能培训教程（第2版）

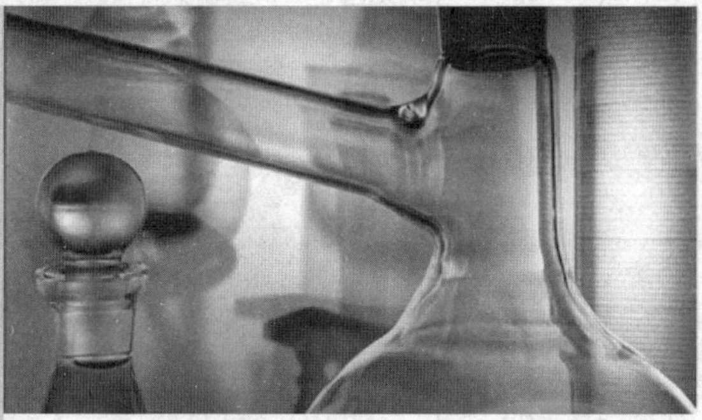

湘雅临床技能培训教程（第2版）将纸质内容与数字化资源一体化设计，数字课程包括评分标准、鉴别诊断思维导图、操作易犯错误、模拟竞赛试题、教学视频、彩图、推荐阅读等，以方便广大教师教学和学生学习。

用户名：　密码：　验证码：　5360　忘记密码？　登录　注册

http://abook.hep.com.cn/52319

扫描二维码，下载Abook应用

《湘雅临床技能培训教程》（第 2 版）数字课程编委会

主　　编　陈　翔　吴　静

副 主 编　张国刚　常　实　梁　莉　王宪伟　李新华

编　　者（按姓氏拼音排序）

毕方方　曹　岚　曹晓霞　常　实　陈　锶　陈　湘　陈　滋
钞晓培　陈江辉　陈明亮　陈智勇　程远大　崔　洋　邓声莉
邓小鹿　范丽莉　冯莉娟　付　斌　高可雷　郭纪锋　何洪波
胡　蓉　黄　颖　黄东海　黄国庆　纪连栋　江　泓　姜志平
蒋　剑　蒋星军　金　毅　冷爱民　李　捷　李　君　李　敏
李　通　李　文　李　源　李劲东　李湘民　李新华　李亚平
李艳萍　李懿莎　李园园　梁　莉　刘　琼　刘　蓉　刘诗琴
刘泽灏　刘征波　陆蓉莉　梅凌云　孟　莉　欧阳奕　潘频华
裴琛琳　裴志芳　彭　勃　彭　华　彭　捷　彭仕芳　皮林华
漆　泓　时夏捷　谭　浅　汪　玲　王　沙　王　霞　王爱民
王庆红　王睿哲　王世海　王宪伟　文　婕　文　霆　邬　晶
邬玉辉　吴　平　吴东凯　吴良燕　吴秀颖　肖　遥　肖　袁
肖湘成　谢似平　谢咏秋　解媛媛　熊　曾　熊依林　徐美华
许惠卓　鄢昌渝　鄢建勤　杨　涛　杨　勇　杨晓苏　姚　润
尹叶薇　袁　琼　曾　凤　曾纪章　张　娟　张　谧　张　瑜
张春芳　张国超　张国刚　张江林　张京慧　张明华　张霓妮
张赛丹　张沈茜　张卫茹　赵盼盼　赵谢兰　郑　巍　周　环
周　捷　周　霞　周　艳　周善磊　周卧龙　祝　焱

前言

教育部《关于进一步做好“5+3”一体化医学人才培养工作的若干意见》明确提出要加强医学生临床实践能力培养。随着全国高等医学院校大学生临床技能竞赛的开展和住院医师规范化培训制度的推出，极大地推动了临床实践教学改革，促进了医学生和住院医师临床基础理论、基本知识和基本技能的培养。为顺应国家教学和医疗体制改革的要求，培养具有扎实的临床实践能力的医学生，中南大学积极响应国家号召，开展系列改革，积极参加历届大学生临床技能竞赛，并获得6次特等奖的优异成绩。

中南大学作者团队通过总结和整理培训学生的经验，编写了《湘雅临床技能培训教程》，第1版于2016年2月正式出版，此次再版是对第1版的进一步修订和完善。

《湘雅临床技能培训教程》第2版参照了近几届全国高等医学院校大学生临床技能竞赛的考核范围，并参照国家卫生健康委员会制定的《住院医师规范化培训内容与标准（试行）》及《临床执业医师实践技能考试大纲》要求。全书按照学科分类，涵盖内科、传染科、外科、骨科、妇产科、儿科、眼科、耳鼻咽喉科、皮肤科、急诊科、麻醉科及护理共12个学科，内容包括各专科的常见临床技能操作规程、评分标准和模拟竞赛试题。全书纸质内容与数字课程一体化设计，纸质内容为各种临床技能操作规程，并附有模拟竞赛试题。数字课程中，针对每一个操作规程均配有评分标准，含详细的操作步骤及评判分数；同时还对操作易犯错误列表说明，并分析发生的各种原因；针对问诊，列出每一个症状的鉴别诊断思维导图。此外，每一章配有教学视频操作和音频讲解，还配有彩图及推荐阅读，使读者能够提升学习效果，拓展所学知识。

该书作者团队来自中南大学各专科临床经验丰富的专家、教授，他们指导的中南大学学生分别获得多届全国高等医学院校大学生临床技能竞赛特等奖，并承担了第四届全国高等医学院校大学生临床技能竞赛的组织和出题工作，积累了丰富的经验。本书汇聚了中南大学教师们的经验和智慧，全书内容详尽、系统，覆盖面广，紧密结合临床，有助于提高医学本科生、研究生及住院医师的临床思维能力和技能操作水平。

本书得到了全国高等医学院校大学生临床技能竞赛总裁判长、吉林大学迟宝荣教授精心审阅和指导把关，在编写过程中本书得到中南大学各位专家、教授和教育前辈的大力支持，在此一并致谢！第2版出版之际，精心录制了三段微视频，由迟宝荣教授介绍全国高等医学院校大学生临床技能竞赛的意义和影响力，陈翔教授介绍中南大学组织参赛的经验，吴静教授介绍培训学生的实战经验，以帮助学校师生更好地参与培训与竞赛。

尽管编者竭尽全力，书中仍难免有遗漏或者错误之处，恳请读者或同仁不吝赐教，予以斧正，以资完善。

陈翔　吴静

2019年5月

目录

教学视频目录

第一章　内科

第二章 外科

第三章 妇产科

第九章　护理

注：视频序号的编排方式按照章 – 节 – 编号编排，例：视频 2-1-1，为第二章第一节标题下第 1 个视频。

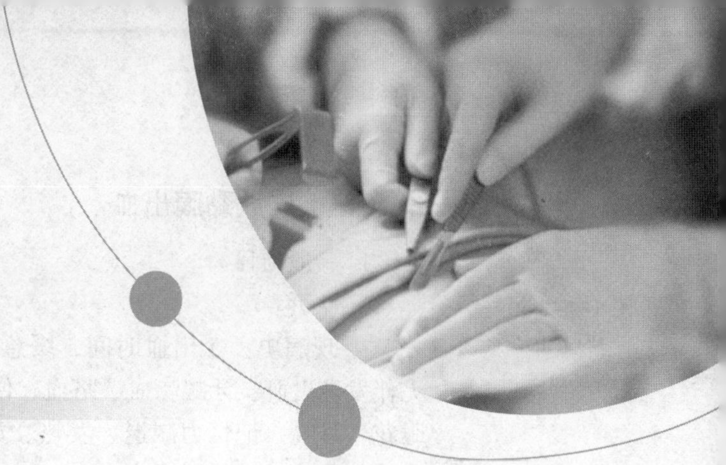

第一章

内　科

第一节　内科基本技能操作规程及评分标准

一、内科常见症状的问诊

（一）发热

1. 一般项目。

2. 主诉。

3. 现病史：①发热出现的时间、起病的缓急；②病因与诱因：如有无受凉感冒、外伤、不洁饮食、药物过敏、近期手术或拔牙等；③症状特点及变化：病程（长短）、程度（热度高低）、频度（间歇或持续）、能否自行退热；④加重和缓解因素；⑤伴随症状：有无全身表现（畏寒、寒战、乏力、肌肉酸痛、大汗或盗汗等）、询问多系统症状（是否伴有咳嗽、咳痰、咯血、胸痛，腹痛、呕吐、黄疸，尿频、尿急、尿痛，皮疹、出血、头痛、肌肉痛、关节痛，昏迷等）；⑥诊治经过（药物及剂量、疗程），特点是抗生素、退热药、糖皮质激素、强心苷等；⑦患病以来的精神状态、食欲、体重改变、睡眠及大小便情况。

ⓔ图 1-1-1 发热的鉴别诊断思维导图

4. 既往史（基础疾病及用药史，如糖尿病、肿瘤、甲状腺功能亢进症、先天性心脏病、长期服用免疫抑制剂等）、外伤史、手术史（如拔牙、非清洁区手术等）、药物过敏史、个人史（如血吸虫疫水接触、有无生食水产品的特殊嗜好、冶游史、静脉药瘾、毒物接触等）、月经史、婚姻生育史、家族史。

ⓔ表 1-1-1 发热的问诊评分标准

（二）贫血

1. 一般项目。

2. 主诉。

ⓔ图 1-1-2 贫血的鉴别诊断思维导图

3. 现病史：①贫血发生的时间，病程及贫血的各种症状。②有无急慢性出血、黑便和酱油色尿史，女性是否月经过多。③营养状况，有无偏食、体重减轻，有无消化系统的疾病等。④有无化学毒物、放射性物质或特殊药物接触史。⑤伴随症状：如发热、黄疸、骨关节疼痛。⑥诊治情况，此次就诊前检查结果、治疗经过等。⑦病后一般情况。

ⓔ表 1-1-2 贫血的问诊评分标准

4. 既往史、个人史、月经史、婚姻生育史、家族史。

（三）皮肤黏膜出血

1. 一般项目。

ⓔ 图 1-1-3 皮肤黏膜出血的鉴别诊断思维导图

2. 主诉。

3. 现病史：①出血时间、缓急、部位、范围、特点（自发性或损伤后）、诱因。②有无伴发鼻出血、牙龈渗血、咯血、便血、血尿等出血症状。③有无皮肤苍白、乏力、头晕、眼花、耳鸣、记忆力减退、发热、黄疸、腹痛、骨关节痛等贫血及相关疾病症状。④过敏史，外伤、感染、肝肾疾病史。⑤过去易出血及易出血疾病家族史。⑥职业特点，有无化学药物及放射性物质接触史、服药史。⑦诊治经过及病后一般情况。

ⓔ 表 1-1-3 皮肤黏膜出血的问诊评分标准

4. 既往史、个人史、月经史、婚姻生育史、家族史。

（四）水肿

1. 一般项目。

2. 主诉。

3. 现病史：①水肿出现的时间、急缓、部位，全身性或局限性，是否为对称性、凹陷性，与体位变化及活动的关系。②有无心、肝、肾、内分泌及过敏性疾病史及相关症状。③水肿与药物、饮食、月经及妊娠等有无关系。④水肿发展的速度，水肿的性质，是否为凹陷性水肿，有无胸腔积液、腹水。⑤是否有感染和过敏征象，营养状况如何。⑥是否接受过肾上腺皮质激素、睾酮、雌激素以及其他药物等的治疗。⑦伴随症状，如局部伴随症状，全身循环、消化、泌尿系统及内分泌系统的相关症状。⑧女性患者还应询问水肿与月经、体位和天气等的关系以及昼夜的变化。⑨病后一般情况。

ⓔ 图 1-1-4 水肿的鉴别诊断思维导图

ⓔ 表 1-1-4 水肿的问诊评分标准

4. 既往史、个人史、月经史、婚姻生育史、家族史。

（五）咳嗽、咳痰

1. 一般项目。

ⓔ 图 1-1-5 咳嗽、咳痰的鉴别诊断思维导图

2. 主诉。

3. 现病史：①疾病的发生时间及患者年龄、性别。②咳嗽的程度与音色。③咳痰的性质及痰液的量。④伴随症状，如是否伴有发热、胸痛、呼吸困难、大量脓臭痰、咯血及进行性体重下降等。

ⓔ 表 1-1-5 咳嗽、咳痰的问诊评分标准

4. 既往史、个人史、月经史、婚姻生育史、家族史。

（六）咯血

1. 一般项目。

2. 主诉。

ⓔ 图 1-1-6 咯血的鉴别诊断思维导图

3. 现病史：①询问出血有无明显病因及前驱症状，出血的颜色及量，其血中有无混合物以区分是咯血还是呕血。②仔细询问发病年龄及咯血性状，以分析咯血的病因。③询问伴随症状，如伴有发热、胸痛、咳嗽、咳痰首先考虑肺炎、肺结核、肺脓肿等，伴有刺激性干咳或呛咳、杵状指须考虑支气管肺癌。

ⓔ 表 1-1-6 咯血的问诊评分标准

4. 既往史、个人史、月经史、婚姻生育史、家族史。

（七）发绀

1. 一般项目。

2. 主诉。

3. 现病史：①发病年龄，出生时是否发绀，起病时间、发绀产生的缓急。②发绀分布与范围，全身性或局部性。有无心悸、气急、胸痛、咳嗽、晕厥、尿少、水肿等症状（全身性）。局部有无肿胀、疼痛、肢体发凉等血液运行障碍情况（周围性）。③有无摄取相关药物、化学物品、变质蔬菜等；是否在有长期便秘的情况下，进食蛋类及硫化物历史。④伴随症状：a. 若伴有呼吸困难，常见于重症心、肺疾病和急性呼吸道阻塞、气胸等；b. 若呼吸困难不明显，应考虑先天性高铁血红蛋白血症和硫化血红蛋白血症等；c. 伴有杵状指（趾），一般病程长，主要见于先天性心脏病、慢性肺部疾病；d. 若起病急骤，伴意识障碍，见于某些药物或化学物质的急性中毒；e. 若发绀发生在严重创伤或疾病的基础上，伴有血压下降，应考虑休克所致。

ⓔ图 1–1–7 发绀的鉴别诊断思维导图

ⓔ表 1–1–7 发绀的问诊评分标准

4. 既往史、个人史、月经史、婚姻生育史、家族史。

（八）呼吸困难

1. 一般项目。
2. 主诉。
3. 现病史：①呼吸困难发生的原因，包括引起呼吸困难的基础病因和直接诱因。②呼吸困难发生的快与慢，其病是突然发生还是缓慢发生，是渐进发生还是有明显的时间性。③呼吸困难与活动、体位、呼吸运动的关系。④呼吸困难伴随症状，如发热、咳嗽、咳痰、咯血、胸痛等（发作性呼吸困难伴哮鸣音，多见于支气管哮喘、心源性哮喘；突发性呼吸困难，多见于急性喉头水肿、气管异物、自发性气胸、大面积肺栓塞；伴发热，多见于肺炎、肺脓肿、肺结核、胸膜炎及急性心包炎时；伴一侧胸痛，见于大叶性肺炎、渗出性胸膜炎、自发性气胸、急性心肌梗死；伴咳嗽、咳痰，见于慢性支气管炎、肺气肿并发肺部感染、肺脓肿；伴咳大量泡沫痰，可见于有机磷杀虫剂中毒；伴咳粉红色泡沫痰，见于急性左心衰竭；伴意识障碍，见于脑出血、脑膜炎、糖尿病酮症酸中毒、肺性脑病、肺炎等）。

ⓔ图 1–1–8 呼吸困难的鉴别诊断思维导图

ⓔ表 1–1–8 呼吸困难的问诊评分标准

4. 既往史、个人史、月经史、婚姻生育史、家族史。

（九）胸痛

1. 一般项目。
2. 主诉。
3. 现病史：①询问发病年龄，发病急缓、诱因、加重与缓解的方式。②询问胸痛发生的部位，疼痛的性质、程度、持续时间及有无放射痛。③胸痛伴随症状，是否伴有咳嗽、咳痰、发热（见于气管、支气管和肺部疾病）；伴呼吸困难（提示病变范围较大，如大叶性肺炎、自发性气胸、肺栓塞等）；伴咯血（见于肺栓塞、支气管肺癌）；伴面色苍白、冷汗、血压下降或休克（见于心肌梗死、主动脉夹层等）；伴吞咽困难，多为食管疾病（反流性食管炎等）。

ⓔ图 1–1–9 胸痛的鉴别诊断思维导图

ⓔ表 1–1–9 胸痛的问诊评分标准

4. 既往史、个人史、月经史、婚姻生育史、家族史。

（十）心悸

1. 一般项目。
2. 主诉。
3. 现病史：①询问心悸发作的诱因、时间、频率、病程长短。②询问有无心前区疼痛、发热、头晕、头痛、晕厥、抽搐，有无呼吸困难，消瘦、多汗、失眠、发绀等相关症状。③询问有无心脏病、内分泌疾病、贫血等。④了解有无嗜好浓茶、烟酒、咖啡情况，有无

ⓔ图 1–1–10 心悸的鉴别诊断思维导图

ⓔ 表 1-1-10 心悸的问诊评分标准

精神刺激史。

4. 既往史、个人史、月经史、婚姻生育史、家族史。

（十一）恶心与呕吐

1. 一般项目。

2. 主诉。

3. 现病史：①恶心、呕吐的起病急或缓，患病时间（起病到就诊或入院的时间）。②恶心、呕吐发作的病因与诱因，如体位、进食不洁食物史、服药史、精神因素，有无咽部刺激、酗酒、晕车、晕船等，以及以往同样的发作史，已婚育妇女月经史等。③症状的特点与变化，如恶心、呕吐的时间：晨起、夜间，有无规律，间歇或持续，与饮食、活动的关系，发作频率，持续时间、严重程度，有无喷射性呕吐等；呕吐物的性状及气味、颜色，如是否有酸味或胆汁，呕吐物的量。④加重与缓解因素。⑤伴随症状，如腹痛、腹泻、发热、寒战、头痛、眩晕等。⑥诊治情况，血液生化及影像学检查结果。⑦病后的一般情况。

ⓔ 图 1-1-11 恶心与呕吐的鉴别诊断思维导图

ⓔ 表 1-1-11 恶心与呕吐的问诊评分标准

4. 既往史、个人史、婚姻生育史、月经史、家族史。

（十二）吞咽困难

1. 一般项目。

2. 主诉。

3. 现病史：①吞咽困难的起病急或缓，患病时间（起病到就诊或入院的时间）。②吞咽困难的病因与诱因，如有无进食特殊块状食物或其他异物，有无受凉以及以往同样的发作史，服药史等。③症状的特点与变化，如吞咽困难出现的时间有无规律，发作频率，间歇或进行性，与饮食、活动的关系，严重程度。④加重与缓解因素。⑤伴随症状，如声嘶、呛咳、呃逆、吞咽疼痛、胸骨后疼痛、反酸、胃灼热、哮喘及呼吸困难等。⑥诊治情况，血液生化及影像学检查结果。⑦病后的一般情况。

ⓔ 图 1-1-12 吞咽困难的鉴别诊断思维导图

ⓔ 表 1-1-12 吞咽困难的问诊评分标准

4. 既往史、个人史、婚姻生育史、月经史、家族史。

（十三）呕血

1. 一般项目。

2. 主诉。

3. 现病史：①排除口腔、鼻咽部出血及咯血，确定为呕血。②呕血的诱因，呕血前有无饮食不节、大量饮酒、接触毒物或服用特殊药物史（特别是非甾体抗炎药、抗凝血药）、劳累等。③呕血的颜色和量，可以帮助推测出血的部位和速度。④有无黑便及次数和量。⑤伴随症状，如有无上腹痛，肝脾大，黄疸，皮肤黏膜出血，头晕、黑矇，口渴、出汗。询问既往有无上腹痛、反酸、嗳气及消化不良史，有无肝病和长期药物摄入史（要问清剂量及反应），大面积烧伤、颅脑手术、脑血管疾病和严重外伤史。⑥询问患者的一般情况。

ⓔ 图 1-1-13 呕血的鉴别诊断思维导图

ⓔ 表 1-1-13 呕血的问诊评分标准

4. 既往史、个人史、月经史、婚姻生育史、家族史。

（十四）便血

1. 一般项目。

2. 主诉。

3. 现病史：①询问便血的病因和诱因，如病程中有无饮食不洁，进食辛辣刺激、生冷食物史；有无服药（特别是非甾体抗炎药、抗凝血药）史；是否集体发病。②询问便血

ⓔ 图 1-1-14 便血的鉴别诊断思维导图

的颜色，便血与排便的关系（可推测出血的部位、速度和出血的病因），便血量（如同估计呕血量一样，估计便血量要注意粪便量的影响，并需结合患者的全身反应才能较准确地估计失血量），有无口渴、黑矇、头晕、出汗、心悸等。③伴随症状，如腹痛、里急后重、发热、全身出血倾向、皮肤改变（蜘蛛痣、肝掌、皮肤黏膜毛细血管扩张）、腹部包块等。④询问患者的一般情况。

ⓔ表 1-1-14 便血的问诊评分标准

4. 既往史、个人史、月经史、婚姻生育史、家族史。

（十五）腹痛

1. 一般项目。

2. 主诉。

3. 现病史：①注意患者的发病年龄、性别、职业，可提示腹痛的常见或特殊病因。②腹痛起病的缓急和诱发因素。起病前有无饮食（是否有进食油腻食物、暴饮暴食）、外科手术等诱因，加重和缓解的因素。③腹痛的部位常提示疾病的部位，对于腹部牵涉痛的准确判断更有助于了解疾病的部位和性质。④询问腹痛的性质和严重程度。腹痛的性质，是否为烧灼痛、绞痛、持续性钝痛、剧烈刀割样疼痛。⑤询问腹痛的时间，与进食、活动、体位的密切关系。⑥腹痛的伴随症状，询问是否伴有发热、寒战、黄疸、休克、呕吐及反酸、腹泻。⑦注意既往的特殊病史对腹痛的诊断颇有帮助及病后一般情况。

ⓔ图 1-1-15 腹痛的鉴别诊断思维导图

ⓔ表 1-1-15 腹痛的问诊评分标准

4. 既往史、个人史、月经史、婚姻生育史、家族史。

（十六）腹泻

1. 一般项目。

2. 主诉。

3. 现病史：①腹泻起病急或缓，有无聚餐、旅行及不洁饮食史，是否与高脂食物摄入有关，是否与紧张、焦虑情绪有关。有无同食者群体发生情况，如区域及家族中发病情况，流行病学史。②腹泻次数及大便量，有助于判断腹泻类型及病变部位。③大便的性状及臭味，对判定腹泻类型有帮助。④询问腹泻加重、缓解的因素。腹泻与进食、油腻食物的关系，以及禁食、抗生素治疗反应等。⑤腹泻伴随症状，如有无发热、腹痛、消瘦、里急后重、皮疹或皮下出血、腹部包块、重度失水、关节肿痛等。⑥病后一般情况。

ⓔ图 1-1-16 腹泻的鉴别诊断思维导图

ⓔ表 1-1-16 腹泻的问诊评分标准

4. 既往史、个人史、月经史、婚姻生育史、家族史。

（十七）便秘

1. 一般项目。

2. 主诉。

3. 现病史：①确定是否便秘，根据大便性状、频度、排便量、排便是否费力而定。②便秘的起病与病程、诱发因素。并了解患者的年龄、职业、生活习惯、食物偏好等。③是否有长期服用泻药史（种类及疗程），是否有腹部、盆腔手术史。有无服用吗啡、阿片制剂、可待因、肠道吸收剂等可引起便秘的药物史。④询问有无心脑血管疾病、肝肾疾病、糖尿病及肿瘤等慢性病史。⑤病后一般情况。

ⓔ图 1-1-17 便秘的鉴别诊断思维导图

ⓔ表 1-1-17 便秘的问诊评分标准

4. 既往史、个人史、月经史、婚姻生育史、家族史。

（十八）黄疸

1. 一般项目。

2. 主诉。

ⓔ图 1-1-18 ………▪ 黄疸的鉴别诊断思维导图

ⓔ表 1-1-18 ………▪ 黄疸的问诊评分标准

3. 现病史：①询问确定是否为黄疸，特别应与皮肤苍黄、球结膜下脂肪及高胡萝卜素血症相鉴别，详细询问患者尿色的变化及便色的变化。②询问黄疸是急起还是缓起，有无群体发病，有无外出旅游史，服用某些药物史，有无长期酗酒或患肝病史。③询问黄疸出现时间与波动情况，询问黄疸对全身的影响。④黄疸的伴随症状，如询问有无胃肠道症状，有无发热、腹痛以及黄疸与发热、腹痛的关系。⑤询问外科治疗情况，某些特殊检查结果，肝功能改变，过去有无黄疸史，肝、胆、胰疾病史，寄生虫感染史。⑥病后一般情况。

4. 既往史、个人史、月经史、婚姻生育史、家族史。

（十九）腰背痛

ⓔ图 1-1-19 ………▪ 腰背痛的鉴别诊断思维导图

ⓔ表 1-1-19 ………▪ 腰背痛的问诊评分标准

1. 一般项目。

2. 主诉。

3. 现病史：①起病时间。②起病缓急。③疼痛部位、性质、程度、诱因及缓解因素（如活动与休息、叩击）、演变过程。④伴随症状，除腰背痛外，是否有相应脏器病变的症状，如畸形、活动受限、关节肿痛、坐骨神经痛、感觉异常、发热，尿频、尿急、血尿，反酸、嗳气、腹痛、腹泻，痛经、白带增多。⑤诊治经过。⑥病后一般情况。

4. 既往史、个人史（职业特点）、月经史、婚姻生育史、家族史。

（二十）关节痛

ⓔ图 1-1-20 ………▪ 关节痛的鉴别诊断思维导图

ⓔ表 1-1-20 ………▪ 关节痛的问诊评分标准

1. 一般项目。

2. 主诉。

3. 现病史：①起病时间、缓急。②关节疼痛的部位、程度、加重与缓解因素。③病变关节是否伴有红、肿、热，有无晨僵、活动受限、关节畸形。④关节痛是否伴有发热、乏力、消瘦、皮疹、出血点及其他系统症状。⑤诊疗情况。⑥病后一般情况。

4. 既往史、个人史（职业、居住环境）、月经史、婚姻生育史、家族史。

（二十一）血尿

ⓔ图 1-1-21 ………▪ 血尿的鉴别诊断思维导图

ⓔ表 1-1-21 ………▪ 血尿的问诊评分标准

1. 一般项目。

2. 主诉。

3. 现病史：①尿的颜色，如为红色应进一步了解是否进食引起红色尿的药品或食物，是否为女性的月经期间，以排除假性血尿。②血尿出现在尿程的哪一段，是否全程血尿，有无血块。③是否伴有全身或泌尿系统症状。④有无腰腹部新近外伤和泌尿道器械检查史。⑤病后一般情况。

4. 既往史（过去是否有高血压和肾炎史）、个人史、月经史、婚姻生育史、家族史（家族中有无耳聋和肾炎史）。

（二十二）尿频、尿急、尿痛

ⓔ图 1-1-22 ………▪ 尿频、尿急、尿痛的鉴别诊断思维导图

1. 一般项目。

2. 主诉。

3. 现病史：①尿频、尿急及尿痛的发生时间。②排尿的频度，夜尿的次数，每次排尿量多少等。③尿痛的部位、性质、持续时间和有无放射及放射部位。④近期有无接受过导尿、尿路器械检查或人工流产史。⑤是否新婚、蜜月期。⑥对疑有性传播疾病所致下尿路感染，应进一步询问患者本人或其配偶有无不洁性交史。⑦询问有无伴随症状，如发热、腰痛、血尿、脓尿、排尿困难和尿道口分泌物等。⑧病后一般情况。

4. 既往史：既往有无结核病、尿路感染、尿路结石、盆腔疾病及手术史，有无中枢神经系统受损和精神病史。

5. 个人史、月经史、婚姻生育史、家族史。

ⓔ表 1-1-22 尿频、尿急、尿痛的问诊评分标准

（二十三）少尿、无尿与多尿

1. 一般项目。

2. 主诉。

3. 现病史。

（1）少尿：①开始出现少尿的时间。②少尿程度即具体尿量，应以 24 h 尿量为准。③有无引起少尿的病因，如休克、大出血、脱水或心功能不全等。④过去和现在是否有泌尿系统疾病，如慢性肾炎、尿路结石、前列腺肥大等。⑤少尿伴随何种症状。⑥病后一般情况。

（2）多尿：①开始出现多尿的时间。② 24 h 总尿量。③有无烦渴多饮和全天水摄入量。④是否服用利尿药。⑤同时伴有何种症状。⑥有无慢性病史，用药史及疗效情况等。⑦病后一般情况。

4. 既往史、个人史、月经史、婚姻生育史、家族史。

ⓔ图 1-1-23 少尿、无尿的鉴别诊断思维导图
ⓔ图 1-1-24 多尿的鉴别诊断思维导图
ⓔ表 1-1-23 少尿的问诊评分标准
ⓔ表 1-1-24 多尿的问诊评分标准

（二十四）尿失禁

1. 一般项目。

2. 主诉。

3. 现病史：①起病时间，起病方式是急还是缓；频度、诱发因素和缓解因素。②询问伴随症状：a. 有无尿频、尿急、尿痛；b. 有无排便功能紊乱；c. 有无进行性排尿困难；d. 有无肢体瘫痪、肌张力高等；e. 有无慢性咳嗽、气促等；f. 有无多饮、多食、多尿和消瘦。③询问既往和近期有无感染史。④诊治经过及相关药物的治疗情况。⑤病后一般情况。

4. 既往史、个人史、月经史、婚姻生育史、家族史。

ⓔ图 1-1-25 尿失禁的鉴别诊断思维导图
ⓔ表 1-1-25 尿失禁的问诊评分标准

（二十五）排尿困难

1. 一般项目。

2. 主诉。

3. 现病史：①起病情况，如是急还是缓，患病时间。②病因与诱因，如服药史、精神因素、外伤、手术等。③排尿困难程度，是间歇性还是持续性。④病情的发展与演变，如加重及其因素，减轻及其因素。⑤伴随症状：a. 有无尿频、尿急，射尿无力，尿流变细，排尿间断甚至尿失禁；b. 有无下腹部绞痛；c. 有无血尿；d. 有无脊髓损伤病史；e. 有无多饮、多食、多尿、消瘦等；f. 有无肌无力、腹胀、便秘等。⑥病后一般情况。

4. 既往史、个人史、月经史、婚姻生育史、家族史。

ⓔ图 1-1-26 排尿困难的鉴别诊断思维导图
ⓔ表 1-1-26 排尿困难的问诊评分标准

（二十六）肥胖

1. 一般项目。

2. 主诉。

3. 现病史：①起病时间、发病情况（缓急）、诱因（饮食改变、精神刺激、头部外伤、手术等）、程度（体重增加数量）、主要症状特点（肥胖的部位，体重增加的速度）、发展与演变（体重有无波动及影响其变化的因素）等。②询问多系统症状，如是否伴有食欲、饮

ⓔ图 1-1-27 肥胖的鉴别诊断思维导图

水、尿量、体温、睡眠、性欲、视力、视野、头痛、智力、记忆力、怕冷、毛发脱落、高血压、低血压、皮肤紫纹、痤疮、多毛等改变。④治疗经过（药物、剂量、疗程），特别是对糖皮质激素、胰岛素、磺脲类药物、抗精神病药等进行合理评估。⑤患病以来的精神状态、食欲、睡眠及大小便情况。

ⓔ 表 1-1-27 肥胖的问诊评分标准

4. 既往史（幼儿、青少年询问出生时体重、身长、生长、第二性征发育情况）、个人史（有无吸烟及戒烟、饮食、运动、睡眠习惯）、婚姻生育史、（女性）月经史，家族史（是否有肥胖史）。

（二十七）消瘦

1. 一般项目。

2. 主诉。

3. 现病史：①消瘦出现的时间，有无诱因，如消化道疾病、饮食情况、结核、肿瘤、精神刺激、焦虑、抑郁，有无服药史。②伴随症状，有无食欲、体温、睡眠改变，有无皮肤色素沉着、皮肤苍白、皮肤黄染、毛发脱落、多尿、口干、多饮、易饥、呕吐、腹泻、腹痛、高血压、低血压、怕热、多汗、心悸、突眼、脾气性格改变。③询问饮食、运动习惯。注意询问性格类型、工作及生活压力。④成年被检查者需询问月经、性功能及生育情况，有无产后大出血病史。

ⓔ 图 1-1-28 消瘦的鉴别诊断思维导图

ⓔ 表 1-1-28 消瘦的问诊评分标准

4. 既往史、个人史、月经史、婚姻生育史、家族史。

（二十八）头痛

1. 一般项目。

2. 主诉。

3. 现病史：①头痛起病时间，起病方式是急是缓；部位与范围；性质（持续性、间歇性，裂痛、胀痛）、频度、诱发因素和缓解因素。②询问头痛时伴随症状，如有无剧烈呕吐（是否为喷射状）、头晕、眩晕、抽搐；有无视力障碍，感觉异常，精神异常，嗜睡及意识障碍；有无失眠、焦虑等。③询问既往和近期有无感染、高血压、动脉硬化、颅脑外伤、肿瘤、脑膜炎、癫痫等，还应询问有无眼、耳、鼻、牙等部位疾病史。④诊治经过及相关药物的治疗情况。

ⓔ 图 1-1-29 头痛的鉴别诊断思维导图

ⓔ 表 1-1-29 头痛的问诊评分标准

4. 既往史、个人史、月经史、婚姻生育史、家族史。

（二十九）眩晕

1. 一般项目。

2. 主诉。

3. 现病史：①询问眩晕发作时间、诱因、持续的时间，有无反复发作；注意眩晕与体位的关系。②询问有无发热、耳鸣、听力减退、恶心、呕吐、出汗、口周及四肢发麻、视力改变、平衡失调等。③注意既往有无急性感染、中耳炎、颅脑疾病及外伤、心血管疾病、严重肝肾疾病、糖尿病等病史。④询问有无晕车、晕船及用药史。

ⓔ 图 1-1-30 眩晕的鉴别诊断思维导图

ⓔ 表 1-1-30 眩晕的问诊评分标准

4. 既往史、个人史、月经史、婚姻生育史、家族史。

（三十）晕厥

ⓔ 图 1-1-31 晕厥的鉴别诊断思维导图

1. 一般项目。

2. 主诉。

3. 现病史：①发作的诱因，发作与体位的关系，与咳嗽及排尿的关系，与用药关系。

②发生速度、发作持续时间，发作时面色、血压及脉搏情况。③晕厥的伴随症状，是否有面色苍白、发绀、呼吸困难、出冷汗、恶心、乏力、抽搐、头痛、呕吐、发热、水肿、呼吸深快、手足发麻等。④有无心、脑血管疾病史。⑤既往有无类似发作及家族史。

ⓔ 表 1-1-31 ……… 晕厥的问诊评分标准

4. 既往史、个人史、月经史、婚姻生育史、家族史。

（三十一）抽搐与惊厥

1. 一般项目。

2. 主诉。

3. 现病史：①抽搐与惊厥发生年龄；发作有无诱因和先兆，持续时间，是否为孕妇。②部位是全身性还是局限性，性质呈持续强直性还是间歇阵挛性；发作的频率；伴随症状，发作时有无意识障碍，大小便失禁，舌咬伤、肌痛等。③询问既往的诊断和治疗经过。④有无脑部疾病、全身性疾病、癔症、毒物接触、外伤等病史及相关症状。⑤儿童患者应注意询问分娩史、生长发育史。

ⓔ 图 1-1-32 ……… 抽搐与惊厥的鉴别诊断思维导图

ⓔ 表 1-1-32 ……… 抽搐与惊厥的问诊评分标准

4. 既往史、个人史、月经史、婚姻生育史、家族史。

（三十二）意识障碍

1. 一般项目。

2. 主诉。

3. 现病史：①起病时间，急起还是缓起，发病前后情况，有无诱因，病程长短，意识障碍的程度；询问有无进展。②发病前后有无发热、头痛、呕吐、腹泻，皮肤黏膜有无出血点及瘀斑，有无肢体活动障碍。③有无高血压、动脉硬化、肺源性心脏病、糖尿病、肝肾疾病、癫痫、肿瘤，特别要询问有无颅脑外伤史。④要向家人或知情者询问环境和现场特点，发病季节、时间和地点，有无服用药物及毒物接触史。⑤伴随症状，是否伴有瞳孔大小的改变，皮肤瘀斑及紫癜，是否伴口唇樱桃红色（一氧化碳中毒）。

ⓔ 图 1-1-33 ……… 意识障碍的鉴别诊断思维导图

ⓔ 表 1-1-33 ……… 意识障碍的问诊评分标准

4. 既往史、个人史、月经史、婚姻生育史、家族史。

二、内科体格检查

（一）一般检查

1. 生命体征： 包括体温、脉搏（触诊桡动脉）、呼吸（通过视诊观察胸腹的运动频率和节律）、血压。

ⓔ 表 1-1-34 ……… 一般检查评分标准

（1）体温测量方法：①腋测法：常用，先将体温计的水银汞柱甩到 35℃以下，再将体温计头端置于被检查者腋窝深处，用上臂将体温计夹紧，10 min 后读数。正常值：36 ~ 37℃。②肛测法：被检查者卧位，将肛门体温计头端涂润滑剂后，插入肛门内达体温计长度的一半，5 min 读数。正常值 36.5 ~ 37.7℃。③口测法：消毒后的体温计置于被检查者舌下，紧闭口唇，5 min 读数。正常值：36.3 ~ 37.2℃。

（2）血压测量方法：坐位或仰卧位，肘部、心脏、血压计零点应在同一水平线（坐位时平第 4 肋软骨，仰卧位时平腋中线），被测上肢裸露，伸开并外展 45°，检查者将血压计袖带松紧适宜地缚于上臂，气囊中部对准肱动脉，袖带下缘距肘窝横纹 2 ~ 3 cm 处；水银柱开关打开，气囊充气过程中听诊肱动脉搏动音至消失后汞柱再上升 30 mmHg（1 mmHg = 0.133 kPa），缓慢放气速度以 2 ~ 4 mmHg/s 为宜，收缩压为柯氏第 1 期，舒张压为柯氏第 5 期；重复测量，取两次检查值的平均值作为血压值。小于 12 岁儿童、妊娠妇女、严重贫血、甲状腺功能亢进（简称甲亢）、主动脉瓣关闭不全及柯氏音不消失者以第 4 期的汞柱数值作为舒张压；必要时应测量四肢血压。

2. 一般状况：包括发育、体型、营养、意识状态、语调、语态、面容和表情、体位、姿势、步态。

3. 皮肤：注意颜色、湿度、弹性。观察有无皮疹、皮下出血、肝掌、蜘蛛痣、水肿、皮下结节、瘢痕。

4. 淋巴结：注意淋巴结的部位、大小、数目、硬度、压痛、活动度、红肿、瘘管、瘢痕。检查顺序为：耳前、耳后乳突区、枕骨下区、颌下、颏下、颈后三角、颈前三角、锁骨上窝、腋窝、滑车上、腹股沟、腘窝。检查方法：将示、中、环三指并拢，指腹平放于检查部位的皮肤上由浅入深进行滑动触摸，被检查者头稍低，或偏向检查侧，以使皮肤及肌肉松弛。腋窝淋巴结的检查方法为：检查者以右手检查左侧，左手检查右侧、一般先检查左侧，检查者左手抓住被检查者左腕向外上屈肘外展抬高约 45°，右手指并拢，掌面贴近胸壁向上逐渐达腋窝顶臂，滑动触诊，然后依次触诊腋窝后、内、前壁，再翻掌向外将被检查者外展之上臂下垂，触诊腋窝外侧壁。检查腋窝前壁时，应在胸大肌深面仔细触摸。检查腋窝后壁时，应在腋窝后壁肌群深面触摸。滑车上淋巴结的检查方法为：右手扶托被检查者右前臂，以左手小指抵肱骨内上髁上，其他三指（示、中、环指）并拢在肱二头肌与肱三头肌间沟中纵行，横行滑动触摸，换手以同法检查左侧。

（二）头部检查

ⓔ 表 1-1-35 ⋯⋯⋯▪
头部检查评分标准

1. 头：观察头发、头皮、头颅。正确测量头围（眉间—枕外隆凸）。

2. 眼：观察眼睑、泪囊及结膜。眼球有无突出、下陷，眼球运动是否正常，是否有眼球震颤和甲亢眼征。观察角膜、巩膜、虹膜、瞳孔，掌握对光反射检查方法。

（1）上睑结膜的检查方法：右手检查被检查者左眼，左手检查右眼，用示指和拇指捏住上睑中外 1/3 交界处的边缘，嘱被检查者向下看，此时轻轻向前下方牵拉，然后示指向下压迫睑板上缘，并与拇指配合将睑缘向上捻转即可将眼睑翻开。检查后，轻轻向前下牵拉上睑，同时嘱被检查者往上看，即可使眼睑恢复正常。

（2）甲亢眼征的检查方法：① Stellwag 征：瞬目减少。② Graefe 征：眼球下转时上睑不能下垂。③ Mobius 征：集合运动减弱，目标由远处逐渐移近眼球时，两侧眼球不能适度内聚。④ Joffroy 征：上视时无皱纹。

眼球运动的检查方法：检查者用棉签或手指置于眼前 30 ~ 40 cm 处，按左→左上→左下，右→右上→ 右下 6 个方向的顺序进行，每一方向代表双眼的一对配偶肌的功能。

（3）眼球震颤的检查方法：嘱被检查者头部不动，眼球随检查者手指所示方向垂直、水平运动数次，观察眼球是否出现一系列有规律的快速往返运动。

（4）直接对光反射的检查方法：用手电筒直接照射瞳孔并观察其反应，正常人受到光线刺激后瞳孔立即缩小，移开光源后瞳孔迅速复原。间接对光反射：指光线照射一眼时，用一手挡住光线，另一眼瞳孔立即缩小；移开光线，则瞳孔扩大。集合反射：嘱被检查者注视 1 m 外的目标（通常是检查者的指尖），然后将目标逐渐移近眼球（距眼球 5 ~ 10 cm），正常人此时可见双眼内聚，瞳孔缩小，称为集合反射。近反射：以上双眼内聚，瞳孔缩小和晶状体的调节三者称近反射。

3. 耳：观察耳郭外形、大小、位置和是否对称；外耳道有无溢液，鼓膜是否穿孔、溢脓；乳突是否红肿，是否有压痛、瘘管或瘢痕。检查听力是否正常。

听力检查方法：在静室内嘱被检查者闭目坐于椅子上，并用手指堵塞一侧耳部，检查者持手表或以拇指与示指相互摩擦，自 1 m 以外逐渐移近被检查者耳部，直到被检查者听到声音为止，测量距离，同样方法检查另一耳。比较两耳的测试结果并与检查者的听力进行比较。正常人一般在 1 m 处可听见机械表声或捻手指声。

4. 鼻：观察鼻的皮肤颜色和鼻外形改变，有无鼻翼扇动及鼻出血，鼻中隔有无偏曲，鼻腔黏膜有无充血、肿胀、萎缩，鼻腔分泌物情况，鼻窦有无压痛。

鼻窦压痛的检查方法：①上颌窦：位于左右颧部，检查时双手固定被检查者的两侧耳后，将拇指分置于左右颧部向后按压。也可以用右手中指指腹叩击颧部，并询问有否叩击痛。②额窦：位于眼眶上缘内侧，检查时一手扶持被检查者枕部，用另一拇指或示指置于眼眶上缘内侧用力向后、向上按压。或以两手固定头部，双手拇指置于眼眶上缘内侧向后、向上按压，询问有无压痛，两侧有无差异。也可以用中指叩击该区，询问有无叩击痛。③筛窦：鼻根部与眼内眦之间，检查时双手固定被检查者两侧耳后，双侧拇指分别置于鼻根部与眼内眦之间向后方按压。④蝶窦：不能在体表检查。

5. 口：口唇、口腔黏膜、牙齿、牙龈、舌、咽部和扁桃体、喉、口腔的气味、腮腺。

咽部的检查方法：患者取坐位，头略后仰，口张大发"啊"音，此时检查者用压舌板在舌的前 2/3 与后 1/3 交界处迅速下压，则软腭上抬，在照明的配合下即可以见软腭、腭垂、软腭弓、扁桃体、咽后壁等。扁桃体分度：Ⅰ度：舌腭弓与咽腭弓之间；Ⅱ度：超出咽腭弓；Ⅲ度：达咽后壁中线。

（三）颈部检查

ⓔ 表 1-1-36 颈部检查评分标准

1. 颈部外形：观察颈部有无包块、瘢痕，两侧是否对称。

2. 颈部姿势与运动：观察颈部伸屈、转动。是否有斜颈、颈部运动受限、颈部强直等。

3. 颈部皮肤与包块：①颈部皮肤：观察有无蜘蛛痣、感染、瘢痕、瘘管。②颈部包块：检查时注意包块部位、大小、质地、活动性、压痛、与邻近器官的关系。

4. 颈部血管检查：①颈静脉：充盈情况，是否怒张、搏动。②颈动脉：是否搏动增强。③血管杂音：是否听到杂音，注意其部位、强度、性质、音调、传播方向和出现时间，被检查者姿势和呼吸对杂音的影响。

5. 甲状腺：①视诊：大小及对称性，检查时嘱被检查者做吞咽动作。②触诊：轮廓、大小、质地、表面情况、震颤。包括甲状腺峡部触诊及甲状腺侧叶触诊。③听诊：是否听到连续性静脉"嗡鸣"声或者收缩期动脉杂音。

6. 气管：示指与环指分别置于胸锁关节上，然后将中指置于气管之上，观察中指是否在示指和环指中间，判断气管有无偏移。

（四）胸部检查

ⓔ 表 1-1-37 胸部检查评分标准

1. 胸部体表标志：骨骼标志（胸骨上切迹、胸骨柄、胸骨角、剑突、腹上角、肋骨、肋间隙、肩胛骨、脊柱棘突、肋脊角），垂直线标志（前正中线，锁骨中线，胸骨线、胸骨旁线，腋前、中、后线，肩胛线，后正中线），自然陷窝及解剖区域（腋窝，胸骨上窝，锁骨上、下窝，肩胛上、下区，肩胛间区）。

2. 胸（肺）部视、触、叩、听诊

（1）胸（肺）部视诊：①呼吸运动；②呼吸频率：测量 1 min，最少 30 s；③呼吸深度；④呼吸节律。

（2）胸（肺）部触诊：①胸部（廓）扩张度：a. 前胸廓扩张度的测定；b. 后胸廓扩张度的测定。②语音震颤：注意两侧对比。③胸膜摩擦感。

（3）胸（肺）部叩诊：①胸部对比叩诊：注意两侧对比，手法可分间接叩诊和直接叩诊两种。②叩诊肺界：肺下界（锁骨中线、腋中线、肩胛线），肺下界移动度，肺上界，肺前界。

（4）胸部（肺）听诊：①听诊呼吸音：正常呼吸音（气管呼吸音、支气管呼吸音、支气管肺泡呼吸音、肺泡呼吸音）、异常呼吸音、啰音、胸膜摩擦音；②语音共振：注意两侧对比。

（五）心脏检查

ⓔ 表 1-1-38 心脏检查评分标准

1. **视诊**：胸廓有无畸形（心前区隆起、鸡胸、漏斗胸及脊柱畸形）、心尖搏动（位置、强度、范围，负性心尖搏动）、心前区其他部位有无搏动（胸骨左缘第 3 ~ 4 肋间、剑突下及心底部搏动）。注意事项：患者尽可能取仰卧位，充分暴露胸部，检查者两眼与患者的胸廓平齐，双眼视线与心前区呈切线方向。

2. **触诊**：除验证视诊所见的心尖搏动（位置、强度和有无抬举感）外，检查心前区有无异常搏动、震颤（部位、时期）及心包摩擦感（部位）。注意事项：①检查者先用右手全掌置于心前区，然后以手掌尺侧（小鱼际）或以示指、中指及环指并拢的指腹触诊，不加压；②剑突下搏动的鉴别。

3. **叩诊**：检查者以中指叩诊法，顺序应先左后右，自下而上，自外而内，中指轻叩，卧位板指沿肋间，坐位时板指与肋间垂直，以右手中指借右腕关节活动叩击板指，叩时右手及手腕要放松，力量适中，听到叩诊音由清音变为浊音即相对浊音界，板指不动，翻转做好标记。左心界自心尖搏动最强点外 2 ~ 3 cm 开始（未触到心尖搏动的从第 5 肋间腋前线开始叩诊）。右心界则先沿右锁骨中线自上而下叩出相对浊音界，于其上一肋间开始叩诊心界。双侧叩诊均依次按肋间逐个上移至第 2 肋间为止，叩出相对浊音界分别用笔作标记，用硬尺测量各肋间的相对浊音界与前正中线间的距离，按表 1-1-1 记录，以确定心界大小、形状及心脏在胸腔内的位置。

表 1-1-1 正常成年人心脏相对浊音界

右（cm）	肋间	左（cm）
	Ⅱ	
	Ⅲ	
	Ⅳ	
	Ⅴ	

注：左锁骨中线距前正中线为 8 ~ 10 cm。

4. **听诊**：心率（每分钟心搏次数）、心律（节律是否整齐，有无期前收缩）、心音（正常、增强、减弱、性质改变、分裂）、额外心音［舒张期额外心音（舒张早期、舒张晚期及重叠型奔马律、开瓣音、肿瘤扑落音、心包叩击音）、收缩期额外心音、医源性额外心音］、杂音与心包摩擦音。注意事项：①听诊部位及顺序：二尖瓣区：位于心尖搏动最强点，又称心尖区；肺动脉瓣区：在胸骨左缘第 2 肋间；主动脉瓣区：在胸骨右缘第 2 肋间；主动脉瓣第二听诊区：在胸骨左缘第 3 肋间；三尖瓣区：在胸骨下端左缘，即胸骨左缘第 4、5 肋间。听诊顺序：心尖区→肺动脉瓣区→主动脉瓣区→主动脉瓣第二听诊区→三尖瓣区。②心室收缩期与舒张期的区分：听诊时检查者另一手指触及颈总动脉或心尖搏动，与颈总动脉搏动搏起同时的音响为 S1，标志着收缩期的开始；与动脉搏动陷落同时的音响为 S2，标志着舒张期的开始。

（六）腹部检查

1. **视诊**

（1）注意事项：患者需排空膀胱，低枕仰卧位，两手自然置于身体两侧，注意保暖，充分暴露（上至剑突，下至耻骨联合），光线充足柔和，医生立于患者右侧，切线位观察。

（2）内容：①腹部外形：注意掌握腹围测量方法；②呼吸运动；③腹壁静脉；④胃肠型及蠕动波；⑤腹壁其他情况：皮疹，色素，腹纹，瘢痕，疝，脐部，腹部体毛，上腹部搏动。

ⓔ表 1-1-39 腹部检查评分标准

2. 听诊：肠鸣音、血管杂音、摩擦音。

3. 触诊

（1）腹壁紧张度：浅部触诊法。

（2）压痛及反跳痛：深压触诊法。

1）阑尾点压痛方法：以 2 ~ 3 个手指逐渐按压，细致触摸腹部深在病变部位，以明确压痛的局限部位。检查反跳痛时，可在深压的基础上迅速将手抬起，并询问患者是否感觉疼痛加重或观察其面部是否出现痛苦表情，代表腹部病变累及壁腹膜。腹膜炎三联征指腹肌紧张、压痛与反跳痛，称腹膜刺激征。

2）尿路压痛点：季肋点（前肾点）、上输尿管点、中输尿管点、肋脊点、肋腰点。

（3）腹部肿块：深部滑行触诊、双手触诊法。注意肿块的部位、大小（上下、左右、前后径）、形态、质地、压痛、搏动性、移动度，注意与腹壁皮肤的关系。

（4）脏器触诊：①肝触诊：采用双手触诊，深部滑行触诊或钩指触诊。注意大小、质地、边缘和表面状态、压痛（肝颈静脉回流）、搏动、肝区摩擦感、肝震颤。②胆囊触诊：墨菲（Murphy）征是检查胆囊压痛的方法。医师以左手掌平放于患者右胸下部，以拇指指腹钩压于右肋下胆囊点处，然后嘱患者缓慢深吸气。在吸气过程中，发炎的胆囊下移时碰到用力按压的拇指，即可引起疼痛，此为胆囊触痛，如因剧烈疼痛而致吸气终止称墨菲征阳性，否则为阴性。③脾触诊：深部滑行触诊或双手触诊法。注意大小、质地、边缘和表面状态、压痛、摩擦感、切迹。④胰腺触诊：胰腺位于腹膜后，正常不能触及。⑤肾触诊：双手触诊法。⑥膀胱触诊：单手滑行法。

（5）液波震颤（波动感）。

（6）振水音：冲击触诊法。

（7）注意事项：①患者取仰卧位，双腿屈起稍分开，检查者站在患者的右侧，前臂与腹部表面尽量在同一水平。②嘱患者作缓慢腹式呼吸，使腹部肌肉松弛。③医生的手必须温暖、轻柔。④必要时医生一边与患者谈话，一边检查。⑤检查顺序：由浅入深，由下至上，由不痛到痛的部位，一般自左下腹开始逆时针方向至右下腹，再至脐部，依次检查腹部各区。

4. 叩诊

（1）腹部叩诊音。

（2）胃泡鼓音区及脾叩诊。

（3）移动性浊音。正规的叩诊方法是：患者仰卧，医生立于患者右侧，先从腹中部脐平面开始向左侧叩诊，直达左侧髂腰肌边缘，如叩诊变为浊音，叩诊板指位置固定（不离开皮肤），嘱患者向右侧卧位，重新叩诊该处，听取音调有无变化，然后向右侧移动叩诊，直达浊音区，叩诊板指固定位置，嘱患者向左侧翻身作左侧卧位，再次叩诊，听取音调之改变。

（4）肋脊角叩诊。

（5）膀胱叩诊。

（七）肛门、直肠检查

1. 视诊：观察肛门及其周围皮肤颜色及皱褶，注意肛门周围有无肛门闭锁与狭窄、瘢痕与红肿、肛裂、痔、肛瘘、直肠脱垂。

2. 触诊： 通常称为肛诊或直肠指检。触诊时医师右手示指戴指套或手套，并涂以润滑剂，如肥皂液、凡士林、液状石蜡后，将示指置于肛门外口轻轻按摩，等患者肛门括约肌适应放松后，再徐徐插入肛门、直肠内。先检查肛门及括约肌的紧张度，再查肛管及直肠的内壁。

ⓔ 表 1-1-40 肛门、直肠检查评分标准

3. 病变记录： 肛门与直肠检查所发现的病变（如肿块、溃疡等）应按时针方向进行记录，并注明检查时患者所取体位。肘膝位时肛门后正中点为 12 点钟位，前正中点为 6 点钟位；而仰卧位的时钟位则与此相反。

（八）脊柱与四肢检查

1. 脊柱检查要点

ⓔ 表 1-1-41 脊柱四肢检查评分标准

（1）脊柱弯曲度：1）生理性弯曲，有无侧弯：检查者用示、中指或拇指沿脊椎的棘突以适当的压力往下划压，划压后皮肤出现一条红色充血痕，以此痕为标准，观察脊柱有无侧弯。2）病理性变形。

（2）脊柱活动度：让患者作前屈、后伸、侧弯、旋转等动作，以观察脊柱的活动情况。

（3）脊柱压痛与叩击痛：

1）压痛：检查者以右手拇指从枕外隆凸开始自上而下逐个按压脊椎棘突及椎旁肌肉。

2）叩击痛：①直接叩击法：用中指或叩诊锤垂直叩击各椎体的棘突，多用于检查胸椎与腰椎。②间接叩击法：嘱患者取坐位，医师将左手掌置于其头部，右手半握拳以小鱼际肌部位叩击左手背，了解患者脊柱各部位有无压痛。

（4）特殊检查试验：①颈椎：Jackson 压头试验、前屈旋颈试验、颈静脉加压试验和旋颈试验。②腰骶椎：摇摆试验、拾物试验、直腿抬高试验、屈颈试验和股神经牵拉试验。

2. 四肢与关节检查要点

（1）上肢：①肩关节：外形、运动、压痛点。②肘关节：形态、运动、触诊。③腕关节与手：外形、局部肿胀与隆起、畸形（杵状指、匙状甲等）、运动。

（2）下肢：①髋关节：视、触、叩、听、活动度。②膝关节：视、触、活动度。浮髌试验：患者取平卧位，下肢伸直放松，医师一手虎口卡于患膝髌骨上极，并加压压迫髌上囊，使关节液集中于髌骨底面，另一手示指垂直按压髌骨并迅速抬起，按压时髌骨与关节面有碰触感，松手时髌骨浮起，即为浮髌试验阳性，提示有中等量以上关节积液（50 mL）。

（3）踝关节与足：视、触。

（九）神经系统检查

ⓔ 表 1-1-42 意识障碍检查评分标准

1. 意识障碍检查： 包括评价意识障碍程度、眼征、瘫痪体征、对疼痛刺激的反应、脑干反射、呼吸形式、脑膜刺激征以及一些其他体征。

（1）意识障碍程度的评价：常用格拉斯哥（Glasgow）昏迷评定量表，从睁眼、言语和运动三方面进行评分。

（2）眼征：①瞳孔：观察其大小是否对称和对光反射，瞳孔大小普通室内光线下观察并描述，注意双侧对比。直接对光反射：嘱被检查者保持睁眼，右手持手电筒，光源自外侧迅速移向瞳孔，同时观察并描述同侧瞳孔有无立即缩小，移开光源后瞳孔有无迅速复原。间接对光反射：嘱被检查者保持睁眼，右手持手电筒，左手隔开两眼，光源自外侧移向瞳孔，同时观察并描述对侧瞳孔有无立即缩小，移开光源瞳孔有无迅速复原。②眼底：有无视神经盘水肿和出血，有无玻璃体积血；检查记录视神经盘形状大小、色泽、边缘以及视网膜和血管情况。③眼球位置：观察有无突出和凹陷等。④眼球运动：观察有无同向性偏

斜，有无运动障碍，有无分离性眼球运动，有无眼球浮动等。

（3）瘫痪体征：①观察有无面瘫，肢体的自发活动有无减少。②下肢有无外旋位，进一步可行坠落试验。检查上肢时，可将被检查者双上肢同时托举后突然放开任其坠落，观察上肢坠落情况；检查下肢时，将被检查者一侧下肢膝部屈曲提高，足跟着床，突然松手观察肢体是否能自动伸直，有无向外倾倒。

（4）对疼痛刺激的反应：用力按压眶上缘、胸骨，检查昏迷被检查者对疼痛的运动反应，观察面部表情，可根据面肌运动，判断有无面瘫等。

（5）脑干反射：主要通过睫脊反射、角膜反射、头眼反射和眼前庭反射来评价脑干功能。①睫脊反射：给予颈部皮肤疼痛刺激时，观察是否引起双侧瞳孔散大。②角膜反射：检查者用细棉絮轻触角膜外缘，观察有无双眼瞬目动作。③头眼反射：轻扶被检查者头部向左右、上下转动，观察眼球是否向头部运动相反方向运动，是否逐渐回到中线位。④眼前庭反射：用注射器向一侧外耳道注入 1 mL 冰水，观察双眼有无强直性同向运动或分离性眼球运动。

（6）呼吸形式：观察昏迷被检查者的呼吸形式，注意有无潮式呼吸、神经源性过度呼吸。长吸式呼吸、丛集式呼吸及共济失调性呼吸，有助于定位损害平面。

（7）脑膜刺激征：包括屈颈试验、克尼格征和布鲁津斯基征，主要为脑膜受刺激的表现，昏迷被检查者脑膜刺激征阳性常提示颅内压增高。具体检查如下：①屈颈试验：被检查者仰卧，检查者托被检查者枕部并使其头部前屈而表现不同程度的颈抵抗，被动屈颈受限，称为颈强直。②克尼格征：被检查者仰卧，下肢髋、膝关节处屈曲成直角，检查者将被检查者小腿抬高，如伸直受限并出现疼痛，大、小腿间夹角 $<135°$，为克尼格征阳性。③布鲁津斯基征：被检查者仰卧出现双侧髋、膝部屈曲；一侧下肢膝关节屈曲位，检查者使该侧下肢向腹部屈曲，对侧下肢亦发生屈曲。两者均为布鲁津斯基征阳性。

（8）其他体征：昏迷被检查者长期卧床或者抵抗力低下，会出现褥疮、肺部感染、营养不良、关节变形僵硬等。

2. 精神状态和高级皮质功能检查

（1）精神状态

ⓔ 表 1-1-43 ………■ 精神状态和高级皮质功能检查评分标准

1）观察被检查者衣着，主动与被动接触是否正常。

2）有无错觉、幻觉，有无思维奔逸，有无妄想和情感淡漠、倒错，有无欣快、激动、淡漠、忧郁等。

3）对疾病的自知力是否存在，有无自杀、自残和被害妄想等。

（2）高级皮质功能检查：分为认知功能和非认知功能检查，记忆力、计算力、定向力、失语、失认、失用等属于认知功能检查，人格改变、行为异常、情绪改变和精神症状属于非认知功能检查范畴。

1）记忆力：分为瞬时记忆、短时记忆和长时记忆。检查记忆应当注意全面分析检查结果。

2）计算力：常用方法是从 100 中连续减去 7。

3）定向力：分为时间、地点和人物的定向力。

4）失语：被检查者神志是清楚的，从口语表达、听理解、复述、命名、阅读和书写能力 6 个方面进行评价。①口语表达：注意言语的流畅性，有无构音障碍和找词困难；语言表达中有无错误和刻板言语；有无语法错误；区分运动性失语和感觉性失语。②听理解：一般听理解障碍是指能听到声音，不能够理解其含义。③复述：能否对要求的词语和短句进行复述，注意有无复述困难或者错误。④命名：不能够正确说出常用物品的名字，能够表述其用途，又称命名性失语。⑤阅读：阅读书本或者报纸，注意有无阅读困难。⑥书写：

书写姓名、住址等，注意有无书写不能。

5）失用：让被检查者穿衣、梳头、书写及用餐等，观察被检查者能否执行命令，是否能完成简单的目的性动作，进而完成复杂动作。

6）失认：不能够认识以前熟悉的物体。注意有无视觉失认、听觉失认以及触觉失认，识别体象障碍。

7）视空间技能和执行功能：常用的画钟表试验，按指定的时间画出钟表表针。

3. 脑神经检查

（1）嗅神经：让被检查者闭目，按压其一侧鼻孔，用有气味而无刺激性溶液（松节油、薄荷水、香皂、樟脑等）分别测试左、右鼻嗅觉。注意有无嗅觉减退和丧失、嗅觉过敏以及幻嗅。

（2）视神经：主要检查视力、视野和眼底。①视力：远近视力采用国际标准视力表检测，注意区分辨认指数和眼前手动，如仅看到光亮，记录为光感。②视野：手势对比检查：被检查者与检查者相对而坐，距离约 1 m，两眼分开检查。检查者将其手指置于自己与被检查者中间等距离处，分别自上、下、左、右等不同的方位从外周逐渐向眼的中央部移动，嘱被检查者在发现手指时，立即示意，并了解颞侧、鼻侧、上下侧的视野范围。必要时用视野计检查，注意有无视野缺陷及其缺陷类型。③眼底：用检眼镜检查视神经盘、血管、视网膜等。观察有无视神经盘水肿，视神经有无改变等。

（3）动眼神经、滑车神经及展神经

1）睑裂：是否双侧对称，有无上睑下垂及眼球内陷。

2）眼球运动：医师置目标物（棉签或手指尖）于被检查者眼前 30～40 cm 处，嘱被检查者固定头位，眼球随目标方向移动，一般按左—左上—左下，右—右上—右下、上、下 6 个方向的顺序进行。

3）瞳孔：大小、形状、位置、边缘，两侧是否对称。检查直接对光反射、间接对光反射和调节反射，同时检查辐辏反射。

（4）三叉神经

1）面部感觉：以针、盛冷热水的试管、棉花束分别检查面部痛觉、温度觉及触觉。让被检查者分辨，观察有无减退、消失和过敏，并定出感觉障碍区域。

2）咀嚼肌运动：先观察双侧颞肌及咬肌有无萎缩，然后检查者以双手触按被检查者颞肌及咬肌，嘱被检查者做咀嚼动作，注意有无肌力减弱。嘱被检查者露齿，观察张口时下颌有无偏斜。

3）角膜反射：以棉花纤维分别轻触双侧角膜外缘，正常反应为迅速闭眼。

4）下颌反射：被检查者轻启下颌，检查者以左手拇指轻置于下颌齿列上，右手执叩诊锤轻叩拇指，观察有无反射及其强弱程度。

（5）面神经

1）运动：检查时先观察被检查者的两侧额纹、眼裂、鼻唇沟及口角是否对称。再嘱被检查者做皱额、闭眼、露齿、鼓腮、吹口哨动作。

2）味觉：让患者伸舌，检查者以棉签蘸少许有味觉的溶液（如醋、盐、糖、奎宁），轻擦于一侧的舌前部，嘱被检查者用手指指出某个预定的符号（酸、咸、甜、苦），但不能讲话和缩舌，分别测试两侧。每种味觉试验完后，应用水漱口。

（6）前庭蜗神经（位听神经）

1）蜗神经：先用粗略法了解被检查者的听力。在静室内嘱被检查者闭目坐于椅子上，并用手指堵塞一侧耳道，医师持手表或以拇指与示指互相摩擦，自 1 m 以外逐渐移近被检查者耳部，直到被检查者听到声音为止，测量距离，同样方法检查另一耳。林纳（Rinne）

试验：将 C256 音叉击响振动后，检查一侧耳的气导听力和骨导听力。韦伯（Weber）试验：又称骨导偏向试验，将 C256 音叉击响后，置于颅中线前额，比较两侧耳骨导听力的强弱。

2）前庭神经：①眩晕：对位向的主观体会错误，被检查者自觉周围事物旋转，或自觉本身旋转，常伴有呕吐。②平衡失调：主要表现为步态不稳，向患侧倾倒，闭目难立征阳性，误指试验时手指向患侧偏倚等。③眼球震颤：嘱被检查者眼球随医师手指所示方向（水平和垂直）运动数次，观察是否出现震颤。

（7）舌咽神经、迷走神经：注意被检查者有无发音嘶哑、饮水呛咳及吞咽困难。被检查者张口发“啊”音时，观察腭垂有无偏斜，软腭上抬是否对称，观察咽反射有无消失。注意检查舌后 1/3 的味觉。

（8）副神经：嘱被检查者做对抗阻力的转头和耸肩动作，比较两侧肌力及肌肉收缩时的轮廓和坚强度。

（9）舌下神经：嘱被检查者伸舌，观察有无偏斜，有无舌肌萎缩及肌束颤动。

4. 感觉系统检查：检查原则是先检查感觉缺失部位，再检查正常部位；一般从远端查向近端，左右比较，避免暗示，必要时重复检查。

ⓔ 表 1–1–44 脑神经和感觉系统检查评分标准

（1）浅感觉

1）痛觉：通常用大头针的针尖以均匀的力量轻刺被检查者皮肤，让被检查者立即陈述具体的感受。为了避免主观或暗示作用，被检查者应闭目接受测试。测试时注意两侧对称部位的比较，检查后记录感觉障碍的类型（正常、过敏、减退、消失）和范围。

2）温度觉：通常用盛有热水（40～50℃）及冷水（0～10℃）的试管测试，让被检查者回答自己的感受（冷或热）。

3）触觉：用棉签轻触被检查者的皮肤或黏膜，让被检查者回答有无一种轻痒的感觉。

（2）深感觉

1）关节觉：检查时嘱被检查者闭目，医师用示指和拇指轻持被检查者的手指或足趾，做被动伸或屈的动作，让被检查者闭目回答“向上”或“向下。

2）位置觉：让被检查者闭目，然后将其肢体放置在某种位置上，询问被检查者是否能明确回答肢体所处的位置或者对侧肢体模仿该动作。

3）振动觉：用振动的音叉（C128 或 Z56）置放在被检查者肢体的骨隆起处（如内、外踝，腕关节、髂嵴等），注意两侧对比。

（3）复合感觉

1）皮肤定位觉：医生手指轻触皮肤某处，让被检查者用手指出被触位置。

2）两点辨别感觉：用分开的两脚规刺激两点皮肤，如被检查者有两点感觉，再将两脚规距离缩短，直到被检查者感觉为一点为止。

3）实体辨别觉：检查时被检查者闭目，将铅笔、小刀、橡皮置于被检查者手中，经抚摸后，看能否叫出物体的名称。

4）体表图形觉：嘱被检查者闭目，用竹签在患者的皮肤上画各种简单图形，如圆形、方形、三角形等，请被检查者说出所画图形。

5. 运动系统检查：运动系统检查包括：肌肉容积、肌张力、肌力、共济运动、不自主运动、异常肌肉运动以及姿势与步态等。

（1）肌肉容积：观察肌肉有无萎缩或假性肥大，选择对应点用软尺测量肢体周径，以便左右比较和随访观察。

（2）肌张力：肌肉在静止松弛状态下，触摸肌肉硬度和被动活动阻力，注意区分肌张力减低和增高。

（3）肌力：是受试者主动运动时肌肉产生的收缩力。分两种主要检查方式：①嘱被检查者随意活动各关节，观察活动的速度、幅度和耐久度，并施以阻力与其对抗，测试肌力大小。②让患者维持某种姿势，检查者施力使其改变，判断肌力强弱。注意记录肌力的级别。如果肌力改变不易区分，可采用轻瘫检查法。

（4）共济运动：①指鼻试验：嘱患者外展伸直一侧上肢，以示指尖触摸自己的鼻尖，先睁眼后闭眼重复相同动作；②指指试验：嘱患者伸直示指，屈肘，然后伸直前臂以示指触碰对面医师的示指，先睁眼后闭眼重复相同动作；③轮替试验：嘱患者伸直手掌并反复快速旋前旋后动作，观察拮抗肌群的协调动作；④跟－膝－胫试验：嘱患者仰卧，抬高一侧下肢，屈膝后将足跟置于对侧膝盖上，然后贴胫骨向下移动至踝部；⑤闭目难立征：嘱患者双足并拢直立，双手向前平伸，先睁眼后闭眼，观察其姿势平衡。

（5）不自主运动：观察患者有无不能随意控制的痉挛发作、抽搐、肌阵挛、肌张力障碍、震颤、舞蹈样动作等，观察和询问不自主运动的形式、部位、程度、规律和过程，以及与休息、活动、情绪、睡眠、气温等的关系，并注意询问家族史。

（6）异常肌肉活动：观察患者肌肉是否存在肌束颤动、肌纤维颤搐、痛性痉挛等。

（7）姿势与步态：从前、后和侧面观察患者的姿势、步态，起步情况、步幅和速度等。注意区分常见异常步态。

ⓔ 表 1-1-45 ⋯⋯⋯ 运动系统和神经反射检查评分标准

6. 反射检查：包括深反射、浅反射、阵挛和病理反射等，检查时要求患者安静和处于松弛状态，注意反射改变程度和双侧比较。

（1）浅反射

1）腹壁反射：检查时嘱患者仰卧，两下肢稍屈以使腹壁放松，然后用火柴杆或钝头竹签按上、中、下三个部位轻划腹壁皮肤。

2）提睾反射：用钝头竹签由上向下轻划股内侧上方皮肤，可引起同侧提睾肌收缩，使睾丸上提。

3）跖反射：嘱患者仰卧，髋及膝关节伸直，医师以手持患者踝部，用钝头竹签由后向前划足底外侧至第五跖趾关节处再转向蹲趾侧。

4）肛门反射：用钝头竹签轻划肛门一侧皮肤，引起肛门外括约肌收缩。

（2）深反射

1）肱二头肌反射：医师以左手托扶患者屈曲的肘部，并将拇指（坐位）置于肱二头肌肌腱上，然后以叩诊锤叩击拇指。

2）肱三头肌反射：医师以左手托扶患者的肘部，嘱患者肘部屈曲，然后以叩诊锤直接叩击鹰嘴上方的肱三头肌肌腱。

3）桡反射：医师以左手轻托患者的前臂于半旋前位，并使腕关节自然下垂，然后以叩诊锤轻叩桡骨茎突，便发生前臂屈曲和旋前的运动。

4）膝反射：坐位检查时，小腿完全松弛，自然悬垂。卧位时医师用左手在腘窝处托起两下肢，使髋、膝关节稍屈，然后用右手持叩诊锤叩击髌骨下方的股四头肌腱。

5）跟腱反射：亦称踝反射，患者仰卧，髋及膝关节稍屈曲，下肢取外旋外展位，医师用左手托患者足掌，使足呈过伸位，然后以叩诊锤叩击跟腱。

（3）阵挛

1）踝阵挛：嘱患者仰卧，髋关节与膝关节稍屈，医师一手持患者小腿，一手持患者足掌前端，用力使踝关节过伸。

2）髌阵挛：检查时嘱患者下肢伸直，医师用拇指和示指捏住髌骨上缘，用力向远端方向快速推动次数，然后保持适度的推力。

（4）病理反射。

1）巴宾斯基征（Babinski sign）：用竹签轻划患者足底外侧，由足跟向前至小趾根部转向内侧。

2）巴宾斯基等位征：包括：①查多克（Chaddock）征：由外踝下方向前划至足背外侧；②奥本海姆（Oppenheim）征：用拇指和示指沿胫骨前缘自上向下用力下滑；③戈登（Gordon）征：用手挤压腓肠肌；④ Gonda 征：用力下压第 4、5 足趾，数分钟后突然放松；⑤普谢普（Puusepp）征：轻划足背外侧缘，阳性反应拇趾背屈。

3）霍夫曼征：医师左手持患者腕关节上方，右手以中指及示指夹持患者中指，稍向上提，使腕部处于轻度过伸位，然后以拇指迅速弹刮患者中指指甲。

7. 自主神经功能检查：包括一般检查，内脏和括约肌功能及自主神经反射、相关实验室检查等。

（1）一般检查：观察皮肤黏膜是否存在异常，皮肤出汗情况，观察毛发和指甲，注意瞳孔变化等。

（2）内脏和括约肌功能：注意胃肠功能和大小便情况。

（3）自主神经反射

1）眼心反射：患者仰卧，双眼自然闭合，计数脉率。医师用左手中指、示指分别置于患者左右眼球，逐渐加压，以患者不痛为限。

2）卧立位试验：平卧位计数 1 min 脉率，然后起立站直，再计数 1 min 脉率。

3）皮肤划痕试验：用钝头竹签在皮肤上适度加压划一条线，数秒后，皮肤先出现白色划痕（血管收缩）高出皮面，以后变红，属于正常反应。

4）竖毛反射：竖毛肌由交感神经支配。将冰块置于患者颈后或腋窝，数秒后可见竖毛肌收缩，毛囊处隆起如鸡皮。

5）发汗试验：常用碘淀粉法，即以碘 15 g，蓖麻油 10.0 mL，与 95%乙醇 100 mL 混合成淡碘酊涂布于皮肤，干后再敷以淀粉。皮下注射毛果芸香碱 10 mg，作用于交感神经节后纤维而引起出汗。

6）握拳试验：患者用力握拳 5 min，可引起心率增快与收缩压、舒张压增高。

7）Valsalva 动作：患者深吸气后，在屏气状态下用力做呼气动作 10 ~ 15 s。

8）心率变异性分析：心率变异性（heart rate variability，HRV）是指逐次心搏间的细微差异。对 HRV 进行不同方式的分析（时域和频域法）可间接评估心脏自主神经活性及交感神经与副交感神经间的平衡。

三、胸腔穿刺术

（一）操作规程

> **操作要求**
> - 掌握胸腔穿刺术的适应证、禁忌证
> - 掌握胸腔穿刺术的操作方法
> - 掌握胸腔穿刺术的注意事项
> - 掌握各种不同胸腔穿刺

1. 操作前准备

（1）明确胸腔穿刺的适应证：①诊断性穿刺，以确定积液的性质。②穿刺抽液或抽气以减轻对肺的压迫，或抽吸脓液治疗脓胸。③胸腔内注射药物或人工气胸治疗。

（2）判断是否存在胸腔穿刺禁忌证：①相对禁忌证：出血性疾病及体质衰弱、病情危重，难于耐受操作者应慎用。②绝对禁忌证：胸腔穿刺术原则上无绝对禁忌证。

（3）判断要行何种胸腔穿刺：①诊断性胸腔穿刺：胸腔积液量少，仅为明确胸腔积液性质，无需放液减压时可选择。②胸腔穿刺抽液：中－大量胸腔积液，为明确胸腔积液性质及放液减压，解除患者呼吸困难症状时可行胸腔穿刺抽液。③胸腔穿刺抽气：30% ~ 50%压缩体积的闭合性气胸，或气胸急诊状态时可行胸腔穿刺抽气。④胸腔内给药：结核性渗出性胸膜炎或肺癌胸膜转移的患者可以根据病情选择胸腔内给药。

（4）与患者及其家属沟通，签署穿刺同意书：告知可能的并发症，如气胸、出血、感染，损伤周围组织、血管、神经，胸膜反应、药物过敏、手术不成功、麻醉意外、心脑血管意外及其他不可预料的意外。

（5）用物准备：穿刺包、手套、消毒液、消毒器械、5 mL 注射器、50 mL 注射器、2% 利多卡因注射液、可待因片、胶带、多余胸腔积液容器、弯盘等。

ⓔ 表 1–1–46 胸腔穿刺术评分标准

ⓔ 表 1–1–47 胸腔穿刺抽气评分标准

ⓔ 表 1–1–48 胸腔穿刺给药评分标准

2. 操作过程

（1）与患者沟通：介绍自己，核对患者姓名、性别、床号等，询问有无药物（特别是局部麻醉药）过敏史，同时嘱咐患者操作前注意事项（是否排尿、避免空腹等）。

（2）再次确认患者的病情、体征：测量脉搏和血压，再次胸部重点查体，查看 X 线片和 B 超检查报告，确认需要的操作无误。

（3）选择合适的体位，确定穿刺点：①患者体位：患者取坐位，面向椅背，双手前臂平放于椅背上，前额伏于前臂上；不能起床者，可取半卧位，患侧前臂置于枕部。②穿刺点选择：a. 诊断性穿刺、胸腔穿刺抽液、胸腔给药：先进行胸部叩诊，选择实音明显的部位进行穿刺，穿刺点可用甲紫在皮肤上作标记。常选择肩胛下角线 7 ~ 9 肋间或者腋后线 7 ~ 8 肋间（坐位），腋中线 6 ~ 7 肋间或腋前线 5 ~ 6 肋间（半卧位）。b. 包裹性胸腔积液：可结合 X 线及超声定位进行穿刺。c. 胸腔穿刺抽气：穿刺部位一般选取患侧锁骨中线第 2 肋间或腋中线 4 ~ 5 肋间。

（4）消毒铺巾：用聚维酮碘在穿刺点部位，自内向外进行皮肤消毒 2 遍，消毒范围直径约 15 cm。解开穿刺包，戴无菌手套，检查穿刺包内器械（注意穿刺针是否通畅，与之相连的橡皮管是否通畅和密闭），铺盖消毒孔巾。

（5）麻醉：采用局部麻醉，以 5 mL 注射器抽取 2% 利多卡因 2 mL，在穿刺点肋骨上缘作自皮肤到壁胸膜的局部麻醉，注射前应回抽，观察无气体、血液、胸腔积液后，方可推注麻醉药。

（6）穿刺过程：①先用止血钳夹住穿刺针后的橡皮胶管，以左手固定穿刺部位局部皮肤，右手持穿刺针（用无菌纱布包裹），沿麻醉部位经肋骨上缘垂直缓慢刺入，当针锋抵抗感突然消失后表示针尖已进入胸膜腔，接上 50 mL 注射器，由助手松开止血钳，助手同时用止血钳协助固定穿刺针。抽吸胸腔液体，注射器抽满后，助手用止血钳夹紧胶管，取下注射器，将液体注入盛器中，记载并送化验检查。诊断性穿刺抽液量 50 ~ 100 mL；穿刺抽液解压首次不超过 600 mL，以后每次不超过 1 000 mL。②若需胸腔内给药，在抽液完成后，将药液用注射器抽好，接在穿刺针后胶管上，回抽少量胸腔积液稀释，然后缓慢注入胸腔内。③气胸胸腔穿刺抽气，在无特殊抽气设备时，可以按抽液方法，用注射器反复抽气，直至患者呼吸困难缓解为止。

（7）标本送检：①脓胸或考虑为脓胸时，应送检常规、生化、病原学（无菌试管留取标本，行涂片革兰染色镜检、细菌培养及药物敏感试验）等。②结核性胸腔积液或考虑为结核性时，应送检常规、生化、结核抗体、病原学（抗酸染色、结核菌培养）等。③癌性胸腔积液或考虑为癌性时，应送检常规、生化、癌胚抗原（CEA）、病理或液基薄层细胞检测（至少需 100 mL，并应立即送检，以免细胞自溶）等。

3. 操作后处理

（1）胸腔穿刺完毕后拔出穿刺针，按压、消毒穿刺点，覆盖无菌纱布，以胶布固定，让患者静卧休息。

（2）术后再次测量患者脉搏及血压，并观察术后反应，注意并发症，如气胸、肺水肿等。

（3）气胸抽气后应复查 X 线胸片，明确气胸变化情况。

（二）操作注意事项

1. 胸腔穿刺前阅读胸部 X 线片等影像学检查资料，严防穿刺错左、右侧。

2. 严格无菌操作，操作中要防止空气进入胸腔，始终保持胸腔负压。

3. 应避免在第 9 肋间以下穿刺，以免穿透膈肌损伤腹腔脏器。

4. 抽液不应过多、过快，避免引起复张性肺水肿。诊断性抽液，50～100 mL 即可；减压抽液，首次不超过 600 mL，以后每次不超过 1 000 mL，两次抽吸的间隔时间一般为 5～7 天，积液量大时可每周 2～3 次；如为脓胸，每次尽量抽尽。

5. 抽气超 4 000 mL 未尽时应考虑为交通性气胸，应做闭式引流。

6. 操作中应密切观察患者的反应，如有头晕、面色苍白、出汗、心悸、胸部压迫感或剧痛、昏厥等胸膜反应，应立即停止抽液，并皮下注射 0.1% 肾上腺素 0.3～0.5 mL，或进行其他对症处理。

7. 术后严密观察有无气胸、血胸、肺水肿及胸腔感染等并发症，并作相应处理。

（三）操作易犯错误及分析

ⓔ 胸腔穿刺术操作易犯错误及分析

四、腹腔穿刺术

（一）操作规程

1. 操作前准备

操作要求
- 掌握腹腔穿刺术的适应证、禁忌证
- 掌握腹腔穿刺术的操作方法
- 掌握腹腔穿刺术的注意事项
- 掌握各种腹腔穿刺术

（1）明确腹腔穿刺术的适应证：①抽取腹腔积液进行各种实验室检验，以便寻找病因，协助临床诊断；②大量腹腔积液引起严重胸闷、气促、少尿等症状，患者难以忍受时，可适当抽放腹腔积液以缓解症状；③因诊断或治疗目的行腹腔内注射药物或腹膜透析；④因各种诊断或治疗性腹腔置管。

（2）排除腹腔穿刺禁忌证：①肝性脑病先兆者；②粘连型腹膜炎、肝棘球蚴病、卵巢囊肿；③腹腔内巨大肿瘤（尤其是动脉瘤）；④腹腔内病灶被内脏粘连包裹；⑤胃肠高度胀气；⑥腹壁手术瘢痕区或明显肠袢区；⑦妊娠中后期；⑧躁动、不能合作者。

（3）不同腹腔穿刺术的适用情况（判断需行何种腹腔穿刺术）：通过病史、体格检查和检验检查结果，判断要行何种腹腔穿刺术（如诊断性腹腔穿刺术、腹腔穿刺放液术、腹腔内注射药物等）

（4）与患者和家属沟通，签署腹腔穿刺术知情同意书，告知可能的并发症：麻醉意外、药物过敏、腹膜反应、出血、感染、损伤周围脏器、诱发肝性脑病或电解质紊乱、穿刺不成功以及其他意外情况发生。

（5）用物准备：腹腔穿刺包、消毒用品（棉签、聚维酮碘）、手消毒液、一次性注射器（5、20、50 mL 规格，根据穿刺要求选择）、帽子、口罩、无菌手套、纱布、胶布、一次性腹带、药品（2% 利多卡因 5 mL，0.1% 肾上腺素 1 mL 各 1 支）、其他（血压计、听诊器、皮尺、送检标本的试管、盛腹水的容器等）。

2. 操作过程

（1）与患者沟通：介绍自己，核对患者信息（姓名、性别、床号等），询问有无药物（特别是局部麻醉药）过敏史，同时嘱咐患者操作前注意事项（是否排尿等）。操作者应穿好工作服，戴好帽子、口罩，当着患者的面洗手（六步洗手法），操作应在消毒过的穿刺室内进行。

（2）再次确认患者的病情、体征：测量脉搏和血压，再次腹部重点查体（包括腹围测量），复核相关体征，查看检查报告［B超或计算机断层扫描（CT）］，确认需要的操作无误。

（3）选择合适的体位，确定穿刺点：①患者体位：患者取平卧、半卧或稍左侧卧位。②穿刺点选择：一般常选于左下腹部脐与左髂前上棘连线中外1/3交点处；也有取脐与耻骨联合中点上1 cm，偏左或右1.5 cm处；少量腹水患者可取侧卧位脐水平线与腋前线或腋中线的交点（多用于诊断性穿刺）；特殊情况少量或包裹性腹水，可通过B超定位穿刺点；诊断性穿刺亦可选择麦克伯尼点或反麦克伯尼点。

（4）消毒铺巾：以穿刺点为圆心，用聚维酮碘由内向外画圆形擦拭，消毒范围直径不小于15 cm，共消毒两遍（如果是碘酊则要先用碘酊消毒一遍，再乙醇消毒两遍）。检查消毒日期，打开穿刺包第一层，戴无菌手套，打开穿刺包第二层，检查消毒指示卡，铺消毒孔巾。检查包内器械（必须检查穿刺针是否锐利，与之相连的橡皮管是否通畅和密闭）。

（5）麻醉（局部麻醉）：核对麻醉药，以5 mL注射器抽取2%利多卡因2 mL，在穿刺点先打一个皮丘再垂直进针，自皮肤至壁腹膜逐层作局部浸润麻醉。麻醉完毕后按压片刻，操作过程中注意观察并询问患者有无不适，注射前应回抽，观察有无气体、血液、腹水。

（6）穿刺过程：①先用止血钳夹住穿刺针后的橡皮胶管。术者一手固定穿刺处皮肤，另一手持穿刺针由麻醉处垂直刺入腹壁，待针尖抵抗感突然消失时，表示针尖已穿过壁腹膜，即可行抽取和引流腹水。②诊断性穿刺可直接用无菌的20 mL或50 mL注射器和7号针头进行穿刺。③若大量腹水应采用迷路进针（先垂直后倾斜45°～60°进入1～2 cm，然后再垂直刺入腹膜层），大量放液时可用针尾连接橡皮管的8号或9号针头，助手用消毒血管钳固定针头、夹持橡皮管或用输液夹子调整放液速度。④如需腹腔注射药物，则用注射器抽取所需注射药物（可由助手在腹水抽出后再辅助配制），接上橡皮管，边回抽边注射药物（注意一定要回抽见到腹水后再注射药物）。

（7）标本送检：根据病情需要腹水分别送常规、生化、细菌培养、病理等检查。但应注意，抽取的第一管标本应舍弃或不送常规。送检病理学检查时加用抗凝剂防止肿瘤细胞自溶。

ⓔ表1-1-49 腹腔穿刺抽液评分标准

ⓔ表1-1-50 诊断性腹腔穿刺评分标准

ⓔ表1-1-51 腹腔穿刺抽液＋腹腔内给药评分标准

3. 操作后处理

（1）腹腔穿刺完毕后拔出穿刺针，按压、消毒穿刺点，覆盖无菌纱布，以胶布固定，让患者静卧休息。

（2）术后再次测量患者脉搏及血压，测量腹围，观察术后反应，穿刺点有无渗血、渗液，注意并发症。大量放腹水患者术后用腹带将腹部加压包扎，遇穿刺孔有腹水渗漏时，可用蝶形胶布或涂上火棉胶封闭。

（3）收拾医疗用物，分类处理医疗垃圾。

（二）操作注意事项

1. 术中应密切观察患者，如发现头晕、恶心、心悸、气促、脉搏快、面色苍白应立即停止操作，监测生命体征，必要时皮下注射0.1%肾上腺素0.3～0.5 mL，以及吸氧、输液等对症处理。

2. 腹腔放液不宜过快过多，肝硬化患者一般一次放腹水不超过3 000 mL，过多过快放液可致腹压骤减，而诱发肝性脑病、电解质紊乱、消化道出血等并发症，但在静脉滴注白蛋白的基础上（一般放1 000 mL腹水补充6～8 g白蛋白）可以适当增加放液量，且术后需予以腹带加压包扎。

3. 腹水引流不畅时，可稍移动穿刺针或稍变换体位，进针不宜太深以免伤及肠管，术时嘱患者尽量不咳嗽，以免伤及内脏，进入腹腔后宜缓慢进针以免刺破肠管，回抽时应缓慢抽吸，防止网膜或肠面堵塞针头。

4. 术后密切观察有无出血和继发感染等并发症。术前复核患者的凝血功能，动作规范、轻柔，穿刺点避开腹部血管。注意无菌操作，以防止腹腔感染。

（三）操作易犯错误及分析

ⓔ 腹腔穿刺术操作易犯错误及分析

五、腰椎穿刺术

（一）操作规程

操作要求
- 掌握腰椎穿刺的内容及方法，重点掌握腰椎穿刺的适应证、禁忌证
- 掌握穿刺技巧
- 学会针对腰椎穿刺过程中出现的情况进行判断

1. 操作前准备

（1）明确腰椎穿刺的适应证：①脑和脊髓炎症性疾病的诊断；②脑和脊髓血管性疾病的诊断；③癌性脑脊膜病的诊断；④早期颅内压增高的诊断性穿刺；⑤鞘内给药；⑥蛛网膜下腔出血脑脊液置换。

（2）判断是否存在腰椎穿刺禁忌证：①相对禁忌证：出血性疾病及体质衰弱、病情危重，难于耐受操作者应慎用。②绝对禁忌证：a. 严重颅内压增高或已出现脑疝迹象者；b. 穿刺部位的皮肤、皮下软组织或脊柱有感染时；c. 颅内占位性病变，尤其是颅后窝占位性病变。d. 脊髓压迫症的脊髓功能处于即将丧失的临界状态。

（3）与患者及其家属沟通，签署穿刺同意书（详见附件各种穿刺同意书）并告知可能的并发症：出血、感染，损伤周围组织、血管和神经，药物过敏，麻醉意外，手术不成功，低颅压性头痛，其他不可预料的意外。

（4）用物准备：穿刺包、手套、5 mL 注射器、2% 利多卡因注射液、闭式测压表或玻璃测压管、治疗盘（聚维酮碘、碘酊、乙醇、棉签、胶布、局部麻醉药），需作培养者，准备培养基。

ⓔ 表 1-1-52 腰椎穿刺＋测压评分标准

ⓔ 表 1-1-53 腰椎穿刺＋测压＋奎肯施泰特试验评分标准

（5）如果病情需要，操作前应建立静脉通道。

（6）操作者戴口罩、帽子，洗手。

2. 操作过程

（1）与患者沟通：介绍自己，核对患者姓名、性别、床号等，同时嘱咐患者操作前注意事项（是否排尿等）。

（2）再次确认患者的病情、体征：测量脉搏和血压，确认需要的操作无误。如果患者躁动需要先镇静。

（3）选择合适的体位，确定穿刺点：①患者左侧卧于硬板床上，背部与床面垂直，头部尽量向前胸屈曲，两手抱膝紧贴腹部，使躯干尽可能弯曲呈弓形；或由助手在术者对面用一手挽患者头部，另一手挽双下肢腘窝处并用力抱紧，使脊柱尽量后凸以增宽椎间隙，便于进针。②穿刺点选择，确定穿刺点，通常以双侧髂嵴最高点连线与后正中线的交汇处为穿刺点，此处相当于第 3 ~ 4 腰椎棘突间隙，有时也可在上一或下一腰椎间隙进行。穿刺部位充分暴露。

（4）消毒铺巾：分别用聚维酮碘以穿刺点为中心，自内向外进行皮肤消毒，消毒范围直径约 15 cm，至少消毒两遍。检查穿刺包有效日期，打开穿刺包外层 3/4，戴无菌手套，再打开穿刺包外层剩余 1/4 及内层，检查穿刺包内器械是否齐全及完整，检查消毒指示卡有效性，注意穿刺针是否通畅，铺盖无菌孔巾。

（5）局部麻醉：以 5 mL 注射器抽取 2% 利多卡因 2 mL，在穿刺点自皮肤到椎间隙韧带作逐层局部麻醉。注射前应回抽，观察无血液，方可推注麻醉药。

（6）穿刺过程：术者用左手固定穿刺皮肤，右手持穿刺针以垂直背部，针尖稍向头部的方向缓慢刺入，成年人进针深度 4 ~ 6 cm，儿童 2 ~ 4 cm。当针头穿过韧带与硬脊膜时，

有阻力突然消失的落空感。此时可将针芯慢慢抽出（以防脑脊液迅速流出，造成脑疝），见脑脊液流出后再将针芯插入；用手固定穿刺针，嘱患者缓慢伸展头颈及下肢，接上测压管测量压力。正常侧卧位脑脊液压力为 80 ~ 180 mmH_2O 或 40 ~ 50 滴 /min。若要了解脊髓蛛网膜下隙有无阻塞，可接着做奎肯施泰特（Queckenstedt）试验。即在测初压后，由助手先压迫一侧颈静脉约 10 s，再压另一侧，最后同时按压双侧颈静脉。正常时压迫颈静脉后，脑脊液压力迅速升高 1 倍左右，解除压迫后 10 ~ 20 s，迅速降至原来水平，为试验阴性，示蛛网膜下隙通畅；若压迫颈静脉后，脑脊液压不上升，示蛛网膜下隙完全阻塞；若施压后压力上升和下降缓慢，示有不完全阻塞。颅内压增高者，禁做此试验。

（7）标本送检：①无菌试管收集脑脊液 2 ~ 5 mL 送检常规（第一管标本不能送检常规及细胞学检查）、生化、细胞学、病原学（革兰染色）等。②如需作培养时，应用无菌试管送检标本。

3. 操作后处理

（1）腰椎穿刺完毕后放回针芯，拔出穿刺针，按压、消毒穿刺点，覆盖无菌纱布，以胶布固定，让患者去枕平卧 6 h。

（2）术后再次测量患者脉搏及血压，并观察术后反应，注意并发症，如有无头痛，及穿刺点有无渗血、渗液。

（二）操作注意事项

1. 严格掌握禁忌证，凡是有颅内压增高者必须先做眼底检查，如有明显视乳头水肿或有脑疝先兆者，禁忌穿刺。凡患者处于休克、衰竭或濒危状态以及局部皮肤有炎症、颅后窝有占位性病变者均列为禁忌。

2. 穿刺时患者如出现呼吸、脉搏、面色异常等症状时，立即停止操作，并作相应处理。

3. 鞘内给药时，应先放出等量脑脊液，然后再等量置换药液注入。

4. 尽量使用细针穿刺，放液量不宜过多，一般为 2 ~ 4 mL，不超过 10 mL，术后至少去枕平卧 4 ~ 6 h，如术后出现低颅压综合征，嘱患者多饮水和卧床休息，严重者可每日静脉滴注生理盐水 1 000 ~ 1 500 mL。

5. 严格无菌操作。

ⓔ 腰椎穿刺术操作易犯错误及分析

（三）操作易犯错误及分析

六、骨髓穿刺术

操作要求
- 掌握骨髓穿刺术的适应证、禁忌证
- 掌握骨髓穿刺术的操作方法
- 掌握骨髓穿刺术的注意事项

（一）操作规程

1. 操作前准备

（1）明确需要骨髓穿刺的临床情况（适应证）：①确诊某些造血系统疾病：这些疾病具有特征性细胞形态改变，骨髓检查对诊断有决定性意义。如白血病、恶性组织细胞病、多发性骨髓瘤、骨髓转移癌、类脂质沉积病、再生障碍性贫血、缺铁性贫血、巨幼细胞贫血。某些感染性疾病，如疟疾、黑热病等。②辅助诊断某些造血系统疾病：以骨髓造血功能为主，但需结合其他临床资料诊断。如溶血性贫血、血小板减少性紫癜、骨髓增生异常综合征（MDS）、骨髓增殖性疾病、脾功能亢进、粒细胞减少症等。③鉴别诊断：不明原因发热、淋巴结肿大、骨关节疼痛。此外，某些疾病可能引起血液学改变，如外周血出现异形淋巴细胞、类白血病反应，可通过检查排除造血系统疾病。④其他：如细胞染色体检查，骨髓造血干细胞移植时获取骨髓细胞等。

（2）判断患者是否可以进行骨髓穿刺：①相对禁忌证：晚期妊娠的孕妇慎做，局部皮肤感染患者需要更换操作部位进行穿刺；②绝对禁忌证：血友病等存在显著凝血异常但是没有纠正者。

（3）与患者及家属沟通，签署穿刺同意书，告知可能的并发症：出血、感染，损伤周围组织、血管、神经，药物过敏、穿刺不成功及其他不可意料的意外。

（4）骨髓穿刺包、无菌手套、2% 利多卡因注射液 2 mL、聚维酮碘、棉签、胶布、无菌注射器（5 mL、10/20 mL）、玻片、骨髓采集管（用于免疫、染色体及分子生物学检查等）和培养瓶（做骨髓培养时）。

2. 操作过程

ⓔ 表 1–1–54 ……… 骨髓穿刺术评分标准

（1）与患者沟通：介绍自己，核对患者姓名、性别、床号等，同时嘱咐患者操作前注意事项（是否排尿等）。

（2）再次确认患者的病情，查看检查报告如血常规、凝血功能等，确认需要的操作无误。

（3）选择合适的体位，确定穿刺点

1）定位：①髂前上棘：髂前上棘后 1 ~ 2 cm 处。②髂后上棘：骶椎两侧，臀部上方髂骨骨性突出处。③胸骨：胸骨体相当于第 2 肋间隙的部位。注意胸骨较薄，后方有大血管和心房，穿刺时务必小心。④腰椎棘突：腰椎棘突突出部位。

2）体位：①髂前上棘、胸骨：仰卧位；②髂后上棘：俯卧位、侧卧位；③腰椎棘突：侧卧位、坐位。

（4）消毒铺巾：①术者洗手，戴口罩、帽子。②以穿刺点为中心，由内向外环形消毒皮肤，直径 15 cm（如果是聚维酮碘，消毒 2 遍；如果是碘酊则要先用碘酊消毒 1 遍，再乙醇消毒 2 遍），注意勿留空隙，棉签不要返回已消毒区域。③检查消毒日期，打开穿刺包，检查消毒指示卡，戴无菌手套。④检查包内器械（必须检查穿刺针是否干燥、通畅）。⑤铺巾，以穿刺点为中心铺孔巾，注意无菌原则，不可由有菌区向无菌区方向拉动孔巾。术者已戴手套，不可触碰未消毒的区域或物品。

（5）麻醉：抽吸 2% 利多卡因 2 mL，注射前注意核对麻醉药。首先从穿刺点水平进针，打一皮丘，垂直骨面逐层浸润麻醉至骨膜，并以穿刺点为中心，充分麻醉周围骨膜，注意每次注射麻醉药之前要回抽，无血液方可注射麻醉药。记录进针深度和方向。

（6）穿刺过程：①将穿刺针的固定器固定在适当长度上（可根据患者胖瘦程度及麻醉针进针深度），预留长度应该较麻醉针进针距离长 0.5 ~ 1.5 cm。术者左手拇指和示指固定穿刺处皮肤，右手持穿刺针与骨面垂直刺入，胸骨穿刺应与骨面呈 30° ~ 40° 刺入。穿刺针接触骨质后，穿刺针左右旋转进针，缓缓刺入骨质。当感到阻力突然消失且穿刺针固定后，表明针已在骨髓腔内。拔出针芯，接针芯适当退出的 10 mL 或 20 mL 无菌干燥注射器，适当力度抽取骨髓 0.2 mL 左右。如未能抽取骨髓液，可能是针腔被组织块堵塞或干抽，此时应重新插入针芯，稍加旋转或再刺入少许，拔出针芯，如针芯带有血迹，再次抽取可获得骨髓液。②将骨髓液滴在玻片上，立即涂片。注意推片与玻片呈 30° ~ 45°，稍用力匀速推开，制备的髓片应头、体、尾分明并有一定长度，使细沙样浅肉色骨髓小粒均匀分布。细胞形态学检查标本采集完毕后，根据需求继续抽吸获取标本进行其他检查，如细菌培养、染色体核型分析等检查。抽取完毕后，重新插入针芯。左手取无菌纱布置于穿刺处，右手将穿刺针拔出，并将纱布敷于针孔上，按压 1 ~ 2 min 后，再用胶布加压固定。嘱患者保持针孔处干燥 2 ~ 3 天。③骨髓穿刺结束后采集患者外周血涂片 3 ~ 5 张送检。骨髓片自然干燥后收集玻片，置于盒中送检，盒子上应标注患者姓名、病室及床位号。

（7）标本送检：①骨髓涂片和外周血涂片常规同时送检。②细胞染色体核型分析标本需要肝素抗凝 5 ~ 10 mL，分子生物学检查、流式细胞学检查使用乙二胺四乙酸（EDTA）抗凝管各 2 mL 送检，骨髓培养需要 5 ~ 10 mL。

3. 操作后处理

（1）穿刺结束后，冲洗穿刺针，将用过的手套、注射器、纱布放入指定医疗垃圾桶，将穿刺包放在指定回收地点。

（2）术后确认取材是否合适，必要时多部位穿刺取材或者行骨髓活检。

（3）术后嘱患者穿刺部位保持干燥，有异常询问医生。

（二）操作注意事项

1. 注意核对患者姓名，询问其有无局部麻醉药过敏史。

2. 穿刺前注意检查患者凝血功能，有出血倾向者应特别注意，血友病患者在未纠正凝血异常时禁做骨髓穿刺，有操作适应证需要进行骨髓穿刺时应使用替代疗法纠正凝血功能后进行。

2. 穿刺针和注射器必须干燥，以免发生溶血。

3. 穿刺针进入骨髓腔后要避免过大摆动，以免折断穿刺针。胸骨穿刺不可用力过猛，进针过深，以防穿透内侧骨板而发生意外。

4. 穿刺中如感到骨质坚硬难以进针，不可强行进针。应考虑大理石骨病可能，及时行 X 线检查，以明确诊断。

5. 做细胞形态学检查时，不可抽取过多骨髓液，以免发生稀释。

6. 骨髓液较易凝固，抽出骨髓液后立即涂片。同时涂 2 ~ 3 张血片。

7. 血小板减少患者，穿刺结束后如果出现局部出血的情况，应适当延长按压止血的时间。

8. 某些疾病骨髓中的病理变化呈局灶性改变，必须多部位穿刺。如再生障碍性贫血、恶性组织细胞病、骨髓瘤、骨髓转移癌等。某些疾病的诊断除骨髓细胞学改变之外，尚需了解骨髓组织结构的变化，以及骨髓细胞与组织之间的关系；此外，有些疾病骨髓穿刺时出现干抽现象，此时应采用骨髓活检行骨髓组织病理学检查，如骨髓纤维化、某些白血病、骨髓增生异常综合征（MDS）、再生障碍性贫血。另外，淋巴瘤骨髓浸润、浆细胞瘤、转移癌等疾病采用骨髓活检可提高检出阳性率。

ⓔ 骨髓穿刺术操作易犯错误及分析

（三）操作易犯错误及分析

七、心包穿刺术

操作要求

- 掌握心包穿刺术的适应证、禁忌证
- 掌握心包穿刺术的操作方法
- 掌握心包穿刺术的注意事项
- 掌握各种不同部位心包穿刺

（一）操作规程

1. 操作前准备

（1）明确需要心包穿刺的临床情况（适应证）：①心包腔穿刺术常用于判定积液的性质与病原学；②有大量心包积液或心脏压塞时，穿刺抽液以减轻症状；③结核性或化脓性心包炎时，穿刺注射药物。

（2）判断患者是否可以进行心包穿刺：相对禁忌证：①主动脉夹层破裂；②出血性疾病，如严重血小板减少 $<50\times10^9$/L，正在接受抗凝治疗者；③心包积液过少，心尖部 10 mm 以下，局限性积液不能穿刺；④疑穿刺部位有感染者或合并菌血症或败血症者；⑤烦躁不安，不能合作者。

（3）不同心包穿刺术的适用情况（判断要行何种心包穿刺）：①诊断性心包穿刺术适用

于判定心包积液的性质与病原学；②心包穿刺术后置管适用于有大量心包积液（如癌性积液）需持续心包引流时；③胸腔内注射药物适用于结核性或化脓性心包炎。

（4）与患者及家属沟通，签署穿刺同意书，告知可能的并发症：麻醉不良反应，胸膜及心包反应，损伤肋间肌肉或神经，心肌损伤、心脏压塞、心动过速、低血压、气胸、血胸与咯血、心包感染或结核播散、气体栓塞、急性左心衰竭、心搏及呼吸骤停及其他不可预料的意外。

（5）用物准备：常规消毒治疗盘；无菌心包穿刺包，内有心包穿刺针（针座接胶管），5 mL 和 50 mL 注射器，7 号针头，血管钳，洞巾，纱布，不锈钢小盆；其他用物，如 2% 利多卡因，无菌手套；250 mL 生理盐水，备用心电图机，抢救药品，心脏除颤仪和球囊面罩。

ⓔ表 1–1–55 心包穿刺抽液评分标准
ⓔ表 1–1–56 心包穿刺置管术评分标准

2. 操作过程

（1）与患者沟通：介绍自己，核对患者姓名、性别、床号等，同时向患者说明穿刺目的，消除其紧张情绪，必要时给予镇静药。询问有无药物（特别是局部麻醉药）过敏史，同时嘱咐患者操作前注意事项（先排尿、避免空腹等）。

（2）嘱患者取半卧位，检查血压和心率，并作记录，予心电监护，建立静脉通路；再次查体，查看检查报告（心脏、B 超）和 X 线片，确认需要的操作无误。

（3）穿刺部位：①剑突下与左肋缘相交的夹角处（图 1–1–1）；②左侧第 5 肋间或第 6 肋间，心浊音界内侧 2 cm 处。③心脏超声定位处。

附：心包穿刺应用解剖　①心前区穿刺点：皮肤、浅筋膜、深筋膜和胸大肌、肋间外韧带、肋间内肌、胸内筋膜；纤维性心包及壁层心包，进入心包腔。进针深度成人 2～3 cm。②剑突下穿刺点：皮肤、浅筋膜、深筋膜和腹直肌、膈肌胸肋部、膈筋膜、纤维性心包及壁层心包，进入心包腔。进针深度成年人 3～5 cm。

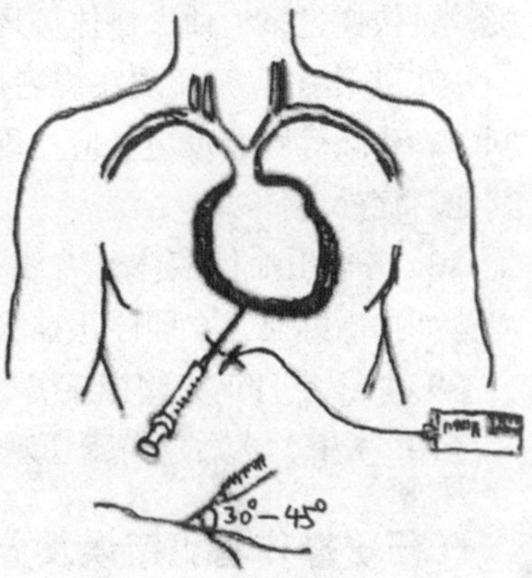

图 1–1–1　心包穿刺术示意图

（4）消毒铺巾：常规皮肤消毒，用聚维酮碘自穿刺点中心向周围 15 cm 范围消毒皮肤 3 遍。解开穿刺包，戴无菌手套，检查穿刺包内器械，注意穿刺针是否通畅，铺盖消毒孔巾。

（5）麻醉（局部麻醉）：以 5 mL 注射器抽取 2% 利多卡因 2 mL，在穿刺点肋骨上缘作自皮肤到心包壁层的局部麻醉，注射前应回抽，观察无气体、血液、心包积液后，方可注射麻醉药。

（6）穿刺过程：持穿刺针并用血管钳夹紧胶管按选定部位及所需方向缓慢推进，带负压进针。若左第 5 肋间或第 6 肋间心浊音界内 2 cm 左右进针，使针自下而上，向脊柱方向缓慢刺入；若剑突下进针，针体与腹壁成 30°～40°，向上、向后并稍向左刺入心包腔后下部；当刺入心包腔时，感到阻力突然消失，提示穿刺针已穿过心包壁层，如针尖感到心脏搏动，此时应退针少许，以免划伤心脏。助手协助抽液（此时应注意看心电监护有无期前收缩）。

（7）标本送检：①心包液体送检生化、常规，并根据临床拟诊疾病送检各项相关检查。②如考虑为结核性，应送检结核抗体、病原学（抗酸染色、结核菌培养）等。③考虑为癌性时，应送检癌胚抗原、病理（或液基薄层细胞检测）等。

3. 操作后处理

（1）穿刺完毕后拔出穿刺针，按压、消毒穿刺点，覆盖无菌纱布，以胶布固定，让患者静卧休息。

（2）术后再次测量患者脉搏及血压，并观察术后反应，注意并发症，如气胸、肺水肿等。

（二）操作注意事项

1. 严格掌握适应证。因穿刺有一定危险性，应由有经验医师操作或指导，并应在心电图监护下进行穿刺较为安全。

2. 术前须进行心脏超声检查，确定液平段大小与穿刺部位，选液平段最大、距体表最近点作为穿刺部位，或在超声显像指导下进行穿刺抽液更为准确、安全。

3. 术前应向患者做好解释，消除其顾虑，并嘱其在穿刺过程中切勿咳嗽或深呼吸。术前 0.5 h 可服地西泮 10 mg 与可待因 0.03 g。

4. 麻醉要完善，以免因疼痛引起神经源性休克。

5. 掌握好穿刺方向及进针深度。进针速度要慢，当有进入心包腔的感觉后即回抽有无液体，如未见液体，针头亦无心脏搏动感时尚可缓缓边进边抽。若针头有心脏搏动感应立即将针头稍后退，换另一方向抽取，避免损伤心肌及心脏的血管。

6. 抽液量第一次不宜超过 100 ~ 200 mL，以后再抽渐增到 300 ~ 500 mL。抽液速度要慢，过快、过多，使大量体循环静脉血回心可导致肺水肿。

7. 操作中应密切观察患者的反应，如有头晕、面色苍白、出汗、心悸、胸部压迫感或剧痛、昏厥等胸膜反应，应立即停止抽液，并皮下注射 0.1%肾上腺素 0.3 ~ 0.5 mL，或进行其他对症处理。

8. 若抽出血性液体，需放在器皿中静置或缓缓摇动片刻，看有无凝固，判断是否为鲜血；如抽出鲜血，立即停止抽吸，并严密观察有无心脏压塞出现。

9. 取下空针前夹闭橡皮管，以防空气进入。

10. 术中、术后均需密切观察呼吸、血压、脉搏等的变化。

ⓔ 心包穿刺术操作易犯错误及分析

（三）操作易犯错误及分析

八、心电图

操作要求
- 掌握心电图操作的适应证、禁忌证
- 掌握心电图的操作方法
- 掌握心电图操作的注意事项

（一）操作规程

1. 操作前准备

（1）明确做心电图的临床情况（适应证）：①心脏节律的确定。②心律失常的分析诊断。③心肌梗死患者的诊断和其演变的观察。④房室肥大、心肌缺血、药物和电解质紊乱等的辅助诊断。⑤心脏起搏器植入前后患者的心电监测。⑥手术前评估和手术中的心脏监护。⑦各种危重患者抢救的心脏监护。⑧动物实验及运动等其他医学科研领域的应用。

（2）判断患者是否存在心电图检查的禁忌证：①相对禁忌证：皮肤状况不适合电极吸附，如胸前皮肤大面积破损或药疹等。传染病且有皮肤破损者。②绝对禁忌证：心电图原则上无绝对禁忌证。

（3）检查时注意：隐私保护，室内温度适中，检查房间电压是否正常。

（4）与患者及家属沟通，介绍自己，核对申请单：患者姓名、性别、床号、临床诊断等。解释心电图检查的目的、方法和配合要求。

（5）用物准备：符合国家质检部门标准要求的心电图机，导联线，电源线，导电膏，棉球，乙醇，心电图记录纸，笔，分规，报告单。

2. 操作过程

（1）先连接好心电图机的地线、电源线、导联线，再接通电源，打开心电图机开关。检查或安装心电图记录纸。

（2）嘱患者仰卧（必要时也可采取半卧位等），放松肢体，平静呼吸。充分暴露手腕、脚踝及前胸。

（3）皮肤处理：乙醇去脂，必要时剃毛发。将导电膏涂于放置电极处的皮肤上或涂于探查电极接触皮肤面。

（4）严格按照标准安放常规 12 导联心电图探查电极。肢体导联：腕关节内侧和踝关节上方内侧，RA：右上肢，LA：左上肢，RL：右下肢，LL：左下肢。肋间隙的选择：胸骨角两侧分别与左右第 2 肋软骨相连，第 2 肋骨下的间隙为第 2 肋间隙，依次向下数至第 4、第 5 肋间隙。胸前导联（图 1-1-2）：V_1：胸骨右缘第 4 肋间，V_2：胸骨左缘第 4 肋间，V_3：V_2 与 V_4 连线中点（常先确定 V_4 位置），V_4：左锁骨中线第 5 肋间，V_5：左腋前线 V_4 同一水平，V_6：左腋中线 V_4 同一水平（图 1-1-2）。

ⓔ 表 1-1-57 ⋯⋯⋯ ▪
心电图操作评分标准

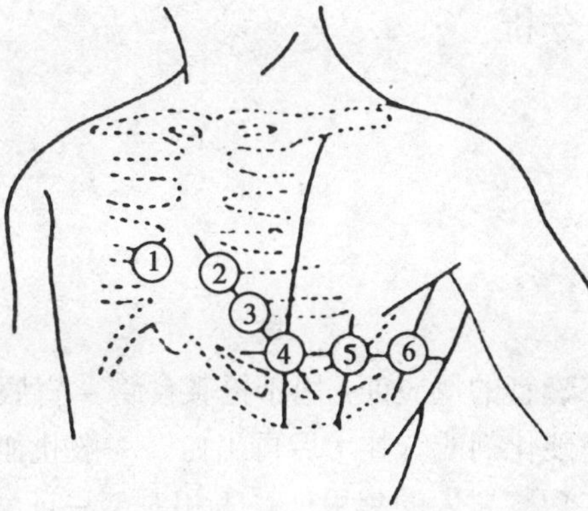

图 1-1-2　常规 12 导联心电图胸前导联电极位置

（5）病情需要记录 18 导联心电图时，加做 V_7、V_8、V_9、V_{3R}、V_{4R}、V_{5R} 导联。V_7：左腋后线 V_4 同一水平，V_8：左肩胛线 V_4 同一水平，V_9：左脊柱旁线 V_4 同一水平，V_{3R}：右胸对应 V_3 位置，V_{4R}：右胸对应 V_4 位置，V_{5R}：右胸对应 V_5 位置。

（6）右位心时，常规记录后，加做反接肢体导联和胸导联（左、右上肢反接，V_1、V_2 反接及做 V_{3R}、V_{4R}、V_{5R}、V_{6R}）。

（7）设定纸速为 25 mm/s，等待基线稳定后，按下心电图机的记录按钮，描记心电图。每个导联记录长度不少于 3 ~ 4 个完整的心动周期，并同步记录节律导联（V_1、Ⅱ、V_5 导联）。必要时可延长标定的记录时间（常规记录为 10 s）。

（8）将探查电极从患者身上取下，清洁皮肤，协助整理好患者衣物及被子。告知患者检查结果或取结果报告的时间、地点。

3. 操作后处理

（1）在图纸上标明患者姓名、性别、年龄、检查日期和时间。手动记录或加做导联要标明导联名称，不能仰卧位的患者注明体位。

（2）关闭心电图机，拔掉电源，拔除地线，整理好导联线、电源线、地线，为下次使用做好准备。

（二）操作注意事项

1. 安放探查电极时，按照导联线上的标记辨识，严格按照标准位置安放，注意不要将导联线接反或位置放错，如左右手接反，上下肢接错或 V_1 ~ V_6 导联位置放错。

2. 女性乳房下垂者应托起乳房，将电极球安放在乳房下的胸壁上，不应安放在乳房上。

3. 加做 V_7 ~ V_9 导联时，安放电极后，患者必须仰卧位，不可取侧位描记心电图。

4. 对电压过高描记失真的导联，应选用半电压标准描记，即 1 mV = 5 mm。

5. 对急性缺血性胸痛患者（如急性心肌梗死患者），首次心电图应做 18 导联记录，并将胸导联放置部位做好标记，以便进行动态观察比较。

6. 胸前记录标准位置处皮肤若有破损，需避开此处皮肤。若胸前皮肤大面积破损，可选择只做肢体导联。若肢体导联不能安放在正常部位，如手腕处骨折后石膏固定，可将上肢记录电极向下移至手掌处或向上移至手臂处。以上情况均需在描记的心电图纸上标明。

7. 取下记录电极时，若为吸球电极，注意先将吸球挤压松动后再取下，避免直接拔除。

8. 常见并发症：对乙醇或导电膏过敏，或记录电极吸附时间过长，局部皮肤会出现红、痒、皮疹或小水疱，一般无需特殊处理，严重者可予抗过敏治疗。

9. 检查前后，要注意洗手。

ⓔ 心电图操作易犯错误及分析

（三）操作易犯错误及分析

九、三腔二囊管

操作要求

- 掌握三腔二囊管的适应证、禁忌证
- 掌握三腔二囊管的操作方法
- 掌握三腔二囊管操作注意事项

（一）操作规程

1. 操作前准备

（1）明确需要置入三腔二囊管的适应证：用于抢救食管－胃底静脉曲张破裂出血，药物治疗无效的患者或内镜下注射硬化剂或套扎术后再出血，一般止血治疗无效。

（2）判断是否存在三腔二囊管置入的禁忌证：①相对禁忌证：高血压、心功能不全者慎用。②绝对禁忌证：咽喉食管肿瘤病变或曾经手术致食管狭窄、病情危重、生命体征不平稳或躁动不合作者、胸腹主动脉瘤患者。

（3）与患者及家属沟通：签署知情同意书：向患者及家属解释进行三腔二囊管操作的目的、操作过程、可能的风险（鼻咽部、食管黏膜损伤，食管穿孔，窒息，置入不成功，心律失常，呼吸困难，心脑血管意外，其他意外情况发生等），签署知情同意书。

ⓔ 表 1-1-58 双人操作三腔二囊管插管及拔管评分标准

（4）告知患者需要配合的事项：操作过程中应配合进行吞咽动作，保持平卧或侧卧位，若出现呕血时，将头偏向一侧，尽量将口中血液吐出，防止发生窒息，如有头晕、心悸、气促等不适及时报告。

（5）用物准备：①插管用物：治疗车，治疗盘、无菌碗 2 个、三腔二囊管、手套、纱布、短镊子 2 个、冰冻生理盐水、50 mL 注射器 2 副、止血钳 3 把、液体石蜡、棉签、胶布或固定套、弹簧夹、治疗巾数条、小弯盘；负压吸引器；血压计、听诊器、手电筒、压舌板、标记笔、护理记录单。②牵引用物：牵引架、滑轮、绷带、宽胶布、牵引物（0.5 kg 沙袋或盐水瓶）。③拔管用物：治疗盘、小药杯内备石蜡油 20 ~ 30 mL、松节油、70% 乙醇、棉签、纱布、弯盘。

2. 操作过程

（1）与患者及家属沟通：穿戴整齐，介绍自己，核对姓名、性别、床号，同时嘱咐患者操作前注意事项。操作过程中应配合进行吞咽动作，保持平卧或侧卧位，若出现呕血时，将头偏向一侧，尽量将口中血液吐出，防止发生窒息，如有头晕、心悸、气促等不适及时报告。

（2）再次确认患者的病情、体征：测量脉搏和血压、查看检查报告（B 超和 X 线片），确认需要的操作无误。检查有无鼻息肉、鼻甲肥厚和鼻中隔偏曲，选择鼻腔较大侧插管，清除鼻腔内的结痂及分泌物。

（3）术前先检查：气囊是否漏气，三腔二囊管是否通畅，气囊胶皮是否老化，试测气囊的注气量及达到的压力，一般胃囊需注气 200 ~ 300 mL，食管囊需注气 100 ~ 150 mL，并测压。三根接头分别贴上标记，并进行长度标记（插入长度自始端标记 65 cm 或自二囊衔接处标记 55 cm）。要求注气后气囊有足够大小，外观匀称。

（4）体位：患者取侧卧位或平卧位、头偏向一侧。

（5）润滑：①用注射器将胃囊及食管囊内气体抽尽后夹闭导管，用液体石蜡油抹三腔二囊管前 50 ~ 60 cm（大约从管前段、气囊段至患者鼻腔段）。②铺巾，放置弯盘，准备压舌板，放入弯盘，用液体石蜡油润滑已检查好的一侧鼻腔。

（6）插管：①将三腔二囊管经润滑鼻腔内插入，入管 12 ~ 15 cm 时用压舌板检查口腔以防反折；达咽喉部时（14 ~ 16 cm）嘱患者做吞咽动作，注意勿插入气管。②当插至 65 cm 处或抽吸胃管有胃内容物时，提示三腔二囊管管头端已达胃部。

（7）胃囊注气：①用 50 mL 注射器向胃囊内注入空气 250 ~ 300 mL，使胃囊膨胀，用血压计测定囊内压力，使囊内压保持在 40 ~ 50 mmHg。②将开口部反折弯曲后，用止血钳夹住，以防气体外漏。③将三腔二囊管向外牵拉，使已膨胀的胃囊压在胃底部，牵拉时感到有中等阻力感为止。④用宽胶布将三腔二囊管固定于患者面部，或将管外端结一绷带，用 0.5 kg 重沙袋或盐水瓶通过滑轮固定于床架上持续牵引。牵拉方向与鼻孔成一直线。

（8）抽胃内容物及护理：①用注射器经胃管吸出全部胃内容物后，将胃管连接于胃肠减压器上，可自减压器中了解止血是否有效。②也可以每隔 15 ~ 30 min 用注射器抽一次胃液，每次抽净，以了解出血是否停止，如减压器引流液或抽出胃液无血迹、色淡黄，表示压迫止血有效。③每隔 12 ~ 24 h 放气一次 15 ~ 30 min，避免压迫过久引起黏膜糜烂。

（9）食管气囊注气（胃囊注气后仍有出血时）：①若观察仍有活动性出血，继续用注射器向食管囊内注入空气 100 ~ 150 mL，气囊压迫食管下段 1/3 部位。②测食管囊压力保持在 30 ~ 40 mmHg 为宜，具体囊内压力大小可根据实际需要来调整，再用止血钳夹住管端。③每隔 8 ~ 12 h 放气 15 ~ 30 min，避免压迫过久引起黏膜糜烂。

（10）定时测两囊压力：要保持胃囊内压 40 ~ 50 mmHg，食管囊内压 30 ~ 40 mmHg，如压力下降应适当充气维持。每次充气前必须口服石蜡油 15ml，以润滑食管黏膜，防止囊壁与黏膜粘连。

（11）减压：减压时可将三腔二囊管向胃内送少许以减轻胃底部压力，改善局部黏膜血循环，减压后定时抽取胃内容物观察有否再出血。

（12）拔管：①出血停止后 24 h，先放出食管囊气体，然后放松牵引，再放出胃囊气体，继续观察有无出血。②观察 24 h 仍无出血者，即可考虑拔出三腔二囊管。③先服石蜡油 20 ~ 30 mL，抽净食管囊及胃囊气体，然后缓缓拔出三腔二囊管。④观察囊壁上的血迹，以了解出血的大概部位。

（二）操作注意事项

1. 操作注意事项

（1）操作最好在呕血的间歇进行。术中大出血需将患者头偏向一边，尽量吐出口中血块，防止窒息。必要时使用吸痰器吸引。

（2）插管时应将气囊内空气抽尽，插管能浅勿深，先向胃气囊注气，然后再向食管气囊注气。

（3）胃囊充气不够，牵拉不紧，是压迫止血失败的常见原因，如胃囊充气量不足且牵拉过猛，可使胃囊进入食管下段，挤压心脏，甚至将胃囊拉至喉部，引起窒息。

（4）气囊压迫一般为 3 ~ 4 天，如继续出血可适当延长，出血停止 24 h 后，放气再观察 12 ~ 24 h，如无出血可拔管。

（5）术后严密观察有无心律失常及呼吸困难等并发症出现。心律失常多由于牵引物过重顶压心尖，胃囊压迫胃底，迷走神经张力升高导致，抽出胃囊气体并吸氧，症状多可消失。胃囊充气不够，牵拉不紧，是压迫止血失败的常见原因，如胃囊充气量不足且牵拉过猛，可使胃囊进入食管下段，挤压心脏，甚至将胃囊拉至喉部，引起呼吸困难甚至窒息。如为插管深度不足出现呼吸困难，立即将气囊放气，如为气囊漏气上滑压迫气管，立即剪断导管，放尽囊内气体拔管，解除堵塞。

2. 并发症及处理

（1）鼻咽部和食管黏膜损伤、狭窄乃至梗阻：①由于食管静脉曲张破裂大出血时患者烦躁不安，治疗不合作，食管处于逆蠕动或痉挛状态，术者强行插管，损伤食管黏膜、黏膜下层甚至肌层组织，造成瘢痕狭窄。②在短期内反复多次插管，食管在原已狭窄的基础上更易损伤。③食管囊和胃囊同时注气加压，食管囊对食管的压迫可引起组织水肿、炎症，甚至坏死，严重者也可造成食管瘢痕狭窄。

处理：①插管前用液体石蜡油充分润滑三腔二囊管，操作时动作尽量轻柔，熟练，争取一次插管成功，避免多次插管。②三腔二囊管放置妥当后，牵拉方向与鼻孔成一直线。定时（12～24 h）放气，每次充气前必须口服石蜡油 15 mL，以润滑食管黏膜，防止囊壁与黏膜粘连。③拔管后应仔细检查鼻腔黏膜，如有破损、炎症等情况应及时处理，以免发生瘢痕狭窄。

（2）心动过缓：①由于膨胀的气囊压迫胃底，导致迷走神经张力突然升高所致。②应避免牵引物过重，使贲门、膈肌过度牵拉上提，顶压心尖导致心律失常。

处理：①应立即抽出胃囊内气体并吸氧，症状即可消失。②成人牵引重 400～500 g 较为安全。

（3）呼吸困难：①主要是插管时三腔二囊管未完全通过贲门，使胃囊嵌顿于贲门口或食管下端即予充气。②其次是气囊漏气后，致牵拉脱出阻塞喉部，出现呼吸困难甚至窒息。

处理：①插三腔二囊管前，按照插胃管法量好长度，在管上做好标记，插管时尽量将置管长度超过标记处，将胃囊充气后再慢慢往后拉，直到有阻力感为止。②如为插管深度不够出现呼吸困难，立即将气囊放气。③如为胃囊破裂或漏气导致的食管囊压迫咽喉部或气管引起的窒息，立即剪断导管，放尽囊内气体拔管，解除堵塞。④如病情需要，可更换管重新插入。⑤如为胃囊充气不足引起的三腔二囊管外滑，致使食管囊压迫咽喉部或气管，应将囊内气体放尽，将管送入胃内，长度超过管身标记处，再重新充气。

（4）食管穿孔：①主要是患者不合作、操作者插管操作用力不当或粗暴，导致食管穿孔。②食管静脉曲张破裂出血的患者的食管黏膜对缺氧、缺血的耐受力明显降低，使用三腔二囊管压迫时间过长、压力过大易造成食管黏膜缺血、坏死、穿孔。

处理：①操作时动作应轻柔、敏捷，避免过度刺激。②在三腔二囊管压迫初期，持续 12～24 h 放气一次，时间 15～30 min，牵引重量为 0.5 kg 左右。

ⓔ 三腔两囊管操作易犯错误及分析

（三）操作易犯错误及分析

十、无创呼吸机

（一）操作规程

1. 操作前准备

（1）明确需要无创呼吸机的临床情况（适应证）：急、慢性呼吸衰竭，慢性阻塞性肺疾病（COPD）急性加重早期，COPD 的有创－无创序贯通气，阻塞性睡眠呼吸暂停综合征

（OSAS），急性心源性肺水肿，免疫力低下患者和术后预防呼吸衰竭，家庭呼吸康复等。

（2）判断患者是否可以进行无创呼吸机辅助通气（禁忌证）：心搏或呼吸停止；自主呼吸微弱、昏迷；误吸危险性高及不能清除口咽及上呼吸道分泌物，呼吸道保护能力差；合并其他器官功能衰竭（血流动力学不稳定、不稳定的心律失常，消化道大出血 / 穿孔、严重脑部疾病等）；未引流的气胸；颈部面部创伤、烧伤及畸形影响面罩佩戴；近期面部、颈部、口腔、咽腔、食管及胃部手术；上呼吸道梗阻；明显不合作或极度紧张；严重低氧血症（PaO_2 < 45 mmHg）、严重酸中毒（pH≤7.20）；严重感染；气道分泌物多或排痰障碍。

（3）上机前准备：①核对患者并向患者说明上机目的，消除其顾虑及精神紧张；②监测患者生命体征，检测患者动脉血气；③根据患者病情及脸型选择合适的面罩或鼻罩；④正确连接呼吸机管道；⑤检测呼吸机（包括氧源、气源）及湿化器是否能正常工作。

操作要求

- 掌握无创呼吸机的适应证、禁忌证
- 掌握无创呼吸机的操作方法
- 掌握无创呼吸机临床使用过程中的常见问题

2. 操作过程

（1）与患者沟通：介绍自己，核对患者姓名、性别、床号等，同时嘱咐患者操作前注意事项，取坐位或半卧位（床头抬高 45°）。

ⓔ 表 1-1-59

无创呼吸机操作评分标准

（2）根据患者病情及血气结果选择合适的呼吸机模式及起始参数：Ⅱ型呼吸衰竭一般选用 S/T 模式：吸气相压力（IPAP）：8 cmH_2O；呼气相压力（EPAP）：4 cmH_2O；呼吸次数（BPM）：8 次 /min；吸气相时间（Ti）：1.0 s；Ⅰ型呼吸衰竭无呼吸肌疲劳者可选用持续气道正压通气（CPAP）模式：CPAP 5 ~ 10 cmH_2O，设置呼吸机暂停或待机模式。

（3）将供氧设备与呼吸机相连，并选择合适的给氧浓度：低流量氧 3 L/min 起，高浓度氧 25% ~ 30% 起，不能超过 50%，以防氧中毒。

（4）上机将已调试好待机的呼吸机通过面罩 / 鼻罩与患者相连，迅速启动呼吸机。

（5）监测患者各项呼吸指标，并逐渐调整参数：

1）监测患者呼吸指标：呼吸频率、血氧饱和度，呼吸机监测：IPAP、EPAP、BPM、潮气量（VT）、每分通气量和漏气量（Leak）。

2）IPAP 设置：每隔 5 ~ 10 min 上调 1 ~ 2 cmH_2O，以潮气量足够、患者舒适为准；EPAP 上调时，IPAP 随即上调，IPAP 一般 12 ~ 20 cmH_2O。

3）EPAP/CPAP 设置：每隔 5 ~ 10 min 上调 1 ~ 2 cmH_2O，以氧饱和度 90% 以上，患者不觉呼气困难为准；EPAP 一般 4 ~ 8 cmH_2O；ARDS 可达 15 cmH_2O。

4）BPM 设置：一般 8 ~ 12 次 /min，低于患者呼吸频率 4 ~ 6 次 /min。S/T 模式的自动切换点就根据 BPM 后备通气频率对应的周期，例如，BPM=10 次 /min，呼吸周期 = 60 s/10 = 6 s，则呼吸机等待 6 s，如患者在 6 s 内能触发呼吸机，呼吸机则为 S 工作模式，相反为 T 模式。

5）Ti 设置：设置 T 模式机控呼吸的吸气时间，一般为 0.8 ~ 1.2 s。

6）压力上升时间（Rise Time）设置：以患者舒适为准。

3. 操作后处理

（1）数据记录，听诊双肺，评估上机状态（是否人机对抗）。

（2）指导患者紧急情况下摘取面罩，呼叫医疗协助。

（3）及时处置呼吸机报警。

（4）30 ~ 120 min 复查患者动脉血气，并根据结果调整呼吸机参数。

（二）操作注意事项

1. 同步不良

（1）原因：精神紧张，漏气过大，管道积水过多，机器故障。

（2）解决方法：加强患者的辅导和训练；调整鼻 / 面罩的佩戴，加用下颌带，减少漏气，检查管道是否漏气；及时清除管道积水，调整合适的湿化温度；维修。

2. 低氧血症改善不明显

（1）原因：EPAP 太高或太低，氧源有问题，吸入氧浓度太低，分泌物过多，排出不畅，漏气量过大，治疗时间不足等。

（2）解决方法：适当调整 EPAP 水平。注意同时提高 IPAP，检查氧源，提高吸入氧流量，及时吸痰，调整合适的漏气量，延长治疗时间，调整其他治疗措施。

3. CO_2 潴留改善不明显

（1）原因：PS（IPAP-EPAP）不够，分钟通气量不够，EPAP 不够，分泌物过多，排出不畅，治疗时间不够，合并阻塞性睡眠呼吸暂停（OSA），但夜间 EPAP 水平未调整等。

（2）解决方法：增大 PS；适当增大分钟通气量，适当调节 EPAP，抵消内源性 PEEP（PEEPi），减少重复呼吸；及时吸痰；延长治疗时间；调整夜间 EPAP 水平；调整其他治疗。

ⓔ 无创呼吸机操作易犯错误及分析

（三）操作易犯错误及分析

第二节　内科基本技能操作模拟竞赛试题

一、内科常见症状的问诊

（一）发热

ⓔ 发热模拟竞赛试题

题 1

题干：患者，男性，55 岁，因发热 10 天就诊。

要求：为明确诊断，请完成病史询问并给出初步诊断。

考核点 发热问诊

标准化患者（SP）提供的病史要点：10 天前劳累后出现发热，体温波动在 38～39℃，感觉畏寒寒战，全身不适，自认为“感冒”，服用感冒药（具体不详）后体温可短暂下降，很快又再上升。至附近诊所就诊，给予利巴韦林（病毒唑）、青霉素静脉滴注，体温进行性上升，一度达到 39.5℃，伴食欲下降、乏力。患病以来，精神睡眠差，有便秘，小便次数增多，量正常。有“糖尿病”史 5 年，未定期监测血糖，未规律治疗，发现“双肾多发结石”2 年。

临床思维：患者有糖尿病史，属各类感染的好发人群，同时患者有双肾多发结石，有细菌感染的来源，加之患者未规律使用降血糖药，亦未定期监测血糖，血糖很可能控制不佳，易致细菌感染，引起发热。提示卡显示：患者右肾区有叩痛，血常规白细胞和中性粒细胞明显升高，尿常规可见白细胞，发热原因首先考虑尿路感染，但其出现血压下降，需要警惕感染性休克的存在。

模型及环境要求：SP 1 人。

用物准备：提示卡：查体：T 39℃，P 100 次 /min，R 18 次 /min，BP 85/50 mmHg，右肾区叩痛。实验室检查：血常规：白细胞（WBC）18×10^9/L，中性粒细胞（N）95%，淋巴细胞（L）5%；尿常规：WBC ++/HP，红细胞（RBC）+/HP；随机血糖：20 mmol/L。

（二）贫血

题 1

ⓔ 贫血模拟竞赛试题

题干： 患者女性，19 岁，因面色苍白 6 个月就诊。

要求： 详细询问病史，查阅实验室检查结果，写出诊断及治疗原则。

SP 提供的病史要点： 6 个月前患者逐渐出现面色苍白，上楼等活动时体力下降，无发热及皮肤黏膜出血表现。患者近 1 年节食减肥并有月经较前增多，有痔疮但是无活动性出血。

考核点：贫血的问诊及鉴别，对缺铁性贫血的实验室检查的判断分析及治疗

临床思维： ①诊断：缺铁性贫血。根据患者饮食控制并月经增多、贫血的临床表现，红细胞体积偏小，血清铁降低及铁代谢检查可以得出初步诊断。②治疗原则：调节饮食以补充铁含量丰富的食物；补充铁剂；观察补铁治疗后的反应；如果持续月经增多需要妇科就诊，明确是否存在其他导致月经增多原因。

模型及环境要求： SP 1 人。

用物准备： 提示卡：血常规：WBC 4.3×10^9/L，血红蛋白（Hb）60 g/L，血小板（PLT）100×10^9/L，红细胞平均血红蛋白浓度（MCHC）280 g/L，红细胞平均体积（MCV）70 fl。血清铁 6.2 μmol/L，血清转铁蛋白饱和度 0.10，总铁结合力 90.4 μmol/L。

（三）皮肤黏膜出血

题 1

ⓔ 皮肤黏膜出血模拟竞赛试题

题干： 患者女性，30 岁，因皮肤瘀点 2 周就诊。

要求： 详细询问病史，查阅实验室检查结果，写出目前初步诊断及治疗原则。

标准化病人（SP）提供的病史要点： 2 周前患者无特殊原因发现皮肤有散在出血点，双下肢较多，无牙龈出血，无呕血，无黑便，无关节疼痛及腹痛。近 2 个月有月经增多。既往无出血史，无类似家族史，无特殊药物使用史。

考核点：皮肤黏膜出血的病史特点，免疫性血小板减少症的诊断和治疗

临床思维： 根据患者急性起病，有皮肤出血表现，检查显示血小板减少，骨髓巨核细胞成熟受阻，脾仅轻度增厚，可以初步诊断免疫性血小板减少症；同时患者有月经增多并有轻度小细胞贫血，可以初步诊断合并缺铁性贫血。患者虽然有乙型肝炎病毒携带，但是目前肝炎病毒复制不活跃，肝细胞无损伤，脾仅仅轻度增厚，不支持肝炎病毒活跃复制或诱发的免疫反应，以及继发性脾功能亢进导致的血小板减少。患者有出血表现，急性起病且血小板计数小于 30×10^9/L，有治疗指征，可以短期使用糖皮质激素。但是需要密切观察肝炎病毒的复制情况，必要时需要同时抗病毒治疗。

模型及环境要求： SP 1 人。

用物准备： 提示卡：血常规：WBC 7.8×10^9/L，N 0.80，L 0.20，Hb 100 g/L，PLT 20×10^9/L，MCV 75 fl。凝血常规检查：凝血酶原时间（PT）、活化部分凝血活酶时间（APTT）正常。既往有乙型肝炎携带病史，目前肝功能检测正常，肝炎病毒拷贝低于检测下限。B 超示脾轻度增厚。骨髓穿刺检查粒系及红系增生正常，巨核细胞数量增加但是产板型巨核细胞未见。

（四）水肿

ⓔ 水肿模拟竞赛试题

题 1

题干： 患者女性，25 岁，因颜面、双下肢水肿 5 天入院。

要求： 请对患者进行问诊，并提出初步诊断及下一步检查措施。

考核点　水肿的问诊及鉴别诊断

SP 提供的病史要点： 5 天前受凉感冒后出现颜面、双下肢水肿，晨重暮轻，尿量减少，400 mL/d 左右，体重增加 4 kg。阴性症状（如果选手问到就提供）：无脱发、关节痛、口腔溃疡，无皮肤紫癜，无腹痛、便血，无肝炎、糖尿病史。

临床思维： 该患者尿检大量蛋白尿，低白蛋白血症，诊断考虑肾病综合征；再根据患者无脱发、关节痛、口腔溃疡，无腹痛、皮肤紫癜、便血，无肝炎、糖尿病等，可初步排除狼疮性肾炎、紫癜性肾炎、乙型病毒性肝炎（简称乙肝）相关肾炎、糖尿病肾病等因素引起的继发性肾病综合征，考虑原发性肾病综合征。下一步检查：血常规、肾功能、24 h 尿蛋白定量、腹部 B 超、狼疮全套、免疫全套、乙肝全套、血糖等。可考虑行肾穿刺明确病理诊断。

模型及环境要求： 女性 SP 1 名。

用物准备： 提示卡：尿常规：蛋白（Pro）（+++），RBC（++）/HP；肝功能：白蛋白 26g/L；血脂：总胆固醇（TC）9.22 mmol/L。

（五）咳嗽、咳痰

ⓔ 咳嗽、咳痰模拟竞赛试题

题 1

题干： 患者女性，70 岁，因咳嗽、咳痰、呼吸困难就诊。

请 A 选手作为接诊医师完成以下要求：

要求 1：对其问诊，写出简要门诊病历。

要求 2：口述最重要的体格检查。

要求 3：口述最需完善的实验室检查。

要求 4：给出初步诊断。

要求 5：简述基本治疗原则。

考核点　呼吸系统基本症状（咳嗽、咳痰、呼吸困难）的问诊 + 门诊病历写作、呼吸科常见疾病（慢性阻塞性肺疾病）的诊断和治疗原则

SP 提供的病史要点： 该患者表现为反复咳嗽、咳痰 40 余年，气促 10 年，加重 10 天。每当冬春季节发作，近 20 余天加重，伴不能平卧、气促。曾反复在当地医院就诊及治疗。吸烟 50 余年，每天 1～2 包。

临床思维： 患者有长期大量吸烟史，病史表现为长程咳嗽、咳痰，加重并呼吸困难；否认其他引起咳嗽、咳痰的疾病（排他诊断），初步考虑为慢性支气管炎急性加重期，体格检查最需完善生命体征、心肺检查；实验室检查最需完善血常规、胸部影像学、肺功能、痰液检查等。基本治疗原则为抗感染、解痉、化痰，稳定后长期吸入剂治疗改善肺功能，戒烟宣教。

模型与环境要求： SP（监考老师兼任）、安静环境（诊室）。

用物准备： 病历纸、笔。

（六）咯血

题 1

ⓔ 咯血模拟竞赛试题

题干： 患者女性，40 岁。因咳嗽、咳脓痰、咯血于呼吸科门诊就诊。

要求： 请 B 选手作为接诊医师完成：

要求 1：对其问诊，写出简要门诊病历。

要求 2：口述最重要的体格检查。

要求 3：口述最需完善的实验室检查。

要求 4：给出初步诊断。

要求 5：简述基本治疗原则。

SP 提供的病史要点： 患者因反复咳嗽、咳脓痰、咯血 10 余年，多次当地给予抗感染治疗有效。这次因感冒后出现症状，绿色脓痰中带血，咯血痰量为 20 ~ 30 mL/d。自幼有麻疹病史。余无特殊。

考核点 呼吸系统基本症状（咳嗽、咳脓痰、咯血）的问诊 + 门诊病历写作，呼吸科常见疾病（支气管扩张）的诊断和治疗原则

临床思维： 患者自幼有麻疹病史（支气管扩张的常见诱因）、长期咳嗽、咳脓痰、咯血（重点是咯血的问诊）史，抗生素治疗有效，本次诱因为受凉感冒，绿色脓痰中带血，咯血痰量为 20 ~ 30 mL/d。重点体格检查为生命体征、心肺检查（尤其是肺部湿啰音的情况）、杵状指。初步诊断支气管扩张。确诊的最重要检查为高分辨率 CT（HRCT）、痰检查、凝血功能（咯血患者要详细询问是否使用抗凝血药和身体其他部位是否有出血情况）。治疗原则为抗感染（覆盖铜绿假单胞菌）、化痰排痰、止血。

模型与环境要求： SP（监考老师兼任）、安静环境（诊室）。

用物准备： 病历纸、笔。

（七）发绀

题 1

ⓔ 发绀模拟竞赛试题

题干： 患者男性，60 岁，因发绀 3 h 就诊。

要求： 请对患者进行问诊，并提出初步诊断及下一步检查措施。

考核点 发绀的问诊及鉴别诊断

SP 提供的病史要点： 患者急性发绀 3 h，起病前曾进食大量变质的菠菜。既往体健。余无特殊。

临床思维： ①初步诊断：发绀原因待查：亚硝酸盐中毒？因急性发绀发生在进食大量变质菠菜后，主要考虑亚硝酸盐中毒。②下一步检查：高铁血红蛋白含量测定。

模型及环境要求： SP 1 名。

用物准备： 提示卡：血常规（正常结果），血气分析（正常结果）。

（八）呼吸困难

题 1

ⓔ 呼吸困难模拟竞赛试题

题干： 患者女性，65 岁，因进行性呼吸困难 3 天就诊。

要求： 请选手作为接诊医师完成：①对其问诊，写出简要门诊病历。②口述最重要的体格检查。③口述最需完善的实验室检查。④给出初步诊断。⑤简述基本治疗原则。

SP 提供的病史要点： 患者 1 周前感左下肢肿胀，3 天前下床走动后出现呼吸困难，吸气、呼气均感费力，伴胸闷、胸痛，含服硝酸甘油等不能缓解，持续呼吸困难。既往 1 个

月前下肢骨折手术后卧床。余病史无特殊。

考核点 呼吸困难的问诊、门诊病历写作，肺栓塞的临床症状、诊断和治疗原则

临床思维： 询问病史，患者1周前感左下肢肿胀，3天前下床走动后（诱因）出现呼吸困难，吸气、呼气均感费力（性质），伴胸闷、胸痛（伴随症状），含服硝酸甘油等不能缓解，持续呼吸困难（治疗经过，加重或缓解方式）。既往1个月前下肢骨折手术后卧床。余病史无特殊。病因考虑术后卧床引起左下肢深静脉血栓形成，血栓脱落后引起急性肺动脉栓塞。最重要的体格检查：生命体征，血氧情况，心肺检查。最需完善的检查：血常规、凝血功能（含D-二聚体），心电图，心脏彩色超声，血气分析，计算机断层摄影肺血管造影（CTPA），下肢深静脉彩色超声。初步诊断：急性肺动脉栓塞症，左下肢深静脉血栓形成。基本治疗原则：吸氧，生命体征不平稳 / 多支多叶栓塞→溶栓；其余情况→抗凝。

模型及环境要求： SP 1名、环境安静。

用物准备： 桌子 ×1，椅子 ×2，笔，记录纸。

（九）胸痛

ⓔ 胸痛模拟竞赛试题

题1

题干： 患者男性，80岁，因反复胸痛12年，再发加重5天就诊。

要求： 请对患者进行问诊，并提出初步诊断及下一步检查措施。

考核点 胸痛的问诊及鉴别诊断

SP提供的病史要点： 该患者反复活动后心前区疼痛12年，每次发作3 ~ 5 min，放射至喉部，伴有乏力、气短症状，休息及含服“救心丸”好转。近5天上述发作加重、加频。既往有“糖尿病、高血压”病史。

临床思维： 初步诊断为胸痛原因待查：冠状动脉粥样硬化性心脏病（简称冠心病，不稳定型心绞痛）。因症状符合典型劳力性心绞痛特点，近来性质有变化（加重），主要考虑冠心病（不稳定型心绞痛）。下一步检查：体格检查（心脏查体），检查项目（心肌酶学、心肌钙蛋白，心电图，心脏超声，必要时冠状动脉造影）。

模型及环境要求： SP 1人。

用物准备： 心电图（图1-2-1）：左心室心肌缺血（$V_4 \sim V_6$ 的ST段水平下移，T波低平）。

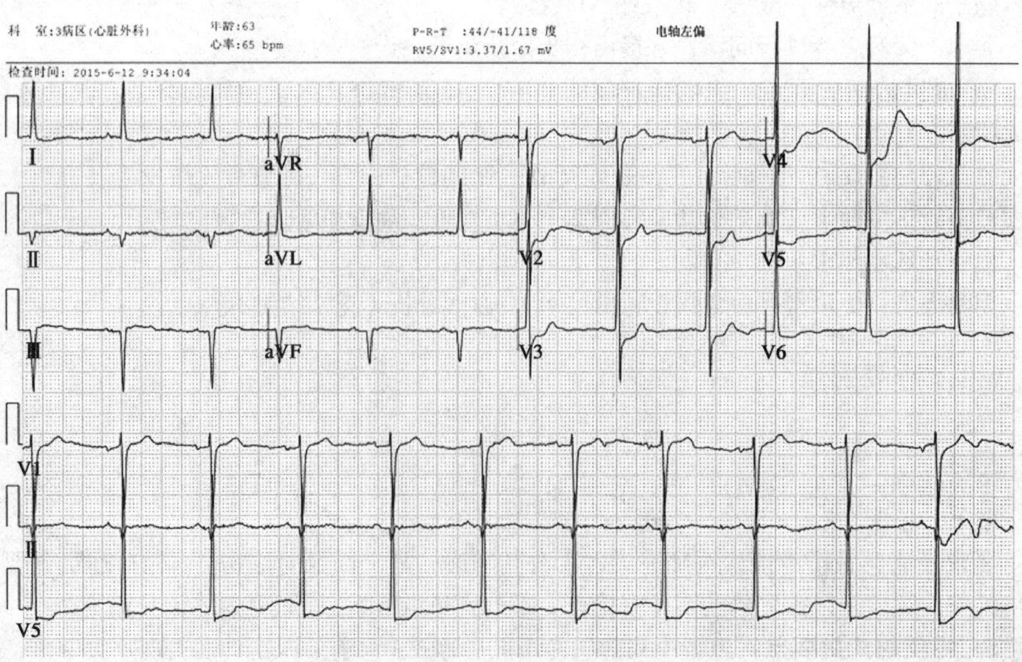

图 1-2-1 左心室心肌缺血心电图

（十）心悸

题 1

ⓔ 心悸模拟竞赛试题

题干：患者女性，40 岁，因反复心悸 10 年，加重 1 天就诊。

要求 1：请完成问诊，写出初步诊断。

要求 2：为明确诊断所需的检查及下一步治疗。

SP 提供的病史要点：患者 10 年前无明显诱因突发心悸，自觉“心跳很快”，每分钟达 160 余次，每次发作十几分钟到数小时不等，可以自行缓解。发作时偶感头晕，乏力，未发病时一切如常。1 天前又突发病，症状持续十余小时不能缓解，到急诊科“推注药物”（不详）后症状好转。既往体健。

考核点：心悸的问诊及鉴别诊断

临床思维：①初步诊断为心悸查因：A 型预激综合征，阵发性室上性心动过速。因心悸发作特点“突发突止，间歇期如常人”，主要考虑 A 型预激综合征并室上性心动过速。②下一步检查：经食道心房调搏。

模型及环境要求：SP 1 人。

用物准备：心悸的问诊评分表。心电图：A 型预激综合征。

（十一）恶心与呕吐

题 1

ⓔ 恶心与呕吐模拟竞赛试题

题干：患者男性，60 岁，因反复呕吐 2 个月入院。

要求：请对患者进行问诊，并提出该患者可能出现的阳性体征及初步诊断。

SP 提供的病史要点：该患者间断呕吐胃内容物，酸臭味，有不消化的隔夜宿食，无胆汁，呕吐物量大，有时可达 1 500 mL。

考核点：呕吐的问诊及鉴别诊断，幽门梗阻的体征

临床思维：患者系老年男性，出现反复呕吐不消化的酸臭味的隔夜宿食，量大，考虑胃潴留，呕吐物不含胆汁考虑梗阻部位在十二指肠大乳头以上，幽门梗阻可能性大。可能出现的阳性体征：贫血、左锁骨上淋巴结肿大、上腹部膨隆，可见胃型及蠕动波、振水音阳性。初步诊断：呕吐原因待查：幽门梗阻：癌性？消化性溃疡？

模型及环境要求：安静的房间，呕吐的 SP 1 人，桌 1 张，椅 2 把。

用物准备：A4 纸，听诊器，笔。

（十二）吞咽困难

题 1

ⓔ 吞咽困难模拟竞赛试题

题干：患者男性，54 岁，因吞咽困难 6 个月就诊。

要求：请对患者进行问诊，并根据问诊情况提出下一步检查方案。

SP 提供的病史要点：6 个月前开始出现吞咽困难，伴反酸，上腹灼热感，进食后及晚上睡觉时明显，自行购买胃药服用后症状无明显好转。觉乏力，余无异常。食欲尚可，睡眠差，大、小便正常。近期工作压力大。

考核点：吞咽困难的问诊及鉴别诊断

临床思维：患者出现吞咽困难，伴反酸、上腹灼热感，进食后及晚上睡觉时明显，考虑胃食管反流可能性大。首先需完善胃镜检查，了解食管有无糜烂及有无胃内病变引起反流可能。为了明确反流与胃酸的关系，需完善食管 24 h 测酸检查。

模型及环境要求：安静的房间，SP 1 名，桌 1 张，椅 2 把。

用物准备：A4 纸，听诊器，笔。

（十三）呕血

ⓔ 呕血模拟竞赛试题

题 1

题干：患者男性，58 岁，因呕血、黑便 3 天入院。

要求：请对患者进行问诊，并提出初步诊断及下一步检查措施。

考核点　呕血的问诊及鉴别诊断

SP 提供的病史要点：3 天前呕吐鲜血 1 次，含大量血块，无胃内容物，量约 500 mL，心悸，出汗，伴暗红色血便，2～3 次 /d。既往有乙肝病毒携带病史。

临床思维：患者系中年男性，出现呕血、黑便，既往有乙肝，通过询问病史，初步诊断：呕血原因待查：肝硬化食管曲张静脉破裂出血？根据出血量大，血色鲜红，考虑出血部位在食管；有乙肝携带，肝功能异常，考虑原因为肝硬化食管曲张静脉破裂出血。下一步检查：胃镜检查、腹部 B 超

模型及环境要求：安静的房间，SP 1 人，桌 1 张，椅 2 把。

用物准备：提示卡：乙肝全项 HBsAg+ HBeAb+ HBcAb+；肝功能化验单：白蛋白 28 g/L，球蛋白 31 g/L。

A4 纸，听诊器，笔。

（十四）便血

ⓔ 便血模拟竞赛试题

题 1

题干：患者女性，75 岁，因反复便血 1 月余就诊。

要求：请对患者进行问诊，并提出初步诊断及下一步检查措施。

考核点　便血的问诊及鉴别诊断

SP 提供的病史要点：1 个月前出现便血，大便带血，暗红色，与大便一起出来，量不多，大便 1～2 次 /d，偶有下腹痛。便后腹痛不缓解。体重近 1 个月来下降 5 kg，原有痔疮史。

临床思维：患者系老年女性，出现便血，通过询问病史，得知有腹痛，便血为暗红色，不能因为有痔疮就忽略肠道病变，故初步诊断为肠道病变，首先需完善肠镜检查，了解肠道情况。

模型及环境要求：安静的房间，SP 1 人，桌 1 张，椅 2 把。

用物准备：A4 纸，听诊器，笔。

（十五）腹痛

ⓔ 腹痛模拟竞赛试题

题 1

题干：患者男性，36 岁，因突发腹痛 2 h 入急诊。

要求：请对患者进行问诊，并提出初步诊断及该患者可能出现的阳性体征。

考核点　腹痛的问诊及鉴别诊断，X 线片立位腹平片的阅读

SP 提供的病史要点：该患者 36 岁，无明显诱因突发腹痛、大汗。全腹部剧痛，不能忍受，进行性加重，弯腰腹痛稍缓解。

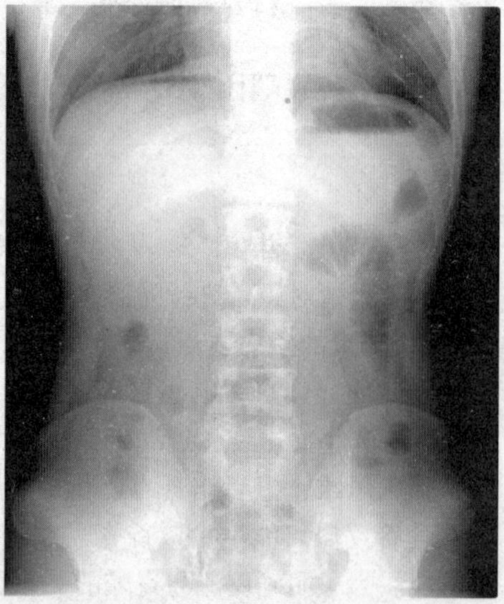

图 1-2-13　立位 X 线腹部平片

临床思维：年轻男性患者的突发剧烈腹痛，有腹膜刺激表现，要考虑到消化道穿孔，特别是消化性溃疡穿孔这一常见病因。立位X线腹部平片见膈下有游离气体可明确穿孔诊断（图1-2-13）。①初步诊断：急性胃肠穿孔。②患者可能出现的阳性体征：急性痛苦面容，强迫屈膝体位，板状腹，全腹压痛、反跳痛，肝浊音界消失。

模型及环境要求：安静的房间，SP 1人，桌1张，椅2把。

用物准备：A4纸、听诊器、笔，立位X线腹部平片1张（胃肠穿孔），血常规结果1张（感染状态）。

（十六）腹泻

题1

ⓔ 腹泻模拟竞赛试题

题干：患者男性，66岁，因腹泻半个月就诊。

要求：请对患者进行问诊，并提出下一步检查措施。

SP提供的病史要点：该患者腹泻半个月，大便每日十余次，每次量少，里急后重，肛门坠胀。有时大便带少量脓血，无腹痛，无发热。

考核点
腹泻、便血的问诊及鉴别诊断

临床思维：老年患者急性腹泻、便血，里急后重感，要警惕直肠癌，应常规做直肠指检以明确。有时候直肠癌的直肠刺激症状，患者会描述为腹泻，需要进行甄别。下一步检查：大便常规+OB，大便培养+药物敏感试验，直肠指检，必要时肠镜加活检。

模型及环境要求：安静的房间，SP 1人，桌1张，椅2把。

用物准备：A4纸，听诊器，笔。

（十七）便秘

题1

ⓔ 便秘模拟竞赛试题

题干：患者女性，38岁，因腹胀、便秘1年就诊。

要求：请对患者进行问诊，并根据问诊情况提出下一步检查方案。

标准化病人（SP）提供的病史要点：该患者腹胀便秘1年，大便1周1次，干结，排便费力，无便血，无腹痛，畏寒，声音变沙哑，皮肤干燥。

考核点
便秘的问诊及鉴别诊断

临床思维：便秘不仅要考虑肠道本身的疾病，还要知道便秘可以是全身疾病在消化系统的表现。患者畏寒，声音沙哑，皮肤干燥，要考虑甲状腺功能减退导致肠道蠕动功能减退所致便秘。结肠镜检查正常进一步排除结、直肠的器质性疾病。下一步检查：甲状腺功能三项检查。

模型及环境要求：安静的房间，SP 1人，桌1张，椅2把。

用物准备：A4纸，听诊器，笔。肠镜结果：结肠镜检查正常。

（十八）黄疸

题1

ⓔ 黄疸模拟竞赛试题

题干：患者男性，25岁，因反复皮肤、巩膜黄染4年，再发半个月入院。

要求：请对患者进行问诊，并根据问诊情况提出下一步检查方案。

考核点
黄疸的问诊及鉴别诊断

SP提供的病史要点：年轻男性，4年前因劳累后出现皮肤、巩膜黄染，无食欲下降及厌油、呕吐等不适，在当地医院检查示：ALT为55 U/L，TBIL为35 μmol/L，口服甘草酸二铵、护肝宁片10天后，复查肝功能正常。此后多次因劳累或酒后出现皮肤、巩膜黄染，曾在当地医院诊断为“毛细胆管炎”，嘱患者戒酒，未予特殊治疗。半个月前患者饮白酒后再次出现皮肤、巩膜黄染。患者无长期服药史，家族中无肝炎病史可询。

临床思维：反复出现皮肤、巩膜黄染，黄疸多于劳累、饮酒后加重，消化道症状较轻，结合肝功能 DBIL /TBIL < 20%，黄疸性质为先天性非溶血性黄疸，诊断考虑先天性非溶血性黄疸 Gilbert 综合征可能性大。下一步检查：腹部 B 超，复查肝功能、血常规、凝血功能，完善甲、乙、丙、戊型肝炎病毒血清学检查，自身免疫性肝炎相关抗体检测，尽快行肝组织活检并送电镜检查。

模型及环境要求：安静的房间，SP 1 人，桌 1 张，椅 2 把。

用物准备：A4 纸，听诊器，笔。提示卡：血常规：正常；尿常规：正常；肝功能：TBIL 44.5 μmol/L，DBIL 7.8 μmol/L，ALT、AST 正常。

（十九）腰背痛

ⓔ 腰背痛模拟竞赛试题

题 1

题干：患者男性，67 岁，因腰背痛 5 年就诊。

要求：对患者进行问诊，并提出初步诊断及下一步检查措施。

考核点：腰背痛问诊的要点

SP 提供的病史要点：患者 67 岁，5 年前开始出现劳累后腰背部疼痛，尤以负重时明显，休息后可稍缓解，1 年前出现右下肢麻木感，无外周关节肿痛，无发热。

临床思维：该患者为老年男性，表现为负重后腰背部疼痛，休息后可缓解，符合机械性腰背痛的特点。这需要与炎性腰背痛相鉴别，炎性腰背痛以青年男性多见，主要为休息痛，活动后可缓解。此外，患者还有右下肢麻木感，存在神经压迫的症状，临床上考虑为腰椎退行性变。需要进一步完善腰椎磁共振成像（MRI）检查以评估病变的部位及严重程度。

模型及环境要求：安静的房间，SP 1 人，桌 1 张，椅 2 把。

用物准备：腰椎 X 线片。

（二十）关节痛

ⓔ 关节痛模拟竞赛试题

题 1

题干：患者男性，45 岁，因反复关节痛 5 年余就诊。

要求：对患者进行问诊，并提出初步诊断。

考核点：关节痛问诊的要点

SP 提供的病史要点：患者 5 年前饮酒后于夜间右足踇趾剧烈疼痛及肿胀，关节活动受限，注射镇痛药后好转。随后每年均有发作，最开始每年发作 1 ~ 2 次，近 2 年几乎每月均有发作，且出现膝关节、腕关节、肘关节的肿痛。2 年前到当地医院检查发现尿酸偏高，未予治疗。既往体健，喝酒每天 200 g。

临床思维：该患者男性，表现为反复发作性的单关节肿痛，病程 5 年余，检查血尿酸升高，考虑痛风。需要了解患者的一般情况、主诉、现病史，如患者的起病时间、急缓，疾病发作的特点（疼痛的部位、程度、加重和缓解的因素），病因、诱因，伴随症状（是否伴有关节症状——红、肿、热、晨僵、活动受限、畸形，是否伴有全身症状——发热、乏力、消瘦、皮疹），诊疗经过，起病以来的一般情况；既往史、个人史、婚育史、家族史。

模型及环境要求：安静的房间，SP 1 人，桌 1 张，椅 2 把。

用物准备：提示卡：血常规、尿常规、肝肾功能、血糖、血脂检查单各 1 张（要求血尿酸升高）。

（二十一）血尿

题 1

ⓔ 血尿模拟竞赛试题

题干：患者女性，20 岁，肾内科门诊。

要求：请对患者进行问诊，总结主诉，并根据问诊情况提出下一步检查方案。

考核点
血尿的问诊，主诉，尿常规化验单的判读

SP 提供的病史要点：患者 1 周前体检发现尿检异常。无任何不适，肾内科门诊就诊。

临床思维：血尿患者首先要鉴别真性血尿还是假性血尿，明确真性血尿后，需要进一步明确红细胞形态，鉴别肾性血尿还是非肾性血尿。非均一性血尿患者进一步完善影像学检查排除器质性病变。下一步检查需完善尿沉渣分析看红细胞形态，尿蛋白定性 + 定量，肾彩色超声及左肾静脉彩色超声，若为非均一性血尿，进一步完善免疫，狼疮全套，抗中性粒细胞胞质抗体（ANCA）等，必要时肾穿刺活检。

模型及环境要求：女性 SP 1 人。

用物准备：尿常规：尿蛋白（+），红细胞（++++）。

（二十二）尿频、尿急、尿痛

题 1

ⓔ 尿频、尿急、尿痛模拟竞赛试题

题干：患者女性，25 岁，肾内科门诊。查体：T 39℃，P 100 次 /min，R 22 次 /min，BP 110/70 mmHg。因尿频、尿急、尿痛伴发热、腰痛 2 天就诊。

要求 1：请进行病史询问，总结主诉。

要求 2：请根据病史及检查结果给出初步诊断，给出下一步应完善的检查及治疗建议。

考核点
尿频、尿急、尿痛的问诊，血尿常规化验单的判读

SP 提供的病史要点：患者 2 天前开始尿频、尿急、尿痛，伴发热、腰痛，肉眼血尿，曾到附近诊所看病，给予“青霉素”治疗，仍尿频、尿急、尿痛。遂来门诊就诊。

临床思维：尿频、尿急、尿痛合并发热、腰痛，多为上尿路感染，可出现全身中毒症状，年轻女性患者注意询问有无新婚，蜜月史，近期人工流产史等。下一步检查：血常规、肾功能，泌尿系 B 超，中段尿普通培养 + 细菌计数 + 药物敏感试验 / 高渗培养 + 药物敏感试验。结果判读方面，尿中有白细胞和红细胞，可能会出现尿蛋白阳性，不一定表示患者有肾小球肾炎，需向患者解释清楚，建议尿路感染控制后复查尿检，排除肾炎。

模型及环境要求：女性 SP 1 人。

用物准备：提示卡：血常规：WBC 21.8×10^9/L，N 0.824、Hb 129 g/L，PLT 154×10^9/L。尿常规：尿相对密度 1.010，潜血（+++），蛋白 +，亚硝酸盐 +，白细胞（++），红细胞（++）。

（二十三）少尿、无尿、多尿

题 1

ⓔ 少尿、无尿、多尿模拟竞赛试题

题干：患者女性，26 岁。因少尿、水肿半月入院。

要求：请对患者进行问诊，并总结主诉，提出初步诊断及下一步实验室检查措施。

考核点
少尿的概念及问诊要点，尿常规、肝肾功能及血脂化验单解读

SP 提供的病史要点：患者半个月前通宵加班后出现尿量减少，约 700 mL/d，泡沫尿，全身水肿，曾到当地诊所看病，说是“肾虚”，予相应治疗（具体不详），症状无明显好转，遂来就诊收住院。体重增加 5 kg。

临床思维：青年女性，少尿，区分是肾前性、肾性还是肾后性因素所致。患者无肾前性肾灌注不足及肾后性梗阻因素，无恶心呕吐、腹泻、发热、大量利尿及剧烈腰痛等。急

性起病，短期出现尿量减少，尿检蛋白尿，低蛋白血症，肾功能异常，诊断要考虑肾病综合征、急性肾损伤等。下一步检查：免疫全套、狼疮全套、风湿全套、抗肾小球基膜抗体、抗中性粒细胞胞质抗体，泌尿系 B 超等，肾穿刺了解肾损伤程度及病理类型。

模型及环境要求：女性 SP 1 人。

用物准备：尿常规：尿蛋白（+++）；肝功能：白蛋白 25 g/L，血脂：胆固醇 9.8 mmol/L；肾功能：肌酐 342 μmol/L。

（二十四）尿失禁

ⓔ 尿失禁模拟竞赛试题

题 1

题干：患者男性，56 岁，因反复尿失禁 5 个月就诊。

要求：请对患者进行问诊，总结主诉，提出初步诊断及下一步需要进行的实验室相关检查。

考核点　尿失禁问诊

SP 提供的病史要点：5 个月前无明显诱因出现尿失禁，间断性，1～2 次 /d，每次量不多，尿频，排尿断续，尿流细而无力，射程短，排尿时间延长，刚开始未引起重视。后尿失禁频率增加，7～8 次 /d，遂至我院门诊就诊。

临床思维：老年男性，出现反复尿失禁，需要考虑是机械性梗阻还是功能性梗阻所致，还需要鉴别急迫性和压力性尿失禁因素，需进一步完善双肾、输尿管、前列腺彩色超声，尿沉渣分析等检查。

模型及环境要求：男性 SP 1 人。

用物准备：无。

（二十五）排尿困难

ⓔ 排尿困难模拟竞赛试题

题 1

题干：患者男性，30 岁，排尿困难 1 天入院。

要求 1：请进行病史询问，总结主诉。

要求 2：请根据病史及检查结果给出初步诊断，给出下一步应完善的检查及治疗建议。

考核点　排尿困难的问诊

SP 提供的病史要点：患者 1 天前突起排尿困难，排尿中断，下腹部疼痛，放射至会阴部，尿频、尿急、尿痛，排尿改变体位或蹦跳后，能继续排尿，疼痛减轻。曾到当地诊所看病，诊断是“膀胱颈结石”，给予“解痉、止痛”治疗，症状无明显好转。

临床思维：排尿困难需要考虑是功能性因素还是梗阻性因素。年轻男性，突起排尿困难，一般考虑梗阻性因素可能性大，可进一步完善影像学检查、凝血常规等检查。

模型及环境要求：男性 SP 1 人。

用物准备：无。

（二十六）肥胖

ⓔ 肥胖模拟竞赛试题

题 1

题干：患者男性，35 岁，因体重增加 3 个月就诊。

要求：请对患者进行问诊，并提出初步诊断及下一步检查措施。

SP 提供的病史要点：患者 3 个月前逐渐出现体重增加，以腹围增大明显，脸部变圆，颜面部痤疮，腹部有紫色条纹。

血压 150/90 mmHg，静脉空腹血糖 8.9 mmol/L，餐后 2 h 血糖 12.2 mmol/L。

临床思维：库欣病是由于垂体产生促肾上腺皮质激素（ACTH）增多，继而导致皮质醇产生增多，出现满月脸、水牛背、腹部紫纹、皮肤色素沉着等症状。选手要熟悉皮质醇增多症的临床特点（病理生理机制、临床症状 、辅助检查），通过问诊逐一鉴别，最终获得明确诊断。

模型及环境要求：SP 1 人。

用物准备：血压计、听诊器、皮尺。

考核点：肥胖问诊和鉴别诊断，库欣综合征的临床特点

（二十七）消瘦

题 1

消瘦模拟竞赛试题

题干：患者男性，55 岁，因体重下降 3 个月就诊。

要求：请对患者进行问诊，并提出初步诊断及下一步检查措施。

SP 提供的病史要点：患者 3 个月前无明显诱因出现体重下降约 5 kg，伴有多尿、口干、多饮。既往史：其母亲有糖尿病史。

临床思维：糖尿病由于血糖利用障碍，导致脂肪分解增多，体重下降。选手要熟悉糖尿病的临床特点（病理生理机制、临床症状 、辅助检查），通过问诊逐一鉴别，最终获得明确诊断。

模型及环境要求：SP 1 人，问诊环境安静。

用物准备：提示卡：血压 140/80 mmHg。尿常规：葡萄糖（+++），酮体（–）。随机血糖 14.8 mmol，糖化血红蛋白 8.9%。甲状腺功能三项：正常。

血压计、听诊器、皮尺。

考核点：消瘦（糖尿病）的问诊和鉴别诊断，糖化血红蛋白的意义

题 2

题干：患者女性，32 岁，因体重下降 2 个月就诊。

要求：请对患者进行问诊，并提出初步诊断及下一步检查措施。

SP 提供的病史要点：患者 2 个月前无明显诱因出现体重下降约 5 kg，伴心悸、怕热、多汗、易怒。既往史：其母亲有甲亢病史。

临床思维：甲亢由于甲状腺产生三碘甲腺原氨酸（T_3）、甲状腺素（T_4）增多，出现消瘦、怕热、多汗等高代谢和交感兴奋等症状。选手要熟悉甲亢的临床特点（病理生理机制、临床症状 、辅助检查），通过问诊逐一鉴别，最终获得明确诊断。

模型及环境要求：SP 1 人，问诊环境安静。

用物准备：血压计、听诊器、皮尺。提示卡：血压 130/80 mmHg。尿常规：葡萄糖（–），酮体（–）。随机血糖 7.8 mmol/L。甲状腺功能三项：游离 T_3（FT_3）、游离 T_4（FT_4）均增高，促甲状腺素（TSH）降低。

考核点：消瘦的病因诊断（甲亢）。针对甲亢的主要检查项目（甲状腺功能三项，甲状腺相关抗体 TGA、TMA、TRAb，血常规、肝功能、甲状腺 B 超）

（二十八）头痛

题 1

头痛模拟竞赛试题

题干：患者女性，28 岁，因突起头痛伴呕吐 4 h 入院。

要求：请对患者进行问诊，并提出初步诊断及下一步检查措施。

SP 提供的病史要点：情绪激动后出现头痛、呕吐，呕吐为喷射性；既往有高血压病史。

考核点：头痛的问诊及鉴别诊断

临床思维：初步诊断：头痛、呕吐原因待查：蛛网膜下腔出血？根据起病急，伴喷射性呕吐和血压高，考虑颅内脑血管破裂，出血部位可能在蛛网膜下隙。下一步检查：头部CT平扫，必要时腰椎穿刺和颅内血管成像检查

模型及环境要求：SP 1人。

用物准备：提示卡：血压180/110 mmHg；有脑膜刺激征，无肢体瘫痪。

题2

题干：患者女性，22岁，因反复发作性头痛3年就诊。

要求：请对患者进行问诊，并提出初步诊断及下一步检查措施。

考核点：头痛的问诊及鉴别诊断，注意头痛的发生的形式和部位

SP提供的病史要点：每次发作前均有2 h左右烦躁、饥饿感，随之自觉出现一眼异彩，持续约30 min，缓解后出现头痛，并常以眼症状对侧出现。

临床思维：初步诊断：头痛原因待查：偏头痛？根据起病形式和有视觉先兆，考虑典型偏头痛。下一步检查：头部CT平扫、脑电图，排除脑血管意外和癫痫。

模型及环境要求：SP 1人。

用物准备：提示卡：神经系统检查无明显阳性体征。

（二十九）眩晕

ⓔ 眩晕模拟竞赛试题

题1

题干：患者女性，58岁，因突起眩晕、行走不稳1天就诊。

要求：请对患者进行问诊，并提出初步诊断及下一步检查措施。

考核点：眩晕的问诊及鉴别诊断，注意眩晕的发生形式和伴随症状，根据临床表现，考虑小脑梗死

SP提供的病史要点：1天前突起眩晕，伴行走不稳，走路向左侧偏倒，有呕吐，非喷射性，体检生命体征正常。

临床思维：初步诊断：眩晕原因待查：小脑梗死？根据病史，患者急性起病，伴小脑受损体征，头部CT见小脑低密度影，需要下一步检查：头部MRI。

模型及环境要求：SP 1人。

用物准备：提示卡：血压180/102 mmHg，头部CT可见左侧小脑低密度影。

（三十）晕厥

ⓔ 晕厥模拟竞赛试题

题1

题干：患者女性，28岁，因发作性晕厥半年，再发2天就诊。

要求：请对患者进行问诊，并提出初步诊断及下一步检查措施。

考核点：晕厥的问诊及鉴别诊断，注意晕厥的发生形式和伴随症状，根据临床表现，考虑血管迷走性晕厥

SP提供的病史要点：每次于立位或坐位起立时出现晕厥，起病前有面色苍白、恶心、大汗等症状，发作时曾量得血压偏低。

临床思维：初步诊断：晕厥原因待查：血管迷走性晕厥？根据病史呈发作性，发作前有面色苍白等症状，发作时血压低，无器质性病变，排除神经系统疾患，需要下一步检查：直立倾斜试验。

模型及环境要求：SP 1人。

用物准备：提示卡：发作间期血压正常，头部MRI未见异常。

（三十一）抽搐与惊厥

题 1

ⓔ 抽搐与惊厥模拟竞赛试题

题干：患者男性，14 岁，因反复发作性左侧肢体抽搐 1 年就诊。

要求：请对患者进行问诊，并提出初步诊断及下一步检查措施。

SP 提供的病史要点：每次发作先是左眼睑阵挛性抽动，逐渐波及左颜面肌肉抽动，并依次向左肩部、上肢、下肢扩展；持续 30 s 自行缓解。

临床思维：初步诊断：抽搐原因待查：Jackson 癫痫？根据临床表现和抽搐的发作形式，病变累及运动中枢；下一步检查：头部 MRI 平扫、脑电图。

模型及环境要求：SP 1 人。

用物准备：提示卡：神经系统查体无明显阳性体征。

考核点：抽搐的问诊及鉴别诊断，注意抽搐的发生形式和伴随症状，根据临床表现，考虑 Jackson 癫痫

（三十二）意识障碍

题 1

ⓔ 意识障碍模拟竞赛试题

题干：患者男性，63 岁，因突发神志不清伴呕吐 2 h 就诊。

要求：请对患者进行问诊，并提出初步诊断及下一步检查措施。

SP 提供的病史要点：既往有高血压病史，血压最高 200/110 mmHg。

临床思维：初步诊断：意识障碍原因待查：脑血管意外：脑出血可能？根据急性起病，临床症状严重，出血性脑血管病为首要考虑的诊断；下一步检查：头部 CT 平扫、血常规和凝血功能。

模型及环境要求：SP 1 人。

用物准备：提示卡：查体：发现重刺激有躲避反应，偶有肢体无意识动作，腱反射减弱，瞳孔对光反射迟钝，左侧病理征阳性。

考核点：意识障碍的问诊及鉴别诊断，注意意识障碍的发生形式和伴随症状，根据临床表现，考虑脑血管意外：脑出血可能

二、内科体格检查

（一）基本检查方法、一般检查及头颈部检查

题 1

ⓔ 基本检查方法、一般检查及头颈部检查模拟竞赛试题

题干：患者男性，20 岁，因双上肢外伤，昏迷 3 h 入院。

要求：请检查患者的生命体征。

临床思维：由于患者为昏迷患者，故应该选择肛测法检查体温；双上肢外伤，应测量下肢血压。脉搏和呼吸同常规。

模型要求：男性 SP 1 人。

用物准备：血压计 1 个，听诊器 1 个，体温计 1 根，手表 1 块。

考核点：外伤、昏迷患者生命体征检查方法的选择，肛温及下肢血压的测量方法

（二）肺部检查

题 1

ⓔ 肺部检查模拟竞赛试题

题干：患者女性，56 岁，因反复咳嗽、气促 3 年，加重 5 天就诊。

要求：请选手听诊模型的呼吸音并写出听诊结果（按照胸部听诊检查要求）。

考核点 肺部听诊方法，对 Velcro 啰音、湿啰音的判断

提示卡：胸部 CT（双肺胸膜下蜂窝样改变，以及条索样阴影，右下肺片状阴影）。

临床思维：患者咳嗽、气促 3 年，胸部 CT 有蜂窝样改变，提示特发性肺纤维化（IPF）可能；急性加重 5 天，CT 示右下肺片状影，提示合并右下肺感染。肺部听诊应按前胸—侧胸—后胸顺序，重点听诊啰音。听诊双下肺明显 Velcro 啰音，右下肺可闻及湿啰音。

模型要求：半身肺部听诊模型（双下肺 Velcro 啰音，右下肺湿啰音）。

用物准备：听诊器 1 个，肺间质纤维化胸部 CT（平扫 +HRCT）。

（三）心脏检查

ⓔ 心脏检查模拟竞赛试题

题 1

题干：患者男性，30 岁，因反复活动后气促 5 年，加重 1 周就诊。既往有双膝关节痛。血压：140/40 mmHg。

考核点 主动脉瓣关闭不全的重点体格检查

要求：请根据症状对患者进行重点体格检查，并描述可能的阳性结果。

临床思维：诊断考虑为“风湿性心脏病：主动脉瓣关闭不全”可能，故应该重点检查血压、心脏、周围血管征、四肢及关节。可能的阳性体征有：①脉压增大。②心尖搏动向左下移位，呈抬举性心尖搏动；叩诊为靴形心，主动脉瓣第二听诊区可闻及叹气样、递减型舒张期杂音，向胸骨左下方和心尖区传导，重度反流者，可闻及相对性二尖瓣狭窄的 Austin Flint 杂音。③点头运动、颈动脉搏动增强、水冲脉、枪击音、杜氏双重杂音、毛细血管搏动征。④双下肢可能胫前或内踝部水肿。

模型要求：标准 SP 1 人。

用物准备：听诊器 1 副，主动脉瓣关闭不全杂音听诊模型 1 个。

（四）腹部检查

ⓔ 腹部检查模拟竞赛试题

题 1

题干：患者男性，48 岁，因反复呕吐 1 个月，呕吐物量大，酸臭味，有隔夜宿食就诊。

考核点 腹部体格检查的操作，异常体征的临床意义及处理

要求 1：请完成腹部体格检查。

要求 2：患者体格检查发现胃型及腹部振水音阳性，说出下一步处理措施。

临床思维：①需完成的体格检查为完整的腹部视诊、听诊、触诊、叩诊的内容。②患者呕吐物量大，有隔夜宿食，根据提示卡体格检查发现胃型及腹部振水音阳性，要考虑幽门梗阻。③下一步处理：禁食，插胃管胃肠减压。

模型要求：标准 SP 1 人。

用物准备：检查床 1 张，皮尺、听诊器。

（五）脊柱、四肢检查

ⓔ 脊柱、四肢检查模拟竞赛试题

题 1

题干：患者男性，18 岁，因双下肢皮疹伴右膝及双踝关节肿痛 3 天就诊。既往体健。

要求：对其关节进行重点体格检查，并口述该患者最可能的诊断是什么？

考核点 下肢膝关节及踝关节体格检查的具体操作及结果判断

临床思维：该患者为青年男性，存在双下肢典型的紫癜样皮疹及下肢关节肿痛，首先考虑过敏性紫癜，需要对该患者下肢的一般情况、膝关节及踝关节进行重点体格检查，以明确是否存在关节炎症。

模型要求：男性 SP 1 人，双下肢制作紫癜样皮疹（或出示双下肢紫癜样皮疹图片）。

用物准备：听诊器 1 个，叩诊锤 1 个，棉签 1 包。

（六）神经系统检查

1. 意识障碍检查

题 1

ⓔ 意识障碍检查模拟竞赛试题

题干：患者男性，62 岁，因突发意识障碍 2 h 就诊。

要求：请根据症状对患者进行重点神经系统查体，并描述可能的阳性结果。

临床思维：意识障碍是常见的神经系统症状，围绕意识障碍的神经系统重点查体主要有患者的生命体征，昏迷程度，疼痛刺激反应，瞳孔大小及对光反射，眼底检查，脑膜刺激征，评价四肢的肌力、肌张力和病理反射等。可能出现的阳性体征有：①血压不稳、呼吸频率变化；②昏迷（评分）及对疼痛刺激的反应差；③瞳孔大小不等；④瞳孔对光反射迟钝或消失；⑤眼底检查有出血、视乳头水肿等；⑥眼球位置异常；⑦眼球运动障碍；⑧下肢坠落试验阳性；⑨睫脊反射阳性；⑩角膜反射迟钝或者消失；⑪头眼反射及眼前庭反射异常；⑫脑膜刺激征阳性，包括屈颈试验、凯尔尼格征、布鲁津斯基征；⑬深、浅反射异常；⑭髌阵挛和踝阵挛阳性；⑮病理反射阳性。

考核点：意识障碍的重点体格检查及相关病理征

模型要求：男性 SP 1 人。

用物准备：棉签、大头针、检眼镜、手电筒、叩诊锤。

2. 精神状态和高级皮层功能检查

题 1

题干：患者女性，57 岁，因急起右侧肢体无力 6 h 入院。患者 6 h 前突发右侧肢体乏力，伴言语含糊，复视，无意识障碍。有糖尿病史 6 年，高血压病史 10 年。

考核点：脑血管病的重点体格检查及相关病理征

要求：请根据症状对患者进行重点神经系统查体，并描述可能的阳性结果。

临床思维：患者急起右侧肢体无力，伴言语含糊，提示脑血管意外可能，查体时要重点检查脑神经，肌力、肌张力，深、浅感觉，姿势和步态；有无病理反射，观察脑膜刺激征是否存在，以判断有无颅内压增高。可能的阳性体征有：①口语表述差；②听理解障碍；③复述不能；④命名困难；⑤阅读及书写困难；⑥脑神经受损；⑦脑膜刺激征阳性；⑧肌力下降；⑨肌张力增高；⑩轻瘫试验阳性；⑪浅感觉减退；⑫深感觉障碍；⑬病理反射阳性；⑭姿势和步态异常。

模型要求：男性 SP 1 人。

用物准备：棉签、大头针、检眼镜、视力表、手电筒、叩诊锤、音叉。

3. 脑神经检查

题 1

题干：患者女性，45 岁，因右面部发作性疼痛 3 年，加重 4 天就诊。发作时右面部呈刀割样或针刺样痛，每次持续 15～30 s，每日数次，触及右侧鼻唇时均可诱发疼痛，间歇期无任何症状。既往史无特殊。

考核点：三叉神经痛的重点体格检查

临床思维：患者右面部发作性疼痛 3 年，加重 4 天，疼痛呈阵发性，有触发点，考虑三叉神经痛可能，神经系统查体要重点检查三叉神经运动、感觉及反射等。继发性三叉神经痛可能的阳性体征有：①咀嚼肌萎缩；②下颌偏斜；③面部感觉减退；④角膜反射消失；⑤下颌反射消失。

模型要求：女性 SP 1 人。

用物准备：棉签、大头针、叩诊锤，装有冷水、热水的试管。

4. 感觉系统检查

题 1

题干：患者男性，24 岁，因渐起四肢麻木、无力 14 天入院。患者病前 1 周有咳嗽、腹泻病史。肌电图提示神经传导速度下降，波幅正常，提示周围神经损害。

要求：请根据症状对患者进行重点神经系统查体，并描述可能的阳性结果。

考核点 吉兰－巴雷综合征的重点体格检查

临床思维：患者渐起四肢麻木、无力 14 天，病前有感染史，肌电图提示周围神经损害，考虑吉兰－巴雷综合征可能，神经系统查体要重点检查肌力、肌张力、共济失调、不自主运动、深浅感觉、深浅反射和病理反射等。可能的阳性体征有：①肌力减退；②肌张力增高或下降；③共济失调；④不自主运动；⑤异常肌肉活动；⑥浅感觉减退；⑦深感觉异常；⑧深、浅反射异常；⑨病理反射阳性。

模型要求：男性 SP 1 人。

用物准备：棉签、大头针、叩诊锤。

5. 运动系统检查

题 1

题干：患者男性，43 岁，因进行性四肢肌肉跳动、无力 1 年余入院。患者自述 1 年前开始感觉四肢肌肉跳动，并逐渐出现肢体远端肌肉萎缩无力，进行性加重；近半年言语含糊不清，有饮水呛咳。有双下肢僵硬感，但无明显感觉异常。既往体健，其母有类似病史。

考核点 运动神经元病的重点体格检查及相关病理征

要求：请根据症状对患者进行重点神经系统查体，并描述可能的阳性结果。

临床思维：患者存在下运动神经元受损表现（肌肉跳动、肌肉萎缩、吞咽障碍），同时存在上运动神经元（双下肢肢体僵硬），结合有家族史，考虑神经变性病，运动神经元病可能；该病可能累及脊髓前角、脑干后组运动神经元、皮质脊束 / 脑干束，故需要对舌咽神经、迷走神经、副神经、舌下神经及长束征进行检查，包括运动、反射、病理征等的检查。可能出现的阳性体征有：①吞咽困难、咽反射消失；②转颈、耸肩困难；③伸舌偏斜；④肌力减退；⑤肌张力增高；⑥肌萎缩；⑦病理反射阳性。

模型要求：男性 SP 1 人（要求不与检查者对话与交流，保持睡眠状）。

用物准备：棉签、大头针、检眼镜、手电筒、叩诊锤。

（七）重点体格检查

ⓔ 重点体格检查模拟竞赛试题

题 1

题干：患者女性，41 岁，因左颈部淋巴结肿大半个月就诊。患者近半个月无明显诱因发现左颈部淋巴结进行性肿大，无压痛，伴不规则发热，小便深黄。患者自诉体重下降十余千克。血常规示 Hb 70 g/L，RBC 2.5×10^9/L，WBC 5.6×10^9/L，N 0.85，L 0.15，PLT 148×10^9/L。

要求：请对患者进行相关体格检查。

考核点 淋巴瘤相关体格检查操作

临床思维：患者诊断考虑淋巴瘤可能，故主要检查内容包括：①全身浅表淋巴结视、触诊；②是否伴有贫血、出血、骨痛、黄疸（淋巴瘤患者可合并自身免疫性溶血性贫血或肝功能异常）；③压迫表现：声音嘶哑、霍纳（Horner）综合征以及心肺检查中注意有无气管移位、纵隔增宽；④腹部检查中注意有无肝、脾大。

模型要求：女性 SP 1 人。

用物准备：听诊器。

三、胸腔穿刺术

题 1

ⓔ 胸腔穿刺术模拟竞赛试题

题干：患者女性，65 岁，因咳嗽、胸痛 1 月余，进行性呼吸困难 1 周入院。查体：呼吸频率 32 次 /min，心率 110 次 /min，血压 136/82 mmHg，SpO_2 88%。危重病容，不能平卧。本次血常规、凝血功能正常，心电图（ECG）示窦性心动过速。既往否认呼吸系统和心血管系统疾病史。X 线胸片如图 1-2-18。

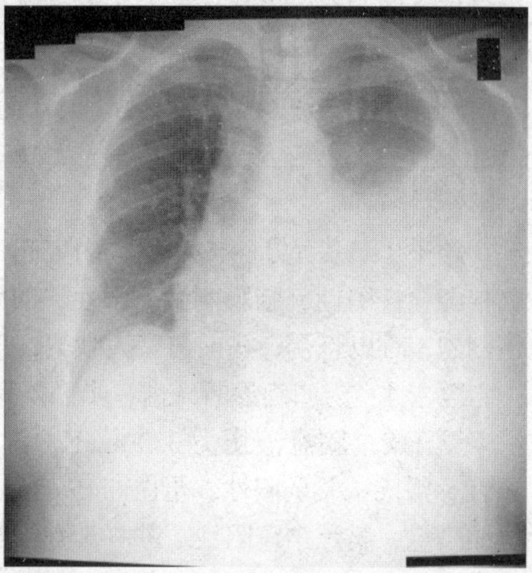

图 1-2-18 胸部 X 线片

要求 1：为协助诊断、改善症状，请实施目前最有效的诊疗操作。

要求 2：穿刺过程中患者诉胸闷、头晕，查体：血压 90/70 mmHg，心率 70 次 /min，SpO_2 86%。请分析可能出现的原因并做处理。

临床思维：①检查结果提示患者左侧大量胸腔积液，目前血氧饱和度低且不能平卧，应在吸氧同时给予半卧位左侧胸腔穿刺抽液术。②患者术中出现的并发症考虑胸膜反应，处理：立即拔针、消毒，包扎穿刺点，尽量放平患者体位，予以调大氧流量改善氧合，三角肌部位皮下注射 0.1% 肾上腺素 0.3 ~ 0.5 mL，并继续观察患者生命体征至平稳。

考核点
胸腔积液的胸片识别，不同体位胸腔穿刺术的穿刺点选择、操作步骤、常见并发症——胸膜反应的处理，皮下注射，氧疗

模型及环境要求：半卧位胸腔穿刺模型，可三角肌部位皮下注射手臂。

用物准备：吸氧设备（鼻导管、给氧装置）、胸腔穿刺包；1 mL、5 mL、50 mL 注射器各 1 个；聚维酮碘、棉签、胶布；局部麻醉药（2% 利多卡因）；无菌纱布 2 ~ 3 块，无菌手套 2 副，血压计、听诊器、肾上腺素、胶布。

四、腹腔穿刺术

题 1

ⓔ 腹腔穿刺术模拟竞赛试题

题干：患者男性，50 岁，因近 1 个月感腹围逐渐增大，腹胀难忍，不能平卧就诊。查体：P 98 次 /min，BP 110/65 mmHg，面色晦暗，神志清楚，心肺无异常。腹膨隆，腹肌紧，无压痛、反跳痛，移动性浊音阳性，肝肋下未及，脾右肋下约 2 cm，质韧，无触痛。双下肢水肿。血常规示 WBC 3.5×10^9/L，PLT 80×10^9/L；Na^+ 112 mmol/L，K^+ 2.4 mmol/L。B 超示：肝体积变小，表面凹凸不平，门静脉 16 mm，腹部可探及大量液性暗区。输血前四项：HBsAg（+）。

要求：请以 A 选手为主，B 选手配合，帮助患者缓解腹胀。

提示卡：选手提出纠正后出示 Na^+ 136 mmol/L，K^+ 3.6 mmol/L。

临床思维：患者腹胀难以忍受，B 超提示大量腹水，可行腹腔穿刺术放腹水以缓解症状，但其存在严重电解质紊乱，属于禁忌证，需要先纠正后方能行穿刺术。第一次放腹水不能超过 3 000 mL，且不宜过快，术中需注意患者的生命体征和不适症状。患者 HBsAg（+），属血液、体液隔离，为防止喷溅，应穿隔离衣进行防护，选手提出时，可告知免穿。

模型及环境要求：腹腔穿刺全腹模块模型 1 个。设置更衣室（清洁区）、内走廊（潜在

污染区）和病房（污染区）三个区域。

用物准备： 腕带（标注患者信息），外科口罩，帽子，隔离衣，鞋套，护目镜，腹腔穿刺包，速干手消毒剂，持物钳，各种规格注射器，聚维酮碘，70% 乙醇，2% 利多卡因，肾上腺素，皮尺，腹带，血压计（内置指示卡 BP 110/65 mmHg），听诊器，无菌试管及试管架，常规消毒治疗盘 1 套（弯盘、棉签、不同规格无菌手套、无菌纱布、输液贴或胶布），记号笔，锐器盒，黑色垃圾桶 1 个，黄色垃圾桶 1 个。

五、腰椎穿刺术

ⓔ 腰椎穿刺术模拟竞赛试题

题 1

题干 1： 患者男性，44 岁，因突起头痛伴呕吐 2 h 就诊。查体：T 36.6℃，神清，语利，脑神经检查阴性，脑膜刺激征阳性，四肢可见自主活动。急诊头部 CT 无明显异常。自诉头痛剧烈，难以忍受；病前与家人吵架，情绪较激动。

要求 1： 为明确诊断，进一步需要完成什么检查？

题干 2： 脑脊液压力 350 mmH_2O，白细胞 $5\times10^6/L$，单核细胞 90%，红细胞 $10\,000\times10^6/L$，潘氏试验弱阳性，蛋白 0.45 g/L，葡萄糖 3.5 mmol/L，氯化物 123 mmol/L，革兰染色、抗酸染色、墨汁染色阴性。进一步查头部计算机断层摄影静脉造影（CTV）未见静脉窦血栓形成。

考核点
术前准备，静脉通道建立；腰椎穿刺术操作流程及注意事项；蛛网膜下腔出血的诊断及治疗

要求 2： 请对上述结果进行初步判断，如果为蛛网膜下腔出血，腰椎穿刺如何鉴定是出血还是穿刺损伤？提出下一步的诊疗措施。

临床思维： 该患者疑有颅内压增高，术前应建立静脉通道，备用甘露醇。急诊头部 CT 正常，疑诊蛛网膜下腔出血时，应及时安排腰椎穿刺明确诊断；能够判别出血还是穿刺损伤；诊断考虑为蛛网膜下腔出血，诊疗措施主要有：①完善头部 CT 脑静脉窦成像（CTA），必要时数字减影血管造影（DSA）；可行腰椎穿刺脑脊液置换缓解临床症状；②治疗上予以绝对卧床、止血、解痉及对症支持治疗（镇静、脱水降颅压，保持水、电解质平衡，给予营养代谢支持，防止再出血等）。

模型要求： 腰椎穿刺模型，术中设定模型出现脑脊液压力 350 mmH_2O。

用物准备： 腰椎穿刺包、无菌手套、闭式测压表或玻璃测压管、治疗盘（聚维酮碘、棉签、胶布、局部麻醉药）。20% 甘露醇 250 mL，一次性输液器，5 mL 注射器 2 支，检眼镜；正常头部 CT 片。

题 2

题干 1： 患者男性，35 岁，因咳嗽、发热半个月入院。有喂养鸽史。入院后查 CT 示左肺单发结节影，约 2 cm × 2 cm 大小。使用抗生素治疗无效。患者 3 天前出现头痛，呕吐。CT 示脑积水。

要求 1： 为明确诊断，进一步需要完成什么检查。

考核点
腰椎穿刺流程及适应证；脑脊液的结果分析；隐球菌性脑膜炎的诊疗原则

题干 2： 脑脊液压力 400 mmH_2O，白细胞 $200\times10^6/L$，单个核细胞 80%，多个核细胞 20%，潘氏试验 阳性，蛋白 0.65 g/L，糖 1.4 mmol/L，氯化物 122 mmol/L，墨汁染色（+）

要求 2： 根据相关资料，提出最可能的诊断及下一步诊疗计划

临床思维： 该患者颅内压明显增高，术前应建立静脉通道，备用甘露醇。根据临床表现和体征，该患者诊断为隐球菌性脑膜炎可能，为明确诊断，首先需要完成脑脊液检查。脑脊液结果符合隐脑特点，且墨汁染色阳性，故隐球菌性脑膜炎诊断明确，诊疗措施：①抗真菌治疗：首选两性霉素；②对症支持治疗（降温、脱水降颅压，保持水、电解

质平衡，给予营养代谢支持，防止褥疮、呼吸道和泌尿系感染等）。

用物准备：腰椎穿刺包、无菌手套、闭式测压表或玻璃测压管、需作培养者，准备培养基、20% 甘露醇 250 mL、治疗盘（聚维酮碘、棉签、胶布、局部麻醉药）、检眼镜。

六、骨髓穿刺术

题 1

ⓔ 骨髓穿刺术模拟竞赛试题

题干：患者男性，29 岁，因无明显诱因出现乏力伴皮肤瘀斑、反复牙龈出血 20 余日入院。无发热等症状，咳嗽，咳白色黏痰。查体：贫血貌，皮肤散在出血点，浅表淋巴结未扪及明显肿大，胸骨无压痛，腹软，肝脾未及明显增大。血常规示 WBC 0.6 × 10^9/L，N 0.22，L 0.65，Hb 62 g/L，PLT 10 × 10^9/L。MCV、MCH、MCHC 正常。凝血常规无明显异常。

要求 1：请 C 选手说出认为需要进一步做的检查

要求 2：请 A 选手回答全血细胞减少可能的原因

考核点

血液科全血细胞减少的诊断和鉴别诊断，骨髓穿刺术及不同临床情景的穿刺点选择

要求 3：（选手 C 回答骨髓穿刺后）为协助诊断，请 A 选手行骨髓穿刺术，C 选手协助。

要求 4：骨髓穿刺结束后，请 A 选手看骨髓片（图 1–2–21），回答诊断考虑哪种疾病可能性大和下一步检查：

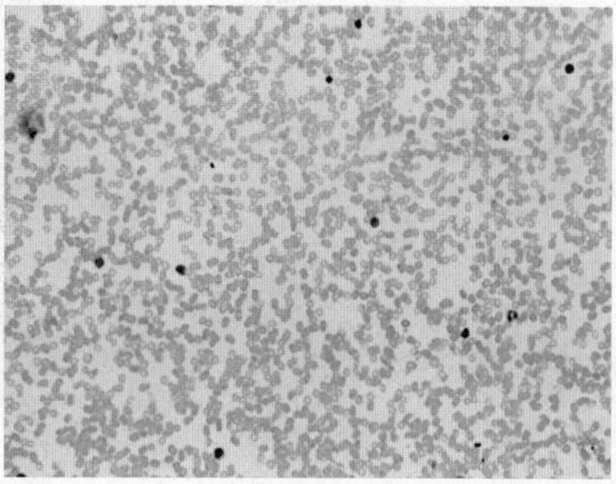

图 1–2–21

临床思维：患者全血细胞减少，淋巴细胞比值升高，为正细胞正色素性贫血，无肝脾淋巴结肿大，结合骨髓细胞学表现应考虑再生障碍性贫血（再障）可能。但应该排除其他可能引起全血细胞减少的疾病。根据第一次骨髓细胞学检查可以加做骨髓活检或胸骨穿刺。

模型及环境要求：骨髓穿刺模型（腕带标明姓名、性别、年龄、床号），换药车、屏风、检查床或操作台（用于摆放模型）、分类垃圾桶。

用物准备：骨髓穿刺包（其中有治疗盘 1 个，血管钳 1 把，骨髓穿刺针 2 个，孔巾 1 个，消毒指示卡 1 张，纱布 2 块）；5 mL、20 mL 注射器各 1 支；聚维酮碘、棉签，胶布；局部麻醉药（仅提供 2% 利多卡因），无菌纱布 2 ~ 3 块，无菌手套 2 副，血压计，玻片 10 张以上，EDTA 抗凝管、肝素抗凝管、采血针、洗手液。

七、心包穿刺术

题 1

ⓔ 心包穿刺术模拟竞赛试题

题干：患者男性，42 岁，因胸痛、气促 1 周就诊。检查发现心包积液。该患者同时伴有午后低热、咳嗽、盗汗。查体发现消瘦，胸骨左缘 3、4 肋间可见大片带状疱疹，沿肋间分布。伴有颈静脉扩张、奇脉。心脏 B 超示液暗区前心包 10 mm，后心包 33 mm（患者已经吸氧，予心电监护，建立静脉通路）。

要求：请选手判断能否做心包穿刺术，如可行，具体操作。

考核点

心包穿刺术适应证、目的、穿刺点选择及操作规程

临床思维：心脏彩色超声提示大量心包积液，故患者有心包穿刺术适应证。穿刺目的是抽液检查及减轻症状。患者心前区有大片带状疱疹，故穿刺点应选剑突下。

模型要求：心包穿刺模型（有“带状疱疹”皮损），心电监护仪。

用物准备：常规消毒治疗盘、无菌心包穿刺包，2% 利多卡因，无菌手套，250 mL 生理盐水，心电监护仪、备用心电图机、血压计，抢救药品，心脏除颤器和人工呼吸器。

八、心电图

ⓔ 心电图操作模拟竞赛试题

题 1

题干：患者男性，80 岁，因反复劳力性心前区痛 7 年，频繁发作 1 周，胸痛持续 1 h 就诊。查体：血压 80/60 mmHg，心率 60 次 /min。

要求 1：患者心电图如图 1-2-36 所示，请选手阅心电图并写出心电图报告。

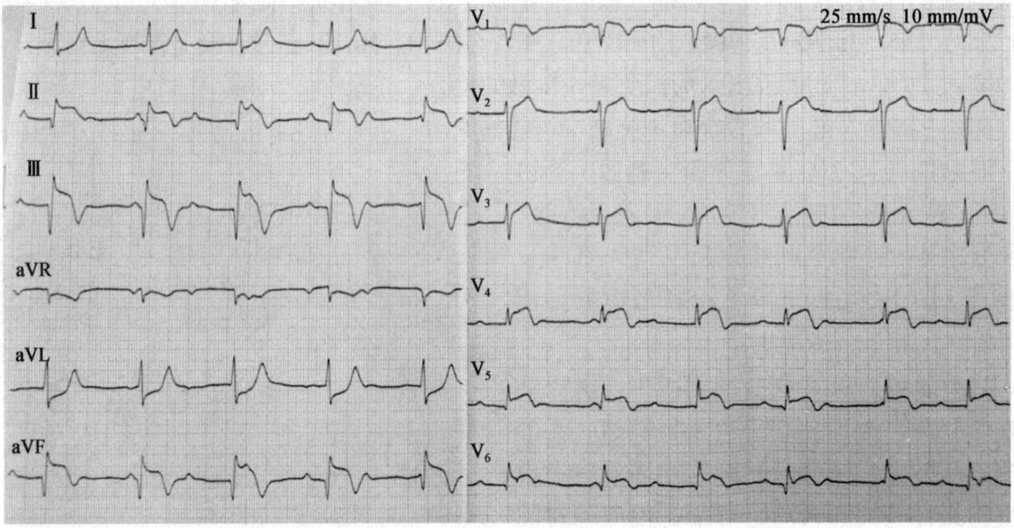

图 1-2-36 心电图

要求 2：根据心电图和患者病情需要加做几个导联心电图，请选手具体操作。

要求 3：请选手判断加做导联的心电图结果（待选手完成操作后再出示图 1-2-37）。

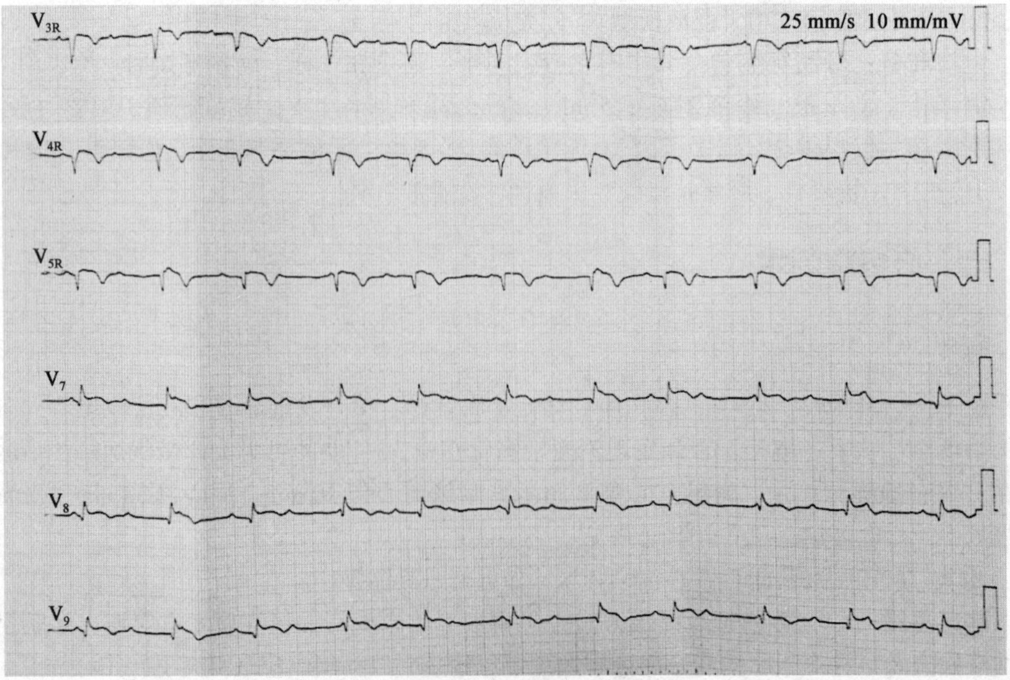

图 1-2-37 心电图

临床思维：阅图 1-2-36（急性下壁、广泛前壁心肌梗死，三度房室传导阻滞，交界性逸搏心律），通过心电图和患者循环衰竭的病情会判断需要加做右心室面导联及后壁导联，并会操作（加做右心室面导联 V_{3R}、V_{4R}、V_{5R}，后壁导联 V_7、V_8、V_9），在记录好的心电图纸上标明导联。阅图 1-2-37（急性右心室、后壁心肌梗死）。

模型要求：SP 1 位。

用物准备：心电图机，75% 乙醇，棉签，指定心电图 2 张。

考核点：掌握心肌梗死心电图特点，根据图纸特征加做其他导联心电图及相关操作

九、三腔二囊管

题 1

ⓔ 三腔二囊管操作模拟竞赛试题

题干：患者男性，48 岁，诊断为酒精性肝硬化失代偿期，曾做胃镜示食管静脉曲张。此次反复呕血 3 天，药物治疗效果不佳。请根据目前已有的物品给予紧急处理（患者已有心电监护及输液治疗）。

要求：请 A 、B 两选手完成。

模型要求：已连接心电监护仪及输液输氧的三腔二囊管模型。

用物准备

（1）插管用物：治疗车，治疗盘 2 个，无菌碗 2 个，三腔二囊管 1 条，手套，纱布，短镊子 2 个，冰冻生理盐水，50 mL 注射器 2 支，止血钳 3 把，液状石蜡，棉签，胶布或固定套，治疗巾数条，小弯盘 2 个；负压吸引器；血压计、听诊器、手电筒、压舌板、标记笔、护理记录单，A4 纸 1 张。

考核点：三腔二囊管操作全过程，包括拔管时间的判断

（2）牵引用物：牵引架、滑轮、绷带、宽胶布、牵引物（500 mL 及 250 mL 盐水各 1 瓶）。

（3）拔管用物：治疗盘、小药杯（内备液状石蜡 20 ~ 30 mL）、70% 乙醇、棉签、纱布、弯盘。

（4）患者资料：胃镜：食管静脉曲张的胃镜图 1 张，患者的血常规、凝血常规，知情同意书 1 份，屏风，患者腕带。

临床思维：患者反复呕血 3 天，药物治疗效果不佳，有行胃镜下治疗及行三腔二囊管压迫止血的适应证，根据物品准备，并排除禁忌证后行三腔二囊管置入。操作过程中需注意：①核对患者信息及结果；②插管过程中注意操作轻柔及人文关怀；③插管过程中注意观察患者的反应及心电监护；④判断食管囊是否需要充气及拔管的时间。

十、无创呼吸机

题 1

ⓔ 无创呼吸机模拟竞赛试题

题干：患者男性，60 岁，因咳痰 20 余年，呼吸困难 5 年，加重 1 个月就诊。查体：球结膜水肿，双肺可闻及散在哮鸣音，右下肺可闻及湿啰音，心脏听诊 P2 亢进，双下肢压凹性水肿。血气分析：pH 7.43，PaO_2 58 mmHg，$PaCO_2$ 73 mmHg，HCO_3^- 46 mmol/L，FiO_2 25%，SO_2 90%。

要求 1：请给出诊断，并判断是否需无创呼吸机辅助通气。

（如回答需要无创呼吸机辅助通气，则出示要求 2 提示板。）

要求 2：请对患者进行无创通气。

考核点：COPD、肺心病的诊断。无创呼吸机辅助通气的应用

临床思维：①初步诊断：COPD（急性加重期，D 组），慢性肺源性心脏病（失代偿期），Ⅱ型呼吸衰竭，呼吸性酸中毒合并代谢性碱中毒。患者为 COPD，肺心病，因存在呼吸衰竭

及右心衰竭体征，考虑为肺心病失代偿期。②下一步处理：无创通气操作，以改善高碳酸血症为主要策略。

模型要求：全身人模型 1 个，头部可佩带无创面罩，气道连接模肺（气道阻力和顺应性可调整）。

用物准备：无创呼吸机全套设备。

（毕方方　陈　锶　冯莉娟　郭纪锋　江　泓　姜志平　李　敏　李　通
李新华　李懿莎　刘　琼　刘征波　刘泽灏　陆蓉莉　欧阳奕　彭　捷
裴志芳　漆　泓　吴　静　黄　颖　许　辉　徐美华　肖湘成　袁琼婧
杨晓苏　张国刚　周　环　张卫茹　祝　焱　李园园）

网上更多……

推荐阅读　教学视频　彩图

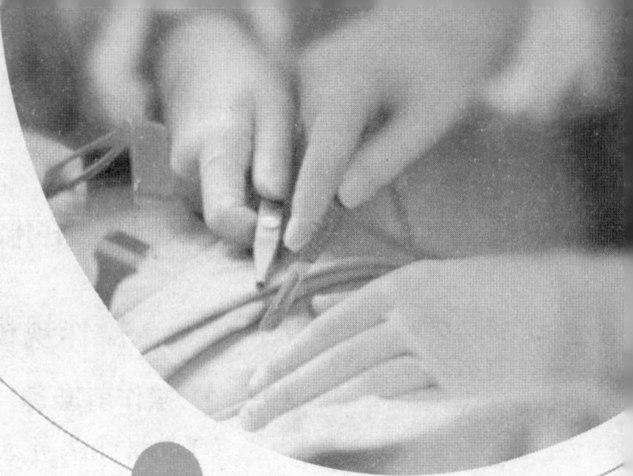

第二章

传染科

第一节　隔离防护技术操作规程及评分标准

一、医务人员洗手方法

（一）操作规程

操作要求

- 掌握洗手的使用指征
- 掌握洗手的正确操作方法
- 掌握洗手的注意事项

1. 操作前准备

（1）明确医务人员洗手的指征。①直接接触每位患者前后，从同一患者身体的污染部位移动到清洁部位时；②接触患者黏膜、破损皮肤或伤口前后，接触患者的血液、体液、分泌物、排泄物、伤口敷料等之后；③穿脱隔离衣前后，摘手套后；④进行无菌操作，接触清洁、无菌物品之前；⑤接触患者周围环境及物品后；⑥处理药物或配餐前。

（2）取下戒指、手表和其他装饰品。

（3）手部无伤口，剪平指甲；穿好洗手衣（或收好袖口），戴好口罩、帽子；备好洗手液（或肥皂）、干燥的无菌擦手巾。

2. 操作过程

（1）洗手掌：流水湿润双手，涂抹洗手液（或肥皂），掌心相对，手指并拢相互揉搓。

（2）洗背侧指缝：手心对手背沿指缝相互揉搓，双手交换进行。

（3）洗掌侧指缝：掌心相对，双手交叉沿指缝相互揉搓。

（4）洗拇指：一手握另一手大拇指旋转揉搓，双手交换进行。

（5）洗指背：弯曲各手指关节，半握拳把指背放在另一手掌心旋转揉搓，双手交换进行。

（6）洗指尖：弯曲各手指关节，把指尖合拢在另一手掌心旋转揉搓，双手交换进行。

（7）洗手腕、手臂：揉搓手腕、手臂，双手交换进行。

（二）操作注意事项

1. 洗手全过程要认真揉搓双手，每步 15 s 以上。
2. 特别要注意彻底清洗戴戒指、手表和其他装饰品的部位。

ⓔ 表 2-1-1
六步洗手法评分标准

二、口罩的佩戴方法

操作要求

- 掌握佩戴口罩的使用指征
- 掌握佩戴口罩的正确操作方法
- 掌握佩戴口罩的注意事项

（一）操作规程

1. 操作前准备

（1）明确医务人员佩戴口罩的指征。①一般诊疗活动，可佩戴纱布口罩或外科口罩；②手术室工作或护理免疫功能低下患者、进行体腔穿刺等操作时，应戴外科口罩；③接触经空气传播或近距离接触经飞沫传播的呼吸道传染病患者时，应戴医用防护口罩。

（2）操作前应洗手，根据隔离环境选取相应口罩。

2. 操作过程

（1）外科口罩的佩戴方法：①将口罩罩住鼻、口及下巴，口罩下方带系于颈后，上方带系于头顶中部；②将双手指尖放在鼻夹上，从中间位置开始，用手指向内按压鼻夹，并逐步向两侧移动和按压，根据鼻梁形状塑造鼻夹；③调整系带的松紧度。

（2）医用防护口罩的佩戴方法：①一手托住防护口罩，有鼻夹的一面朝外；②将防护口罩罩住鼻、口及下巴，鼻夹部位向上紧贴面部；③用另一只手将下方系带拉过头顶，放在颈后双耳下；④再将上方系带拉至头顶中部；⑤将双手指尖放在金属鼻夹上，从中间位置开始，用手指向内按压鼻夹，并逐步向两侧移动和按压，根据鼻梁形状塑造鼻夹；⑥进入工作区域之前，进行密合性检查。检查方法：双手尽量遮盖口罩并进行正压及负压测试（正压测试：双手遮着口罩，大力呼气，如空气从口罩边缘溢出，即佩戴不当，须再次调校头带及鼻梁金属条；负压测试：双手遮着口罩，大力吸气，口罩中央会陷下，如有空气从口罩边缘进入，即佩戴不当，须再次调校头带及鼻梁金属条）。

（3）摘口罩方法：①不要接触口罩前面（污染面）；②先解开下面的系带，再解开上面的系带；③用手指捏住口罩的系带丢至医疗废物容器内。

（二）操作注意事项

1. 戴口罩时不应一只手捏住鼻夹，摘下口罩时，应尽量避免触摸口罩污染面。
2. 医用外科口罩只能一次性使用。
3. 医用防护口罩的效能持续应用6～8 h，口罩潮湿后，受到体液、血液污染后，应及时更换。
4. 每次佩戴医用防护口罩进入工作区域之前，应进行密合性检查。
5. 佩戴口罩前以及脱下口罩前后都必须洗手。

ⓔ表2-1-2
戴口罩评分标准

三、穿脱隔离衣方法

操作要求

- 掌握隔离衣的使用指征
- 掌握穿、脱隔离衣的正确操作方法
- 掌握穿、脱隔离衣的注意事项

（一）操作规程

1. 操作前准备

（1）明确隔离衣的使用指征。①接触经接触传播的感染性疾病患者（如传染病患者、多重耐药菌感染患者等）时；②对患者实行保护性隔离时，如大面积烧伤、骨髓移植等患者的诊疗、护理时；③可能受到患者血液、体液、分泌物、排泄物喷溅时。

（2）脱去手表，取出听诊器，卷袖过肘（根据需要着隔离裤、工作鞋）。

（3）评估需隔离的环境条件及物品，选取大小合适的隔离衣，检查隔离衣完整性，注意有无破损或渗漏等情况。

（4）其他物品准备，如一次性帽子、口罩、洗手液、无菌擦手巾等。

2. 操作过程

（1）穿隔离衣方法：①右（左）手提衣领，左（右）手伸入袖内，右（左）手将衣领向上拉，露出左（右）手（图 2–1–1A）；②换左（右）手持衣领，右（左）手伸入袖内，露出右（左）手，勿触及面部（图 2–1–1B）；③两手持衣领，由领子中央顺着边缘向后系好颈带（图 2–1–1C）；④扎好袖口（图 2–1–1D）；⑤将隔离衣一边（约在腰下 5 cm）渐向前拉，见到边缘捏住（图 2–1–1E）；⑥同法捏住另一侧边缘（图 2–1–1F）；⑦双手在背后将衣边对齐（图 2–1–1G）；⑧向一侧折叠，一手按住折叠处，另一手将腰带拉至背后折叠处（图 2–1–1H）；⑨将腰带在背后交叉，回到前面将带子系好（图 2–1–1I）。

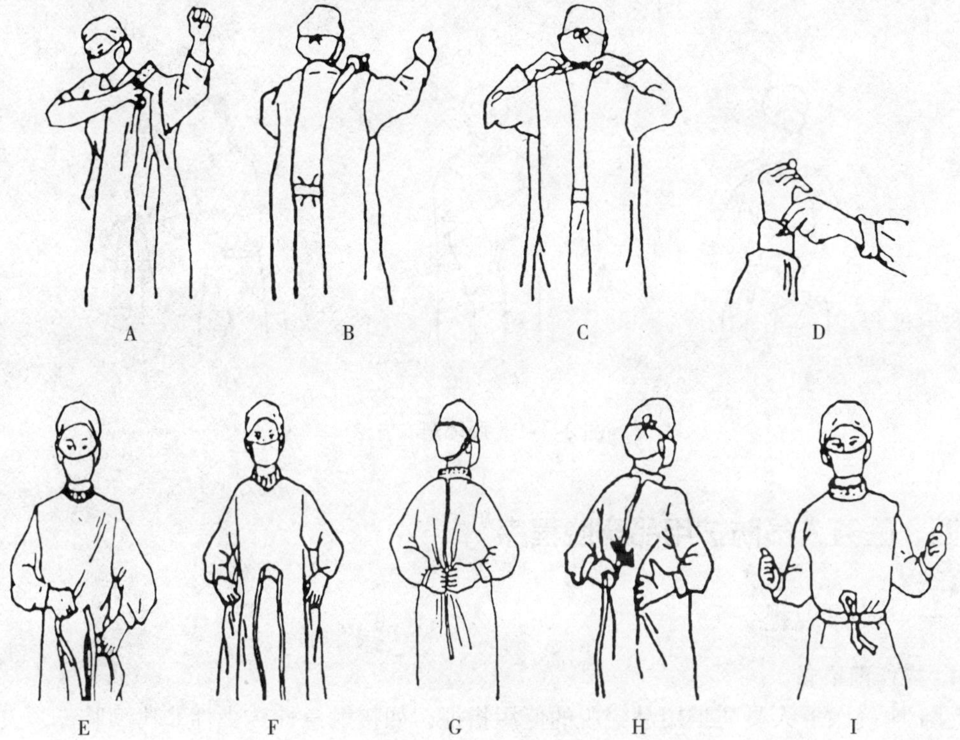

图 2–1–1　穿隔离衣方法

（2）脱隔离衣方法：①解开腰带，在前面打一活结（图 2–1–2A）；②解开袖带，塞入袖袢内，充分暴露双手过肘，进行手消毒（图 2–1–2B）；③解开颈后带子（图 2–1–2C）；④右（左）手伸入左手腕部袖内，拉下袖子过手（图 2–1–2D）；⑤用遮盖着的左（右）手握住右（左）手隔离衣袖子的外面，拉下右（左）侧袖子（图 2–1–2E）；⑥双手转换逐渐从袖管中退出，脱下隔离衣（图 2–1–2F）；⑦左（右）手握住领子，右（左）手将隔离衣两边对齐，污染面向外悬挂污染区，如果悬挂污染区外，则污染面向里；⑧不再使用时，将脱下的隔离衣，污染面向内，卷成包裹状，丢至医疗废物容器内或放入回收袋中（图 2–1–2G）。

（二）操作注意事项

1. 隔离衣只限在规定区域内穿脱。

2. 穿前应检查隔离衣和防护服有无潮湿或破损，若有应及时更换；穿时勿使衣袖触及面部及衣领；脱时应注意避免污染。

ⓔ 表 2–1–3
穿脱隔离衣评分标准

3. 直接接触患者的血液、体液以及黏膜和不完整的皮肤时，需戴手套进行操作，一旦发生破损应及时更换；为艾滋病患者进行操作时，需戴双层手套进行操作。

4. 当可能发生血液、体液、分泌物、排泄物等喷溅，特别是行气管插管、内镜的操作或在手术室，需戴防渗透性能的口罩和护目镜。

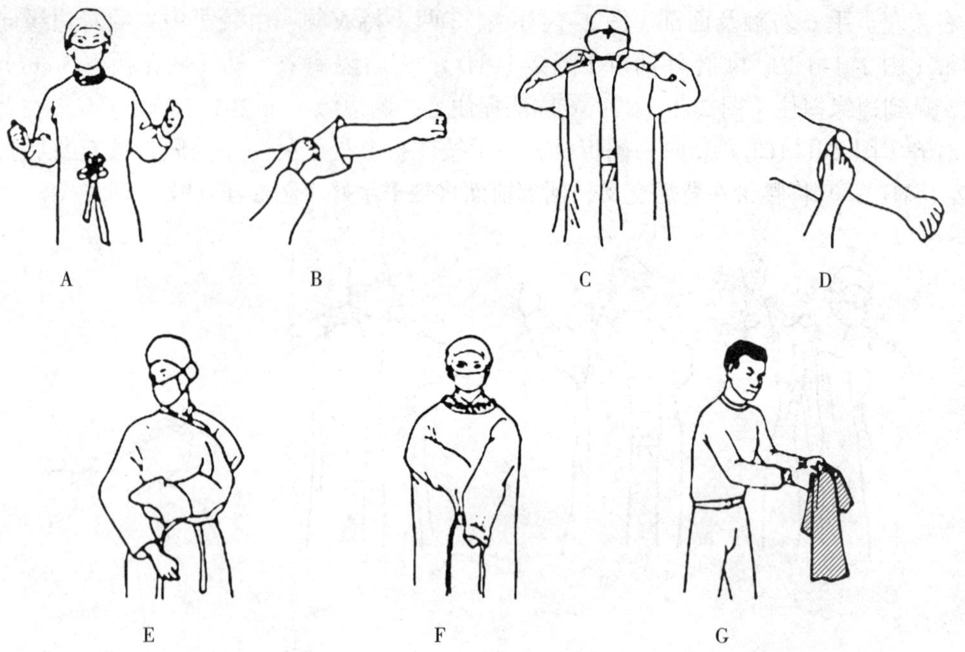

图 2-1-2 脱隔离衣方法

四、医务人员防护用品穿脱程序

操作要求

- 掌握医务人员防护用品穿脱的使用指征
- 掌握医务人员防护用品穿脱的正确操作方法
- 掌握医务人员防护用品穿脱的注意事项

（一）操作规程

1. 操作前准备

（1）明确医务人员防护用品穿脱的使用指征，如接触急性传染性非典型肺炎、人感染高致病性禽流感等严重呼吸道传染病患者时。

（2）应熟知并严格遵循操作流程。

（3）准备好相关物品，如速干手消毒剂、医用防护口罩（N95）、一次性帽子、工作衣裤、工作鞋、防护服、护目镜、手套、鞋套、带盖的消毒桶、黄色垃圾袋、大号垃圾桶等。

2. 操作过程

ⓔ 表 2-1-4 医务人员防护用品穿脱程序评分标准

（1）穿戴防护用品应遵循的程序：①清洁区进入潜在污染区：洗手、戴帽子→戴医用防护口罩（N95）→穿工作衣裤→换工作鞋→进入潜在污染区，手部皮肤破损时戴乳胶手套；②潜在污染区进入污染区：穿防护服→戴护目镜 / 防护面罩→戴手套→穿鞋套→进入污染区；③为患者进行吸痰、气管切开、气管插管等操作，可能被患者的分泌物或体液喷溅的诊疗护理工作前，应戴防护面罩或全面型呼吸防护器。

（2）脱防护用品应遵循的程序：①污染区进入潜在污染区：摘手套、消毒双手→摘护目镜 / 防护面屏→脱防护服→脱鞋套→洗手和（或）手消毒→进入潜在污染区，洗手和（或）手消毒，用后物品分别放置于专用污物容器内；②潜在污染区进入清洁区：洗手和（或）手消毒→脱工作服→摘医用防护口罩→摘帽子→洗手和（或）手消毒后，进入清洁区；③离开清洁区：沐浴、更衣→离开清洁区。

（二）操作注意事项

1. 医务人员应经过专门的培训，掌握正确的防护技术，方可进入隔离病区工作。

2. 应严格按照区域流程，在不同的区域，穿戴不同的防护用品，离开时按要求摘脱，并正确处理使用后物品。

3. 医用防护口罩的效能持续应用 6 ~ 8 h，遇污染或潮湿，应及时更换。

4. 离开隔离区前应对佩戴的眼镜进行消毒。

5. 医务人员接触多个同类传染病患者时，防护服可连续应用；接触疑似患者，防护服应每名患者之间进行更换；防护服被患者血液、体液、分泌物或排泄物污染时，应及时更换。

6. 戴医用防护口罩（N95）或全面型呼吸防护器应进行面部密合性试验。

ⓔ 表 2-1-5 不同隔离防护技术评分标准

（三）操作易犯错误及分析

ⓔ 隔离防护技术操作易犯错误及分析

五、血源传播性疾病暴露后处理

操作要求

• 掌握乙型肝炎、丙型肝炎、艾滋病三种血源传播性疾病暴露后的正确处理措施

（一）操作规程

1. 立即进行局部处理：①用肥皂液和流动水清洗被污染的皮肤。②被接触的黏膜应当反复用生理盐水冲洗干净。③如有伤口，应当轻轻由近心端向远心端挤压，避免挤压伤口局部，尽可能挤出损伤处的血液，再用肥皂水和流动水进行冲洗。④受伤部位的伤口冲洗后，应当用消毒液，如用 70% 乙醇或者 0.5% 聚维酮碘进行消毒，并包扎伤口。

2. 评价源患者：①根据现有信息评估被传染的风险，包括源患者的液体类型（如血液、可见体液及其他潜在的传染性液体或组织和浓缩的病毒）和职业接触类型（即经皮伤害、经黏膜或破损皮肤和叮咬）；②对已知源患者进行乙型肝炎病毒（HBV）、丙型肝炎病毒（HCV）和获得性免疫缺陷综合征艾滋病病毒（HIV）检测；③对于未知源患者，要评估接触者被乙型肝炎病毒、丙型肝炎病毒或艾滋病病毒感染的风险；④不应检测被废弃的针具或注射器的病毒污染的情况。

3. 评价接触者（乙型肝炎病毒暴露）：通过乙型肝炎疫苗接种史和接种反应评估接触者乙型肝炎病毒感染的免疫状况。

4. 采取暴露后预防措施

（1）乙型肝炎病毒：①未接种疫苗者，24 h 内注射乙型肝炎免疫球蛋白（HBIG 200 ~ 400 U）和接种乙型肝炎疫苗（20 μg）；②既往接种过乙型肝炎疫苗，已知有反应者（抗 HBs ≥10 mU/mL），无需处理；③以前接种过乙型肝炎疫苗，已知没有反应者，注射乙型肝炎免疫球蛋白和接种乙型肝炎疫苗；④抗体反应未知者进行抗原抗体检测，如检测结果不充分，应同时注射乙型肝炎免疫球蛋白和接种乙型肝炎疫苗。

（2）丙型肝炎病毒：没有推荐的可预防措施。

（3）艾滋病病毒：在发生 HIV 暴露后，尽可能在最短的时间内（2 h）进行预防性用药，最好不超过 24 h（即使超过 24 h，仍建议预防性用药），预防性用药疗程为连续服用 28 天。对所有不知是否怀孕的育龄妇女进行妊娠检测。育龄妇女在预防性用药期间，应避免或终止妊娠。预防性用药应遵循的原则为：①如果存在用药指征，应当在接触后尽快开始接触后预防；②接触后 72 h 内应当考虑对接触者进行重新评估，尤其是获得了新的接触情况或源患者资料时；③在接触者可耐受的前提下，口服替诺福韦 + 恩曲他滨（拉米夫定）+ 洛匹那韦 / 利托那韦或拉替拉韦（TDF+FTC（3TC）+LPV/r 或 RAL）进行预防；④如果证实源患

者未感染血源性病原体，则应当立即中断接触后预防性用药。

5. 行政上报：填写报告卡（1 h 内报告用人单位，用人单位 2 h 内报告辖区处置机构）。

6. 接触后的随访与咨询

（1）乙型肝炎病毒：对接种乙型肝炎疫苗的接触者开展跟踪检测。①在最后一次疫苗接种 1～2 个月之后进行病毒抗体追踪检测；②如果 3～4 个月前注射过乙型肝炎免疫球蛋白，则抗原抗体反应不能确定为接种疫苗后产生的免疫反应。

（2）丙型肝炎病毒：①接触 4～6 个月之后进行丙型肝炎抗体和谷丙转氨酶（ALT）的基线检测及追踪检测；②如想早期诊断丙型肝炎病毒感染，应在接触 4～6 周后检测丙型肝炎病毒 RNA；③通过补充检测，反复确认丙型肝炎病毒抗体酶联免疫吸附试验（ELISA）水平。

ⓔ **表 2-1-6** HIV 暴露后处理评分标准

ⓔ **表 2-1-7** HBV 暴露后处理评分标准

ⓔ **表 2-1-8** HCV 暴露后处理评分标准

（3）艾滋病病毒：①接触后应于 6 个月内开展艾滋病病毒追踪检测，包括在接触后的第 4 周、第 8 周、第 12 周及 6 个月时对艾滋病病毒抗体进行检测，对服用药物的毒性进行监测和处理，观察和记录艾滋病病毒感染的早期症状等；②如果疾病伴随反复出现的急性症状，则开展艾滋病病毒抗体检测；③接触者应采取预防措施防止随访期间的再次传染；④在接触后 72 h 内评估接触者的接触后预防水平，并进行至少 2 周的药品毒性监测。⑤暴露者存在基础疾患或免疫缺陷时，随诊时间可延长至 1 年。

（二）操作注意事项

1. 为 HIV、HBV、HCV、梅毒、淋病患者进行诊疗操作时应严格执行标准预防措施。
2. 使用后的针头不可回套针帽。
3. 在获得源患者或其直系亲属和接触者知情同意后，方可进行 HBV、HCV 和 HIV 血清检测，且应将源患者的血液检测结果告知接触者，同时告知其相应的权利和义务。
4. 不应检测被废弃的针具或注射器的病毒污染情况。
5. 所有其他发现和诊断都应保密，不应写在书面报告中。

第二节 隔离防护技术操作模拟竞赛试题

ⓔ 隔离防护技术模拟竞赛试题

题 1

题干：患者男性，40 岁，因外伤后 2 h 就诊。有静脉药瘾史。查体：P 98 次 /min，BP 100/60 mmHg，消瘦，右前臂可见一长约 5 cm 左右刀割伤，局部有渗血渗液。心、肺、腹检查无异常。血常规示 WBC 2.4×10^9/L，N 95%，L 5%。输血前四项：HBsAg（－），抗 HCV（－），抗 HIV（+），TP（－）。

考核点 血液－体液隔离的标准预防措施；佩戴口罩帽子的正确方法；六步洗手法；穿脱隔离衣的正确方法；HIV 暴露后的处理措施

要求 1-1：请为患者进行前臂伤口清创缝合。

要求 1-2：（待选手完成要求 1 后再出示）操作者在清创缝合过程中不慎被针刺伤手指，操作者乙肝全套均阴性，请问如何处理？

临床思维：患者有 HIV 感染，需血液－体液隔离，应戴口罩、帽子，穿隔离衣并戴双层手套进行清创缝合。HIV 不慎暴露后，需按照标准流程进行伤口处理、行政上报、预防性治疗和病原学监测。

模型及环境要求：人体模型 1 个（右前臂有一长约 5 cm 左右刀割伤），设置更衣室（清洁区）、内走廊（潜在污染区）和病房（污染区）三个区域。

用物准备：速干手消毒剂、口罩（外科口罩和 N95 口罩，考生自选）、帽子、不同型号无菌手套、聚维酮碘、70% 乙醇、不同型号注射器、输液贴、胶布、托盘、棉签、隔离衣、一次性防护服、护目镜、面罩、鞋套、锐器盒、黄色垃圾桶、黑色垃圾桶。

（欧阳奕　刘征波　汪　玲）

网上更多……

推荐阅读　教学视频　彩图

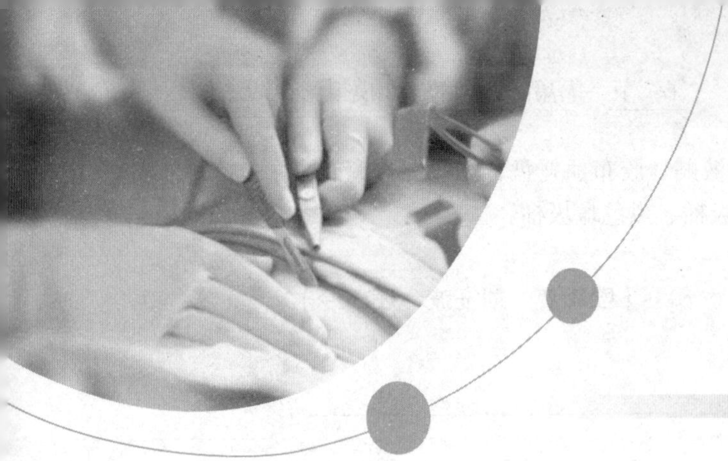

第三章

外　科

第一节　普通外科基本技能操作规程及评分标准

一、插胃管

操作要求
- 掌握插胃管的适应证、禁忌证
- 掌握插胃管的操作方法
- 掌握插胃管的注意事项

（一）操作规程

1. 操作前准备

（1）明确插胃管的适应证：①胃扩张、幽门狭窄及食物中毒等。②手术治疗前的准备。③昏迷、极度厌食者插管行营养治疗。④口腔及喉手术须保持手术部位清洁者。⑤胃液检查。⑥胃肠减压

（2）明确插胃管的禁忌证：①严重的食管静脉曲张。②腐蚀性胃炎、食管炎。③鼻腔、食管阻塞。④贲门狭窄或梗阻。⑤严重呼吸困难。

（3）与患者及其家属沟通说明插胃管的目的和必要性。

（4）用物准备：治疗碗（内盛温开水）、治疗巾、手电筒、别针、压舌板、一次性胃管（注意检查包装），手套，棉签，纱布，20 mL 注射器，液状石蜡棉球，弯盘、听诊器、胶布、止血钳、引流袋。

ⓔ 表 3-1-1
插胃管评分标准

2. 操作过程

（1）操作前洗手（所有外科操作），备齐物品，携至患者床旁（患者右侧），向患者及家属解释目的及配合方法（重点强调调整呼吸及配合吞咽），请家属回避。

（2）协助患者半坐卧位（摇高床铺或背后靠枕），铺治疗巾。

（3）置弯盘于口角，检查鼻腔和口腔（有无义齿），征求患者意见选择鼻孔，用湿棉签清洁鼻孔。

（4）戴口罩，戴手套（检查包装，按无菌法戴），取出胃管（注意无菌操作，尽量不要用手触及胃管前端），测量插入的长度，成年人插入 55 ~ 60 cm（尽量熟悉各种胃管的长度及刻度标记）。掌握两种测量方法：前额发际到剑突，或鼻尖至耳垂再到剑突。必须做一种测量动作（建议第一种方法）。测量完后，注意左手固定于预定点附近。

（5）液状石蜡滑润胃管末端（前端 10 cm），末端用右手止血钳夹住。将末端送入鼻前庭，先稍向上而后平行再向后下缓缓、轻轻插入，插入 14 ~ 16 cm 处嘱患者吞咽并顺势向前推进直至预定长度。

（6）初步固定（胶布），确定胃管位置，检查胃管是否在胃内（第三种方法不能单独判

断是否在胃内）。①抽：胃管末端接注射器抽吸，如有胃液抽出，表示已插入胃内。②听：用注射器从胃管内注入少量空气，同时置听诊器于胃部听诊，如有气过水声，表示胃管已插入胃内。③看：将胃管末端置于盛水碗内应无气体逸出，若有气泡连续逸出且与呼吸相一致，表示误入气管内。

（7）用纱布擦拭患者嘴角，撤弯盘，摘手套，用胶布固定于面颊部（牢靠，而且注意自然弧度，防止打折）。将胃管末端反折，纱布包裹（或接引流袋），撤治疗巾，别针固定于衣领。（注意考试时患者的病情，是否需要减压或接引流袋。）

（8）协助患者取舒适体位，询问其感受，整理患者（盖衣被）及用物。叮嘱患者及家属注意事项。

3. 操作后处理

（1）插管结束后，将用过的手套、注射器、纱布放入指定医疗垃圾桶。

（2）胃管护理。引流袋每天换 1 次，普通胃管（橡胶管）每周更换 1 次，普通的 PC 材料 14 天更换 1 次，硅胶管每月更换 1 次，聚乙烯材料 45 天更换 1 次。更换胃管时应当晚上拔管，第二天早晨从另一侧鼻腔插入。硅胶管可以留置 1 个月，只要患者鼻腔无糜烂、感染情况。

（二）操作注意事项

1. 动作缓慢轻稳，嘱患者吞咽时进管。

2. 操作过程中如果患者感恶心，嘱其深呼吸（分散患者注意力，缓解紧张，减轻胃肌收缩。）

3. 出现呛咳，应马上拔出。

4. 出现呕吐，胃管自口中呕出，应拔出少许，重新插。

5. 昏迷患者插胃管建议由两名操作者共同进行，助手负责调整患者头部体位以利于插胃管。

6. 昏迷患者必须使用三种方法检测胃管是否在胃内，必须保证胃管是在胃内。

7. 昏迷患者插胃管后必须保持上身抬高 30° 体位，防止呕吐、误吸。

（三）操作易犯错误及分析

ⓔ 插胃管操作易犯错误及分析

二、外科洗手、穿脱手术衣、戴脱无菌手套

（一）操作规程

操作要求

- 外科洗手、穿脱手术衣、戴脱无菌手套正确方法
- 建立严格的无菌观念

1. 操作前准备

（1）手术人员进入手术室后，必须更换手术室的专用鞋和手术衣、裤，以免将外部灰尘带入手术室内。

（2）手术衣要做到“五不露”，即前面发际、后面头发、衣领、袖口、裤口均要用帽子、手术衣遮盖，不能外露。洗手衣下襟应放在裤内，防止衣着宽大影响消毒隔离，上衣袖口平肘上 10 cm。

（3）戴好手术室专用口罩，口罩必须遮住口鼻。

（4）修剪指甲，并除去甲缘下积垢。

（5）手或臂部皮肤有破损或有化脓性感染以及患呼吸道感染者不能参加手术。

（6）穿手术衣进手术室时，双手应保持拱手姿势。如需推开手术室门需用背部顶开。

（7）穿戴手术室着装者，不得离开手术室。外出时，必须更换外出衣及室外鞋。

2. 操作过程

（1）肥皂刷手法

1）先用肥皂和水把手和上臂清洗一遍（七步洗手法），最少 15 s，清水冲净，持物钳取无菌小方巾擦干。

ⓔ 表 3-1-2 外科洗手、穿脱手术衣、戴脱无菌手套评分标准

2）用持物钳夹取消毒手刷蘸肥皂水刷洗手和臂，先看表以确定刷手时间。刷手采取由远及近，交替上升，沿一个方向顺序刷洗的原则。具体采用三段法：第一段交替刷双手，顺序依次为指端、甲缘及甲沟，由拇指到小指依次刷五指和指蹼、手背、手掌；第二段前臂，顺序为交替刷手腕、前臂、肘窝、肘关节；第三段上臂，交替刷到肘上 10 cm 处。注意刷手要求适当用力，均匀一致，交替上行，不可逆行，不可留空白区，时间安排不是均匀分配的，在指甲缝、指蹼、皮肤皱褶、肘部等区域应着重刷洗。

3）手直接拿取消毒手刷蘸肥皂水再刷手两侧，方法与第一次相同，三次刷手时间总共为 10 min。

4）刷完手之后应用清水将肥皂水冲洗干净。首先打开水龙头，注意严禁用手打开，双手对拢向上，肘部向下，先冲手部，再冲前臂，后冲上臂，使水流自然自肘部流下。

5）手拿取无菌小方巾，先擦拭双手，之后对折小方巾成三角形，放置于腕部，使三角形底部朝上，另一只手牵住下垂的两角，拉紧旋转擦拭，从一侧腕部擦拭至上臂，注意不超过刷手范围；翻转三角巾，从另一侧腕部擦拭至上臂，此时可超过刷手范围。

6）手和前臂浸泡在 70%乙醇内 5 min，浸泡范围达肘上 6 cm，浸泡完成后取出乙醇桶内计数纽扣一枚（注意，乙醇桶内乙醇浸泡有一定次数限制，一般为 20 次，桶底放置 20 枚计数纽扣，每浸泡一次操作者取出一枚，如乙醇桶内无计数纽扣则不能浸泡）。

7）手浸泡完毕，保持拱手姿势，手臂不可下垂，不可触碰其他有菌物体，如触碰需重新刷手。

（2）聚维酮碘刷手法

1）先用肥皂和水把手和上臂清洗一遍（七步洗手法），最少 15 s，清水冲净，持物钳取无菌小方巾擦干。

2）用持物钳夹取 0.5%聚维酮碘的纱布涂刷手，先看表以确定刷手时间。刷手采取由远及近，交替上升，沿一个方向顺序刷洗的原则。具体采用三段法：第一段交替刷双手，顺序依次为指端、甲缘及甲沟，由拇指到小指依次刷五指和指蹼、手背、手掌；第二段前臂，顺序为交替刷手腕、前臂、肘窝、肘关节；第三段上臂，交替刷到肘上 6 m 处。聚维酮碘刷手时间为 3 min。注意刷手要求适当用力，均匀一致，交替上行，不可逆行，不可留空白区，时间安排不是均匀分配的，在指甲缝、指蹼、皮肤皱褶、肘部等区域应着重刷洗。

3）手直接拿取聚维酮碘的纱布第二次涂刷手，方法与第一次相同，上臂范围不超过第一次，时间同为 3 min。

4）手拿取无菌小方巾，先擦拭双手，之后对折小方巾成三角形，放置于腕部，使三角形底部朝上，另一只手牵住下垂的两角，拉紧旋转擦拭，从一侧腕部擦拭至上臂，注意不超过聚维酮碘消毒范围；翻转三角巾，从另一侧腕部擦拭至上臂，此时可超过聚维酮碘消毒范围。注意擦拭目的是为戴手套方便和防止浸湿手术衣，因此聚维酮碘不要求擦拭十分干燥，适当留一些聚维酮碘可在手臂形成一层保护膜。

（3）穿手术衣

1）穿半覆盖式手术衣法：①拿起折叠好的手术衣，初步打开，确定衣领和衣服内外侧，双手提起衣领的两角，抖开手术衣，使内侧面向自己，将手术衣轻轻抛起，双手同时伸入袖内，两臂向前平举，不能向上或向两边伸展双臂。②助手（巡回护士）协助拉紧衣服，手伸出袖口，护士系好衣带。微微弯腰，使腰带下垂离开手术衣，双手在前面交叉将

腰带提起向后递给巡回护士，由护士在后面系好腰带。

2）穿全覆盖式手术衣法：①拿起折叠好的手术衣，初步打开，确定衣领和衣服内外侧，双手提起衣领的两角，抖开手术衣，使内侧面向自己，将手术衣轻轻抛起，双手同时伸入袖内，两臂向前平举，不能向上或向两边伸展双臂。②助手（巡回护士）协助拉紧衣服，手伸出袖口，护士系好衣带。操作者带好手套，解开系在腰间的腰带，将一端交给洗手护士（已穿手术衣、戴手套），操作者旋转一周，使衣服包绕后背，接过腰带，在腰间系好。

（4）脱手术衣：解开腰带，请助手解开衣领和衣后结，用手抓住肩部向外翻脱手术衣，再脱手套。

（5）戴无菌手套法：①取出手套袋内无菌滑石粉包，轻轻敷擦双手，用右手自手套袋内捏住两只手套上向外翻折部，取手套时不能抓住手套口的内翻折部，对好两只手套，右手插入右手套，不接触套外面。②用戴好手套的右手插入左手手套向内翻折部，助左手插入手套内，右手不能接触皮肤，将手套翻折部翻回手术衣袖口，用无菌盐水冲洗手套外的滑石粉。

（6）脱无菌手套法：脱手套时一手捏住另一手套外面，翻转脱下，再将脱下手套的手插入另一手套内将其翻转脱下。将用过的手套放入医疗废物黄色包装袋内。

（二）操作注意事项

1. 刷手时应特别注意甲缘、甲沟、指蹼、大拇指内侧、手掌纹、前臂尺侧及皮肤皱褶等处的重点刷洗。

2. 冲洗时应始终保持手朝上肘朝下的姿势，防止水从肘部以上流向前臂及手。

3. 普通肥皂液的阴离子可降低氯己定类的杀菌效能，所以用前应先将肥皂液彻底冲净。

4. 擦手时注意毛巾用过的部分不能再擦用，擦过肘部的毛巾不可再擦前臂，抓巾的手不可接触毛巾用过的部分。

5. 经消毒液浸泡后或涂擦后的手臂，应待其自干，不要用干无菌巾擦拭，可使其在皮肤上形成一薄膜，以增加灭菌效果。

6. 洗手消毒完毕后，手要保持拱手姿势，远离胸部 30 cm 以外。

7. 手臂皮肤经化学消毒后，细菌数目大大减少，但仍不能认为绝对无菌，在未戴无菌手套以前，不可直接接触已灭菌的手术器械等物品。

8. 穿手术衣时应选择空旷位置，防止穿衣时碰到其他物品。

（三）操作易犯错误及分析

ⓔ 外科洗手、穿脱手术衣、戴脱无菌手套操作易犯错误及分析

三、消毒铺巾

（一）操作规程

操作要求
- 掌握不同手术区皮肤消毒范围
- 掌握消毒的原则
- 掌握消毒的方式
- 掌握铺无菌巾的原则

1. 操作前准备

（1）了解不同手术区皮肤消毒范围，选择合适的消毒方式（图 3-1-1）：普通外科常见手术部位包括颈部（甲状腺手术）、胸部（乳腺手术）和腹部，各部位手术皮肤消毒范围界定不同，但总原则应包括手术切口周围 15～20 cm 的区域。

（2）根据消毒的原则、患者的感染部位选择不同的消毒方式：①离心形消毒：清洁刀口皮肤消毒应从手术野中心部位开始向周围涂擦；②向心形消毒：感染伤口或肛门、会阴部的消毒，应从手术区外周清洁部向感染伤口或肛门、会阴部涂擦。

（3）熟悉消毒的方式及其适用范围：①环形或螺旋形消毒：用于小手术野的消毒；

②平行或叠瓦式消毒：用于大手术野的消毒。

（4）患者准备：①手术区域皮肤清洁、备皮；②摆好合适体位；③做好切口标记。

（5）医师的准备：①换好洗手衣、裤、鞋，戴口罩、帽子；②与巡回护士、麻醉师一起三方核对患者的姓名、性别、年龄、科室、床号、疾病、手术类型、手术同意书及授权委托书，并在安全核查表上签名；③洗手。

（6）器械准备：手术消毒包，无菌铺单包，消毒剂，污物桶 1 个。

ⓔ 表 3-1-3 消毒铺巾评分标准（上腹部）

2. 操作过程

（1）第一助手洗手后双手保持拱手姿势，接过器械护士手中的盛有消毒液的无菌治疗碗与消毒钳和无菌纱布。

（2）至手术床旁，左手持消毒碗，右手持消毒钳，消毒钳头部朝下夹住消毒纱布，浸蘸消毒液（消毒钳头部永远不能高于钳尾）。

（3）从切口中心开始，由内向外消毒切口周围 15 ~ 20 cm 范围（清洁刀口皮肤消毒采用离心形消毒方法，感染伤口或肛门、会阴部的消毒采用向心形消毒）。

（4）左、右两边对称叠瓦式消毒，每次覆盖前一次的 1/3 ~ 1/2，消毒不留空白。

（5）待第一遍消毒液晾干后，换消毒钳以同样的方式再次涂布消毒液两遍，共三遍消毒，每次范围小于前一次。

（6）消毒结束后，消毒者双手从器械护士双手内侧接过第一块无菌巾（近切口侧的无菌巾向下反折 1/4，反折部朝下），距皮肤 10 cm 以上高度放下盖住切口的下方，然后铺置于手术野对侧、上方，第 4 块无菌巾盖住铺巾者的贴身侧。

（7）用 4 把巾钳夹住无菌巾之交叉处固定，或用薄膜手术巾覆盖切口。

（8）铺巾者与洗手护士一起铺中单，先铺足侧，再铺器械台，后铺头侧，头侧超过麻醉架，足侧超过手术台。

（9）铺完中单后，铺巾者应再用消毒剂涂擦手臂，穿手术衣，戴无菌手套，铺大单。

（10）铺大单时洞口对准手术区，指示大单头部的标记应位于切口上方。两侧铺开后，先向上展开，盖住麻醉架，再向下展开，盖住手术托盘及床尾，遮盖除手术区以外身体所有部位。

3. 操作后处理

（1）每次消毒后，将用过的纱布放入指定医疗垃圾桶。

（2）消毒后消毒钳和治疗碗不可放回手术器械桌。

（二）操作注意事项

1. 面部、口唇和会阴部黏膜、阴囊等处，不能耐受碘酊的刺激，宜用刺激性小的消毒液来代替。

2. 清洁伤口应以切口为中心向四周消毒，感染伤口或肛门处手术则应由手术区外周开始向感染伤口或肛门处消毒。已接触消毒范围边缘或污染部位的消毒纱布不能再返擦清洁处，消毒范围要包括手术切口周围 15 ~ 20 m 的区域，如有延长切口的可能，则应扩大消毒范围。

3. 消毒腹部皮肤时，先在脐窝中滴数滴消毒溶液，待皮肤消毒完毕后再擦净。

4. 碘酊纱球勿蘸过多消毒液，以免流散他处，烧伤皮肤。脱碘必须干净。

5. 消毒者双手勿与患者皮肤或其他未消毒物品接触，消毒用钳不可放回手术器械桌。

6. 铺巾者与洗手护士的手不能接触，应于洗手护士两手之内侧接单。

7. 铺巾时每块无菌巾（单）的反折部靠近切口，并且反折部向下。

8. 消毒的手臂不能接触靠近手术区的灭菌敷料，铺单时双手只接触无菌巾（单）的边角部。

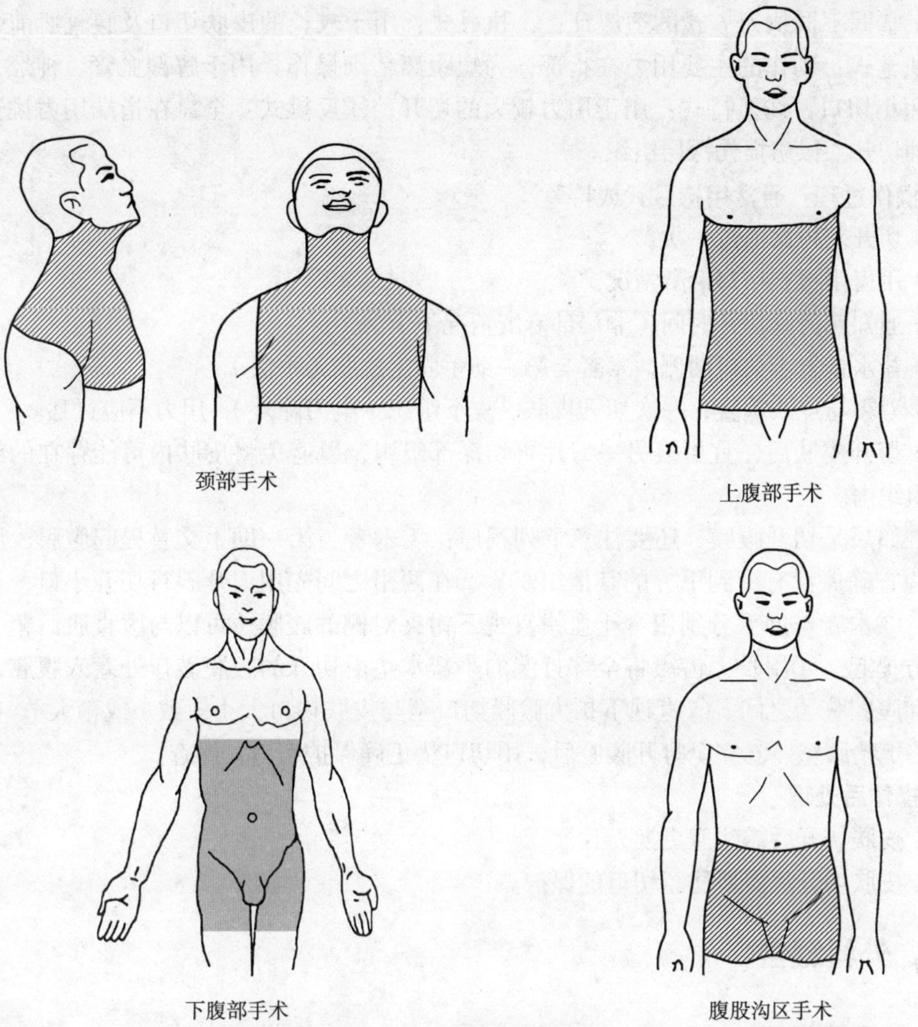

图 3–1–1　手术消毒范围

9. 放下的无菌巾（单）不能移动，若位置不正确，只能由手术区向外移动，否则取走之，重新铺新的无菌巾。

10. 铺无菌巾单时如被污染应当即更换。

11. 大单的头端应盖过手术架，两侧和足端部应垂下超过手术台边缘 30 cm。

（三）操作易犯错误及分析

ⓔ 消毒铺巾操作易犯错误及分析

四、手术切开

（一）操作规程

操作要求

- 掌握切开的原则和要点
- 了解正确的上、下刀片方法和执刀方式
- 掌握切开的操作规程和注意事项

1. 操作前准备

（1）明确切开的原则：①按正常的局部解剖结构。②不损伤重要的血管、神经。③不影响局部的生理功能。

（2）了解切开注意要点：①直视下进行，切口大小以方便手术操作为原则。②刀刃与皮肤垂直，力求一次完成，避免中途起刀再切，由浅至深，逐层切开。③深层、浅层大小一致。

（3）了解正确的上、下刀片方法：①刀尖对外侧。②用持针器夹刀刃的背侧上方（上刀片时）或下方（下刀片时）。

（4）掌握不同执刀方式的适应证：①执弓式：用于较长的皮肤切口及腹直肌前鞘的切开；②执笔式：动作的主要用力在指部，为短距离精细操作，用于解剖血管、神经，腹膜切开和短小切口；③抓持式：用于用力较大的切开；④反挑式：全靠在指端用力挑开，多用于脓肿切开，以防损伤深层组织。

ⓔ表 3-1-4 切开操作评分标准

ⓔ表 3-1-5 开关腹评分标准

2. 操作过程：通常用持弓式或持笔。

（1）切开前再次消毒一次。

（2）用齿镊检查切口麻醉情况。

（3）通知麻醉师切开时间（非局部麻醉情况下）。

（4）盐水垫置于切口两侧，术者与第一助手固定皮肤（手法）。

（5）刀刃与皮肤垂直，一次切开皮肤、皮下组织（电刀除外），用力不应过猛。

（6）切开皮肤后，宜更换另一刀片再切深部组织，以避免将皮肤内可能存在的细菌带到深部组织内。

（7）如果是切开腹膜，还要注意下列程序：①术者与第一助手交替提起腹膜，用刀柄或手指检查确保没有夹到下方的其他组织。②在两钳之间先用刀片斜行切开小口，再稍加以扩大。③术者与助手分别用弯止血钳直视下钳夹对侧的腹膜（可以与腹直肌后鞘一起），并向上方提起。④用长无齿镊将全部打湿的小盐水垫由切开的腹膜破口处塞入腹腔，衬垫于腹膜和腹腔脏器之间。⑤直视下扩大腹膜切口至与皮肤切口大小一致（或稍大），在此过程中始终上抬腹壁。⑥完全打开腹腔后，用切口垫正确保护切口，探查。

3. 操作后处理

（1）皮肤切开后需注意更换刀片。

（2）皮肤切开后需要注意切口的保护。

五、外科缝合

操作要求

- 掌握外科缝合的基本手法和相关知识
- 掌握外科缝合的常用方法，并了解适用情景
- 训练速度和缝合质量

（一）操作规程

1. 操作前准备

（1）了解各种型号丝线的规格和临床常规用途见图 3-1-2：

（2）了解各种缝针的规格和用途：手术缝针分针尖、针身及针孔（针眼）。按针尖形状分圆形和三角形两种，按针身弯曲度分为弯形、半弯形和直形。现将目前常用的几种缝针介绍如下：

1）圆形缝针：主要用于柔软容易穿透的组织，如腹膜、胃肠道及心脏组织，穿过时损伤小。

2）三角形缝针：适用于坚韧的组织。其尖端是三角形的，针身部分是圆形的。

3）三角形角针：针尖至带线的部位皆为三角形，用于穿透坚韧难穿透的组织，如筋膜及皮肤等。

4）金属皮夹：装入特制钉匣内，用特制持夹钳操作，多用于缝合皮肤及矫形外科。

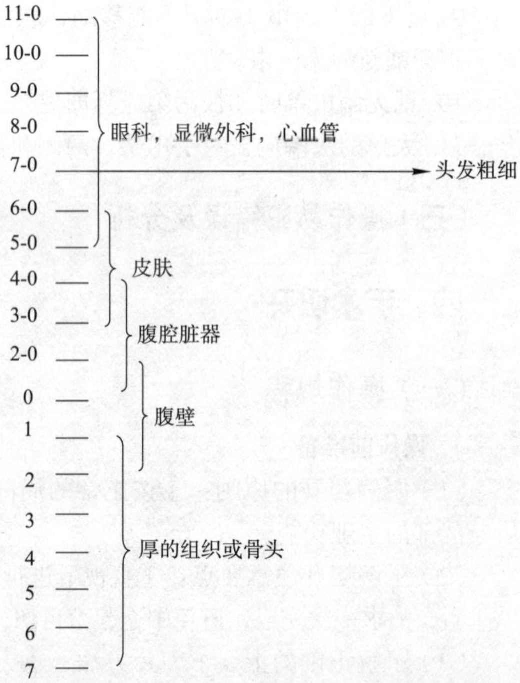

图 3-1-2 各种型号丝线的规格和临床常规用途

5）无损伤缝针：附于缝线的两端，多用于血管吻合及管状或环形结构时，亦用于连续缝合，如肠道吻合和心脏手术时，有弯针和直针两种。

6）引线针：有手把，前端为扁圆钝弯的针尖及针身，于深部组织结扎血管时使用，不易割伤，便于操作，常用于肝的手术。

手术缝针的型号有 5*12、6*14、7*17、8*20、9*24、9*34、10*28、11*24 等。选用以上各种类、各型号的缝针时，应选用大小不同的持针钳搭配，避免搭配不当造成针体弯曲或折断，影响手术进行。

（3）正确的夹针和穿线的手法：①用持针器的前 1/3 处加持针的后 1/3 处；②针尖向外穿线；③回头线 1/3，并顺势将两股线一起夹在持针器前端的空隙里；④一般情况下针与持针器方向垂直，但根据具体缝合方向可以适当调整针的角度。

2. 操作方法

（1）缝合的基本要领

1）进针：缝合时左手执有齿镊，提起组织边缘，右手执持针钳，垂直于组织，用腕臂力由外旋进，顺针的弧度刺入皮肤，经皮下从对侧切口皮缘穿出。

2）拔针：针体的前半部穿过被缝合组织后，即可用镊夹住针体向外沿针体弧度方向拔针，同时持针钳夹住针体后半部进一步前推，协助拔针。

3）出针：当针要完全拔出时，阻力已很小，可松开持针器，单用镊子夹针继续外拔，持针器迅速转位再夹针体（后 1/3 弧处），将针完全拔出，由第一助手打结，第二助手剪线，完成缝合步骤。

4）结扎：将针拔出后，使组织创缘对合，然后进行结扎。

5）第一助手打结，第二助手剪线。

6）缝合过程中注意三垂直，即进针时针尖与皮肤垂直，针体与切口垂直，出针时针尖与皮肤垂直。

（2）缝合法基本种类

1）单纯缝合法：使切口创缘的两侧直接对合的一类缝合方法，如皮肤缝合。

A. 单纯间断缝合（图 3-1-3）：操作简单，应用最多。每缝一针单独打结，多用在皮肤、皮下组织、肌肉、腱膜的缝合，尤其适用于有感染的创口缝合。缝合皮肤时，一般针距 1 ~ 2 cm，边距 0.5 ~ 1 cm。

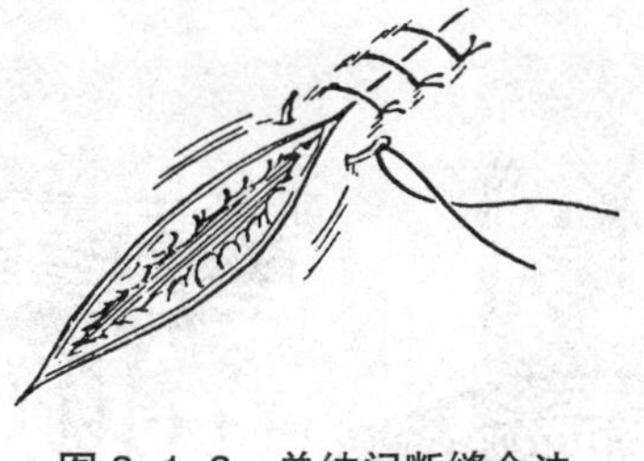

图 3-1-3　单纯间断缝合法

B. 连续缝合法（图 3-1-4）：在第一针缝合后打结，继而用该缝线缝合整个创口。结束前的一针，将重线尾拉出形成双线，留在对侧与重线尾打结固定。

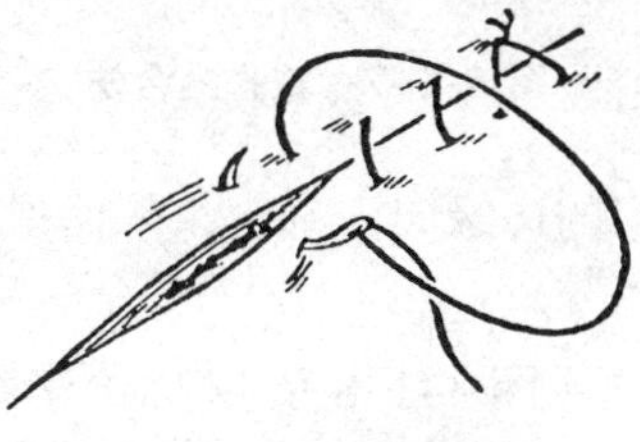

图 3-1-4　连续缝合法

C. “8”字缝合（图 3–1–5）：缝针斜着交叉缝合呈“8”字，常用于张力较大的肌腱缝合。

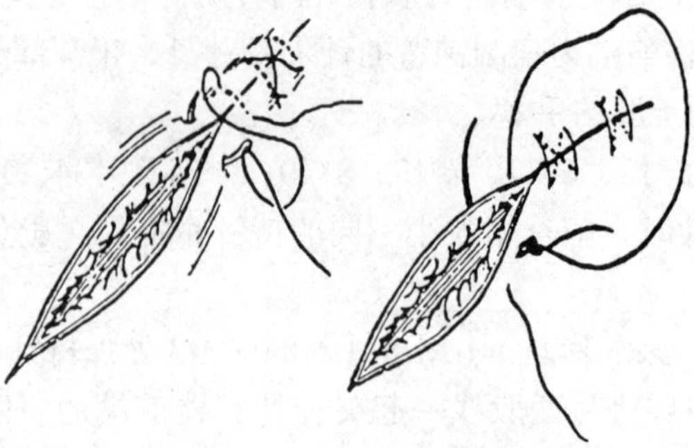

图 3–1–5 两种“8”字缝合法

D. 连续毯（锁）边缝合法（图 3–1–6）：操作省时，止血效果好。缝合过程中每次将线交错，多用于胃肠道吻合的后壁全层缝合，或用于游离植皮时边缘的固定缝合。

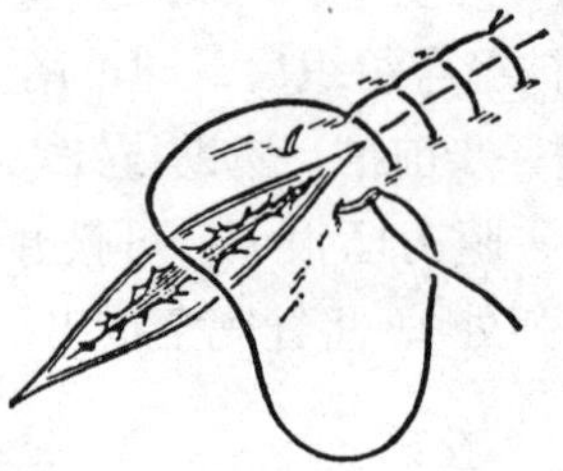

图 3–1–6 连续毯（锁）边缝合法

E. 贯穿缝合法：也称缝扎法或缝合止血法，此法多用于钳夹的组织较多，单纯结扎有困难或线结容易脱落时。

F. 减张缝合（图 3–1–7）：用于缝合处组织张力大，全身情况较差时，为防止切口裂开可采用此法，主要用于腹壁切口的减张。缝合线选用较粗的丝线或不锈钢丝，在距离创缘 2 ~ 2.5 cm 处进针，经过腹直肌后鞘与腹膜之间，均由腹内向皮外出针，以保层次的准确性，亦可避免损伤脏器。缝合间距 3 ~ 4 cm，所缝合的腹直肌鞘或筋膜应较皮肤稍宽。使其承受更多的切口张力，结扎前将缝线穿过一段橡皮管或纱布做的枕垫，以防皮肤被割裂，结扎时切勿过紧，以免影响血液运行。

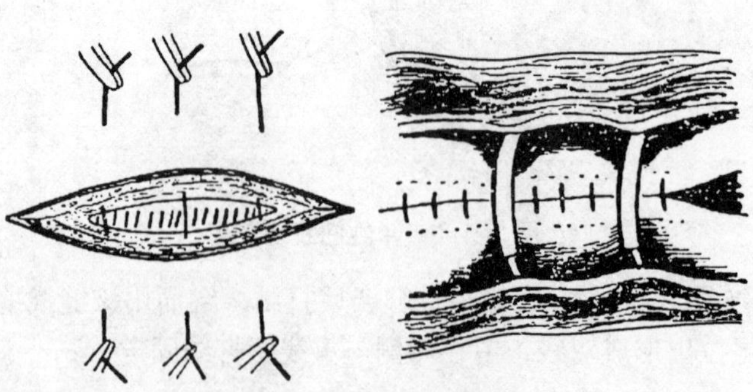

图 3–1–7 减张缝合法

2）内翻缝合法：将缝合组织的边缘向内翻入，外面保持平滑。如胃肠道吻合和膀胱的缝合。

A. 间断垂直褥式内翻缝合法（图 3–1–8）：又称伦孛特（Lembert）缝合法，常用于胃肠道吻合时缝合浆肌层。从切缘 0.4 ~ 0.5 cm 进针，距切缘 0.2 cm 处穿出，跨吻合口，再由对侧 0.2 cm 进针，0.4 ~ 0.5 cm 处出针。注意不要缝合全层。

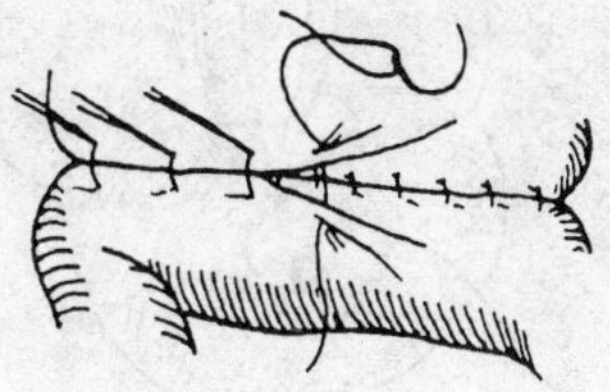

图 3-1-8　间断垂直褥式内翻缝合法

B. 间断水平褥式内翻缝合法（图 3-1-9）：又称何尔斯得（Halsted）缝合法，多用于胃肠道浆肌层缝合或修补胃肠道穿孔。

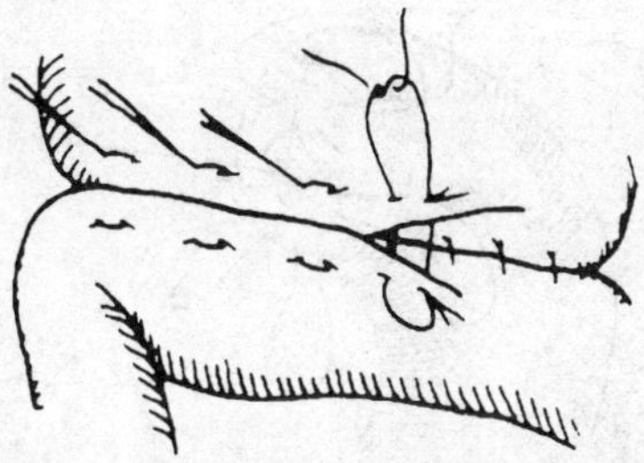

图 3-1-9　间断水平褥式内翻缝合法

C. 连续水平褥式内翻缝合法（图 3-1-10）：又称库欣（Cushing ）缝合法，如胃肠道浆肌层缝合。

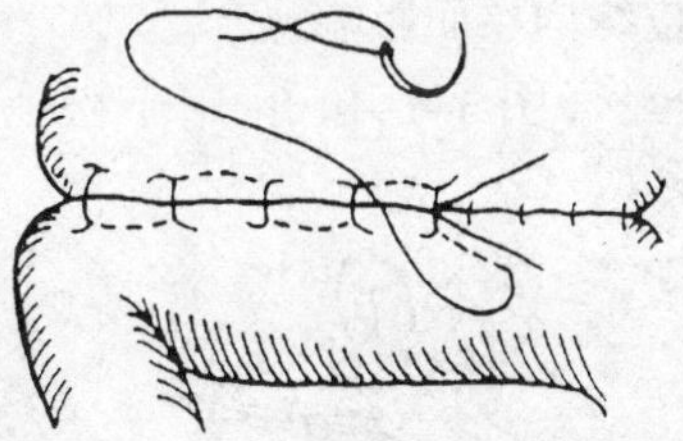

图 3-1-10　连续水平褥式内翻缝合法

D. 连续全层水平褥式内翻缝合法（图 3-1-11）：又称康乃尔（ Connells）缝合法，如胃肠道全层缝合。

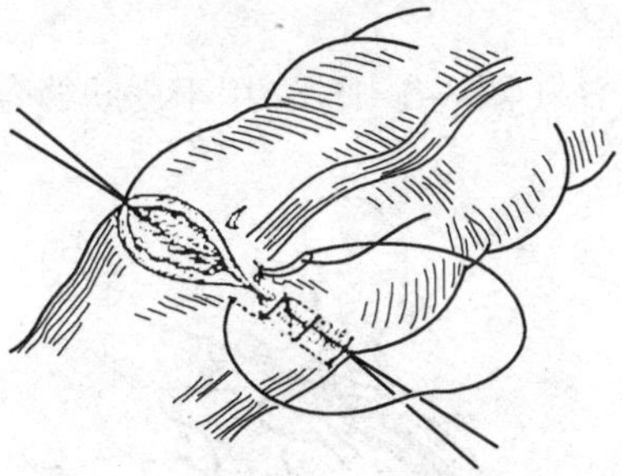

图 3-1-11　连续全层水平褥式内翻缝合法

E. 荷包缝合法（图 3-1-12）：在组织表面以环形连续缝合一周，结扎时将中心内翻包埋，表面光滑，有利于愈合。常用于胃肠道小切口或针眼的关闭，阑尾残端的包埋，造瘘管在器官的固定等。

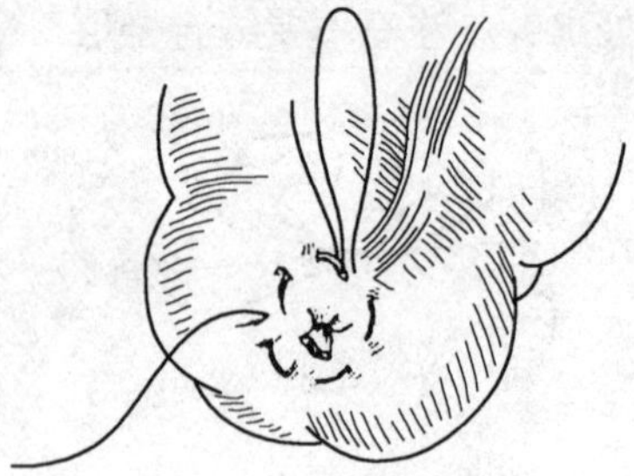

图 3-1-12 荷包缝合法

F. 半荷包缝合法（图 3-1-13）：常用于十二指肠残角部、胃残端角部的包埋内翻等。

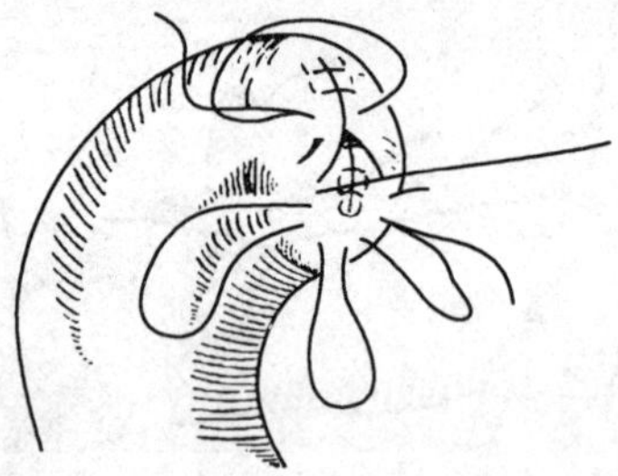

图 3-1-13 半荷包缝合法（十二指肠残端下角包埋）

3）外翻缝合法：将缝合组织的边缘向外翻出，内面光滑。被缝合或吻合的空腔之内面保持光滑，如血管的缝合或吻合、腹膜缝合及减张缝合。也用于缝合较松弛的皮肤（阴囊、老年人和经产妇腹壁），以防止皮缘内卷而影响愈合。

A. 间断垂直褥式外翻缝合法（图 3-1-14）：用于松弛皮肤的缝合，皮肤缝合线头留 0.5 ~ 0.8 cm，以利于拆线。

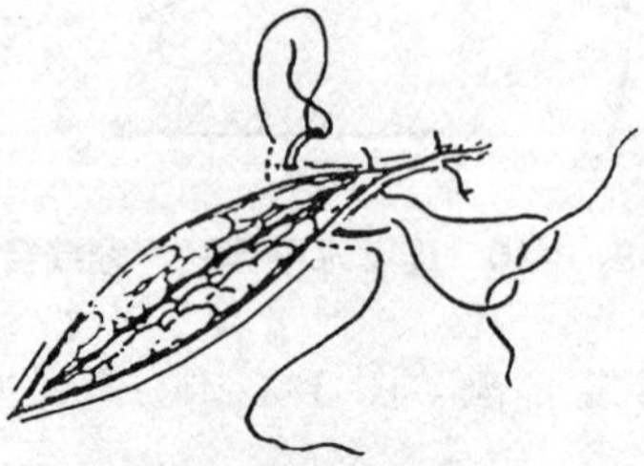

图 3-1-14 间断垂直褥式外翻缝合法

B. 间断水平褥式外翻缝合法（图 3-1-15）：用于皮肤缝合。

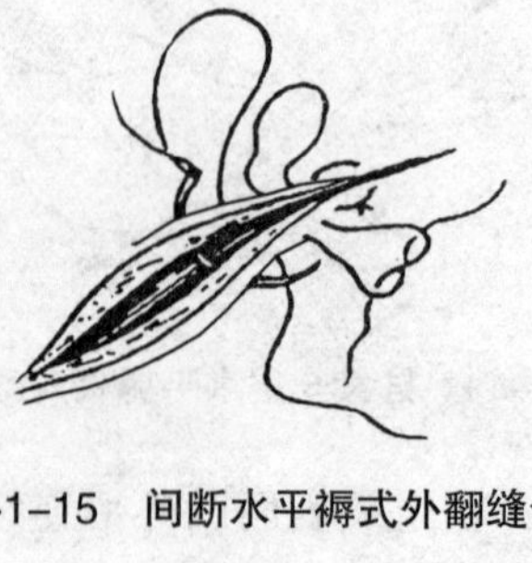

图 3-1-15 间断水平褥式外翻缝合法

C. 连续水平褥式外翻缝合法（图 3-1-16）：多用于血管壁吻合。

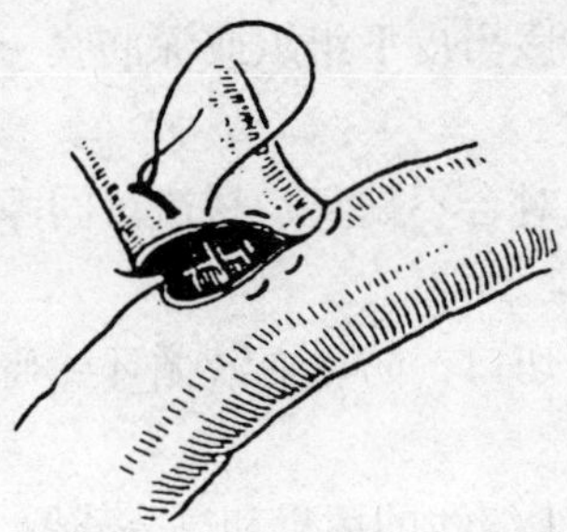

图 3–1–16　连续水平褥式外翻缝合法

D. 皮内缝合法：可分为皮内间断及皮内连续缝合两种方法（图 3–1–17，图 3–1–18）。皮内缝合应用眼科小三角针、小持针钳及 0 号丝线。缝合要领：从切口的一端进针，然后交替经两侧切口边缘的皮内穿过，一直缝到切口的另一端穿出，最后抽紧，两端可作蝴蝶结或纱布小球垫。常用于外露皮肤切口的缝合，如颈部甲状腺手术切口。其缝合的好坏与皮下组织缝合的密度、层次对合有关。如切口张力大，皮下缝合对拢欠佳，不应采用此法。此法缝合的优点是对合好，拆线早，愈合瘢痕小，美观。

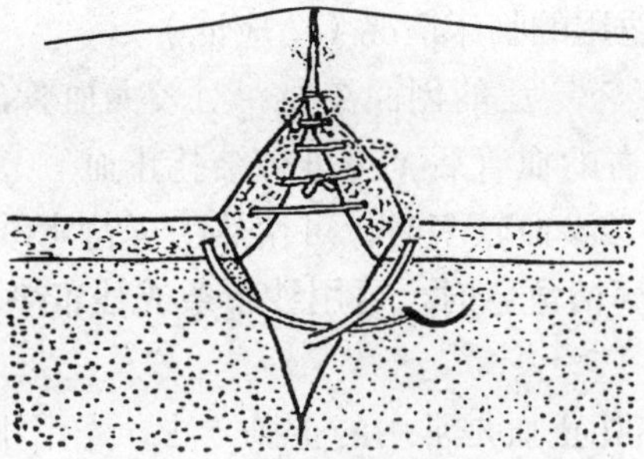

图 3–1–17　皮内间断缝合法

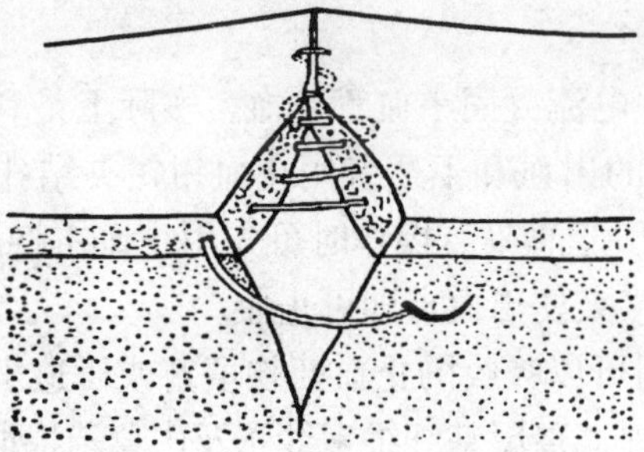

图 3–1–18　皮内连续缝合法

（3）剪线法：术者在打结完成后，将双线合拢提起，助手持剪，用“靠、滑、斜、剪”4 个动作剪线，先手心朝下，剪稍张开，以剪的一刃靠紧提起的线，沿线的锐角侧向下滑至线结处，再将线剪倾斜将线剪断，器械的角度取决于需要留下线头的长短，一般丝线留线头 1 ~ 2 mm，羊肠线留线头 3 ~ 5 mm，不锈钢丝留 5 ~ 6 mm 并将钢丝两段端拧紧。皮肤缝线的线头可留 0.5 ~ 1 cm，便于拆线。

（二）操作注意事项

1. 缝合后应使皮缘对合良好，创缘皮肤轻度外翻，呈半圆柱状丰满，避免皮肤内翻；皮肤缝合后应该用纱布沿伤口方向卷滚，清除皮下残余的积液。

2. 切口两创缘缝合组织深度相当，防止厚薄不一。

3. 皮肤缝合时，一般要连同适当皮下组织或深筋膜一起进行，防止缝合后遗留死腔形成血肿。

4. 松紧适中，结扎过松组织对合不贴实，易遗留间隙形成积液；结扎过紧被结扎的组织易发生缺血、肿胀、切割、感染。

5. 切口张力较大时应做减张切口，防止血液循环障碍。缝合完毕后应用纱布滚动挤压以排出积血。

6. 缝线都是异物，应尽量减少缝线的用量和过多残留。

7. 缝合后线的抗张力与缝合的密度有关，而不是缝线的粗细。

8. 连续缝合的力量分布较均匀，抗张力较间断缝合强，但一旦断裂则全部松脱，伤口裂开；一旦感染更难处理。

ⓔ 表 3-1-6
缝针、缝线选择及缝合打结评分标准

六、结扎止血

操作要求
- 掌握常用止血方法的适应证
- 掌握各种打结和结扎的方法

（一）操作规程

1. 操作前准备

（1）明确常用止血方法适用的临床情况（适应证）

1）压迫止血：①适用于较广泛的创面渗血；对较大血管出血一时无法显露出血点时，可暂时压迫出血，在辨明出血的血管后，再进行结扎止血。②一般创面渗血用纱布直接压迫数分钟，即可控制止血。③渗血较多时，可用热生理盐水纱布压迫创面 3 ~ 5 min，可较快控制渗血。④出血量大、病情危急时，可用纱布条或纱布垫填塞压迫止血，一般 3 ~ 5 天病情稳定后再逐步取出。

2）钳夹、结扎止血：结扎止血是常用的止血方法，先用止血钳的尖端对准出血点准确地夹住，然后用适当的丝线结扎和缝扎。缝扎止血：适用于较大血管或重要部位血管出血。先用止血钳钳夹血管及周围少许组织，然后用缝针穿过血管断端和组织并结扎，可行单纯缝合或“8”字缝合。

3）电凝止血：利用高频电流凝固小血管止血，实际上是利用电热作用使血液凝结、碳化。适用于皮下组织小血管的出血和不适宜用止血钳钳夹结扎的渗血。但不适用于较大血管的止血，伤口有污染时易引起感染。操作时可先用止血钳将出血点钳夹，然后通电止血；也可用单极或双极电凝镊直接夹住出血点即可止血。

4）局部药物止血法：用可以吸收的止血药物填塞或压迫出血、渗血处，以达到止血目的。常用的有吸收性明胶海绵、羟甲基纤维素纱布及中草药提取的止血粉等。

5）血管修补：其他骨髓腔出血时，可用骨蜡封闭止血。四肢的出血用止血带（见相关章节）。

（2）了解常用外科结的种类（图 3-1-19）：常用的有方结、三叠结和外科结三种。

1）单结（half hitch）：是外科结扣的基本组成部分，易松脱、解开，仅用于暂时阻断，如胆囊逆行切除暂时阻断胆囊管，而永久结扎时不能单独使用单结。

2）方结（平结）（square knot）：由方向相反的两个单结组成，为手术中最常用的结扎方式。其特点是结扎线来回交错，着力均匀，打成后愈拉愈紧，不会松开或脱落，因而牢固可靠。用于结扎小血管和各种组织缝合的打结。

3）三叠结（三重结、加强结）（triple knot/extra half hitch on reef knot）：是在方结的基础上再加上一个单结，共三个结，第三个结和第一个结的方向相同。三叠结可加强结扎线间的摩擦力，防止线松散滑脱，因而牢固可靠，常用于有张力的缝合，大血管、瘤蒂的结扎或羊肠线、尼龙线等的打结。注意第一结必须保持缚紧状态。缺点为遗留在组织中的结扎线较多。

4）外科结（surgical knot）：第一个结的线圈绕两次，使接触面扩大，摩擦面增加，打第二个结时不易滑脱和松散，比较牢固可靠，可用于结扎大血管。因打结比较麻烦及费时，用得少。

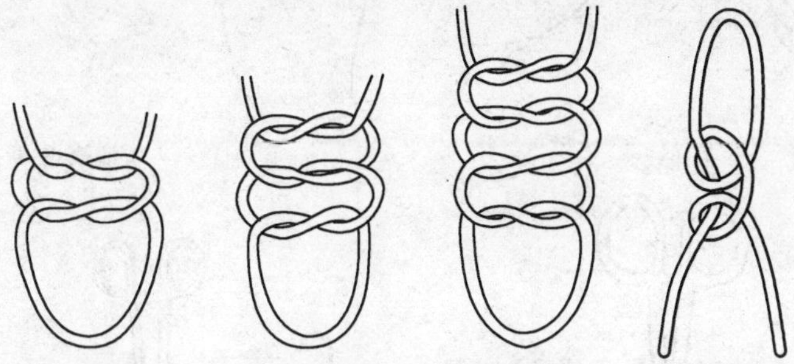

图 3-1-19 常用的外科结种类

（3）了解不宜于手术中采用的结：假结、滑结、松结。

1）假结（顺结、十字结）(false knot)：为两个方向相同（两道动作相同）的单结，其张力仅为方结的 1/10，结扎后易自行松散、滑脱。

2）滑结（sliding knot/slip knot）：两个单结的形式与方结相同，但由于在打结的过程中将其中一个线头拉紧，只用了另一个线头打结所造成。此结打后易滑脱。改变拉线力量分布及方向即可避免。

3）松结：即第一个结或第二个结松弛，未扎紧而不牢固。

2. 操作过程

（1）单纯结扎止血：先用止血钳尖钳夹出血点，然后将丝线绕过止血钳下的血管和周围少许组织，结扎止血。结扎时，持钳者应先抬起钳柄，当结扎者将缝线绕过止血钳后，下落钳柄，将钳头翘起，并转向结扎者的对侧，显露结扎部位，使结扎者打结方便。当第一道结收紧后，应立即以放开和拔出的动作撤出止血钳，结扎者打第二道结。遇到重要血管在打好第一道结后，应在原位稍微放开止血钳，以便第一道结进一步收紧，然后再夹住血管，打第二道结，之后再重复，第二次打结后方可松开。同一血管两道线不能结扎在同一部位，须间隔一些距离；结扎时收线不宜过紧或过松，过紧易拉断线或切割血管导致出血，过松可引起结扎线松脱出血。

（2）打结：是外科手术中十分重要的技术，术中止血与缝合都离不开结扎，可以说它贯穿在外科操作的全程，是最基本的操作之一。临床上采用丝线结扎最多，其主要原因是丝线柔韧性高，质软，拉力好，操作方便，不易滑脱，组织反应轻，能耐高温消毒，价廉，来源易。操作所用丝线的粗细，要以张力足够而又遗留异物最少为原则。各种方法各有优缺点，术中根据结扎部位灵活使用。下面就介绍一些常用打结的方法与技巧：

1）打结递线：术中打结递线一般有手递线法和器械递线法两种（图 3-1-20）。递线后根据结扎线的两端是否交叉而分为交叉递线和非交叉递线。对于交叉递线来说，第一个单结为右手示指结，作结后双手可直接拉紧结扎线，无需再作交叉；如果是非交叉递线，第一个单结为右手中指结，作结后双手需交叉以后才能拉紧结扎线。

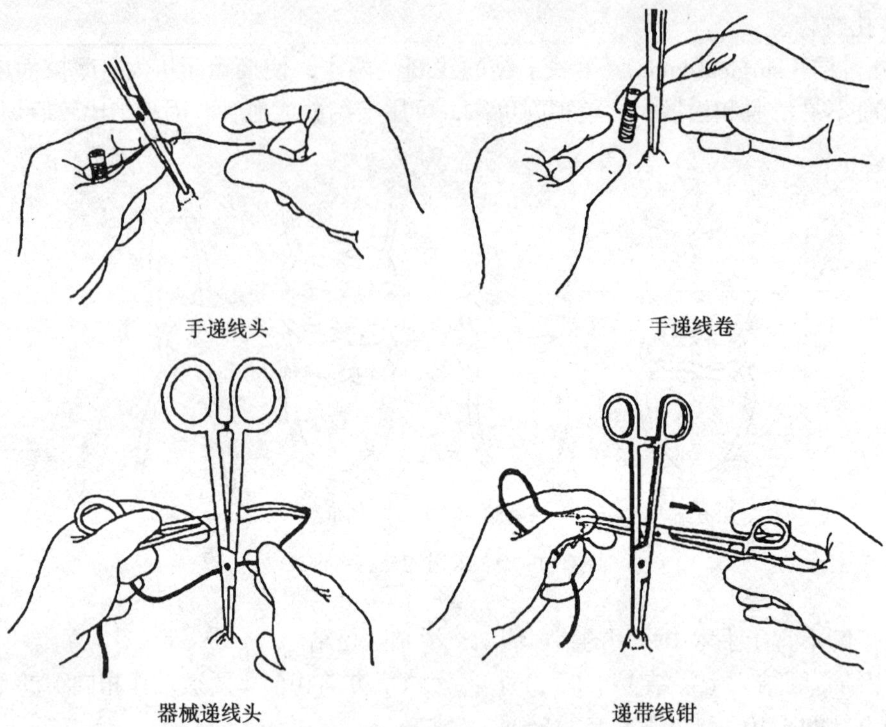

图 3-1-20 手递线法和器械递线法

2）单手打结法（one hand technique，图 3-1-21）：较常用，简便迅速。左、右手均可作结。术中应用最广泛，应重点掌握和练习。

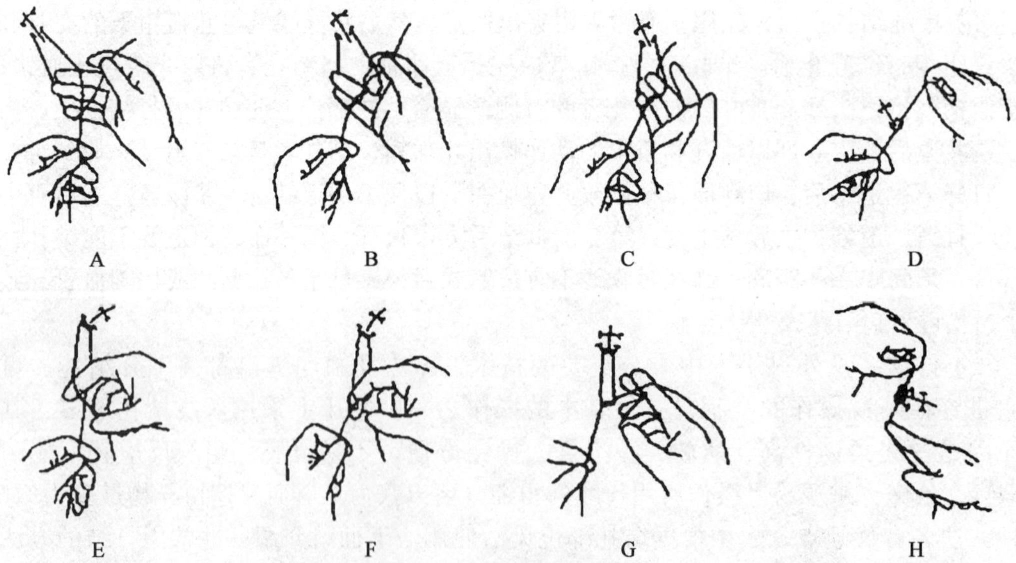

图 3-1-21 单手打结法

3）双手打结法（two hand technique，图 3-1-22）：分别以左、右手用相同的方法打成两个交叉结，对深部或组织张力较大的缝合结扎较为方便可靠。适于作外科结。但较繁琐，浪费时间。

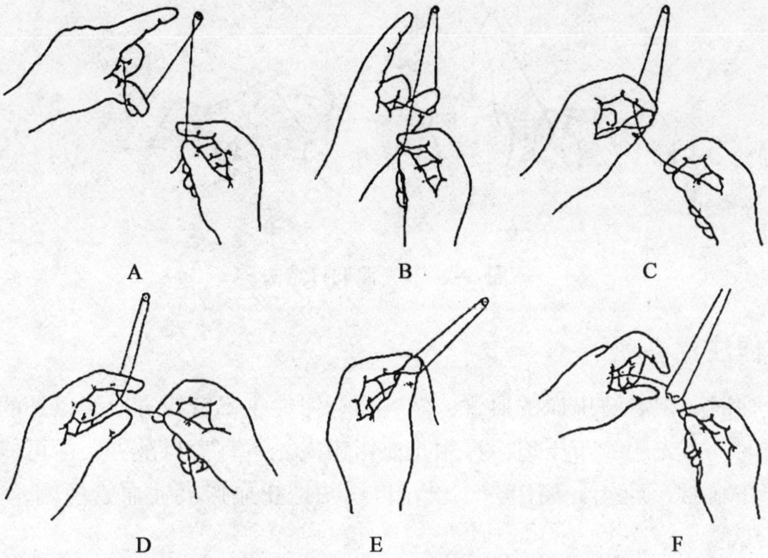

图 3-1-22　双手打结法

4）器械打结法（又称 instrument tie，持钳打结法，图 3-1-23）：一般左手捏住缝合针线一段，右手拿持针器或血管钳打结，用于连续缝合、深部操作、线头较短以及一些精细手术时。此种方法不影响视野，节省时间，缺点是缝合有张力时不易扎紧。

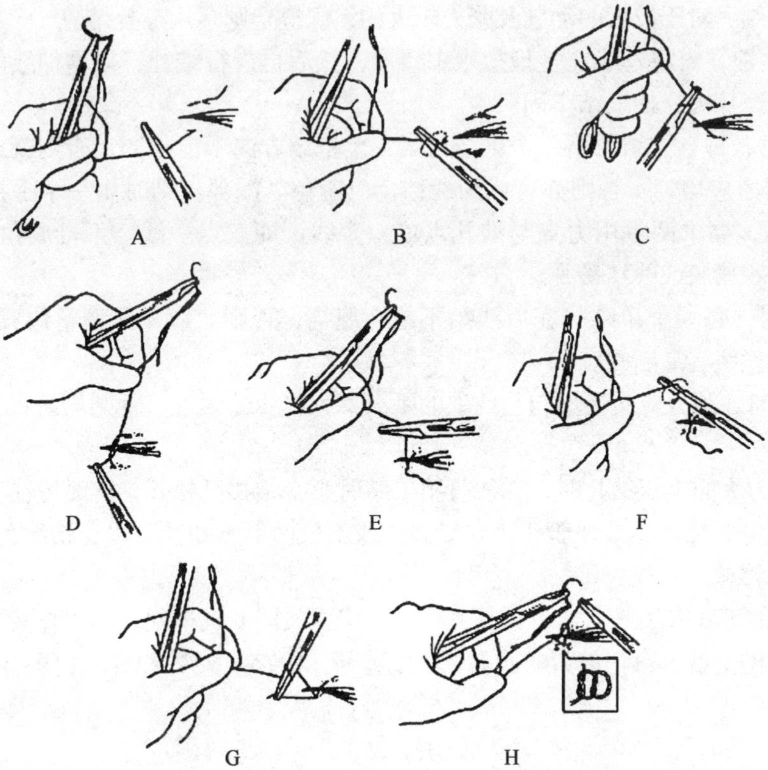

图 3-1-23　器械打结法

5）深洞打结（deep tie，图 3-1-24）：盆腔深部常用，不论用手或止血钳，在第一道线结起后，将一线拉紧，用另一手将线结推下，同样以相反方向结扎第二个线结。

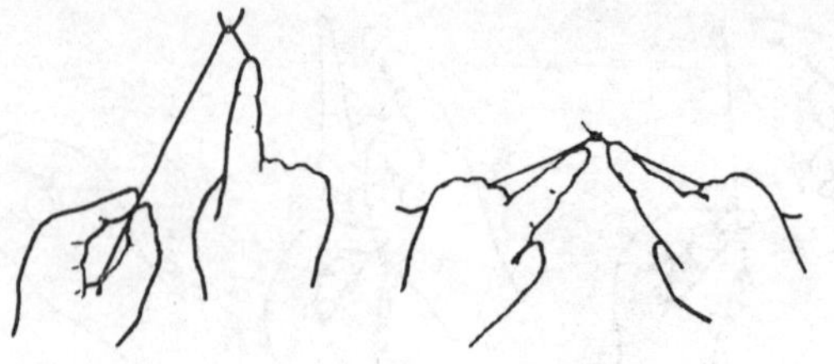

图 3-1-24 深洞打结法

（二）操作注意事项

1. 钳夹止血时必须看清出血的血管，然后再行钳夹，不宜钳夹血管以外的过多组织。

2. 看不清时，可先用纱布压迫，再用止血钳钳夹。不宜盲目乱夹，尽可能一次夹住。

3. 对大、中血管，应先分离出一小段，再用两把止血钳夹住血管两侧，中间切断，再分别结扎或缝扎。

4. 结扎血管必须牢靠，以防滑脱。对较大血管应予以缝扎或双重结扎止血。特别值得一提的是，止血钳不能松开过快，这样会导致结扎部位的脱落或结扎不完全而酿成出血，更危险的是因结扎不准确导致术后出血。

5. 钳的尖端应朝上，以便于结扎。撤出止血钳时钳口不宜张开过大，以免撑开或可能带出部分结在钳头上的线结，或牵动结扎线撕断结扎点而造成出血。

6. 结扎常用的有方结、外科结、三叠结。其中方结最为常用，对于大血管或有张力缝合后多用外科结，对于较大的动脉及张力较大的组织缝合则多用三叠结。

7. 结扎之前，需将丝线在生理盐水中浸湿，然后再进行结扎，以增加线的质量，便于操作，并增加摩擦力，使线结牢固。

8. 打结时，每个方结的第一个单结与第二个单结方向不能相同，否则就成假结，容易滑脱。两手用力应均匀，否则亦可成为滑结，应避免。深部打结时用一个手指按压线结附近，逐渐拉紧，要求两手用力点与结扎点成一直线，即三点一线。不可成角或向上提起，否则易造成组织撕脱或线结松脱。

9. 打结时，每一个单结打完后线结不能有缠绕，否则，应交叉调整位置。如有缠绕，打结后稍用力丝线容易断裂。

10. 打结时，用力应缓慢均匀，两手的距离不宜离线结太远，否则均易将线扯断或未扎紧而滑脱。

11. 遇张力大的组织结扎时，往往打第二结时第一结扣已松开，此时可在收紧第一结扣以后，助手用一把无齿镊或血管钳夹住结扣（线不松动但不扣紧，以免伤线），待第二结扣收紧时再移除器械。

ⓔ 表 3-1-7 打结评分标准

12. 正确的剪线方法是：术者结扎完毕后，将双线尾并拢提起，助手将线剪微张，顺线尾向下滑至线结上端，再把剪刀略倾斜，将线剪断，留存线头 2 ~ 3 mm（图 3-1-25）。

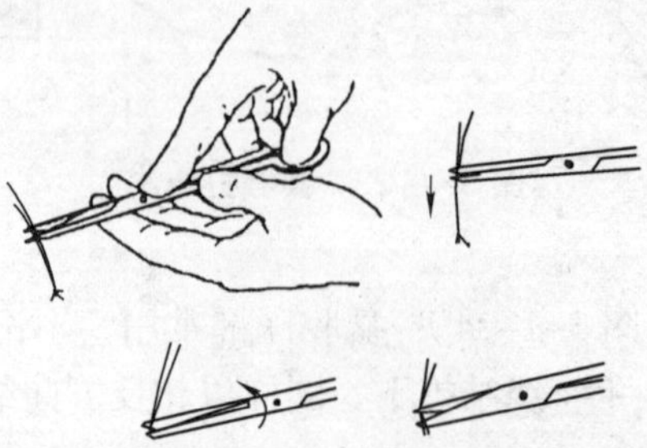

图 3-1-25 术中剪线

七、静脉切开术

（一）操作规程

操作要求
- 掌握静脉切开术的适应证、禁忌证
- 掌握静脉切开术的操作方法
- 掌握静脉切开术的注意事项

1. 操作前准备

（1）明确需要静脉切开的临床情况（适应证）：①抢救患者，病情需要快速输液、输血，而静脉穿刺有困难者。②作为保证手术中输液、输血通畅的静脉通路。

（2）与患者和家属沟通，签署静脉切开同意书（静脉切开同意书）：告知可能的并发症，如出血、伤口感染、静脉炎，损伤周围组织、血管、神经，静脉血栓形成，药物过敏，手术不成功，置管脱出，麻醉意外，心脑血管意外，其他不可预料的意外。

（3）用物准备：静脉切开包、手套、消毒液、消毒器械、5 mL 注射器、套管针、2% 利多卡因注射液、胶带、输液架、输液器、生理盐水等。

2. 操作步骤

ⓔ 表 3-1-8
静脉切开术评分标准

（1）术者戴帽子、口罩、无菌手套。常规消毒，铺无菌孔巾。行局麻浸润麻醉。

（2）四肢浅静脉均可选作切开部位，通常以选用下肢内踝前上方大隐静脉为宜。

（3）在待切开静脉处作一与静脉平行或垂直、长 1.5 ~ 2 cm 的皮肤切口，用小弯血管钳分离皮下组织，于深筋膜前的浅组织内显露静脉，紧贴静脉纵向游离，以小弯血管钳头伸入静脉后侧，将其挑起；撑开血管钳将其稍加游离后，自静脉后侧引过两根 1 号丝线。

（4）结扎静脉远端丝线，近端丝线打一单结，暂不结扎。

（5）向足侧牵引远端已结扎的丝线，将静脉提起，在两根丝线之间用眼科剪刀斜行剪开静脉前壁，占其周径的 1/3 ~ 1/2。

（6）经静脉切口迅速向近心侧插入充满等渗盐水的导管 4 ~ 5 cm，结扎近端丝线，固定导管于静脉腔内。将导管连接输液系统开始输注，观察是否通畅或渗漏。

（7）剪去近、远端丝线，结扎线头尽量留短。全层间断缝合皮下组织和皮肤，并将一根皮肤缝线结扎固定导管，以防滑脱。局部消毒，无菌敷料妥善固定和包扎。

3. 操作后处理

（1）保持局部干燥、无菌，每日更换无菌敷料。

（2）经常观察输液是否通畅和有无切口渗漏。如因血管痉挛而输液流通不畅可用局部热敷或向导管内注入 0.5% ~ 1% 普鲁卡因 2 ~ 5 mL，或提高输液平面，增加输注水柱压力。如不见效，则系静脉近端或导管栓塞或阻塞，应更换导管或静脉切开部位。切口渗漏多为近端静脉结扎线结松脱，需拆开皮肤缝线、显露切口，重新结扎处理；如为近端静脉壁损伤，则应更换静脉切开部位。

（3）静脉切开输液一般不超过 1 周，以 2 ~ 3 天为宜，以免发生静脉炎。

（4）结束静脉切开输液后，先作切口部位消毒，剪除固定导管的皮肤缝线，拔除导管，切口处压迫 1 ~ 2 min，无菌敷料压迫，包扎固定。术后 7 日拆线。

（二）操作注意事项

1. 选择良好静脉，如静脉有红、肿、热、痛等炎症表现，或者静脉呈僵硬条索状，考虑静脉不通畅，应选择其他部位浅静脉。

2. 静脉切开置管后，近端结扎线先打一个结，用生理盐水注射器向置管内注射数毫升。如没有压力，推注通畅表明血管通畅，可近端结扎线打紧；如不通畅，可调节置管深度至通畅后再打紧近端结扎线。

ⓔ 静脉切开术操作易犯错误及分析

（三）操作易犯错误及分析

八、体表肿块切除术

（一）操作规程

1. 操作前准备

操作要求
- 掌握各种常见体表肿块切除术的适应证
- 掌握各种常见体表肿块术的切除方法

（1）手术适应证：全身各部位的良性肿瘤，如皮脂腺囊肿、脂肪瘤、神经纤维瘤、表皮样囊肿、皮样囊肿、腱鞘囊肿等。

（2）手术禁忌证：①诊断明确的不可切除的恶性肿瘤。②巨大体表血管瘤。③脓肿。④患者情况不能耐受手术。通常此类为择期手术，务必全面评估患者全身情况。

（3）与患者和家属沟通说明手术的目的和必要性。

（4）用物准备：聚维酮碘，消毒纱布，注射器（10 mL），门诊手术包，胶布，剪刀，刀片（尖、圆），各种型号缝针，1 号丝线等。

ⓔ 表 3-1-9 体表肿块切除评分标准

2. 操作步骤

（1）核对患者，与患者沟通，签署手术同意书。自我介绍，解释手术目的，交代术中注意事项。

（2）体位：依肿瘤所在部位而定。原则是手术野尽量在正上方，但要考虑到保持患者的呼吸道通畅。手术时间如果偏长，还要避免对周围神经的卡压。

（3）麻醉：成年人通常用利多卡因局部浸润、区域阻滞或神经阻滞麻醉。儿童可以考虑静脉复合麻醉。

（4）标记切口（尤其对肿块较小或位置较深者）。

（5）手术野消毒（清洁伤口以切口为中心，污染切口由外周到中心，范围 10 ~ 15 cm）。

（6）覆盖无菌洞巾，沿切口用 0.5% ~ 1% 利多卡因溶液行皮内、皮下逐层浸润麻醉。根据肿瘤大小不同而采用梭形或纵行切口。

（7）切开皮肤后，用组织钳将一侧皮缘提起，用剪刀沿肿瘤或囊肿包膜外作钝性或锐性分离。

（8）依同法分离肿瘤或囊肿的另一侧及基部，直到肿瘤或囊肿完全摘除。若分离时不慎刺破囊肿，应先用纱布擦去其内容物，然后继续将囊肿壁全部摘除。如果是腱鞘囊肿，需将囊肿连同其茎部的病变组织以及周围部分正常的腱鞘及韧带彻底切除，以减少复发机会。

3. 操作后处理

（1）肿块切除后，需检查肿块是否完整，术野是否有肿瘤残余，是否有活动性出血。一般不用清洗伤口。但如果术中肿瘤破裂，特别是皮脂腺囊肿或感染性病灶，则需要用过氧化氢溶液及生理盐水清洗术野。

（2）消毒皮肤，缝合切口。清洁伤口一般不置引流膜；如果为皮脂腺囊肿破裂，或术野被污染，则需放置引流膜。术后根据伤口的具体部位及情况拆线。

（3）切取标本置于 4% 甲醛溶液中固定，送病理检查。如需送快速病理检查，则不能固定，直接送病理科。

（二）操作注意事项

1. 严格掌握肿块切除的适应证和禁忌证。
2. 如果有两个以上的肿块需要切除（开），则注意手术的先后顺序。

3. 注意是否需要放置引流。

（三）操作易犯错误及分析

ⓔ 体表肿块切除术操作易犯错误及分析

九、破伤风急救

（一）操作规程

1. 操作前准备

（1）了解引起破伤风的细菌及潜伏期：为破伤风梭菌，专属厌氧菌，革兰氏染色阳性。破伤风的潜伏期通常是 7 天左右，个别患者在 1 ~ 2 天发病。

（2）了解破伤风的免疫，选择合适的治疗方法：破伤风免疫包括主动免疫和被动免疫两种。

1）主动免疫：是通过注射疫苗使机体产生抗体的方法。破伤风类毒素免疫性强，接种后成功率高，很少有接种后再发病者。但破伤风保护抗体，随年龄增长而逐渐下降。在成年人中仅约 60% 的人具有保护性抗体。

2）被动免疫：主要用于未进行破伤风自动免疫的受伤者。采用破伤风抗毒素 TAT。1 500 ~ 3 000 U，1 次注射。注射前需先做皮肤过敏试验，如皮肤过敏试验阳性则应改为脱敏注射法分次给予。注射后可维持保护期约 10 天。亦可用破伤风人免疫球蛋白 250 ~ 500 U 肌内注射，可维持保护期 3 ~ 4 周。为加强保护效果，最好同时开始建立主动免疫。进行被动免疫后，仍可能有部分人发病，但通常潜伏期长，病情亦较轻。

操作要求
- 理论知识的掌握，及处理破伤风患者的综合处理能力
- 掌握隔离防护、外科换药、气管切开、综合抢救等

（3）明确破伤风急救适应证：对所有明确或怀疑破伤风的患者均应进行清创处理，并处理相应并发症。

（4）与家属交流：充分告知患者家属破伤风的病因及发病转归，告知治疗的必需手段及隔离的必要性，并签署知情同意书。

（5）用物或者器械准备：准备隔离衣及清创相关器械。

ⓔ 表 3-1-10 破伤风急救的评分标准（包括换药和开处方）

2. 操作步骤

（1）清除毒素来源：及时彻底清创，局部可用 3% 过氧化氢溶液冲洗。

（2）中和游离毒素：应尽早使用。TAT 1 万 ~ 6 万 U 肌内注射或 5 000 ~ 10 000 U 静脉滴注；伤口周围注射，破伤风人免疫球蛋白 3 000 ~ 6 000 U 肌内注射。

（3）控制和解除痉挛：①轻症患者：用 10% 水合氯醛保留灌肠，每次 20 ~ 40 mL，苯巴比妥钠肌内注射，每次 0.1 ~ 0.2 g；地西泮 10 ~ 20 mg 肌内注射或静脉滴注，一般每日 1 次。②重症患者：用氯丙嗪或冬眠 Ⅰ 号（由氯丙嗪、异丙嗪各 50 mg，哌替啶 100 mg，及 5% 葡萄糖 250 mL 配成）缓慢静脉滴注。③痉挛发作频繁不易控制者：可用 2.5% 硫喷妥钠缓慢静脉注射，每次 0.25 ~ 0.5 g。

3. 操作后处理

（1）保持呼吸道通畅：气道湿化、冲洗，清除分泌物；定时翻身拍背，以利排痰；必要时气管切开。

（2）防治并发症：主要并发症在呼吸道，如窒息、肺不张、肺部感染；防止发作时坠床、骨折、咬伤舌等。

（3）加强护理：单人暗室，保持安静，避免光声，避免骚扰。

（4）支持疗法：高热量、蛋白质、维生素，维持水、电解质平衡。

（5）抗菌治疗：青霉素 80 万 ~ 100 万 U，肌内注射，每 4 ~ 6 h 1 次，或大剂量静脉滴注；或甲硝唑 2.5 g/d，分次口服或静脉滴注，持续 7 ~ 10 天。

（二）操作注意事项

1. 破伤风患者必须隔离，谢绝探视。

2. 医务人员进入病室内要穿隔离衣，戴隔离帽，戴口罩、手套。

3. 身体有伤口时，不能进入病室工作。

4. 接触过伤口的器械，先用1% 过氧乙酸浸泡 10 min 再高压灭菌。

5. 伤口处更换的敷料要立即焚烧，患者用过的碗、筷、药杯等用 0.1% ~ 0.2% 过氧乙酸浸泡后，再煮沸消毒 30 min。

6. 排泄物消毒处理后倾倒，尽可能使用一次性材料物品。

ⓔ 破伤风急救操作易犯错误及分析

（三）操作易犯错误及分析

十、脓肿切开引流术

操作要求
- 掌握脓肿切开引流术的适应证、禁忌证
- 掌握脓肿切开引流术的操作方法
- 掌握脓肿切开引流术的原则

（一）操作规程

1. 操作前准备

（1）明确需要脓肿切开引流术的临床情况（适应证）：①急性化脓性感染已局限形成脓肿者均应行脓肿切开引流术。②表浅脓肿，表面有波动感者。③深部脓肿，诊断性穿刺可抽吸出脓液或 B 超提示局部有脓肿存在者。

（2）判断患者是否可以进行脓肿切开引流术，明确禁忌证：①有全身出血性疾病者。②化脓性炎症早期尚未形成脓肿者。③抗生素治疗有效，炎症有吸收消退趋势者。

（3）术前准备：①测量生命体征，全面评估患者是否能耐受麻醉和手术。②再次根据 B 超、X 线摄影和 CT 以及诊断性穿刺等检查，明确脓肿部位。③监测血常规和凝血功能，排除全身出血性疾病。④病情危重，全身中毒症状明显者，应给予有效抗生素治疗，注意纠正患者水、电解质失衡，重度贫血者应输新鲜血以纠正贫血、低蛋白血症。⑤向患者及家属解释操作的必要性、目的和危险性，取得患者及家属同意并签署手术同意书。

ⓔ 表 3-1-11 脓肿切开引流术评分标准

（4）材料准备：①脓肿切开包（内含无菌杯、棉球、治疗碗、孔巾、巾钳、尖刀片、刀柄、止血钳、有齿镊、组织剪、线剪、持针器、三角针、3/0 号线，纱布若干，弯盘等）。② 10 mL 注射器 2 支，2% 利多卡因注射液，引流膜、胶带，3% 过氧化氢，生理盐水 500 mL，手术衣、无菌手套，抢救车 1 辆。

（5）术者与患者沟通：介绍自己，核对患者姓名、性别、床号等。同时嘱咐患者操作前注意事项（保持体位，术中不适应及时报告医生）。

2. 操作过程

（1）在手术室内根据脓肿部位协助患者摆好体位，暴露手术部位，标记切口。

（2）消毒铺巾：①术者手术洗手，消毒杯内放置棉球，由助手倒入消毒液。②术者消毒手术区域（自内向外进行皮肤消毒，消毒范围直径约 15 cm）。③术者再次洗手，穿手术衣，戴无菌手套解开穿刺包，铺孔巾，注意孔巾中心对准手术中心。

（3）麻醉：①浅表脓肿可采用利多卡因局部浸润麻醉，但应注意注射药物应从远处逐渐向脓腔附近推进，避免针头接触感染区域。②深部或较大脓肿则宜采用如硫喷妥钠或氯胺酮等静脉麻醉。

（4）切开排脓：①于脓肿中央（波动感最明显处）用尖刀刺入，见脓液流出表示已刺入脓腔，然后用刀向上反挑扩大切口，即可排出脓液。②注射器抽吸部分脓液置入培养管中，待细菌培养和药物敏感试验。③排净脓液，以手指伸入脓腔，探查其大小、位置以及形态，据此考虑是否延长切口。脓腔内有纤维隔膜将其分隔为多个小房者，应用手指钝性分离，使之变为单一大脓腔，以利引流。术中切忌动作粗暴而损伤血管导致大出血，或挤压脓肿造成感染扩散。④软组织深部脓肿，切开皮肤、筋膜后，用紧闭的血管钳插入脓腔，然后将血管钳的尖端缓慢张开，也可先行穿刺抽脓液，并以穿刺针为引导，切开脓肿，弄清脓肿局部解剖关系，再扩大切口，放置引流。⑤ 3% 过氧化氢、生理盐水反复冲洗脓腔至干净。⑥放置盐水纱条或引流膜引流，引流物不宜填塞过紧，以免引流不畅。⑦外层无菌敷料覆盖，胶布固定。

3. 操作后处理

（1）手术结束后，将用过的手套、注射器、纱布放入指定医疗垃圾桶，针头、刀片放入锐器盒。

（2）帮助患者恢复体位，整理衣物，做好术后注意事项宣传。

（3）术后根据引流液多少决定换药频率，如敷料外层浸湿应立即更换，如没有浸湿早期应每天换药，以后根据引流情况可逐渐延长换药间隔。

（4）术后根据脓液培养结果或药物敏感试验结果决定抗生素类型。

（5）注意针对全身情况的治疗。

（二）操作注意事项

1. 浅表脓肿切口应在波动最明显处；而深部脓肿切开引流前应先行穿刺抽脓，并以穿刺抽出脓液的针为引导切开脓肿。

2. 切开引流的切口要足够大，其位置应低，便于引流。不作经关节区的纵行切口，以免瘢痕挛缩，影响关节运动功能。

3. 脓肿切开引流应遵循无菌操作原则，防止混合感染。

4. 凡切开引流之脓腔均应放置引流物，如脓腔较大，引流物应用缝线与皮肤妥善固定，或以安全别针将其固定，防止其坠入脓腔，造成异物存留，影响伤口愈合。

5. 穿刺或切开引流，均应取少量脓液作细菌培养和药物敏感试验。

6. 如伤口渗血较多，不应盲目止血，引流物加压填塞可起到止血作用。

（三）操作易犯错误及分析

ⓔ 脓肿切开引流术操作易犯错误及分析

十一、换药、拆线、引流术

操作要求
- 掌握手术切口的分类和切口愈合的分级
- 掌握换药的目的
- 掌握换药的适应证
- 掌握各引流物的拔除指征和拔除操作流程（见引流物处理）
- 掌握拆线的适应证和延迟拆线的指征
- 掌握换药、拆线过程的无菌技术
- 掌握换药、拆线的具体操作规程

（一）操作规程

1. 操作前准备

（1）明确换药目的：①观察伤口愈合情况，以便酌情给予相应的治疗和处理；②清洁伤口，去除异物、渗液或脓液，减少细菌的繁殖和分泌物对局部组织的刺激；③伤口局部外用药物，促使炎症局限，或加速伤口肉芽生长及上皮组织扩展，促进伤口尽早愈合；④保护伤口，避免再损伤；⑤预防及控制伤口继发性感染。

（2）明确换药的临床适用情况（适应证）：①无菌手术及污染性手术术后 3～4 天检查刀口局部愈合情况，观察伤口有无感染；②估计手术后有切口出血、渗血可能者，或外层敷料已被血液或渗液浸透者；③伤口内安放引流物需要松动、部分拔除或全部拔除者；④伤口已化脓感染，需要定时清除坏死组织、脓液和异物者；⑤伤口局部敷料松脱、移位、错位，或包扎、固定失去应有的作用者；⑥外科缝合伤口已愈合，需要拆除切口缝线者；⑦各种瘘管漏出物过多者；⑧大、小便污染或鼻、眼、口分泌物污染、浸湿附近伤口敷料者。

（3）明确拔管指征：①皮片引流：无明显引出液时，于术后 24 ~ 48 h 取出。②橡胶或硅胶管引流：无明显液体流出时可换药拔除，如需更换须术后 5 ~ 7 天待窦道形成后方可实施。③"T"形引流管（简称 T 管）：时间在 2 周左右；胆管与十二指肠完全通畅，包括胆汁引流量日渐减少，粪便色正常；血清胆红素趋向正常；抬高或夹闭 T 管 48 ~ 72 h，患者无腹胀、腹痛、发热、黄疸加重等；经 T 管逆行胆道造影证明胆道十二指肠间通畅，无残余结石；胆汁检查清亮，无脓细胞、红细胞和虫卵等。⑤双套管引流：更换或拔除视患者局部引流状况而定，最好在术后 5 ~ 7 天再更换。

ⓔ表 3-1-12 换药、折线评分标准
ⓔ表 3-1-13 感染伤口换药评分标准
ⓔ表 3-1-14 换药、拔除引流管评分标准

（4）明确伤口是否需要拆线：适应证：①正常手术切口已到拆线时间，且切口愈合良好，局部及全身无异常表现者。②头面、颈部手术后 4 ~ 5 天；下腹部、会阴部手术后 6 ~ 7 天，胸部、上腹部、背部、臀部手术后 7 ~ 9 天，四肢手术后 10 ~ 12 天，近关节处手术和减张缝线需 14 天。③伤口术后有红、肿、热、痛等明显感染者，应提前拆线。延迟拆线指征：①严重贫血、消瘦，轻度恶病质者。②严重失水或水、电解质紊乱尚未纠正者。③年老体弱及婴幼儿患者伤口愈合不良者。④伴有呼吸道感染，咳嗽没有控制的胸腹部切口。⑤切口局部水肿明显且持续时间较长者。⑥有糖尿病史者。⑦服用糖皮质激素者。⑧腹内压增高，大量腹水等。

（5）患者的准备：①告知患者换药的目的。②患者应采取相对舒适、适宜换药操作、伤口暴露最好的体位，注意保护患者隐私。③注意保暖，避免患者着凉。④如伤口较复杂或疼痛较重，可适当给予镇痛药或镇静药以解除患者的恐惧及不安。

（6）医师的准备：①根据患者病情选择在病房或换药室进行，一些需要辅以麻醉措施的换药，必要时需要进入手术室进行。②给多位患者换药时，先处理清洁伤口，再处理污染伤口，避免交叉感染。③让陪护人员回避，操作前 0.5 h 勿清扫房间。④穿好清洁的工作衣，戴好帽子、口罩。⑤协助患者摆好体位，了解伤口情况。⑥每个换药操作前后均要规范洗手。

（7）材料准备：治疗车，车上载有以下物品：①换药包：内含治疗碗盘 2 个，有齿、无齿镊各 1 把，或止血钳 2 把，手术剪 1 把。②换药用品：2.5% 碘酊和 75% 乙醇棉球或聚维酮碘、生理盐水、棉球若干；根据伤口所选择的敷料、胶布卷，无菌手套。其他用品：引流物、探针、注射器（5 mL 或 20 mL）、汽油或松节油、棉签。根据伤口需要酌情备用胸、腹带或绷带。必要时备酒精灯、火柴、穿刺针等。需合理放置器械，通常选择患者右侧床边适当位置，避免物品受污染。

2. 操作步骤

（1）术后伤口换药基本步骤：①移去外层敷料，将污敷料内面向上，放在弯盘内。②用镊子或血管钳轻轻揭去内层敷料，如分泌物干结黏着，可用生理盐水润湿后揭下。③观察伤口（有无感染现象）及引流物情况，根据相应情况进行不同处理。③一只镊子或血管钳直接用于接触伤口，另一镊子或血管钳专用于传递换药碗中的物品。④用沾有消毒液的棉球自内向外消毒伤口（清洁伤口）及周围皮肤 2 次，范围稍大于纱布敷料覆盖的范围。⑤用无菌敷料覆盖并固定，如创面广泛、渗液多，可加用棉垫，贴胶布方向应与肢体或躯干长轴垂直，关节部位胶布不易固定时可用绷带包扎。

（2）术后伤口异常的处理：①检查发现针眼稍有红肿，可用 75% 乙醇湿敷；②如见针眼有小脓疱，应挑破脓头或拆除缝线，按感染伤口处理；③如局部红肿范围大，并触到硬结，甚至波动及脓液渗出，应提前拆线、清创、换药，按感染伤口换药处理（见脓液或分泌物较多的伤口），并留取脓性分泌物进行检查。

（3）引流物的处理：①有皮片引流的伤口，视引流量的多少，每日 1 次或多次换药，

防止敷料湿透；无明显引出液时，于术后 24～48 h 取出。②放置橡胶或硅胶管的切口干燥者，可 2～3 天更换敷料 1 次，局部以消毒液消毒后，更换无菌敷料，无明显液体流出时可换药拔除，如需更换须术后 5～7 天待窦道形成后方可实行。③烟卷引流在换药时，要一手用镊子夹住其边缘，适度上下提拉，同时用针筒插入中央乳胶管抽吸积液。如需更换，须在术后 5～7 天待窦道形成后方可实行。拔除后应先以纱条引流替代，视伤口渗出量多少决定纱条是否可以取出。④ T 管一般在术后 2～3 周视全身和局部引流状况给予拔除。

（4）拔管要领：①术后拔普通伤口引流管时，仅拆固定引流管的缝线，而固定于皮肤的缝线可过几日与切口缝线一并拆除。拔管后无需凡士林纱条填塞皮肤引流管口。而拔除造瘘管（如膀胱造瘘管、肾造瘘管、胃造瘘管、T 管等）时，需将固定造瘘管的缝线与管下的皮肤缝线一并拆干净，拔造瘘管后皮肤上的各类瘘管口以及胸腔闭式引流管口均应填塞凡士林纱条。②除了 T 管（T 管不允许旋转，因其前方为 T 形）之外，其他引流管和造瘘管，拔管时均应边旋转边缓慢拔出。拔普通引流管可带负压，但拔除造瘘管无需带负压，并用纱布保护防止液体外溢污染周围伤口。③拔除引流管后需置入纱条引流，避免引流口皮肤过早闭合、引流不畅影响愈合。随后伴随每日引流物的减少，换药时引流条逐日外退少许，使伤口由底部起逐步愈合。

（5）其他伤口换药：①浅、平、洁净伤口：用无菌盐水棉球拭去伤口渗液后，盖以凡士林纱布。②肉芽过度生长伤口：正常的肉芽色鲜红、致密、洁净、表面平坦。如发现肉芽色泽淡红或灰暗，表面呈粗大颗粒状，水肿发亮高于创缘，可将其剪除，再将盐水棉球拭干，压迫止血。也可用 10%～20% 硝酸银液烧灼，再用等渗盐水擦拭。若肉芽轻度水肿。可用 3%～5% 高渗盐水湿敷。③脓液或分泌物较多的伤口：此类创面宜用消毒溶液湿敷，以减少脓液或分泌物。湿敷药物视创面情况而定，可用 1∶5 000 呋喃西林或含氯石灰硼酸溶液等。每天换药 2～4 次，同时可根据创面培养的不同菌种，选用敏感的抗生素。对于有较深脓腔或窦道的伤口，可用生理盐水或各种有杀菌去腐作用的溶液进行冲洗，伤口内适当放引流物。④慢性顽固性溃疡：此类创面由于局部循环不良、营养障碍或切面早期处理不当或由于特异性感染等原因，使创面长期溃烂，久不愈合。处理此类创面时，首先找出原因，改善全身状况，局部用生肌散、青霉素等，可杀灭创面内细菌，促进肉芽生长。

（6）拆线基本流程：①消毒：取下切口上的敷料，依次用碘酊和乙醇或用聚维酮碘由内至外消毒缝合切口及周围皮肤 5～6 cm，待干。②剪线：用镊子夹起线头轻轻提起，把埋在皮内的线段拉出针眼之外 1～2 mm，将剪尖插进线结下空隙，紧贴针眼，在由皮内拉出的部分将线剪断。③拉线：随即将皮外缝线向切口的缝线剪断侧拉出，动作要轻巧。如向对侧硬拉可能因张力原因使创口被拉开，且患者有疼痛感。④覆盖：乙醇棉球或聚维酮碘再擦拭一次，覆盖敷料，胶布固定。

3. 操作后处理

（1）每次换药完成后要整理患者衣物和床单。

（2）每次换药后，将用过的纱布和敷料放入指定医疗垃圾桶，分类处理。

（3）向患者及家属交代事后注意事项，保持伤口干洁，不要剧烈运动。

（4）每次换药完毕，须将一切用具放回指定的位置，认真洗净双手后方可给另一患者换药。

（二）操作注意事项

1. 根据伤口情况准备换药敷料和用品，应勤俭节约，物尽其用，不可浪费。

2. 换药者操作应当稳、准、轻，禁忌动作过粗、过大，严格遵守无菌外科技术。

3. 特殊感染伤口（气性坏疽、破伤风、铜绿假单胞菌等感染）换药时，必须严格执行隔离技术，除必要物品外，不带其他物品，用过的器械要专门处理，敷料要焚烧或深理。

4. 操作过程中要询问患者是否疼痛，体现出人文关怀。

5. 注意换药、拆线过程的无菌技术。①操作前做好手卫生。②换药时应用两把镊子（或钳子），其一夹持无菌棉球、敷料等，另一夹持接触伤口、沾染伤口分泌物的敷料等；③若需用两把镊子（或钳子）协同把沾有过多盐水或消毒液的棉球拧干些时，须使相对干净侧的镊子（或钳子）位于上方，而使接触伤口侧的镊子（或钳子）位置在下，后者不应再接触伤口其他部位，须置于专用容器内。④操作过程中保持两把镊子（或钳子）尖端朝下。⑤各种无菌敷料从容器中取出后，不得放回。⑥污染的敷料须放入弯盘或污物桶内，不得随便乱丢。⑦多个换药时，应先处理清洁伤口，再处理污染或感染伤口。

ⓔ 换药、拆线、引流术操作易犯错误及分析

（三）操作易犯错误及分析

第二节 胸外科基本技能操作规程及评分标准

一、胸部外伤的检查

操作要求
- 掌握胸部外伤患者的基本胸部检查要点和注意事项
- 准确评估胸部外伤的病情

（一）胸部外伤的检查要点

1. 胸部外伤检查的基本方法： 胸部外伤的急救检查属于胸外科的专科检查，在进行检查之前需首先明确患者的受伤机制，迅速完成一般的全身体格检查及专科检查。胸部外伤的急救检查基本方法包括视诊、触诊、叩诊、听诊，此外，还在必要时辅助一些特殊检查，如诊断性胸腔穿刺等。

胸部外伤可轻可重，一些严重胸部外伤（如张力性气胸、大量血胸等）可随时威胁患者生命。因此，在检查过程中，操作者应严密关注患者的生命体征，根据患者的情况灵活选择相应的检查方法，简明扼要，并注意检查的条理性。下面介绍胸部外伤检查的一般内容。

ⓔ 表 3-2-1 胸部外伤检查评分标准

（1）问诊：除一般问诊外，应详细询问胸部外伤的受伤机制。因胸部外伤的受伤机制对评估胸部外伤具有重要的意义，明确其受伤机制对确定进一步的抢救、治疗措施具有决定性作用。

（2）视诊：①整体视诊：胸廓的形态有无异常，双侧胸廓的对称性，有无外力作用痕迹，有无胸壁塌陷及反常呼吸运动，有无气管位置偏移，有无明显呼吸困难及“三凹征”。②局部视诊：皮肤有无红肿等；局部软组织有无肿胀、淤血、伤痕；局部有无异常凸起或凹陷；有无伤口及伤口的形状、大小与深度，是否为吸吮样伤口；有无异物存留及活动性出血等。

（3）触诊：①压痛：部位、深度、范围、程度和性质。②皮下气肿：部位、程度、范围。③气管位置：有无气管位置偏移。④胸廓挤压征：先行前后挤压，再行侧方挤压，当肋骨骨折或胸肋关节脱位时，常有明显的疼痛反应，称胸廓挤压征阳性。检查时应动作轻柔，防止带来二次胸部损伤。⑤其他：胸骨及肋骨有无异常活动和骨擦感。

（4）叩诊：①肺部：主要检查双侧肺野的比较叩诊。胸腔积液时积液区叩诊为浊音，气胸时则患侧胸腔叩诊鼓音，肺不张时叩诊可呈实音。②心脏：主要检查心界叩诊。大量心包积液时可有明显心界扩大。

（5）听诊：肺部：①呼吸音的改变：胸部外伤可导致呼吸音的减弱或消失，检查需明

确呼吸音改变的情况及部位。②啰音：有无干湿啰音及出现部位。③胸膜摩擦音：有无胸膜摩擦音及出现部位。心脏：①心音的改变：心包积液时可导致心音减弱，心脏压塞时可表现为心音遥远。②杂音：有无心脏杂音及出现部位。

（6）辅助检查：通过辅助检查可进一步明确胸部外伤的诊断。①诊断性胸腔穿刺：如穿刺抽出气体或不凝的血液，即可验证气胸或血胸的诊断。②胸部 X 线检查：是诊断胸部外伤的重要依据，可显示肋骨骨折及断端有无错位，明确气胸、血胸的程度。③胸部超声检查：可明确胸腔积液的量并予以定位。超声心动图还可以明确心脏、心包受损情况。④胸部 CT 检查：可进一步评估胸部外伤的严重情况，但其所需时间较长。

（二）操作注意事项

1. 对于胸部外伤较重或较急的患者，例如，张力性气胸或大量活动性血胸者，应立即进行体格检查和相应处理，在处理同时或紧急处理后追问病史和完善辅助检查。

2. 体格检查中对于严重胸部外伤患者（如连枷胸）的触诊，动作应轻柔，避免触诊（尤其是胸廓挤压征检查）导致二次胸部损伤。

（三）操作易犯错误及分析

ⓔ 胸部外伤检查操作易犯错误及分析

二、气胸、血胸的急救

（一）气胸、血胸的急救要点

操作要求
- 掌握气胸、血胸的分类及急救处理原则

1. 气胸的急救：临床上一般将气胸分为闭合性气胸、开放性气胸和张力性气胸三类。

（1）闭合性气胸：少量气胸，肺组织压缩 < 30%，可予以观察，一般 1 ~ 2 周多可自行吸收；中量气胸，肺组织压缩 30% ~ 50%，可进行胸腔穿刺术；大量气胸，肺组织压缩 > 50%，应及时进行胸腔闭式引流术。

（2）开放性气胸：将开放性气胸立即变为闭合性气胸，赢得挽救生命的时间，并迅速转送至医院，按闭合性气胸处理。

（3）张力性气胸

1）院前或院内急救：粗针头穿刺胸膜腔减压，并外接单向活瓣装置；紧急时可在针柄部外接剪有小口的柔软塑料袋、气球或避孕套等，使胸腔内高压气体易于排出，而外界空气不能进入胸腔（图 3-2-1）。

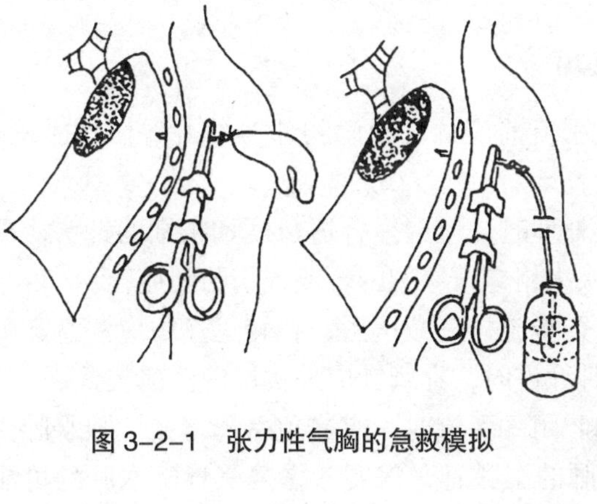

图 3-2-1　张力性气胸的急救模拟

2）进一步处理：紧急进行胸腔闭式引流术，闭式引流管可接负压吸引装置，以利于气体排出，促进肺复张。使用抗生素预防感染。漏气停止 24 h，X 线检查证实肺已复张，方可拔管。持续漏气而肺难以复张，需警惕大的支气管甚至气管损伤，必要时开胸探查或电视胸腔镜手术探查。

2. 血胸的急救

（1）积血的来源一般可分为：①肺损伤；②肋间及胸廓内血管的损伤；③心脏大血管的损伤。对于成年人而言，少量血胸积血量≤0.5 L，中量血胸积血量 0.5 ~ 1 L，大量血胸积血量 > 1 L。

（2）不同程度的血胸处理原则如下：①少量血胸：严密观察，必要时行胸腔穿刺术；②中量血胸：行胸腔穿刺术或必要时胸腔闭式引流术；③大量血胸：行胸腔闭式引流术，必要时开胸探查或电视胸腔镜手术探查。

3. 几种特殊类型血胸的定义、临床表现及处理

（1）进行性血胸：持续大量出血所致胸膜腔积血称为进行性血胸。

临床表现：①持续脉搏加快，血压降低或虽经补充血容量血压仍不稳定；②闭式胸腔引流量每小时超过 200 mL（或 > 5 mL/kg），持续 3 h；③血红蛋白量、红细胞计数和血细胞比容进行性降低，引流胸腔积血的血红蛋白量和红细胞计数与周围血相接近，且迅速凝固。

处理：当上述征象存在时，表明存在胸膜腔进行性出血，需及早行手术探查。

（2）凝固性血胸：当胸膜腔迅速积聚大量血液，超过肺、心包和膈肌运动所起的去纤维蛋白作用时，胸腔积血发生凝固，形成凝固性血胸。

处理：伤情稳定后尽早手术，清除血块并剥除胸膜、肺表面凝血块和机化形成的包膜。

（3）感染性血胸和脓血胸：经伤口或肺破裂口侵入的细菌，在积血中迅速滋生繁殖，引起感染性血胸，最终导致脓血胸。

临床表现：①有畏寒、高热等感染的全身表现。②抽出胸腔积血 1 mL，加入 5 mL 蒸馏水，无感染呈淡红透明状，出现混浊或絮状物提示感染。③胸腔积血无感染时，红细胞、白细胞计数比例应与周围血相似，即 500 : 1；感染时白细胞计数明显增加，比例达 100 : 1，可确定为感染性血胸。④积血涂片和细菌培养发现致病菌有助于诊断，并可依此选择有效的抗生素。

处理：及时进行胸腔引流，排尽感染性积血或积脓；如效果不佳或肺复张不良，需行开胸手术清除感染性积血，同时剥离脓性纤维膜。

（4）迟发性血胸：少数伤者，因肋骨断端活动刺破肋间血管或血管破裂处血凝块脱落，发生延迟出现的胸腔内积血，称为迟发性血胸。

临床表现：受伤当时未表现，而在伤后数天出现血胸的临床征象。

处理：根据血胸的严重程度，进行不同处理。

（二）操作注意事项

1. 胸腔穿刺或闭式引流前应认真阅读胸部 X 线片等影像学检查资料，严防穿刺错左、右侧。

2. 张力性气胸急救处理时，应选择合适长度和粗细的针头，以免针头选择不合适导致无法刺入胸膜腔，或针头太粗导致穿刺困难或损伤肋间血管。

3. 张力性气胸患者行胸腔排气减压后，在转运途中应注意穿刺针的固定和保护，避免穿刺针脱出和移位，条件允许时，穿刺针应外接单向活瓣装置。

4. 大量气胸在行胸腔闭式引流时，应避免引起复张性肺水肿。患者在胸腔闭式引流后出现呼吸困难加重，患肺的湿啰音，需要考虑复张性肺水肿的可能。应吸氧、监护，限制液体输入量，利尿（呋塞米 10 ~ 20 mg，静脉注射），必要时小剂量糖皮质激素治疗（地塞米松 10 mg，静脉注射）。

5. 血胸在行胸腔引流后，需要动态观察引流液的情况，包括引流液的性状和引流量。患者生命体征不稳定，血红蛋白持续进行性下降，引流液较浓呈鲜红色，引流量大于200 mL/h，连续超过 3 h，应警惕胸腔活动性出血可能，必要时急诊手术探查。

ⓔ 气胸、血胸的急救处理操作易犯错误及分析

（三）操作易犯错误及分析

三、胸腔闭式引流术及拔管术

（一）胸腔闭式引流术

操作要求

- 掌握胸腔闭式引流术的目的、适应证、禁忌证，了解各种不同胸腔闭式引流方法
- 掌握经肋间胸腔闭式引流术的操作方法
- 掌握胸腔闭式引流术的注意事项

1. 操作规程

（1）操作前准备

1）治疗目的：充分引流胸腔积气、积液，促进肺复张，恢复胸腔内负压。

2）适应证：①中、大量气胸，开放性气胸，张力性气胸；②胸腔穿刺术治疗下肺无法复张者；③需使用机械通气或人工通气的气胸或血气胸者；④拔除引流管后气胸或血胸复发者；⑤剖胸手术。

3）禁忌证：①有凝血功能障碍或重症血小板减少有出血倾向者，或正在接受抗凝治疗者；②肝性胸腔积液，持续引流将导致大量蛋白质和电解质丢失，手术要慎重；③结核性脓胸。

4）明确患者需要选择的胸腔闭式引流术种类：①经肋间插管法：经肋间插入胸腔引流管，操作简单，引流效果较好，是最常用的胸腔闭式引流方法。②肋间细管插管法（中心静脉导管）：一般用于排出胸内积液、积气或抢救时应用。因管径较细，操作简单，快速，安全有效，创伤小，患者痛苦小，临床上正越来越多地应用。但其对排出较浓稠的液体（如急性出血）导致的胸腔积血、脓液等有一定困难。③经肋床插管法：此法切除一小段肋骨，经肋床插管，可插入较粗的引流管，并能通过手指或器械分离胸内感染分隔。因此，适用于脓液较黏稠的具有感染分隔的脓胸病例，并可长时间带管。但其缺点是损伤较大，手术复杂，目前临床上已较少应用。

ⓔ 表 3-2-2 胸腔闭式引流术评分标准

5）与患者及家属沟通，签署胸腔闭式引流手术同意书，告知可能的并发症：麻醉意外、心脑血管意外，出血、感染，损伤周围组织、血管、神经，胸膜反应、复张性肺水肿，引流不畅或皮下积气、积液，其他意外。

6）用物准备：胸腔闭式引流包、无菌手套、消毒用品，5 mL 或 10 mL 注射器，2% 利多卡因针，无菌生理盐水 1 000 mL、一次性胸腔闭式引流瓶，引流管（气胸选择 26–28F 蕈形引流管，液胸或血胸选择 28–32F 引流管，脓胸选择 32–36F 引流管），胶带等。

（2）操作步骤

1）与患者沟通：介绍自己，核对患者姓名、性别、床号等，同时嘱咐其操作前注意事项（排空膀胱等）。

2）再次确认患者的病情、体征：测量脉搏和血压，再次胸部重点查体，查看胸部 X 线片和检查报告，确认无误后，洗手，戴好口罩，帽子。

3）选择合适的体位，确定置管部位：①患者体位：气胸患者可取坐位或斜坡仰卧位，胸腔积液患者可取健侧半卧位或斜坡仰卧位。②置管部位选择：气胸，患侧锁骨中线第 2 肋间；血胸，患侧腋中线与腋后线间第 6 或 7 肋间。

4）消毒铺巾：在置管部位，自内向外进行皮肤消毒，消毒范围直径 15 cm。打开胸腔闭式引流包，戴无菌手套，检查包内器械，注意消毒日期，铺盖无菌巾。

5）局部麻醉：以注射器抽取 2% 利多卡因 5 ~ 10 mL，在穿刺点沿肋骨上缘作自皮肤到

壁胸膜的局部浸润麻醉，进针过程中注意回抽，进入胸膜腔后可有气体或积液抽出，退针少许，将剩余药物注入，麻醉胸膜。稍后检测麻醉效果。

6）置管过程：①切开：选择尖刀片，沿麻醉部位做一平行于肋间的切口，长度为1～2 cm。②分离：术者以血管钳平行肋间，交替分离胸壁各层组织，直至刺入胸膜腔，此时可有液体溢出或气体喷出。③置管：经分离的间隙置入胸腔引流管。④验证置管准确：助手协助把引流管连接引流瓶，观察水柱波动情况及引流情况。确认引流管在胸腔，并保证引流管侧孔进入胸膜腔2～3 cm。⑤缝合固定：缝合固定引流管，再次消毒，纱布覆盖，胶布固定。

（3）操作后处理

1）手术完成后嘱患者静卧休息。

2）术后再次测量患者脉搏及血压，并观察术后反应，注意有无并发症，如气胸、复张性肺水肿等。

3）必要时及时复查胸部X线片，明确病情变化情况。

2. 操作注意事项及常见并发症处理

（1）术前仔细阅读胸部X线片等资料，严防搞错患侧。

（2）严格无菌操作。

（3）应避免在腋后线第8肋间以下操作，避免穿透膈肌损伤腹腔脏器。

（4）操作中应密切观察患者的反应，如有头晕、面色苍白、出汗、心悸、胸部压迫感或剧痛、昏厥等胸膜过敏反应现象时，应立即停止操作，并皮下注射0.1%肾上腺素0.3～0.5 mL，或进行其他对症处理。

（5）肺长时间萎陷时，短时间内大量排除积气、积液，肺快速复张，可导致复张性肺水肿，患者可突然出现气促、咳泡沫痰等表现。因此，置管后排放积气、积液不可过快。如发生上述情况，应适当夹闭引流管、限制液体入量、利尿，必要时予以小剂量激素治疗。

（6）术后严密观察引流情况：如大量漏气或进行性引流增多，必要时需进一步剖胸探查或行电视胸腔镜手术探查。

ⓔ 胸腔闭式引流术操作易犯错误及分析

3. 操作易犯错误及分析

（二）胸腔闭式引流拔管术要点及评分标准

操作要求

- 掌握胸腔闭式引流拔管术的目的、适应证、禁忌证
- 掌握拔除胸腔闭式引流管的操作方法
- 掌握拔除胸腔闭式引流管的注意事项

1. 操作规程

（1）操作前准备

1）目的：胸腔积气、积液引流完全，肺复张良好后，可拔除胸腔闭式引流管，恢复胸膜腔的负压环境。

2）适应证：①无气体、液体引流，或24 h引流量<200 mL且有减少趋势；②复查胸部X线片显示肺复张良好。

3）禁忌证：引流不完全，持续漏气、渗液，胸内感染未控制，支气管、食管胸膜瘘未愈合，仍需要机械通气的气胸或血气胸患者。

4）知情同意：操作前与患者和家属充分沟通，详细告知操作的必要性及风险。

5）用物准备：换药包、无菌剪刀、消毒用品、凡士林纱布、无菌敷料、胶带等。

（2）操作步骤

1）与患者沟通：介绍自己，核对患者姓名、性别、床号等，同时嘱咐其操作前注意事项（体位，拔管过程中不适及时告知等）。

2）再次确认患者的病情、体征：必要时测量脉搏和血压，再次胸部重点查体，查看胸部X线片和检查报告，确认无误后洗手，戴好口罩、帽子，打开换药包，确认消毒日期在

有效期内。

3）选择合适的体位：仰卧位或斜坡仰卧位，胸腔积液患者可取健侧半卧位或斜坡仰卧位。

4）消毒并剪除引流管固定线：在置管部位，自内向外进行皮肤消毒，消毒范围直径 10 cm，并注意引流管消毒，应消毒引流管距皮肤 5 ~ 6 cm。消毒 2 次后剪除引流管固定线，之后再进行 1 次消毒。

ⓔ 表 3-2-3 胸腔闭式引流术拔管评分标准

5）拔管：少许转动引流管确认引流管未被缝线固定后，取 2 ~ 3 块无菌纱布加 4 ~ 6 层凡士林纱布，嘱患者吸气时屏气，拔除胸腔引流管，同时迅速封闭引流管口。

6）固定：胶布固定。

（3）操作后处理：拔管后观察：听诊肺部呼吸音，观察患者有无病情变化，告知拔管后注意事项。

2. 操作注意事项

（1）严格无菌操作。

（2）操作中应密切观察患者的反应。

（3）拔管后注意观察病情变化，必要时及时复查胸部 X 线片。

（4）拔管前需要仔细评估引流管是否被缝针固定。

（5）拔管后引流管口内层凡士林纱布覆盖加压包扎。

（三）操作易犯错误及分析

ⓔ 胸腔闭式引流术拔管操作易犯错误及分析

第三节　泌尿外科基本技能操作规程及评分标准

一、男性导尿术

（一）操作规程

操作要求

- 重点掌握导尿术的适应证、禁忌证
- 重点掌握不同类型导尿管的结构、功能、使用方法
- 重点掌握导尿术的方法
- 初步了解导尿术的各种并发症及其处理

1. 操作前准备

（1）明确需要导尿术的临床情况（适应证）①各种下尿路梗阻所致尿潴留。②危重患者监测尿量。③获取未受污染的尿标本。④膀胱检查（膀胱造影、尿流动力学等）。⑤膀胱灌注治疗。⑥腹、盆腔手术及大型手术术前准备。⑦膀胱、尿道损伤患者。

（2）判断患者是否可以导尿（禁忌证）：急性尿道炎，急性前列腺炎，急性附睾炎，月经期（女性）。

（3）与患者及家属沟通，签署同意书：告知可能的并发症，如出血、感染、损伤尿道、继发睾丸附睾炎等其他的意外情况。

（4）用物准备：①治疗车（下层含生活垃圾桶）、快速手消毒液、一次性垫巾。②无菌导尿包：内有治疗碗 2 个、尿管 1 根、小药杯 1 个（内有棉球数个）、止血钳 2 把、标本瓶 1 个、孔巾 1 块、纱布数块。③皮肤黏膜消毒液（0.1% 苯扎溴铵或聚维酮碘，要注意浓度和种类，不能用碘酊或乙醇）。石蜡油棉球、10 mL 注射器一个（内有生理盐水 10 mL）、无菌持物钳、无菌手套。④包装完整的一次性导尿包可以替代② ~ ③。

2. 操作步骤

（1）操作者洗手，准备物品，检查消毒日期，与患者沟通：介绍自己，核对患者姓名、性别、床号等，同时嘱咐患者操作前注意事项。

（2）操作者站患者右侧，患者脱去对侧裤腿，取仰卧位，两腿屈膝外展，臀下铺垫巾。

（3）消毒双手。

（4）初步消毒：打开导尿包外包装，操作者左手戴手套，右手持镊子夹取聚维酮碘棉球，按从外向内，从上向下的原则消毒阴阜、大腿内侧上 1/3、阴茎、阴囊；左手纱布包住阴茎，上推包皮，暴露龟头，自尿道口螺旋消毒尿道口、龟头至冠状沟。

（5）再次消毒双手。

（6）将导尿包放置于患者两腿之间，戴手套，铺孔巾。

（7）整理用物，检查导尿管气囊，连接引流袋，润滑导尿管。

（8）将尿道口、龟头及冠状沟再次消毒 2 遍，最后尿道口加强消毒 1 遍。

（9）以左手示、中指挟持患者阴茎，并将阴茎提起与腹壁成 60°。手持镊子将涂有无菌润滑油导尿管慢慢插入尿道；嘱患者张口呼吸，肛门放松。插入 20 ~ 22 cm 见尿再插入 5 ~ 7 cm（基本插到导尿管分叉处）。气囊注水 10 mL。向外牵拉至稍有阻力。包皮复位。

（10）集尿袋固定于床旁，行走时集尿袋不应过低。

ⓔ 表 3-3-1 男性导尿术评分标准

3. 操作后处理

（1）注意尿量，尿液颜色和性质。

（2）会阴及导尿管清洁护理。

（二）操作注意事项

1. 严格按无菌操作进行，以防感染。

2. 插入时如阻力较大，可将导尿管稍退出后更换方向再插，男性患者尽量将导尿管插到分叉处再气囊注水。

3. 导尿管如误入阴道，应更换导尿管后重新插入。

4. 选择光滑和粗细适宜的导尿管，插管动作应轻柔，以免损伤尿道黏膜。

5. 若膀胱高度膨胀，患者又极度虚弱时，第一次放尿不应超过 800 mL，因大量放尿可导致腹腔内压力突然降低，大量血液滞留于腹腔血管内，引起血压突然下降，严重时可以导致休克。此外，膀胱突然减压，可引起膀胱黏膜急剧充血，发生血尿。

6. 测定残余尿和膀胱灌注治疗时，嘱患者先自行排尿。

7. 三腔气囊导尿管行膀胱冲洗时，注意要从小孔进水大孔出水。

ⓔ 男性导尿术操作易犯错误及分析

（三）操作易犯错误及分析

二、耻骨上膀胱穿刺造口术

操作要求

- 重点掌握膀胱穿刺造口术的适应证、禁忌证，掌握膀胱穿刺造口术的内容及方法
- 重点掌握膀胱穿刺造口针的结构
- 掌握穿刺技巧
- 初步能够判断穿刺过程中出现的各种情况

（一）操作规程

1. 操作前准备

（1）明确需要耻骨上膀胱穿刺造口术的临床情况（适应证）：①各种原因导致的尿潴留导尿未成功。②某些下尿路手术需要膀胱穿刺造口（如尿道成形术）。③尿道外伤后不能留置导尿管。④留置导尿管引起严重感染（如出现睾丸附睾炎、尿道炎）。

（2）判断患者是否可以进行耻骨上膀胱穿刺造口术（禁忌证）：①严重凝血功能障碍。②膀胱未充盈盆腔。③有下腹部盆腔手术史（相对禁忌）。④婴儿或任何情况引起的膀胱容量过少。⑤过度肥胖，普通穿刺针长度不够。⑥膀胱或盆腔肿瘤有穿刺损伤可能。

（3）与患者及家属沟通，签署穿刺同意书：告知可能的并发症，如出血、感染，损伤周围组织、血管、神经，药物过敏，穿刺不成功改开放手术，麻醉意外、心脑血管意外，其他不可预料的意外。

（4）术野和用物准备：①术野准备：备皮。②器械准备：膀胱穿刺针、双腔气囊导尿管、手套、治疗盘、0.5% 聚维酮碘或 2% 碘酊、75% 乙醇及胶布、局部麻醉药（2% 利多卡因 10 mL）、10 mL 注射器、小瓶生理盐水、刀片、针线、引流袋。

2. 操作步骤

ⓔ 表 3-3-2 膀胱穿刺造口术评分标准

（1）与患者沟通：介绍自己，核对患者姓名、性别、床号等，同时嘱咐其操作前注意事项。

（2）体位选择及消毒：仰卧位，下腹部用 0.5% 聚维酮碘或 2% 碘酊、75% 乙醇消毒，术者戴手套，铺巾，检查器械用物。

（3）穿刺前准备：穿刺前再次确认膀胱充盈，如膀胱未充盈，可从尿道向膀胱灌注无菌生理盐水直至充盈。

（4）麻醉：在耻骨联合上 2 横指中线处用 2% 利多卡因作局部麻醉达膀胱壁。

（5）穿刺：①在选定穿刺部位开始注射局部麻醉药，腹壁逐层麻醉，并以垂直皮肤的角度刺入膀胱，进入膀胱有落空感，且有尿液抽出。拔出细针，测量皮肤至膀胱深度。②再在穿刺处做长 1 ~ 2 cm 的皮肤切口，直达腹直肌前鞘，右手持握膀胱穿刺针，左手在下方保护，沿原细针方向刺入膀胱。③有尿液溢出后，将穿刺套管再置入 2 cm，可以一边退出针芯，一边送外套管。自外套管插入适当口径导尿管，气囊位于膀胱内，注水 10 mL 防止尿管滑出，回退导尿管使气囊位于较高位置，导尿管末端接引流袋，缝合固定一针。

（6）盖上敷料，用胶布固定。

3. 操作后处理

（1）穿刺毕后让患者静卧休息，检测患者脉搏及血压。

（2）观察术后反应，注意并发症，如严重血尿、肠道损伤等。

（二）操作注意事项

1. 严格掌握适应证及禁忌证。

2. 穿刺前必须确定膀胱已充分充盈，若不能通过查体证实，可使用 B 超证实膀胱已充盈。

3. 严格无菌操作，防止感染发生。

4. 穿刺点切忌过高，以免误刺入腹腔。

5. 穿刺针不宜过深，以免误伤肠管。

6. 抽吸尿液时，应固定好穿刺针，防止摆动并保持深度，以减少膀胱损伤。

7. 膀胱穿刺造口后，引流管深度适当，并保持通畅，防止尿液从膀胱造口管渗出。

（三）操作易犯错误及分析

ⓔ 耻骨上膀胱穿刺造口术操作易犯错误及分析

第四节 烧伤及微创外科基本技能操作规程及评分标准

一、烧伤评估

ⓔ 表 3-4-1 ⋯⋯⋯⋯■ 烧伤评估要点评分标准

（一）基本知识技能

烧伤的严重程度受多种因素的影响，其中尤以烧伤面积和深度最重要，是判断烧伤严重程度的基本指标。

1. 伤员年龄，伤前健康状况。

2. 烧伤原因。

3. 烧伤部位。

4. 烧伤面积的评估。成年人：头部占 9%，其中发部 3%，面部 3%，颈部 3%；双上肢占 18%，其中双上臂 7%，双前臂 6%，双手 5%；躯干占 27%，其中躯干前面 13%，躯干后面 13%，会阴 1%；双下肢占 46%，其中双臀 5%，双大腿 21%，双小腿 13%，双足 7%。成年女性由于骨盆较大及双足较小，烧伤面积计算：双臀及双足各为 6%。儿童头大，下肢小，可按下法计算：头颈部面积 =［9+（12- 年龄）］%，双下肢面积 =［46-（12- 年龄）］%。

评估烧伤面积时的注意事项有：Ⅰ度烧伤面积不计算在内，总面积后需要分别标明浅Ⅱ度烧伤、深Ⅱ度烧伤及Ⅲ度烧伤各自的面积，以便治疗时参考；面积均为估算，以整数记录；大面积烧伤，为计算方便，可先估算正常皮肤面积，然后从百分之百中减去正常皮肤面积即为烧伤面积；吸入性烧伤不计算面积，但在诊断中必须标明其严重程度（轻、中、重度）。

5. 烧伤深度的评估，临床常用三度四分法。Ⅰ度烧伤：仅伤及表皮，局部呈现红肿，3 ~ 5 天好转痊愈，脱屑而不留瘢痕。Ⅱ度烧伤：深达真皮，局部出现水疱。其中，浅Ⅱ度：仅伤及表皮生发层及真皮乳头层。因渗出较多，水疱较饱满，破裂后创面渗液明显，创底肿胀发红，有剧痛和感觉过敏，皮温增高。若无感染等并发症，约 2 周可愈，愈后不留瘢痕。短期内可有色素沉着，皮肤功能良好。深Ⅱ度：伤及真皮层，尚残留皮肤附件。因变质的表层组织稍厚，水疱较小或较扁等，感觉稍迟钝，皮温也可稍低。去表皮后创面呈浅红或红白相间，或可见网状栓塞血管，表面渗液少，但底部肿胀明显。若无感染等并发症，3 ~ 4 周可愈，愈后留有瘢痕。Ⅲ度烧伤：伤及皮肤全层，甚至可深达皮下、肌肉、骨骼等。皮肤坏死，脱水后可形成焦痂，创面无水疱，蜡白或焦黄，或可见树枝状栓塞血管，触之如皮革，甚至已炭化。感觉消失，皮温低。自然愈合甚缓慢，需待焦痂脱落，肉芽生长而后形成瘢痕。不仅丧失皮肤功能，而且常成畸形。

6. 是否有中毒及合并伤。需要进行详细的病史采集，合理的致伤机制分析，全面的体格检查，必要的辅助检查。

7. 烧伤严重性分度。轻度烧伤：Ⅱ度烧伤面积 9% 以下。中度烧伤：Ⅱ度烧伤面积 10% ~ 29%，或Ⅲ度烧伤面积不足 10%。重度烧伤：烧伤总面积 30% ~ 49%；或Ⅲ度烧伤面积 10% ~ 19%；或Ⅱ度、Ⅲ度烧伤面积虽不到上述百分比，但已发生休克等并发症，呼吸道烧伤，或有较重的复合伤（严重创伤、冲击伤、放射伤、化学中毒）。特重度烧伤：烧伤总面积 50% 以上；或Ⅲ度烧伤 20% 以上；或存在较重的吸入性损伤、复合伤等。

8. 伤后处理是否及时正确，包括现场急救、早期处理、局部处理、全身处理和复合伤的处理。

9. 烧伤的液体治疗

（1）液体治疗：补液公式：伤后第一个 24 h，每 1% 烧伤面积（Ⅱ度、Ⅲ度）每千克体重应补胶体和电解质液共 1.5 mL（小儿 2.0 mL）。胶体（血浆）和电解质液（平衡盐液）的比例为 0.5∶1，广泛深度烧伤者与小儿烧伤其比例可改为 0.75∶0.75。另加以基础水分 2 000 mL（小儿另按年龄、体重计算）。

总量的一半应于伤后 8 h 内输入。第二个 24 h，胶体和电解质液为第一个 24 h 的一半，水分补充仍为 2 000 mL。

上述补液公式估计液体量，并应根据患者情况随时调整输液量及速度，如观察尿量［不低于 1 mL/（kg · h）］、精神状态、皮肤黏膜色泽、血压和心率、血液浓缩等指标，有条件者可测量中心静脉压、心排血量等。

（2）延迟复苏：第一个 24 h，每 1% 烧伤面积（Ⅱ度、Ⅲ度）每千克体重应补胶体和电解质液共 2.6 mL（胶体与电解质之比为 1∶1，各为 1.3 mL），另加基础水分 2 000 mL。复苏前 2 h 将第一个 24 h 液体总量的 1/2 快速补入，另 1/2 于余下的时间均匀补入。

第二个 24 h，每 1% 烧伤面积（Ⅱ度、Ⅲ度）每千克体重应补胶体和电解质液共 1 mL（胶体与电解质之比为 1∶1，各为 0.5 mL），另加基础水分 2 000 mL。24 h 内均匀补入。

（二）操作易犯错误及分析

ⓔ 烧伤评估要点操作易犯错误及分析

二、烧伤局部处理

（一）操作规程

操作要求

- 掌握烧伤早期处置
- 掌握烧伤深度的判断
- 掌握烧伤的液体治疗
- 掌握烧伤局部创面的处理方法

1. 操作前准备

（1）烧伤早期患者一般情况及周围环境评估：周围环境是否安全，患者生命体征是否平稳。

（2）适当镇静，酌情止痛。

（2）判断患者烧伤深度，必要时需要对创面进行清洗后辨认。

（3）根据患者烧伤面积及深度，给予患者烧伤液体治疗。

（4）针对不同的烧伤创面，进行烧伤局部创面的处理，并告知患者及家属预后。

（5）用物准备：血压计、氧气袋、面罩、清创包、敷料包、手套、注射器、生理盐水、2% 利多卡因注射液、输液器等，聚维酮碘溶液、无菌巾单、换药包、剪刀、覆盖创面的特殊敷料、大量纱布、棉垫、绷带等。

2. 操作步骤

（1）现场急救：①早期脱离现场，尽快扑灭火焰，脱去着火或沸液浸渍的衣服；及时冷疗（30 min 以上）。②危及生命烧伤（如大出血、窒息、开放性气胸、骨折、中毒）的救治。③保护受伤部位，进行简单包扎。④维持呼吸道通畅。⑤其他救治，如避免长途转运，精神安慰和鼓励，补液和止痛

（2）烧伤的早期处理：①了解病史及患者相关资料（年龄、体重等）。②进行简单创面清洁处理以判断伤情。③估计面积和深度。④测量血压、脉搏、呼吸和体温。⑤检查有无复合伤、中毒或吸入性损伤。⑥补液（建立静脉通道）。⑦抗感染和抗破伤风。⑧镇痛。

（3）轻度烧伤创面初期处理：剃除创面及附近毛发，用生理盐水或稀释聚维酮碘溶液冲洗创面，去除沾染的污物或化学物质，慎用中和剂。①包扎疗法：适用于浅Ⅱ度以及浅的、烧伤面积较小的患者。②暴露疗法：适用于深Ⅱ度～Ⅲ度、烧伤面积较大的患者。③水

疱的处理：完整水疱应保留，破裂的、有污染的及深Ⅱ度创面疱皮应移除。

（4）中、重度烧伤的早期处理

1）建立静脉通道，根据烧伤面积（Ⅱ、Ⅲ度）和体重拟定抗休克补液计划（详见烧伤的液体治疗）。

2）留置导尿（注意有无血红蛋白尿或血尿）。

3）呼吸困难者予以吸氧或气管切开。

4）完善相关检查：血、尿、便常规，血型、电解质、肝肾功能等。

5）根据病情采取包扎或暴露疗法，对环形、缩窄性焦痂，痂下张力较高者，应尽早行焦痂切开减张术。

3. 操作后处理

（1）应注意患者的生命体征变化，可检测患者的中心静脉压等，及时调整输液速度及调整治疗药物。

（2）注意肢体摆放，抬高患肢。

（3）密切观察患肢末端血运。

（4）烧伤局部创面处理后，应注意创面的渗血、渗液情况，注意创面及创周皮肤炎症情况，及时更换敷料，达到手术条件的要及时手术。

（5）注意人文关怀（适度镇痛，保暖）。

ⓔ 表 3-4-2 烧伤局部处理要点及评分标准

（二）操作注意事项

1. 操作过程中应密切监测患者的生命体征，若生命体征不稳定，应暂停操作。

2. 尽量在短时间内完成操作。

3. 创面行简单清创即可，无须彻底清创。

4. 烧伤创面处理时要严格执行无菌操作技术，凡接触伤口的物品，均须无菌。

5. 防止污染及交叉感染，各种无菌敷料从容器内取出后，不得放回，污染的敷料须放入弯盘或黄色污物桶内，不得随便乱丢。

6. 包扎应超过创面至少 5 cm，厚度 3 ~ 5 cm。

7. 动作轻柔，肢体包扎应松紧适宜。

8. 头面颈部及会阴部适宜半暴露处理。

9. 处理时还需要注意处理伤口的先后顺序。对于需要手术切开减张的患者，应早期切廾减张，避免进一步坏死。

10. 烧伤患者的液体治疗非常重要，但血流动力学监测同样重要，在补液的时候需要时刻注意患者的血流动力学监测。

（三）化学烧伤的局部处理

1. 一般原则：解脱化学物质浸渍的衣物，大量清水冲洗，时间应较长。应注意眼部与五官的冲洗。急救时使用中和剂并非上策。早期输液量可稍多，加用利尿药以排出毒性物质。已明确为化学毒物致伤者，应选用相应的解毒药或对抗药。①立即解脱被化学物质浸渍的衣物，连续大量清水冲洗。②根据化学物的性质处理创面。③防治全身中毒，予大量补液，利尿药、解毒药或拮抗药。

2. 酸烧伤：较常见的酸烧伤为强酸（硫酸、盐酸、硝酸）烧伤。其共同特点是使组织蛋白质凝固而坏死，能使组织脱水；不形成水疱，皮革样成痂，一般不向深部侵蚀，但脱痂时间延缓。急救时用大量清水冲洗伤处，随后按一般烧伤处理。此外，有些腐蚀性酸烧伤，如氢氟酸，其穿透性很强，能溶解脂质，而继续向周围深处侵入，扩大与加深的损害作用较重。立即处理仍为大量清水冲洗，随后用 5%～10% 葡萄糖酸钙（0.5 mL/cm^2）加入 1% 普鲁卡因，创周浸润注射，使残存的氢氟酸化合成氟化钙，可限制其继续扩散与侵入。

3. 碱烧伤：强碱如氢氧化钠、氢氧化钾等可与组织蛋白质结合成复合物而皂化脂肪组织，皂化时可产热，继续损伤组织，碱离子能向深处穿透。疼痛较剧烈，创面可扩大、加深，愈合慢。急救时应大量清水冲洗，冲洗时间更应延长。深度碱烧伤适合早期切痂与植皮。碱烧伤中的氢氧化钙（生石灰）和 CaC_2（电石）烧伤必须在清水冲洗前，先去除烧伤处的颗粒或粉末，以免遇水后产热。

4. 磷烧伤：有其特点。磷与空气接触即自燃，磷是细胞质毒物，吸收后能引起肝、肾、心、肺等脏器损害。急救时应将伤处浸入水中，以隔绝氧气，切忌暴露于空气中，以免继续燃烧。应在水下移除磷粒，用 1% 硫酸铜涂布，可形成无毒性的磷化铜，便于识别和移除。但必须控制硫酸铜的浓度不超过 1%，如浓度过高，反可招致铜中毒。忌用油性敷料，因磷易溶于油脂，而更易吸收；适用 3%～5% 碳酸氢钠湿敷包扎。深度创面应尽早切除与植皮。

（四）操作易犯错误及分析

ⓔ 烧伤局部处理操作易犯错误及分析

三、显微镜下血管吻合术

（一）操作规程

操作要求
- 掌握显微镜的开机、关机
- 掌握显微镜的调试
- 掌握显微镜下硅胶管的吻合
- 掌握显微镜下极细针线的缝合操作

1. 操作前准备

（1）检查显微镜：检查显微镜目镜、物镜及各调节旋钮，明确所处位置。

（2）开机：接通电源，开机，开冷光源。

（3）调试：显微镜置于手术操作等高台面上，根据个人情况调节瞳距至合适位置，调节放大倍数，调节显微镜高度。

（4）用物准备：显微剪、显微镊、显微持针器、显微血管钳、动静脉血管夹、平头针、肝素水、7–0 带针缝线、10–0 带针缝线。

2. 操作过程（对端缝合）

（1）放置止血夹与背衬：止血夹放置方向应与血管纵轴垂直，位置距断端 4～5 mm。然后在血管深侧衬入一片约 1 cm × 1 cm 的淡黄色或淡蓝色硅胶薄膜作为背衬。

2）血管的修剪：修剪血管，使吻合口对合整齐，张力适当。

（3）断口的冲洗与扩张：断端的血管腔如有血液或血块存在，可用肝素盐水（100 mL 生理盐水内含 12.5 mg 肝素）冲洗干净。若血管断端有痉挛，为便于自外膜进针，可用血管镊准确伸入血管腔作轻柔扩张。

ⓔ 表 3–4–3 显微镜下血管吻合术评分标准

（4）进针的方法：进针的方向应与纵轴平行，针刺入时，除看准针距与边距外，应尽量使缝针与血管壁垂直。缝针一般先从右侧由外向管腔进针，经断口后自左侧管腔由内向外出针，同时用左手血管镊进行反压。由外向内缝时，可用尖头镊伸向血管腔内进行反压，使缝针自镊头尖间出来；由内向外时，则用镊边反压或夹住外膜进行反压。

（5）进针的顺序：二定点端端缝合法（即 180° 缝合法），以缝合 8 针为例，方法是：将两吻合的血管端端对合后，如以断口按钟面计算，在吻合口缘 12 点和 6 点处，用 9–0 至 11–0 的单丝尼龙无损伤缝针，缝合第一针和第二针，分别打结，留有 10～15 mm 的尼龙线作为牵引；第三针缝合在血管前壁缘 3 点处，第四针缝合在 1 点半处，第五针缝在 4 点半处。然后翻转血管 180°，于血管后壁缘 9 点处缝合第六针，于 7 点半处缝合第七针，最后于 10 点半处缝合第八针。这种等分的缝合方法容易使针距一致，减少渗漏与补针。

3. 操作后处理

（1）吻合完毕应检查吻合口是否通畅。

（2）应避免吻合血管扭转。

（3）避免局部受压。

（4）注意通过输液维持循环的稳定性。

（5）适当使用血管解痉药物。

（二）操作注意事项

1. 血管吻合过程中应避免将血管外膜缝入血管腔中。
2. 血管吻合之前及过程中应用肝素盐水抗凝。
3. 缝合边距适中，避免血管外膜内翻。
4. 避免血管扭转。

（三）操作易犯错误及分析

ⓔ 显微镜下血管吻合术操作易犯错误及分析

第五节 乳腺外科基本技能操作规程及评分标准

一、乳腺查体

（一）视诊

ⓔ 表 3-5-1 乳腺检查评分标准

患者取坐位或仰卧位，面对光线，两侧乳房充分暴露，以利对比。观察：乳房外形、乳房皮肤、乳头及乳晕、腋窝、锁骨上下。

（二）触诊

先健侧后患侧，检查顺序为乳房外上（包括尾部）、外下、内下、内上各象限，中央区，将手指和手掌平放在乳房上，以指腹轻轻扪按，忌用手指抓捏乳房。触诊包括：①乳房肿块。②乳头有无溢液及溢液部位及性质。③腋窝淋巴结。④锁骨上淋巴结。

二、乳腺肿块切除术

（一）操作规程

操作要求
- 掌握乳腺肿块切除术的目的
- 掌握乳腺肿块切除术的适应证、禁忌证
- 掌握乳腺肿块切除术的操作方法
- 掌握乳腺肿块切除术的注意事项

1. 操作前准备

（1）明确手术目的：①诊断作用。②治疗作用。

（2）明确手术适应证：①纤维腺瘤。②乳管内乳头状瘤。③局限性乳腺增生随诊无消退或局部病灶有恶性病变可疑。④疑为乳腺癌，空芯针穿刺活检不能明确。⑤短期内迅速长大的实质性肿块。⑥复杂囊肿或者囊壁不均匀增厚，囊实性肿块。

（3）判断患者是否可以进行乳腺肿块切除术（禁忌证）：①全身出血性疾病患者。②肿物合并周围皮肤感染情况者。

（4）与患者及家属沟通，签署手术同意书及授权委托书，告知可能的并发症：术中术后出血、伤口感染，如病理切片为恶性需进一步综合治疗，药物过敏，心、脑血管意外，麻醉意外、其他不可预料的意外等。

（5）用物准备：乳腺区段切除包（小号带容量标示不锈钢杯、治疗盘、治疗碗、无菌孔巾、尖/圆刀片、刀柄、组织钳、小血管钳、有齿镊、组织剪、线剪、3–0号线、4–0号线、中圆针、三角针、持针器、纱布），消毒用品：聚维酮碘或碘酊、乙醇，其他：2%利多卡因10 mL、5 mL或10 mL注射器一支，无菌标本瓶1个，无菌手套若干（6.5、7.0、7.5码），0.9%生理盐水，4%甲醛溶液，胶带、洗手液等。

2. 操作过程

ⓔ表3–5–2　乳腺肿物切除术评分标准

（1）与患者沟通：介绍自己，核对患者姓名、性别、住院号、手术部位。

（2）查看钼靶片和超声检查等报告，再次确认需要的手术及手术部位无误。

（3）外科洗手（必要时穿衣），戴无菌手套。

（4）消毒（两遍，注意范围）、铺巾。

（5）麻醉：局部浸润麻醉或区域阻滞。配麻醉药（1%利多卡因，抽生理盐水及麻醉药时核对药名、浓度），沿切口线及周围阻滞，注意注射药物前回抽。

（6）手术步骤：①切开皮肤、皮下组织。②用组织钳将一侧皮缘提起。③剪刀锐性或钝性分离，提取肿块，切除肿块及包膜。④切口止血，探查有无肿块残留或多发肿块。⑤缝合切口。⑥盖无菌敷料，加压包扎。⑦恶性病变需行切缘病理检查并放置标记夹。

3. 操作后处理

（1）标本送检（快速或慢石蜡切片）。

（2）告知术后注意事项。

（二）操作注意事项

1. 术前核对病历、超声、钼靶等资料，严防左、右侧手术错误。

2. 严格无菌操作。

3. 注意无瘤技术，乳腺腺瘤、有明确包膜的囊肿等可在其与正常乳腺的间隙中用剪刀做锐性与钝性分离。病变处与正确组织无明显界限者应将肿瘤组织及其周围0.5 ~ 1 cm内的正常组织一并切除。若穿刺已确诊为恶性行肿块切除者，应采取锐性分离，保留一定的安全切缘。

4. 乳腺切口选择要注意美观、隐蔽。

5. 术中注意观察患者反应，有无心悸、胸闷、气促等麻醉药过敏反应及疼痛不适。

6. 术后注意有无疼痛、出血、伤口感染等，并作出相应处理。告知患者适时换药拆线，追病理结果，指导后续综合治疗。

（三）操作易犯错误及分析

ⓔ乳腺肿物切除术操作易犯错误及分析

第六节　外科基本技能操作模拟竞赛试题

一、普通外科

（一）插胃管

题1

ⓔ插胃管模拟竞赛试题

题干：患者男性，40岁，脑外伤术后2天，仍昏迷。请为患者行首次肠内营养治疗。

考核点
昏迷患者插胃管注意事项，胃肠内营养的注意事项

要求1： 请为患者插胃管。

要求2： 请为患者进行首次肠内营养治疗。

临床思维： 要求1：为昏迷患者插胃管到达会厌部时应由助手将患者头部抬起抵向胸口，更容易插入。胃管到达预定位置后，昏迷患者应使用全部三种方法检测胃管是否在胃里，排除胃管插入气管。要求2：胃肠营养遵循循序渐进，浓度由低到高的原则。

模型及环境要求： 全身人插胃管模型，放置于可调节病床上。

用物准备： 治疗碗（内盛温开水）、治疗巾、手电筒、别针、压舌板、一次性胃管（注意检查包装），手套，棉签，纱布，20 mL注射器，液状石蜡棉球，弯盘、听诊器、胶布、止血钳、引流袋；输液架、输液器，温盐水，12%、25%、50%浓度营养液500 mL各1瓶。

（二）外科洗手、穿脱手术衣、戴脱无菌手套

ⓔ 外科洗手、穿脱手术衣、戴脱无菌手套模拟竞赛试题

题1

考核点
肥皂水洗手的方法，半覆盖式手术衣穿着方法

题干： 请用肥皂水洗手法洗手，并穿半覆盖式手术衣。

用物准备： 洗手水龙头，挂钟，洗手刷，肥皂液，乙醇桶，75%乙醇，计数纽扣，无菌毛巾，半覆盖式无菌手术衣，各型号手套。

（三）消毒铺巾

ⓔ 消毒铺巾模拟竞赛试题

题1

题干： 患者女性，40岁，因发现颈前包块1周就诊。拟行右侧甲状腺腺叶切除术。

要求： 请选手完成颈部手术区域消毒铺巾。

考核点
Ⅰ类手术区域的消毒原则，颈部手术的消毒范围

临床思维： ①甲状腺手术为Ⅰ类手术，消毒原则应遵循离心形消毒原则；②消毒范围上至下唇，下至乳头，两侧至斜方肌前缘。

模型及环境要求： 术前无菌术操作训练模型。

用物准备： 手术消毒包（无菌治疗碗1个，消毒钳2把，无菌纱布数块），聚维酮碘，污物桶1个。

（四）手术切开

ⓔ 手术切开模拟竞赛试题

题1

题干： 请在动物（猪或兔）上完成开关腹操作。

考核点
熟练掌握开关腹的步骤

临床思维： 通常要求选手3人同时操作，每名操作者的分工定位非常重要。术者、第一助手和洗手护士各司其职，熟练配合。考核点是规范和娴熟。洗手护士的角色非常重要。操作过程中不能损伤腹内器官。

模型要求： 动物。

（五）外科缝合

ⓔ 外科缝合模拟竞赛试题

题1

题干： 请戴手套序贯完成下列缝合（一针一线）：①用三角针完成单纯间断缝合2针；②用三角针完成垂直褥式外翻缝合2针；③用三角针完成减张缝合2针；④用圆针完成水平褥式内翻缝合2针。

临床思维：此类题目基本是历届竞赛必考，题干大同小异，选手要看清题干是否需要戴手套，是否是序贯，如果遇到不确定是否可以放弃等。

模具及环境要求：人工皮或动物皮，动物离体器官。

用物准备：各种针线，剪刀，有齿镊，持针器，纱布，胶布。

考核点　缝合技术，各种缝合方法

（六）结扎止血

题 1

ⓔ 结扎止血模拟竞赛试题

要求 1：请 A 选手在答题卡上选择正确的缝合方法并戴手套完成防止皮肤内翻常用的缝合方法（2 针）。

要求 2：请在 C 选手答题卡上选择正确的缝合方法并戴手套完成肌腱断裂后的端端吻合。

要求 3：请 A、C 选手共同在打结器的圆筒内分别完成 5 个血管的结扎，并分别剪线。

临床思维：尽管目前有各种外科止血模型，但无非都是需要选手选择最快、最有效的方法进行处理，其中的基本功可以拆解为压迫、钳夹、缝合以及结扎等。通常需要两人或两人以上的配合，动作迅速但不能太大。选手经常疏忽的一点是一定要先对止血模型做出准确的判断，做到先止血再缝合或结扎。

考核点　熟悉各种缝合方法的适用场景，止血缝合迅速、熟练

模型及环境要求：各种外科止血模型及模具。

用物准备：无菌手套，各种缝针及线，各种止血钳，持针器，线剪，纱布，棉垫，止血带，绷带，胶布。

（七）静脉切开术

题 1

ⓔ 静脉切开术模拟竞赛试题

题干：患者男性，40 岁，因脑外伤术后 2 天入院。查体：生命体征平稳，深昏迷。

要求：请给予静脉切开置管。

临床思维：昏迷患者选仰卧位，以用下肢内踝前上方大隐静脉为宜。输液设备应预先准备好，一旦置管完成，立即接通输液设备。

考核点　静脉切开术的要点

模型及环境要求：人静脉切开模型，诊疗床。

用物准备：静脉切开包、手套、消毒液、消毒器械、5 mL 注射器、套管针、2% 利多卡因注射液、胶带、输液架、输液器、生理盐水等。

（八）体表肿块切除术

题 1

ⓔ 体表肿块切除术模拟竞赛试题

题干：患者女性，51 岁，因发现右背部肿块 2 个月就诊。曾行冠状动脉支架置入术。查体：右背部皮下可扪及 1.5 cm × 1.5 cm 肿块，呈椭圆形，质韧，边界尚清，活动度可，无压痛，与皮肤无粘连。

要求 1：请写出可能的诊断。（注：如果选手询问是否有 B 超检查结果则出示提示卡 A。）

提示卡 A：B 超示：右侧背部患者所指处皮下脂肪层内查见稍强回声团，大小约 18 mm × 8.9 mm × 17 mm，边界清楚，形态规则，内部回声不均质；彩色多普勒血流成像（CDFI）：内未见明显血流信号。

考核点　掌握体表肿物切除术的基本操作流程

要求 2：请为患者行肿块切除术。（注：如果选手询问是否停用抗凝血药则出示提示卡 B。）

提示卡 B：已停用抗凝血药 14 天。

临床思维：要求 1：应考虑背部脂肪瘤。可以通过查体、B 超辅助检查等初步诊断。要求 2：操作前排除禁忌证，询问是否停用抗凝血药。切口选择顺皮纹。

模型及环境要求：体表肿块切开模型。

用物准备：门诊手术包（包内应包入圆针以及三角针各 1 枚，手术尖刀片，圆刀片，3–0 缝线，无菌棉球及无菌纱布若干，组织剪，线剪，Allis 钳，小弯钳 3 把，刀柄，有齿镊），聚维酮碘，2% 利多卡因 5 mL，洗手液，5 mL 注射器，标本袋，各型手套，持物钳，医用胶布，腕带，血压计（内附正常值），5% 甲醛溶液。

（九）破伤风急救

ⓔ 破伤风急救模拟竞赛试题

题 1

题干：患者男性，35 岁，3 天前不慎被一 5 cm 长生锈铁钉扎伤右足底，伤后于当地诊所取出异物进行了简单包扎，今晨突发全身强直痉挛，呈“角弓反张”状态，发作时张口困难。遂送至我院急诊。急诊入院时，患者痉挛发作已停止，精神意识状态正常，生命体征平稳。

考核点
对破伤风的准确诊断和处理

要求 1：作为急诊科值班医生，请你对患者做出初步诊断。

要求 2：请对患者做出相应的外科处理。

临床思维：选手需要熟练掌握破伤风的诊断及治疗特征，考核点还包括了清创、换药、隔离防护等操作相关知识。遇到此种病例需要全面分析，不要遗漏操作步骤。既然明确指定是外科处理，选手应该理解是针对伤口的处理，重点是伤口的开放，过氧化氢溶液冲洗，及换药器械和纱布的处理。

模型及环境要求：下肢清创模型。

用物准备：隔离衣，模拟药物（破伤风抗毒素、地西泮、利多卡因等），清创包，过氧化氢溶液，聚维酮碘，棉球和纱布，分类垃圾袋。

（十）脓肿切开引流术

ⓔ 脓肿切开引流术模拟竞赛试题

题 1

题干：患者女性，28 岁，哺乳期，因突发右侧乳房外侧红、肿、热、痛，并伴有畏寒、发热就诊。体温 38.6℃。

要求 1：请写出可能的诊断，并写出进一步检查的项目。

考核点
脓肿切开引流术要点，并注意乳腺脓肿切开引流术切口特点

题干 2：右乳腺外上象限脓肿，约 7 cm × 5 cm 大小，内可见液性暗区。

要求 2：请为患者做脓肿切开术。

临床思维：要求 1：哺乳期妇女出现乳房红、肿、热、痛，应考虑急性乳腺炎，为进一步诊断应行血常规检测、乳腺超声检测，以确定是否有脓肿形成。要求 2：注意切口应为以乳头为中心的放射状切口，通常引流，必要时对口引流。

模型及环境要求：半身乳腺脓肿切开引流术模型，放置于病床上。

用物准备：脓肿切开包（内含无菌杯、棉球、治疗碗、孔巾、巾钳、尖刀片、刀柄、止血钳、有齿镊、组织剪、线剪、持针器、三角针、3–0 号线、纱布若干、弯盘等），10 mL 注射器 2 支，2% 利多卡因注射液，引流膜、胶带，3% 过氧化氢溶液，生理盐水 500 mL，手术衣、无菌手套，抢救车 1 辆。

（十一）换药、拆线、引流术

题 1

题干：患者女性，70 岁，因发现颈前包块 1 周就诊。既往有糖尿病病史，5 天前行右侧甲状腺腺叶切除术。

要求：请选手对伤口进行处理。

临床思维：患者虽行甲状腺手术已 5 天，但既往有糖尿病病史，应延迟拆线。

模型及环境要求：换药、拆线操作训练模型。

用物准备：换药车、换药包、聚维酮碘、棉球若干，纱布、胶布卷、无菌手套等物品。

ⓔ 换药、拆线、引流术模拟竞赛试题

考核点
延迟拆线的指征，术后清洁伤口的换药

二、胸外科

（一）胸部外伤的检查

题 1

题干：患者男性，16 岁，因摔伤后胸痛 3 h 就诊。体查：神志清楚，生命体征平稳，左胸稍压痛，左下肺呼吸音稍减弱。HR 85 次 /min，律齐，心音正常。胸部 X 线片显示如图 3–6–3。

ⓔ 胸部外伤的检查模拟竞赛试题

考核点
胸部外伤的体格检查，血胸的诊断及处理

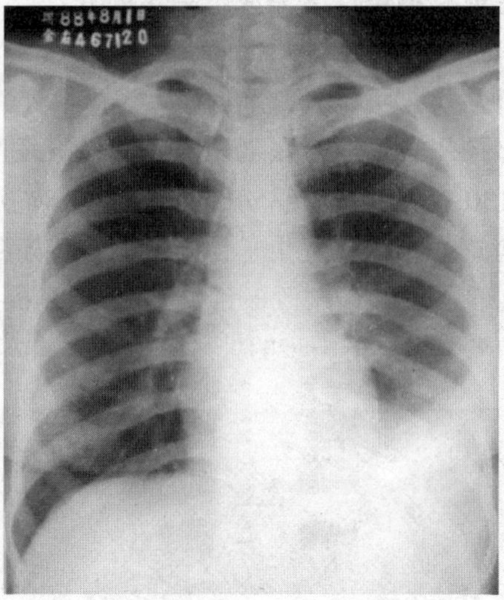

图 3–6–3　胸部 X 线片

要求：请选手结合病史对患者进行胸部检查，并进行诊断及提出进一步处理方案。

答案及思路：诊断：胸部外伤，左侧血胸（少量）。患者为摔伤所致胸部外伤，结合查体及胸部 X 线检查，考虑为左侧少量血胸。对于少量血胸，可严密观察，必要时行胸腔穿刺术。

模型要求：SP 1 人。

用物准备：听诊器 1 副。

（二）气胸、血胸的急救

题 1

ⓔ 气胸、血胸的急救模拟竞赛试题

题干：患者男性，45 岁，因在工地作业时不慎自 3 m 高处跌落，致左侧胸痛 10 min 就诊。

查体：HR 105 次 /min，R 24 次 /min，BP 105/68 mmHg，SO_2 98%，左侧前胸壁见一大小约 2 cm × 3 cm 的开放性伤口，不停渗血，未闻及明显气流声，左侧胸廓压痛明显。X 线胸片如图 3–6–4。

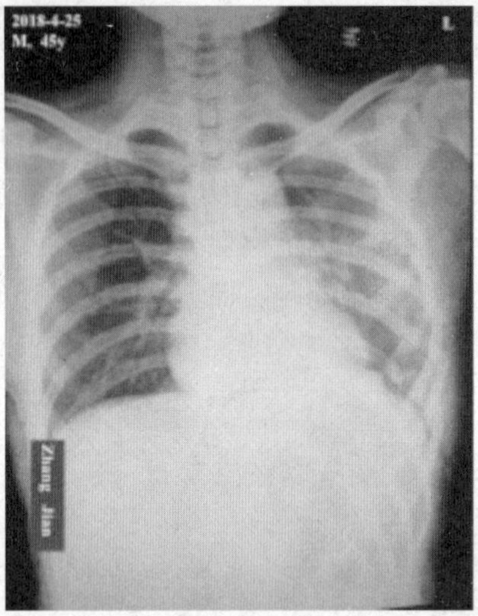

图 3–6–4 急诊 X 线胸片

要求 1：因医务室条件限制，无法做清创缝合，你作为医务室的接诊医生，在查看患者伤情后请给出初步诊断并在现有的条件下完成下一步的处理。请 A 选手回答问题，B 选手辅助配合完成操作

考核点
张力性气胸的诊断和急诊处理，多头胸带固定的操作

要求 2：患者在初步处理后转至我院急诊科就诊，急诊科已为患者吸氧、心电监护和建立静脉通路输液，患者渐感胸闷、气促，在剧烈咳嗽后，突发呼吸困难、大汗淋漓，口唇发绀。心电监护显示：HR 130 次 /min，BP 85/55 mmHg，R 30 次 /min，SO_2 75%（呈进行性下降）。请问：①此时，你考虑病情可能发生了什么变化？②如何进行鉴别？

要求 3：患者凝血功能正常，急查床旁 X 线胸片如图 3–6–5。请 A 选手利用现有条件对患者进行初步处理？请 B 选手完成下一步的处理。

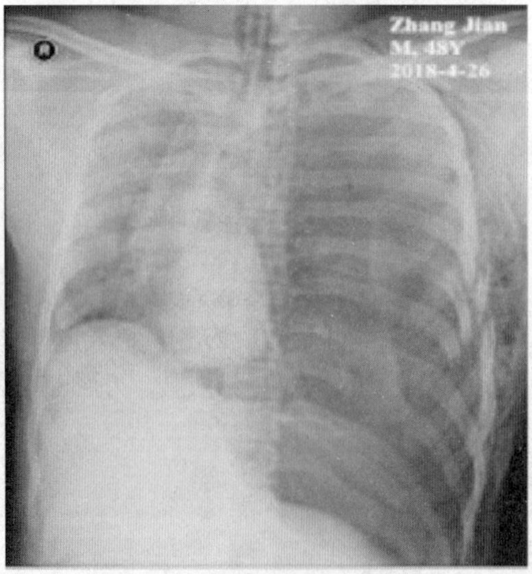

图 3–6–5 急诊床旁 X 线胸片

临床思维

1. 题干设计了一个工地高处坠落伤的场景，患者左胸部有开放性切口，但 X 线胸片未

见明显气胸，只是左侧多发肋骨骨折，切口查体无明显开放性气胸的表现。诊断为：胸外伤，左侧多发肋骨骨折；左前胸壁开放性损伤；肺挫伤待排除。因初诊的工地医务室无法清创缝合，且伤口在渗血，伤口中有明显异物，所以下一步的处理为：伤口的简单处理和加压包扎处理 + 胸带固定 + 转上级医院进一步处理。

考核点：开放性气胸的判断和鉴别，外伤的急救流程，胸带固定的双人操作配合

2. 要求 2 中，给出了病情的进展，患者在剧烈咳嗽时突发极重度的呼吸困难，大汗淋漓，伴心率快和血压低的情况，此时尚未提供 X 线胸片。考核选手的临床思维，考虑有哪些可能的诊断：张力性气胸的可能，活动性血胸的可能，还有肺栓塞的可能。鉴别诊断需体格检查配合影像学检查，胸部的 CT 或 X 线胸片可以初步判断。

3. 如选手在鉴别诊断时说需要进行胸部的影像学检查，则给出 X 线胸片，胸片提示是张力性气胸，因为患者血氧进行性下降，病情危重需要紧急处理，在没有闭式引流的条件下，考核张力性气胸的急诊处理。

模型及环境要求：胸部闭式引流模型；左侧前胸壁腋前线第 5 肋间模拟开放性伤口（在流血），伤口内放置明显异物。

用物准备：多头胸带 1 个，10/20/50 mL 注射器各 1 支，凡士林纱布、普通无菌纱布、棉球、棉垫若干，聚维酮碘，2% 利多卡因 1 瓶，胶布。

（三）胸腔闭式引流术及拔管术

题 1

ⓔ 胸腔闭式引流术及拔管术模拟竞赛试题

题干：患者男性，65 岁，因咳嗽、咯血入院。X 线显示：右下肺近胸壁处可见一团块状影，约 5 cm 大小。于某日在局部麻醉下行 CT 引导下穿刺，术后安返病房。穿刺后约 1 h，患者咳嗽后突然出现呼吸急促、面色苍白。复查 X 线胸片如图 3–6–9。

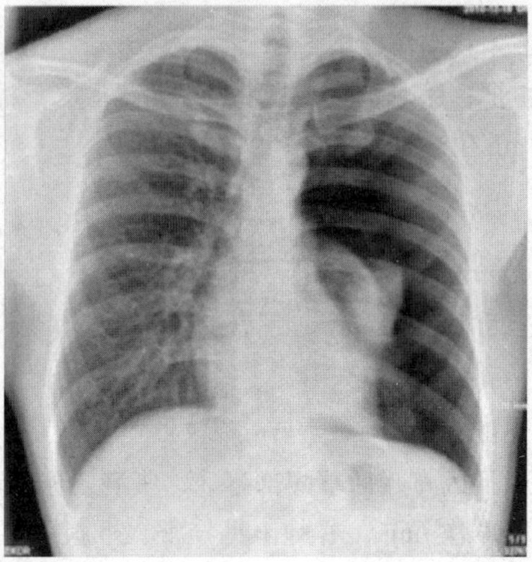

图 3–6–9 X 线胸片

要求 1：试问该患者可能出现了什么病情变化？

提示卡一：选手识别出 X 线胸片错误后，给出正确的 X 线胸片，如图 3–6–10。

要求 2：请对患者作出下一步处理。

提示卡二：置入胸腔引流管后可见 600 mL 血性液体引流出，患者面色苍白，心率加快，血压 85/40 mmHg，请问下一步处理是什么？

考核点：胸部影像的阅片能力，胸腔闭式引流操作以及活动性血胸的诊断标准

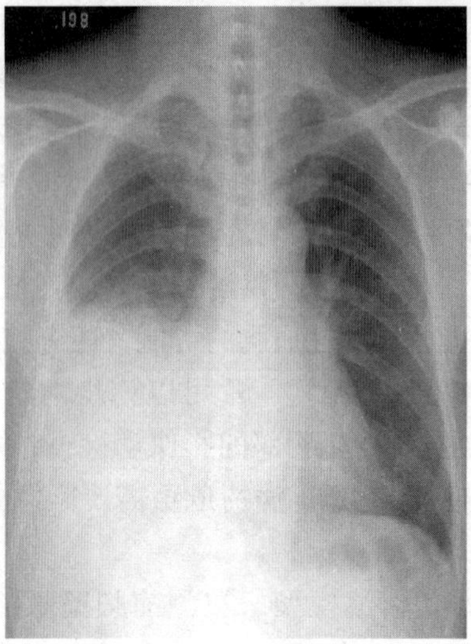

图 3-6-10 X 线胸片

临床思维

1. 考核选手阅片的能力，题干中给出右下肺肿块穿刺活检，给出的 X 线胸片是左侧气胸且右下肺未见明显肿块，表明给出的胸片可能是错误的。

2. 考核胸腔闭式引流操作，CT 引导下肺穿刺活检后出现呼吸急促、面色苍白，结合正确的 X 线胸片（右侧中等量积液），临床考虑为血胸，应胸腔闭式引流。

3. 考核活动性血胸的诊断标准，闭式引流完成后引流出 600 mL 血性液体（为胸腔内积血），不代表胸腔内有活动性血性，患者呈现休克血压，此时的处理为吸氧、监护、补液、止血，严密观察引流情况，如引流量≥200 L，连续超过 3 h，考虑活动性血胸，应开胸探查。

模型及环境要求：胸部闭式引流模型。

用物准备：无菌剪刀 1 把；手套 2 副；10 mL 注射器 1 支；棉签等消毒用品若干；闭式引流包，引流管各 1；500 mL 生理盐水 1 瓶；2% 利多卡因；纱布和棉球若干。

三、泌尿外科

（一）男性导尿术

ⓔ 男性导尿术模拟竞赛试题

题 1

题干：患者男性，30 岁，因车祸后下腹部疼痛、胀满，尿排不出就诊。既往史无异常。查体：BP 120/70 mmHg，P 90 次 /min，心肺未见异常，下腹明显膨隆，有压痛。耻骨上压痛。脊柱四肢无异常。超声：腹腔未见异常，膀胱充盈明显。X 线片示耻骨骨折。

要求 1：请进行初步诊断和处理。（设置导尿受阻于后尿道的模型，使选手无法完成导尿。）

考核点

导尿基本操作，骨盆骨折合并后尿道损伤的诊断和处理原则

要求 2：请分析患者导尿不成功的原因，并提出下一步的首选治疗方案：单纯膀胱造瘘或尿道会师治疗。

临床思维：要求 1：诊断为骨盆骨折合并后尿道损伤，初步处理为留置导尿。骨盆骨折导致后尿道损伤临床上很常见。对于泌尿外科来说，可以根据患者有没有尿道出血、排尿困难、尿外渗的表现来初步判断是否合并有尿道损伤。要求 2：导尿不成功主要是因为：尿道损伤导致局部充血狭窄或断裂。该患者应该选择急诊尿道会师治疗。诊断性导尿是第一

步操作，导尿管不能插入，该患者一般情况和生命体征正常，首选尿道会师。如果没有手术条件则行单纯膀胱造瘘。一期的尿道修复手术因为手术难度大，患者骨盆不稳定，术中出血难以控制，不推荐。

模型及环境要求：男性导尿模型（导尿受阻于后尿道的模型，后尿道置入阻塞物）。

用物准备：一次性导尿包。

题 2

题干：患者男性，30 岁，因车祸后下腹部疼痛、胀满，尿排不出就诊。既往史无异常。查体：BP 120/70 mmHg，P 90 次 /min，心肺未见异常，下腹明显膨隆，有压痛。耻骨上压痛。脊柱四肢无异常。超声：腹腔未见异常，膀胱充盈明显。X 线示耻骨骨折。

要求 1：请进行初步诊断和处理。

要求 2：请写出导尿管留置时间，拔管后常见并发症的处理原则。

临床思维：要求 1：骨盆骨折合并后尿道损伤，初步处理为留置导尿。要求 2：留置导尿，2 ~ 4 周后拔出导尿管观察排尿情况，如果出现尿道狭窄的表现，则需定期尿道扩张，如果尿道扩张效果不好，则应该考虑 3 个月后行尿道狭窄内切开或者开放狭窄段切除端端吻合。

考核点 导尿术基本操作，骨盆骨折合并后尿道损伤的诊断和处理原则

模型及环境要求：男性导尿模型。

用物准备：一次性导尿包。

（二）耻骨上膀胱穿刺造口术

题 1

ⓔ 耻骨上膀胱穿刺造口术模拟竞赛试题

题干：患者男性，72 岁，因进行性排尿困难 6 年，排尿疼痛伴发热近 1 周就诊。T 39℃。B 超示前列腺体积增大，残余尿 400 mL，双肾积水。尿常规：脓细胞成堆，白细胞明显增多。血肌酐及尿素氮升高。查体：右侧阴囊肿胀，右侧睾丸、附睾不能扪清，压痛明显。

要求 1：为了让患者解除排尿困难，请选择一个最合适的方法并说明理由：①导尿术；②耻骨上膀胱穿刺造口术。（如果选手选择了耻骨上膀胱穿刺造口术，则出示要求 2。）

要求 2：请选手完成耻骨上膀胱穿刺造口术。

要求 3：穿刺之后，如出现膀胱痉挛，应如何处理？

考核点 耻骨上膀胱穿刺造口术的操作规程，导尿术的禁忌证，膀胱穿刺术的并发症处理

临床思维：要求 1：选择耻骨上膀胱穿刺造口术，因为患者存在附睾睾丸炎，是导尿的禁忌证。要求 3：①可予以生理盐水低压冲洗，以保持引流通畅。②肌内注射山莨菪碱等解痉药。③必要时调整造口管位置。解题思路分析：该患者为老年男性，病史及超声检查提示有下尿路梗阻，现患者残余尿过多，并有上尿路扩张和尿路感染，有留置导尿管或者膀胱造口引流的适应证，但患者同时有右侧附睾睾丸炎，此点则为留置导尿的禁忌证，故选择耻骨上膀胱穿刺引流。术后常见的膀胱痉挛多由造口管末端刺激膀胱黏膜引起，表现为尿意强烈，不自主排尿等。可以调整管子位置或加用解痉药缓解症状。

模型及环境要求：全身人耻骨上膀胱穿刺造口模型，穿刺部位皮肤可以更换。

用物准备：膀胱穿刺针、双腔气囊导尿管、手套、消毒液、局部麻醉药、消毒液状石蜡、10 mL 注射器、小瓶生理盐水、刀片、针线、引流袋。

四、烧伤及微创外科

（一）烧伤评估

ⓔ 烧伤评估模拟竞赛试题

题 1

题干： 患者男性，6 岁，因烧伤 4 h 入院。入院时诉面颈和胸部剧烈疼痛，呼吸困难，口渴。查体：脉搏 130 次 /min，呼吸 28 次 /min，血压 80/60 mmhg，面色苍白，四肢湿冷，烦躁不安，声音嘶哑，肺部听诊可闻及喘鸣，尿常规阴性，血气分析正常，X 线胸片正常。局部创面查体见整个面部、颈部、胸腹背和会阴部稍肿胀，触痛明显，皮肤可见大小不等的水疱，部分水疱破溃，创面潮红，两上肢除右手背均烧伤，创面苍白，触痛迟钝，双下肢及臀部正常。

考核点：小儿烧伤面积计算、烧伤补液公式、早期急救处理原则

要求 1： 请给出患儿目前的诊断。

要求 2： 请计算患儿第一天的补液量。

要求 3： 目前患儿主要的治疗措施有哪些，并予以处理。

临床思维： 要求 1：根据小儿烧伤公式，加上烧伤深度的判定，应为面部及躯干Ⅱ度烧伤，10%+27% = 37%，余为Ⅲ度烧伤，17%；诊断为：全身多处烧伤 54%，特重度烧伤；吸入性损伤。要求 2：6 岁小儿体重约为 20 kg，根据补液公式，为 20 kg × 54% × 2=2 160 mL，加上患儿的生理需要量为 20 kg × 100 = 2 000 mL。第一天补液量为 4 160 mL。要求 3：患儿存在吸入性损伤可能，应立即行气管切开人工气道；立即予补液抗休克治疗，并密切监测生命体征，监测 24 h 出入水量及每小时尿量；必要时上肢立即切开减压。

模型及环境要求： 小儿模型，烧伤部位皮肤根据题干表现出烧伤后特征（可用不同颜色染料表示）。

用物准备： 无菌手套、导尿包、气管插管包、换药包、治疗盘（生理盐水、聚维酮碘、棉签、胶布、局部麻醉药）、血压计、2% 利多卡因、注射器、输液器、小儿面罩、氧气瓶。

（二）烧伤局部处理

ⓔ 烧伤局部处理模拟竞赛试题

题 1

题干： 患者女性，20 岁，因开水烫伤左足 2 h，急诊入院。查体：T 36.8℃，P：90 次 / min，R：18 次 /min，BP：108/68 mmHg。左足全部被开水烫伤，创面有多个较大水疱，部分创面上可见小颗粒状沙土样异物，部分水疱皮破溃，表皮外翻、脱落，可见创面基底潮红，皮温稍高，痛触觉敏感。左足各趾末梢血运正常。

考核点：烧伤面积估算、病情分析、一般处理措施，烧伤创面早期处理，肢体包扎方法

要求： 请说出该患者的诊断及一般处理措施，并对创面进行清创、包扎。

临床思维： ①诊断：左足开水烫伤 3%，浅Ⅱ度，轻度烧伤。②一般处理措施：肌内注射破伤风抗毒素，适当使用抗生素，镇静、止痛、输液。③创面处理措施：急救处理，自来水冲洗 30 min，再进行清创及包扎，步骤如下：患者入清创室或手术室，平卧位；2）剃除创面及附近的毛发，剪短趾甲，用生理盐水或稀释聚维酮碘溶液将创面周围皮肤洗干净；用生理盐水冲洗创面，尽可能去除创面污垢、泥沙、异物；用稀释聚维酮碘（0.5% ~ 1% 聚维酮碘）或 0.1% 苯扎溴铵冲洗创面；铺消毒的防水布及无菌巾单；去除创面上已脱落外翻或污染的表皮，抽出创面水疱液，较大水疱做低位引流；再次用稀释聚维酮碘溶液冲洗创面并再次铺无菌巾单；用无菌纱布轻轻吸干创面，用厚层敷料覆盖（浅Ⅱ

度烧伤创面休克期渗出多，宜用厚层敷料覆盖，一般 3 ~ 5 cm 厚，并超出创缘 3 ~ 5 cm，紧贴创面的内层敷料可以用油性敷料如凡士林，或用生物敷料如异种猪皮等）；由远及近，跨踝关节包扎（“8” 字包扎）、分趾包扎，趾尖露出以便观察血运）；送回病房，注意抬高患肢。

模型及环境要求：单个完整左下肢，左足部为烫伤创面，创面有多个水疱，部分水疱已破溃且表皮外翻脱落，部分创面有泥沙污染。

用物准备：口罩、帽子 1 套，家庭用剪刀 1 把，手套 3 双，无菌生理盐水（500 mL）2 瓶，聚维酮碘消毒液 1 瓶，一次性防水中单 1 块，一次性无菌巾单（灭菌）1 块，注射器（10 mL）1 支，凡士林纱布（灭菌）2 块，无菌换药包（包括钳子 1 把、剪刀 1 把、换药碗 1 个，纱布若干块），灭菌的烧伤敷料包 1 个（内含未折叠的摊开的大张纱布，约 3 cm 厚），绷带 2 个（最好是灭菌，若无，则普通绷带也可），胶布 1 卷。

五、乳腺外科

（一）乳腺查体

题 1

ⓔ 乳腺查体模拟竞赛试题

题干 1：患者女性，28 岁，因扪及左乳结节半年就诊。

要求 1：请对患者进行乳腺专科检查并报告结果，然后根据结果提出初步诊断及下一步需要完成的检查。（如果选手提出检查 B 超，则出示题干 2 的题板。）

题干 2：B 超示左乳 7° 低回声实质结节，回声均匀，边清，包膜完整，无明显血流信号，BIRADS 3 类。

要求 2：为明确诊断，请完成下一步处理。

临床思维：要求 1：检查结果报告为年轻患者，左乳肿块，质地中等，边界清楚，活动，诊断考虑左乳纤维瘤，进一步需要完成双乳、双腋超声检查。要求 2：由于患者查体和 B 超结果提示乳腺纤维瘤，故应进一步行下象限肿块切除手术，切口选择（放射状），注意无瘤技术（将肿瘤连同包膜整块切除），慢石蜡包埋标本予 4% 甲醛浸泡送检。

考核点：乳房查体内容、顺序、手法，乳房肿块诊断及鉴别诊断，乳腺肿块切除术手术规程

模型及环境要求：女性乳房模型，左乳肿块，质地中等，边界清晰，活动。

用物准备：屏风、洗手液、尺子；乳腺区段切除包、聚维酮碘、2% 利多卡因；其他：5 mL 或 10 mL 注射器 1 支，无菌标本瓶 1 瓶，无菌手套若干（6.5、7.0、7.5 码），生理盐水，4% 甲醛溶液，洗手液。

（二）乳腺肿块切除术

题 1

ⓔ 乳腺肿块切除术模拟竞赛试题

题干 1：患者女性，38 岁，因右乳头流水 1 年就诊。查体：右乳乳晕区 3 点挤压见右乳头单孔暗红色溢液

要求 1：请提出下一步检查措施。

题干 2：患者双乳、双腋超声示：乳腺小叶增生，双乳未见明显肿块。乳管镜示：右乳溢液乳管内见占位性病变：导管内乳头状瘤？

考核点：乳房肿块诊断及鉴别诊断，乳腺肿块切除术手术规程

要求 2：为明确诊断，请完成下一步的处理。

临床思维：要求 1：乳头溢液需特别关注乳头、乳晕变化，溢液双侧、单侧，单孔、多孔，溢液量、性状，挤压见溢液的方位。患者以乳头溢液为唯一表现，需要进一步完善

双乳、双腋超声检查，右乳溢液乳管行乳管镜检查（年龄 40 岁以上血性溢液还要考虑钼靶照片检查）。要求 2：乳管内占位性病变应切除病变的乳管系统，故应该完成乳房病损切除术，术前指压确定溢液乳管口，插入泪囊探针指引，切除该乳管及周围乳腺组织，病理检查。

模型及环境要求：女性乳房模型，右乳乳晕区 3 点挤压见右乳头单孔暗红色溢液。

用物准备：屏风、洗手液、尺子；乳腺区段切除包，泪囊探针 1 根，聚维酮碘，2% 利多卡因；其他：5 mL 或 10 mL 注射器 1 支，无菌标本瓶 1 瓶，无菌手套若干（6.5、7.0、7.5 码），生理盐水，4% 甲醛溶液，洗手液。黄色、黑色医疗垃圾桶各 1 个。

（常　实　程远大　陈智勇　李劲东　李　源　刘诗琴
吴东凯　崔　洋　王睿哲　王宪伟　邬玉辉　曾纪章
周　捷　张明华　纪连栋）

网上更多……

推荐阅读　　教学视频　　彩图

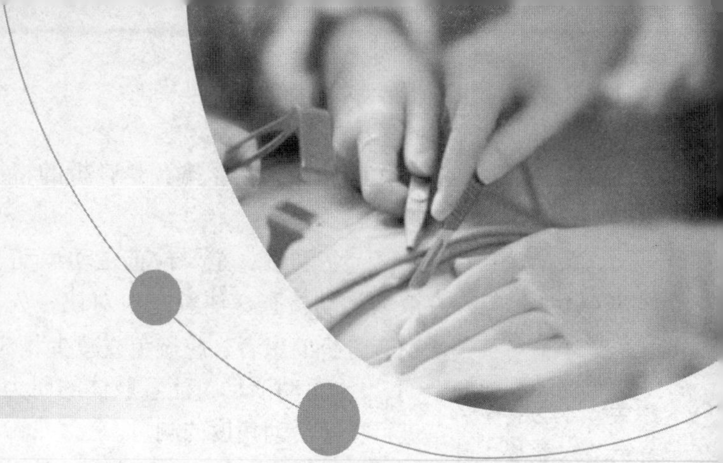

第四章

骨　科

第一节　骨科基本技能操作规程及评分标准

一、运动系统的理学检查

操作要求

- 掌握运动系统理学检查的一般流程和原则
- 掌握运动系统理学检查的基本方法
- 掌握运动系统各部位的检查要点

（一）检查要点

1. 运动系统理学检查的基本方法：运动系统理学检查属于骨科的专科查体，在实施之前需先完成一般的全身体格检查。理学检查的基本方法包括视诊、触诊、叩诊、听诊、动诊和量诊，此外，各个检查部位还有一些特殊检查。在检查过程中，操作者应遵循一定的检查原则，例如，在四肢检查过程中应进行左右对比检查，先检查健侧，再检查患侧；在动诊检查中，先嘱患者进行主动运动检查，后对患者进行被动运动检查。在具体检查过程中，应根据患者的病情综合分析，灵活选择检查方法，并注意检查的条理性。下面介绍理学检查基本方法的一般内容。

（1）视诊

1）整体视诊：躯干和四肢的姿势、轴线及步态有无异常，左、右肢体的对称性，肢体的长度、粗细是否有明显异常。

2）局部视诊：皮肤有无红肿、色素沉着、瘢痕、窦道等，局部软组织有无肿胀、淤血，局部有无肿块，肌肉是否萎缩，伤口的形状、大小与深度，有无异物及活动性出血等。

（2）触诊

1）压痛：部位、深度、范围、程度和性质。

2）包块：部位、大小、硬度、活动度、与邻近组织的关系、有无波动感。

3）其他：骨性标志有无异常，如棘突触诊检查有无脊柱侧弯；局部皮肤的温度和湿度；有无异常活动和骨擦感。

（3）叩诊：主要检查有无叩击痛，包括直接叩击痛和间接叩击痛（又称轴向叩击痛或传导痛）。

1）直接叩击痛：疑有骨、关节损伤或炎性疾病时，可在相应部位出现直接叩击痛。

2）间接叩击痛：疑有骨、关节伤病时，用拳头或叩诊锤沿肢体长轴叩诊肢体远端可在相应部位出现疼痛即为阳性，提示骨、关节损伤或炎性疾病等。

（4）听诊：主要检查有无关节弹响及摩擦音。应注意关节弹响若不伴有其他临床症状，多无临床意义。摩擦音是骨折的特征性表现之一，但检查时应注意手法轻柔，勿因检查而加重患者损伤。

（5）动诊：主要检查主动运动、被动运动和异常活动，先进行主动运动检查，后进行被动运动检查，注意左右对比，先检查健侧后检查患侧，并注意分析活动与疼痛的关系。疑有骨折的患者，应避免或减少相应部位的动诊检查，以避免加重患者损伤。

ⓔ 表 4-1-1 脊柱理学检查评分标准
ⓔ 表 4-1-2 肩关节理学检查评分标准
ⓔ 表 4-1-3 肘关节理学检查评分标准
ⓔ 表 4-1-4 髋关节理学检查评分标准
ⓔ 表 4-1-5 膝关节理学检查评分标准

1）主动活动：注意肢体的肌力和关节活动范围，有条件者可选用相应的角度测量工具进行关节活动角度的测量。

2）被动活动：与主动运动的关节活动范围进行比较，此外，许多骨科特殊检查也属于被动活动检查。

3）异常活动：观察有无关节强直、关节活动范围超常、假关节活动等。

（6）量诊

1）长度测量：调整肢体在对称位置，以骨性标志进行测量。测量下肢时应先将骨盆摆正。主要测量指标有：①上肢长度：肩峰至桡骨茎突或中指指尖；②上臂长度：肩峰至肱骨外髁；③前臂长度：尺骨鹰嘴至尺骨茎突或桡骨小头至桡骨茎突；④下肢长度：髂前上棘至内踝尖或脐至内踝尖（间接长度），股骨大转子至外踝尖（直接长度）；⑤大腿长度：股骨大转子顶点到外侧膝关节间隙；⑥小腿长度：内侧膝关节间隙至内踝尖或腓骨小头至外踝尖。

2）周径测量：注意左右对比，并取同一水平测量。在确定测量水平时可选择就近的骨性标志物进行参照。

3）角度测量：测量主动运动与被动运动检查中各关节的活动角度；畸形角度的测量：如肘关节内、外翻角度的测量，膝关节内、外翻角度等。

4）轴线测定：如下肢对线测量，正常人下肢伸直时髂前上棘与第 1、2 趾间连线经过髌骨中心前方。

2. 骨科部位理学检查要点

（1）脊柱及骨盆检查

1）视诊：患者直立从侧位观察脊柱的正常生理曲线是否存在，从背侧观察脊柱棘突是否在一条直线上，有无脊柱侧弯。

2）触诊：在棘突和棘突旁自上而下按压，检查棘突和椎旁肌肉有无压痛。

3）叩诊：棘突叩痛，在检查脊柱时，用手指或叩诊锤叩击相应的棘突，如有骨折或炎性疾病时，可出现叩痛阳性；脊柱的间接叩痛：患者取端坐位，检查者左手置于患者头顶，右手半握拳叩击左手，有脊柱病变时，可在相应节段出现疼痛。

4）动诊：颈部正常参考活动范围：前屈 35°～45°，后伸 30°～45°，左、右侧屈各 45°，左、右旋转各 60°～80°；腰部正常参考活动范围：前屈 90°，后伸 30°，左、右侧屈各 20°～30°，左、右旋转各 30°（固定骨盆，以两肩连线与骨盆横径的角度计算）。

5）特殊检查

A. 上臂牵拉试验（Eaton 征）：患者取坐位，头偏向健侧，检查者一手放于患者头部，另一手握住患侧腕部使上肢外展，呈相反方向牵拉。若出现颈部疼痛加重，患侧肢体疼痛、麻木则为阳性。常见于颈椎病，提示神经根受压。

B. 压头试验（Spurling 征）：患者取坐位，头稍向患侧的侧后方倾斜。检查者站于患者后方，双手交叉放于患者头顶向下压，若出现颈部疼痛，并向患侧上肢放射则为阳性。常见于颈椎病。

C. 腰骶关节过伸试验（Naoholos 征）：患者取俯卧位，检查者站于其右侧，右前臂置于患者两大腿前侧，左手压住腰部，抬起患者大腿，出现腰部疼痛为阳性，提示腰骶关节病变。

D. 髋关节过伸试验（Yeoman 征）：患者取俯卧位，患侧膝关节屈曲 90°，检查者站其右侧，左手压住患者骶部，右手握其踝部将下肢提起，使髋关节过伸。出现腰骶部或髋关节疼痛为阳性，提示相应部位的病变。

E. 骶髂关节扭转试验（Gaenslen 征）：患者取仰卧位，屈健侧髋、膝，由患者双手抱住；患侧大腿垂于床缘外，检查者一手按住患者健膝，另一手压患侧膝关节，使大腿后伸。骶髂关节痛者为阳性。

F. 直腿抬高试验及加强试验：患者取仰卧位，双下肢伸直，检查者一手托其足跟，另一手保持膝关节伸直位，抬高一侧下肢。若抬高不能达到正常高度且沿坐骨神经有放射性疼痛者为阳性。抬腿到最大限度引起疼痛时，稍放低缓解疼痛，然后将足背屈，使坐骨神经受到牵拉引起放射性疼痛，即为加强试验阳性。常见于腰椎间盘突出症。

（2）肩关节与肩锁部检查

1）视诊：双肩是否等高、对称，有无畸形，正常肩关节呈圆弧形，肩关节脱位时可见方肩畸形。

2）触诊：压痛位置，压痛深浅情况。肩胛骨喙突端、肩峰端与肱骨大结节构成正常肩三角，如有骨折或脱位，肩三角可出现异常。

3）动诊：肩关节的正常参考活动范围：前屈上举 150°～170°，后伸 40°～45°，外展上举 160°～180°，内收 20°～40°，水平位外旋 60°～80°（或贴胸壁外旋 45°），水平位内旋 70°～90°（或贴胸壁内旋 70°），水平屈曲 135°，水平伸展 30°。

4）特殊检查：Dugas 试验：患者肘关节屈曲，手放在对侧肩关节前方，如肘关节不能与胸壁中线贴紧则为阳性，提示肩关节脱位。

（3）肘关节检查

1）视诊：肘部有无畸形，肘部肿胀范围、部位，在肘关节完全伸直时，肘关节有 10°～15° 的外翻角，称为提携角。

2）触诊：压痛位置，压痛深浅情况。尺骨鹰嘴、肱骨内上髁和肱骨外上髁在肘关节屈曲时呈等边三角形，称为肘后三角。肘关节脱位时，肘后三角可出现异常。

3）动诊：肘关节的正常参考活动范围：屈曲 135°～140°，过伸 0°～10°，旋前（掌心向下）80°～90°，旋后（掌心向上）80°～90°。

4）特殊检查：腕伸肌紧张试验（Mills 征）：患者肘关节伸直，前臂旋前，腕关节被动屈曲，引起肱骨外上髁处疼痛者为阳性，常见于肱骨外上髁炎。

（4）髋关节检查

1）视诊：患者肢体姿势、步态有无异常，局部有无畸形、肿胀、窦道、瘢痕等，双侧对比观察肢体长短，有无肌肉萎缩等。

2）触诊及叩诊：压痛位置，压痛深浅情况，局部触诊是否有肌肉挛缩、包块等，是否有足跟叩击痛（传导痛）、大转子叩击痛。

3）动诊：髋关节的正常参考活动范围：屈曲 130°～140°，后伸 10°，外展 30°～45°，内收 20°～30°，外旋 40°，内旋 40°。

4）量诊：除下肢长度、周径、轴线测量以外，当疑有股骨颈骨折或髋关节脱位时，还可以做如下测量：① Shoemaker 线：患者取仰卧位，双下肢伸直，从两侧髂前上棘与大粗隆顶点分别连一直线，正常时两线延长交于脐或脐上中线。若一侧大转子上移，则延长线相交于脐下且偏离中线。② Nelaton 线：患者取侧卧位，半屈髋，由髂前上棘至坐骨结节作一连线，正常时此线通过大转子顶部。③ Bryant 三角：患者取仰卧位，自髂前上棘与床面作一垂线，自大转子顶点与垂直线作一水平线，再自髂前上棘与大转子顶点之间连一直线，构成一直角三角。对比两侧三角形的底边长度，若一侧变短，提示该侧大转子上移。

⑤ 特殊检查

A. “4”字试验（Patrick 征）：患者取仰卧位，一侧下肢伸直，另侧下肢以“4”字形状放在伸直下肢近膝关节处，检查者一手按住患者膝关节，另一手按压其对侧髂嵴上，两手同时下压。下压时，出现疼痛为阳性，提示髋部或骶髂关节病变。

B. 髋屈曲畸形试验（Thomas 征）：患者取仰卧位，将健侧髋膝关节尽量屈曲，大腿贴近腹壁，使腰部接触床面，以消除腰前凸增加的代偿作用。再让其伸直患侧下肢，若患髋不能完全伸直或腰部出现前凸，即为阳性，常见于腰肌挛缩或髋部病变。

C. 单腿独立试验（Trendelenburg 征）：先让患者健侧下肢单腿独立，患侧腿抬起，患侧臀皱襞（骨盆）上升，为阴性。再让患侧下肢单腿独立，健侧腿抬高，则可见健侧臀皱襞（骨盆）下降，为阳性，提示持重侧的髋关节不稳或臀中、小肌无力。常见于臀中、小肌麻痹，髋关节脱位，陈旧性股骨颈骨折等。

（5）膝关节检查

1）视诊：膝关节有无内外翻畸形，关节有无肿胀，股四头肌有无萎缩等。

2）触诊：确定压痛位置，是否有腘窝肿块。

3）动诊：膝关节正常参考活动范围：屈曲 120°～150°，过伸 5°～10°，屈曲时内旋 10°，外旋 20°。

4）特殊检查

A. 浮髌试验：患肢伸直，检查者一手压在患者髌上囊，使液体流入关节腔，另一手示指垂直按压髌骨，若感觉髌骨浮动即为阳性，提示关节内有积液。

B. 回旋挤压试验（McMurray 征）：患者取仰卧位，患腿屈曲，检查者一手按在患者膝上部，另一手握住其踝部，使膝关节极度屈曲，然后作小腿内收、内旋，同时伸直膝关节，若有疼痛为阳性，提示内侧半月板损伤；反之，作小腿外展、外旋同时伸直膝关节，出现疼痛，则提示外侧半月板损伤。

C. 侧方挤压试验（Bohler 征）：患者取仰卧位，膝关节伸直，检查者一手按住患者股骨下端外侧，另一手握住其踝关节向外拉，使内侧副韧带承受外展张力，若有疼痛或膝关节内侧张开角度异常增大为阳性，提示内侧副韧带损伤；反之，以同样的方法检查外侧副韧带。

D. 抽屉试验（Drawer 征）：患者取仰卧位，屈膝 90°，检查者坐于患肢足前方，双手握住患者小腿作前后推拉动作，向前活动度增大提示前交叉韧带损伤，向后活动度增大提示后交叉韧带损伤，两侧对比检查。

ⓔ 运动系统理学检查操作易犯错误及分析

（二）操作易犯错误及分析

二、骨科基本外固定技术

操作要求

- 掌握石膏固定、小夹板固定的适应证、禁忌证
- 掌握石膏固定及小夹板固定技术的操作方法
- 掌握骨科基本外固定的相关注意事项

（一）操作规程

1. 石膏固定技术

（1）操作前准备

1）明确需要石膏固定技术的临床情况（适应证）：①骨折和关节损伤的固定；②四肢神经、血管、肌腱、骨病手术后的制动；③躯干和肢体矫形手术后的外固定；④骨与关节结核、化脓性炎症，可固定肢体，减轻疼痛，预防畸形。

2）判断患者是否存在石膏固定相关禁忌证：①肢体进行性肿胀，血液循环障碍；②开

放性损伤，包括软组织缺损或开放性骨折；③全身情况恶劣，严重心、肺、肝、肾等疾病。

3）与患者及家属沟通，向患者及其家属说明石膏固定的必要性，签署操作同意书，告知可能的并发症：麻醉意外，损伤周围组织、血管、神经，手法复位不成功，邻近部位的骨折或关节脱位，骨筋膜室综合征，肌肉萎缩，关节僵硬，皮肤褥疮，其他不可预料的意外等。

4）用物准备：石膏绷带、水桶或水盆（盛温水）、普通绷带、棉衬及袜套、卷尺、标记笔、拆除石膏所需的剪锯及撑开器等。

5）石膏固定前，检查伤肢末端的血运及感觉、运动情况，并根据患者情况进行麻醉和手法复位等操作。

（2）操作步骤

1）石膏夹板

A. 根据骨折的部位及类型确定所需石膏夹板的长度，裁剪合适长度的棉衬。外附棉衬保护皮肤，骨性突起部位还可加衬垫保护。

ⓔ表 4-1-6 Colles 骨折石膏固定技术评分标准
ⓔ表 4-1-7 小夹板固定技术评分标准

B. 根据所测长度，将石膏绷带在平整桌面上铺开，来回重叠，上肢 10～12 层，下肢 12～14 层。将铺好的石膏绷带卷成柱状，再放入温水内，待气泡出净，手握两端，轻轻挤去水分，在水平桌面摊开抹平。

C. 将石膏夹板置于骨折端两侧，双手掌塑形，使石膏和肢体尽可能贴合。塑形完毕后，助手维持位置，用手掌扶托石膏避免用手指挤捏。用普通绷带（可打湿后再使用）固定石膏夹板，注意绷带由远端向近端滚动缠绕，每层绷带覆盖上一层的 1/3～1/2，缠绕过程中不能拉紧再绷，以免固定压力过高并影响石膏塑形效果。

D. 石膏硬化后，在适当位置标注操作日期。上肢应用三角巾悬吊于胸前。

2）石膏管型

A. 根据骨折的部位及类型选择合适型号的袜套并裁剪至合适长度。袜套紧贴皮肤套于伤肢，骨性突起部位还可加衬垫保护。

B. 必要时可根据骨折部位制作一 6～8 层石膏托置于伤肢（上臂置于外侧，前臂置于背侧，下肢置于后侧），以维持固定所需位置。选择合适大小的石膏绷带卷，浸入温水中，待气泡出净，手握两端，轻轻挤去水分。

C. 将浸透的石膏绷带自近端向远端，围绕着固定肢体上均匀滚动，相邻绷带相互重叠 1/3～1/2，接触肢体的内层石膏绷带平整，不要缠绕过紧。缠绕石膏绷带时，操作者应逐层用手掌均匀抚摸，促使各层紧密接触，一共缠绕 5～8 层（无石膏托做内衬时，可适当增加缠绕层数）。石膏包扎完毕后，应按肢体轮廓进行塑型，以增强石膏绷带对肢体的固定性能。将边缘多余部分修整，充分露出不包括在固定范围内的关节以及指（趾），以便观察肢体血液循环、感觉及运动情况，同时有利于患者功能锻炼。

D. 石膏硬化后，在适当位置标注操作日期。上肢应用三角巾悬吊于胸前。

（3）操作后处理

1）抬高患肢，有助静脉及淋巴回流，防止肿胀。

2）进行了复位的患者及时复查 X 线，观察骨折对位对线情况。

3）搬动患者时，应注意避免折断石膏，如有折断需及时修补。

2. 小夹板固定技术

（1）操作前准备

1）明确需要小夹板固定的临床情况（适应证）：小夹板固定常用于肱骨、尺骨、桡骨、胫骨、腓骨等部位的骨折。而关节内骨折、关节附近骨折及股骨骨折等多不适宜进行小夹板固定。

2）判断患者是否存在小夹板固定相关禁忌证：①患者依从性不高，不能按时随访；②伤肢肿胀严重，远端血液循环障碍；③开放性骨折；④皮肤外伤严重，广泛擦伤；⑤骨折合并神经损伤，局部加垫可能加重神经损伤；⑥肢体肥胖，固定不牢。

（3）与患者及家属沟通，向患者及其家属说明小夹板固定的必要性，签署操作同意书，告知可能的并发症：麻醉意外，损伤周围组织、血管、神经，手法复位不成功，邻近部位的骨折或关节脱位，骨筋膜室综合征，肌肉萎缩，皮肤褥疮，其他不可预料的意外等。

（4）用物准备：小夹板（可用柳木、椴木或杉木，根据肢体部位及长度可做成各种不同形状及规格）、纸压垫或分骨垫、布带、胶带、标记笔等。

（5）小夹板固定前检查伤肢末端的血运及感觉、运动情况，并根据患者情况进行麻醉和手法复位等操作。

（2）操作步骤

1）合理放置伤肢，适当牵引，外套纱套或包 1～2 层棉纸或绷带，以免压坏皮肤。

2）根据骨折部位及类型，放置数个纸压垫或分骨垫。选择纸压垫大小要合适，加压点位置要准确，胶带固定妥当，防止移动。

3）选用合适大小及形状的小夹板，依次放置于伤肢的前、后、内、外侧，贴紧肢体，由助手扶托稳固。

4）选择布带进一步固定小夹板，布带要长短适宜，先扎骨折端部位，然后向两端等距离捆扎，捆扎松紧度为布带能上下移动约 1 cm。

5）小夹板捆扎固定完毕后，上肢应用三角巾悬吊于胸前。再次检查伤肢末端的血运及感觉、运动情况。

（3）操作后处理

1）伤肢固定后 1～3 天内需特别注意观察伤肢末端血运及感觉情况，并随时酌情调节布带捆扎的松紧度。之后每周进行 X 线检查及调整捆扎松紧度 1～2 次，直至骨折愈合。

2）适当抬高患肢，以利肿胀消退，下肢可用软枕垫高。

3）小夹板固定治疗后，搬运患者时应尽量平稳，以防外力造成骨折再移位。

（二）操作注意事项

1. 注意患肢末端血液循环及感觉、运动情况，经常观察指、趾皮肤的颜色、温度变化，并与健侧比较，如有剧痛、麻木，肿胀、发冷、苍白或青紫等，提示血液循环障碍或神经受压，应及时松解外固定装置。

2. 当出现固定肢体局部疼痛不适时，也应及时拆开外固定检查，以防发生压迫性溃疡。

3. 骨折附近未固定的关节，每日仍应进行适当的功能活动锻炼，预防肌肉萎缩及关节僵硬。

ⓔ 石膏固定技术操作易犯错误及分析

ⓔ 小夹板固定技术操作易犯错误及分析

（三）操作易犯错误及分析

三、皮牵引术

（一）操作规程

ⓔ 表 4-1-8 皮牵引评分标准

1. 操作前准备

（1）明确皮牵引适应证：①小儿股骨骨折的牵引治疗。②不宜手术的老年患者下肢骨折治疗。③手术前后的辅助固定治疗。

（2）判断患者是否存在皮牵引相关禁忌证：皮肤有创伤、炎症、溃疡、静脉曲张以及胶带过敏不能行皮牵引术。

（3）选用粘贴胶布做皮牵引时，操作前应将局部皮肤洗净、剃除毛发。

（4）与患者和家属沟通，告知可能的并发症，签署皮牵引同意书：胶带过敏、皮肤溃烂、卡压血管及神经，严重可能导致肢体坏疽等。

（5）用物准备：皮牵引套或皮牵引胶带、绷带、棉垫、牵引架、牵引砝码等。

2. 操作步骤

（1）与患者沟通：介绍自己，核对患者信息，同时嘱咐患者放松。

（2）查看 X 线片和检查报告，检查患肢感觉及末梢血运，了解有无并发神经、血管损伤，并确认皮肤完好。

（3）骨性突起部位注意加垫保护，如腓骨小头。选择皮牵引胶带或合适大小的皮牵引套，并正确置于伤肢表面。如牵引套太松，可内衬棉垫或毛巾增加摩擦力。牵引胶带或牵引套外缠绕绷带进一步加固。注意牵引方向与肢体长轴方向一致，以获得最大的轴向牵引力。牵引重量一般不超过 5 kg，否则易损伤皮肤，影响继续牵引。

3. 操作后处理

（1）检查皮套有无松动、滑脱，绷带是否缠绕过紧，确认牵引绳走行顺畅，无扭转卡顿。

（2）术后再次复测患肢感觉及末梢血运。

四、骨牵引术

（一）操作规程

1. 操作前准备

（1）明确骨牵引目的：通过牵引针直接牵引骨骼，从而利于骨折、脱位的复位和固定。常常用于皮肤损伤、肿胀严重，创口感染或骨骼粉碎严重，暂不宜行其他固定手术的患者。

ⓔ 表 4-1-9 骨牵引术评分标准

（2）判断患者是否存在骨牵引相关禁忌证：患者存在严重凝血功能障碍或其他严重疾病不宜行骨牵引治疗。

（3）与患者及家属沟通，告知操作的必要性，签署牵引同意书，告知可能的并发症：麻醉意外，出血，感染，损伤周围组织、血管、神经，药物过敏，骨质劈裂，其他不可预料的意外等。

（4）用物准备：穿刺包、手套、消毒液、消毒器械、注射器、2% 利多卡因注射液、牵引针、手摇钻或电钻、锤子、牵引弓、抗生素药瓶、牵引砝码、牵引架、牵引凳等。

2. 操作步骤

（1）与患者沟通：介绍自己，核对患者信息，同时嘱咐患者配合操作，勿随意挪动肢体。

（2）查看 X 线片和检查报告，检查患肢感觉及末梢血运，了解有无并发神经、血管损伤，确认穿刺部位皮肤基本完好，避开创面选择进针点。

（3）确定穿刺部位及位点：①股骨髁上牵引：自髌骨上缘近侧 1 cm 内，画一条与股骨垂直的横线，再沿腓骨小头前缘与股骨内髁隆起最高点，各作一条与髌骨上缘横线相交的垂直线，相交的两点为标志即牵引针的进出点，由内向外进针。②胫骨结节牵引：自胫骨结节向下 1 cm 内，画一条与胫骨垂直的横线，在纵轴两侧各 3 cm 左右处，画两条与纵轴平行的纵线与横线相交的两点，即为牵引针的进出点，由外向内进针。③跟骨牵引：踝关节保持中立位，内踝尖与跟骨后下缘连线的中点为进针点，自内向外进针。

（4）消毒铺巾：分别用消毒液在穿刺点部位，自内向外进行皮肤消毒，消毒范围直径约 15 cm。解开穿刺包，戴无菌手套，检查穿刺包内器械，注意牵引针直径是否合适，铺盖消毒孔巾。

（5）麻醉：局部麻醉，以注射器抽取 2% 利多卡因 2 mL，在穿刺点作自皮肤到骨膜层的局部麻醉，注射前应回抽，观察无血液后，方可推注麻醉药。

（6）穿刺过程：将伤肢放在牵引架上，持针保持水平位，与肢体长轴垂直。进针前助手将皮肤向肢体近侧稍许推移，以免进针后牵引针切割远侧皮肤。手摇钻钻入或锤入牵引针，穿透骨皮质时禁用锤击，以免造成骨质碎裂（慎用快速电钻，易热灼伤致骨坏死）。调整牵引针使外露皮肤部分等长对称，进出针部位无菌敷料保护，定期换药观察。连接牵引弓，锐利针尖用带胶塞的小药瓶保护。

（7）牵引弓通过牵引绳及支架滑轮连接牵引砝码，注意调整肢体高度，保持牵引绳方向与肢体长轴方向一致。牵引质量一般为自身体质量的 1/8 ~ 1/7，临床上应根据患者身体状况及骨折复位情况作适当调整。

3. 操作后处理

（1）术后再次复测患肢感觉及末梢血运。

（2）经常检查牵引针进出部位有无不适和炎性分泌物，保持皮肤干燥；定期换药，感染严重时应拔出牵引针。

（二）操作注意事项

1. 牵引期间应定时检查患肢长度，及时调整牵引质量及体位，防止过度牵引导致骨折端分离，关节囊松弛，关节脱位等。

2. 牵引期间应定期检查患肢感觉、活动及末梢血运，若出现血管、神经损伤表现，应及时松解牵引并行相关处置。

3. 牵引后定期通过透视或拍 X 线片了解骨折端对线、对位情况，及时调整牵引质量和体位，必要时加小夹板或纸垫纠正成角和侧方移位。

4. 骨牵引时间一般不超过 8 周，特别是小儿和老年患者，如需继续牵引治疗，则应改用皮肤牵引或更换其他固定方法。

5. 小儿慎用骨牵引，因小儿有骨骺，骨牵引时可影响骨骺生长。

ⓔ 牵引技术操作易犯错误及分析

（三）操作易犯错误及分析

五、关节穿刺术

操作要求
- 掌握关节穿刺术的适应证、禁忌证
- 掌握关节穿刺术的操作方法
- 掌握关节穿刺术的相关注意事项
- 熟悉不同部位的关节穿刺术及其定位方法

（一）操作规程

1. 操作前准备

（1）明确需要关节腔穿刺的临床情况（适应证）：①诊断性穿刺，以确定积液的性质。②穿刺抽液以减轻关节腔内积液压力。③关节内注射药物或造影剂，如封闭治疗等。

（2）判断患者是否存在关节穿刺相关禁忌证：患者存在严重凝血功能障碍或其他严重疾病不宜行关节穿刺操作。

（3）与患者及家属沟通，告知可能的并发症，签署穿刺同意书：如出血，感染，损伤周围组织、血管、神经，药物过敏，麻醉意外，其他不可预料的意外等。核查患者血常规、凝血功能检查结果，询问有无麻醉药物过敏史。

（4）用物准备：手套、聚维酮碘、消毒器械，5 mL、20 mL 注射器，18–20 号穿刺针，

2% 利多卡因注射液，无菌试管、无菌孔巾、胶带、弯盘、纱布、绷带等。必要时在 C 臂 X 线机引导下操作。

2. 操作步骤

（1）再次核对患者信息，同时嘱咐患者配合操作，勿随意挪动肢体。

ⓔ 表 4-1-10 膝关节腔穿刺评分标准

（2）确认患者的病情、体征：测量脉搏和血压，相关部位的体格检查，如膝关节积液时可行浮髌试验判断关节腔积液情况，评估肢端血运、感觉及活动情况，查看相关影像学资料，确认需要的操作无误。

（3）选择合适的体位姿势并确定穿刺点

1）膝关节：患者取仰卧位，以髌骨上缘的水平线与髌骨外缘的垂直线的交点为穿刺点，经此点贴近髌骨下方向内下进针刺入关节腔；或患者取坐位，屈膝 90°，在髌骨下缘髌韧带两侧的膝眼处垂直向后进针。

2）肩关节：患者取端坐位，患肢轻度外展外旋，肘关节屈曲给予适当支撑。前方入路：于喙突与肱骨小结节之间垂直刺入关节腔；后方入路：于肩峰后外侧角下 1 cm，向前内侧指向喙突方向刺入关节腔。

3）肘关节：肘关节屈曲 90°，紧靠桡骨头近侧，于后外向前下进针；或在尺骨鹰嘴顶端和肱骨外上髁之间向内前方刺入关节腔；或经尺骨鹰嘴上方，通过肱三头肌腱向前下方刺入关节腔。

4）腕关节：在腕关节背面，鼻烟窝尺侧，桡骨远端垂直进针刺入关节腔。

（4）消毒铺巾：用聚维酮碘在穿刺点部位，自内向外进行皮肤消毒，消毒范围直径约 15 cm。解开穿刺包，戴无菌手套，检查穿刺包内器械，铺盖消毒孔巾。

（5）局部麻醉：以 5 mL 注射器抽取 2% 利多卡因 2～3 mL，在穿刺点作皮肤及皮下的局部浸润麻醉，注射前应回抽，观察无血液后，方可推注麻醉药。

（6）穿刺过程：根据不同的穿刺部位，选择相应的穿刺针，肘关节、膝关节等关节腔相对表浅，可直接选用 10 mL 或 20 mL 注射器进行穿刺；肩关节等关节腔位置相对较深，应选用 18–20 号长穿刺针进行穿刺。穿刺时左手固定进针部位皮肤，缓慢向关节腔进针，当有落空感时，可抽出关节液。如刺入血管，应退出少许，改变方向后再进针。穿刺不宜过深，以免损伤关节软骨。如需关节腔内给药，可将药液用注射器抽好，与穿刺针连接，回抽少量关节液稀释，然后缓慢注入关节腔。

（7）标本送检：根据患者情况选择相应的送检项目（如需注射药物，需在注射药物前送检），如常规、生化、病原学检查等。通过肉眼观察初步判断积液性质：正常滑液为淡黄色透明液体；暗红色或陈旧性血液往往为外伤性，抽出血液中含有脂肪滴，提示关节内骨折；脓液或混浊的液体则提示感染。

3. 操作后处理

（1）穿刺完毕后拔针按压，消毒穿刺点，覆盖无菌纱布，以胶布固定；大量穿刺抽液后，还应适当加压包扎，固定。

（2）术后再次复测患者脉搏及血压，检查肢端血运、感觉及活动情况，并嘱其休息，观察有无术后特殊不适。

（二）操作注意事项

1. 严格无菌操作，避免医源性感染。

2. 反复注射类固醇类药物，可造成关节软骨损伤。因此应避免反复多次关节内注射类固醇药物（局部封闭）。

3. 穿刺时，需密切观察患者反应，如有头晕、面色苍白、出汗、心悸等表现，应立即停止抽液，并进行对症处理。

ⓔ 关节穿刺技术操作易犯错误及分析

（三）操作易犯错误及分析

六、脊柱外伤的搬运

操作要求

- 掌握脊柱外伤搬运的要点和方法
- 掌握外伤急救处置的一般原则和流程
- 熟悉止血、包扎、固定、搬运等各种急救操作方法

（一）操作规程

1. 操作前准备

（1）评估现场环境：评估受伤现场环境的安全性，确保救护人员自身安全，做好自身防护。用物准备：硬质担架、绑带、沙袋、清洁敷料、绷带等。

（2）伤情评估与处置：①轻拍伤者双肩，呼喊判断意识，如伤者失去意识，迅速判断伤者呼吸、脉搏，必要时行心肺复苏术（CPR）；同时识别伤者是否存在需要紧急处置的致命性损伤，如肢体活动性大出血、气道梗阻、张力性气胸等，一经发现立即予以相应救治措施。②如伤者意识清醒，生命体征基本平稳，且暂未发现致命性损伤，可进一步快速行全身体格检查，排除明显的四肢骨折及脏器损伤。③如伤者合并四肢骨折或其他开放性外伤，则需现场作止血包扎固定处理。

（3）搬运前与伤者沟通（如伤者神志清醒），告知搬运中的相关注意事项，嘱配合相关救护操作，勿自主活动肢体。

ⓔ 表 4-1-11 脊柱外伤搬运评分标准

2. 操作步骤

（1）颈椎损伤搬运

1）先将伤者双下肢伸直，双手可交叉固定于胸前，硬质担架放在伤者一侧。若伤者受伤后体位为俯卧位，应先进行翻身操作，翻身时注意保持伤者脊柱在同一轴线，勿折叠扭转。

2）考虑颈部可能损伤时，用颈托或自制简易颈托进行颈部固定后，再行搬运。

3）一人在伤者的头部，负责搬运时固定承托伤者头颈部。另三人在伤者一侧，单膝跪地，分别在伤者的肩背部、腰臀部、膝踝部，双手掌从伤者背下平伸到其肢体背侧（如为三人搬运，可由靠近头侧的救护人员同时负责头颈部及肩背部的承托）。

4）扶头的人一般为指挥者，务求所有搬运人员同时用力，保持伤者脊柱为同一轴线，平稳地抬起伤者，放于硬质担架上。

5）使用砂袋或者折好的衣物放置在伤者颈部的两侧加以固定（考虑颈部损伤时）。用绑带固定伤者额部、上臂及胸部、骨盆、膝部、踝部。

6）平稳抬起硬质担架，对伤者进行转运。

（二）操作注意事项

1. 有条件者应进一步对重症伤者进行心电监护，血压、血氧饱和度等监测，及时补液、吸氧等。

2. 转运过程中注意观察伤者瞳孔、呼吸、口唇及肢体末端循环情况，发现异常及时寻找原因并采取相关急救措施。

ⓔ 脊柱外伤搬运操作易犯错误及分析

（三）操作易犯错误及分析

第二节　骨科基本技能操作模拟竞赛试题

一、运动系统的理学检查

题 1

题干：患者男性，58 岁，因腰痛伴右下肢放射性疼痛 15 天就诊。既往体健，无外伤、手术史。

要求：请选手对患者进行相应的专科查体（口述查体结果），在答题卡上写出疾病诊断名称。

临床思维：考虑诊断为腰椎间盘突出症。在检查过程中注意与腰肌劳损、风湿类疾病等相鉴别。根据疼痛部位、麻木部位、肌力和反射改变的情况，初步判别腰椎间盘突出的节段。

模型要求：SP 1 人。

用物准备：标记笔、软尺、叩诊锤、大头针、棉签等。

ⓔ 运动系统的理学检查模拟竞赛试题

考核点　脊柱（腰部）理学检查的操作规程，理学检查的一般内容及检查原则，下肢神经功能检查一般内容

二、骨科基本外固定技术

（一）石膏固定技术

题 1

题干：患者女性，35 岁，因跌倒摔伤致左侧腕关节疼痛 8 h 就诊。X 线检查如图 4-2-6 所示。

要求：请选手结合影像资料给出疾病诊断，对患者进行手法复位及石膏固定操作。

临床思维：考虑诊断为左侧桡骨远端伸直型骨折或左侧 Colles 骨折。手法复位前根据患者个体情况予以局部麻醉，复位前应充分牵引，复位时注意纠正骨折的成角畸形及移位。石膏夹板应有一定厚度（10 ~ 12 层），以保证其强度。石膏固定前，注意骨性突起部位加垫保护。石膏塑形时应使石膏和肢体尽可能贴合。塑形完毕后，助手禁用手指托扶石膏。绷带固定完毕后，在石膏上注明操作时间，并向患者交代注意事项，及时复查 X 线，检查骨折对位对线情况。2 周水肿消退后，可在腕关节中立位更换石膏托或石膏管型固定。

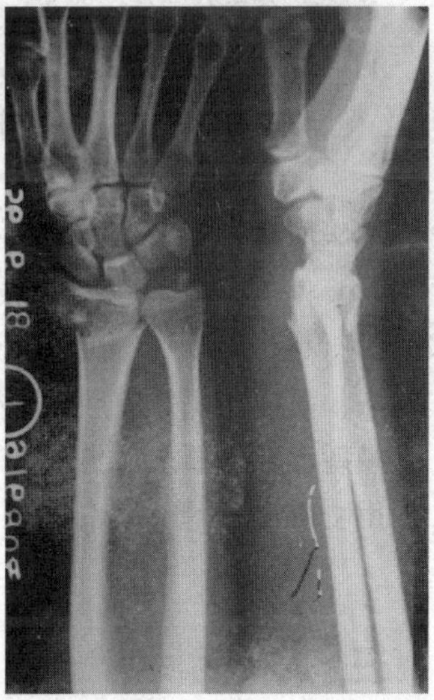

图 4-2-6　左侧腕关节 X 线正侧位片

模型要求：SP 1 人。

用物准备：石膏绷带、水桶或水盆（盛温水）、普通绷带、棉衬及袜套、卷尺、标记笔等。

ⓔ 石膏固定技术模拟竞赛试题

考核点　手法复位方法及石膏固定（石膏夹板）技术的操作规程

（二）小夹板固定术

ⓔ 小夹板固定术模拟竞赛试题

题 1

题干：患者男性，16 岁，因不慎跌倒摔伤右上肢 2 h 就诊。右侧肘部疼痛，畸形，活动受限。X 线如图 4–2–8。

要求 1：请选手为该患者行手法复位治疗（免除麻醉，在 SP 上演示复位手法，并适当口述要点）。

要求 2：（完成手法复位操作后出示提示卡）复位成功后，患者不慎再次跌倒。致右前臂疼痛，畸形。X 线如图 4–2–9。请选手为该患者行小夹板固定治疗（免除麻醉，已手法复位成功）。

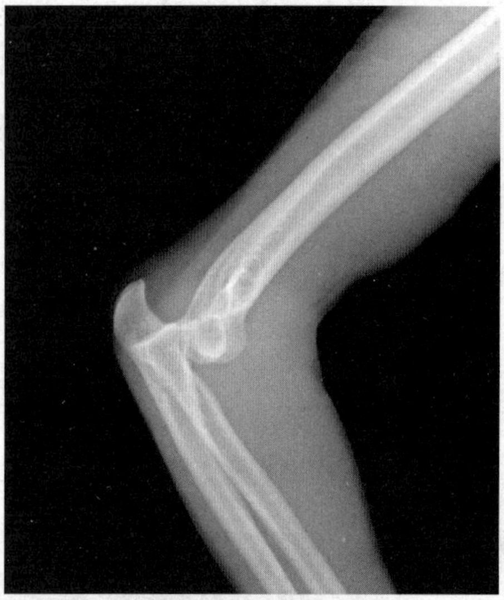

图 4–2–8 右侧肘关节 X 线片

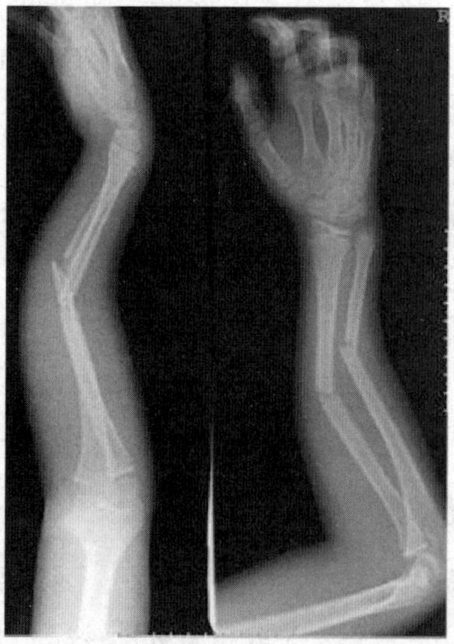

图 4–2–9 上肢 X 线片

考核点：肘关节脱位手法复位方法，小夹板固定的技巧和要点

临床思维：肘关节脱位手法复位方法有多种，注意根据题干要求选择单人或双人复位手法。复位前后注意评估患肢末端的感觉、运动、血运情况，排查血管、神经损伤。根据术前骨折移位情况，合理选择小夹板固定时纸压垫的放置位置，以及固定时的相关细节操作要点，同样在操作前后注意行相关的神经血管功能检查。

模型及环境要求：男性 SP 1 人。

用物准备：绷带若干卷，小夹板若干，纸压垫若干，胶布 1 卷，布带若干，三角巾 2 条等。

三、皮牵引术

ⓔ 皮牵引术模拟竞赛试题

题 1

题干 1：患者女性，81 岁，因摔伤后右髋部疼痛，活动受限 8 h 就诊。查体：右下肢外旋畸形，右下肢感觉、末梢血运无异常。X 线检查如图 4–2–10 所示。

考核点：股骨颈骨折皮牵引的操作规程及相关并发症的处理

要求 1：请选手结合影像学资料做出诊断，并进行皮牵引操作。

题干 2：行右下肢皮牵引 1 h 后，患者右下肢麻木，右踝不能背伸。

要求 2：请选手判断出现并发症的原因并进行处理。

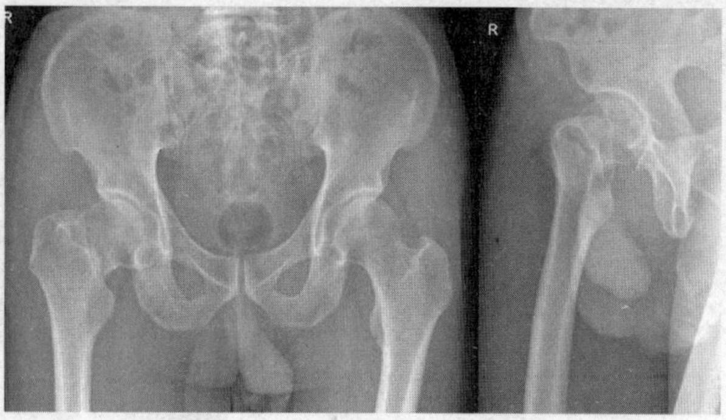

图 4-2-10　骨盆 X 线正位片

临床思维：要求 1：考虑诊断为右侧股骨颈骨折。皮牵引操作前应注意检查伤肢末端血运及感觉，排除血管、神经损伤。在应用皮牵引套进行固定前，骨性突起部位注意加垫保护，如腓骨小头。注意调节牵引方向与肢体长轴平行以获得最大的轴向牵引力。皮牵引质量不得超过 5 kg。要求 2：考虑原因为右侧腓总神经压迫麻痹。处理措施：及时解除皮牵引套，待症状缓解后，重新进行皮牵引操作，加强腓骨小头处保护，防止再次发生腓总神经麻痹。

模型要求：SP 1 人或全身人模具。

用物准备：皮牵引套、胶带、绷带、棉垫、牵引架、牵引砝码等。

四、骨牵引术

题 1

ⓔ 骨牵引术模拟竞赛试题

题干：患者女性，40 岁，不慎从高处跌落，右足着地。遂至医院行 X 线检查，见图 4-2-13。

要求 1：请选手给该患者行骨牵引治疗并写出 X 线诊断。

临床思维：患者 X 线提示为右侧踝关节 Pilon 骨折，受伤早期因伤肢局部软组织肿胀，暂不宜手术，可先行床旁骨牵引减轻患者症状，并可稳定肢体，松弛软组织为之后手术提供便利。由于该患者为踝关节骨折，穿刺点因选择跟骨骨牵引。操作过程中，注意无菌观念和受伤意识，保持牵引方向和肢体力学轴线的一致性。同时注意操作前后进行肢体末端感觉、运动、血运的检查。

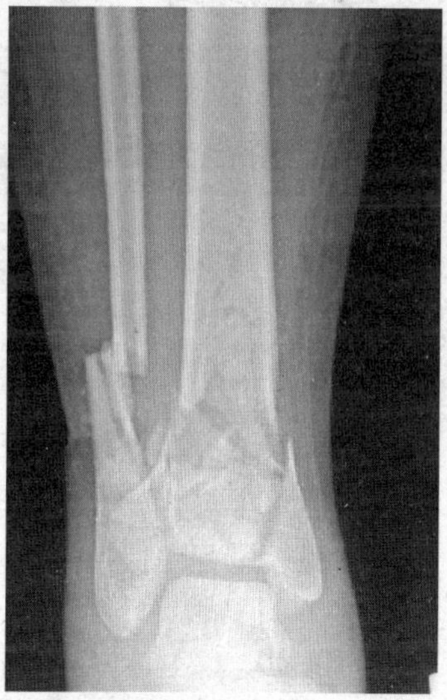

图 4-2-13

考核点

Pilon 骨折的临床及影像学特点，下肢骨折骨牵引定位选点，骨牵引的一般操作规程和要点

模型及环境要求：全身人模具 1 个（下肢关节可活动，并可进行骨牵引操作）。

用物准备：骨牵引包 1 个、带胶塞的小药瓶 2 个、牵引弓、牵引装置（牵引架 + 牵引绳 + 牵引砝码）、聚维酮碘 1 瓶、10 mL 注射器 1 个、利多卡因 1 支、持物筒、持物钳 1 套、速干洗手液 1 瓶、手套若干、纱布若干、标记笔等。

五、关节腔穿刺术

ⓔ 关节腔穿刺术模拟竞赛试题

考核点

膝关节理学检查的操作规程，理学检查的一般内容及原则，半月板损伤特殊体格检查手法，膝关节腔穿刺术的操作规程及加压包扎的操作要点

题 1

题干： 患者男性，25 岁，篮球运动员，因右膝扭伤后肿胀、疼痛 1 天就诊。右膝关节 MRI 典型损伤层面见图 4-2-15。

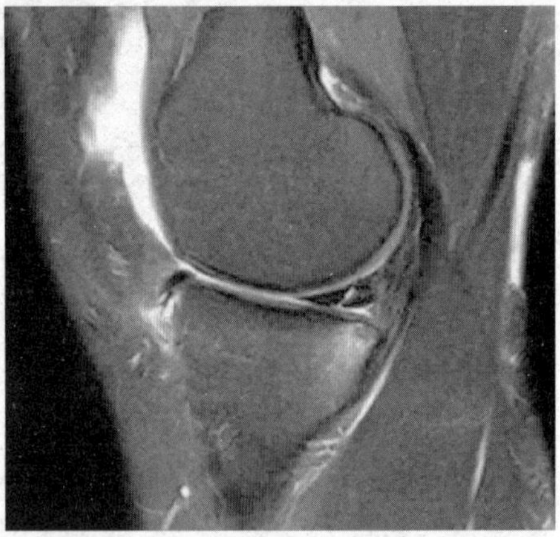

图 4-2-15 右膝关节 MRI 片

要求 1： 请选手对患者进行相应部位的运动系统理学检查（适当口述查体内容），在答题卡上写出疾病诊断名称。

要求 2：（待选手完成要求 1 后再出示）患者膝关节明显疼痛、肿胀，浮髌试验阳性，为及时缓解患者症状，请利用现有物品对患者进行相应处置。

临床思维： 患者 MRI 提示为膝关节半月板损伤，查体时要注意运动系统理学检查的一般流程和内容，同时也要注意膝关节运动损伤的一些特殊查体手法，如浮髌试验、回旋挤压试验（McMurray 征）、侧方挤压试验（Bohler 征）以及抽屉试验（drawer 征）等。患者浮髌试验阳性，关节肿胀、疼痛明显，考虑为大量关节积血导致关节腔张力过高所引起的疼痛，若要缓解症状，应行关节腔穿刺抽液减轻关节腔压力而缓解症状。注意无菌操作规范，同时穿刺抽液完毕后，应行膝关节加压包扎。

模型及环境要求： 男性 SP 1 人（可配合题干模拟关节间隙压痛及 McMurray 征阳性体征），膝关节穿刺抽液模具 1 个。

用物准备： 速干洗手液、手套、聚维酮碘、消毒器械，10 mL、20 mL 注射器，18–20 号穿刺针，2% 利多卡因注射液，无菌孔巾、胶带、弯盘、纱布、绷带等。

六、脊柱外伤的搬运

ⓔ 脊柱外伤的搬运模拟竞赛试题

考核点

脊柱外伤（颈椎）搬运的操作规程

题 1

题干： 患者男性，21 岁，因高处坠伤 30 min 就诊。感觉颈部疼痛，四肢麻木。

要求： 请选手模拟急救场景对伤者进行外伤的搬运操作。

临床思维： 患者高处坠伤，感颈部疼痛，四肢麻木，考虑颈椎损伤可能。应按照颈椎外伤搬运要求进行，在搬运时应有人保护头部，避免颈部旋转、过伸及过曲。搬运前放置颈托，搬运过程中保持脊柱“同轴性”移动，置于担架后，颈部两侧应放置沙袋或衣物固定头部。

模型要求： 全身人模型 1 个。

用物准备： 硬质担架、颈托、绑带、沙袋、清洁敷料、绷带等。

（熊依林 文 霆）

网上更多……

推荐阅读 教学视频 彩图

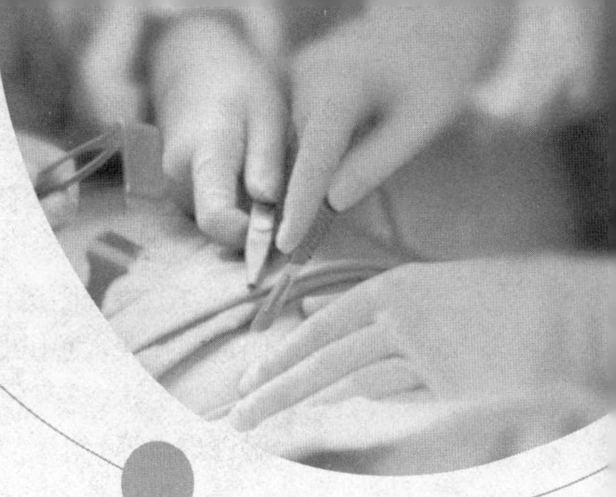

第五章

妇产科

第一节　妇产科基本技能操作规程及评分标准

一、妇科检查

（一）基本要求

1. 怀疑外阴、阴道、子宫、双附件、子宫旁组织、骨盆腔内壁有病变者，以及常规妇科查体的人员均可进行妇科检查。

ⓔ表 5-1-1 妇科检查评分标准

2. 月经期尽量避免行妇科检查。如有异常阴道流血必须检查，应先消毒外阴，使用无菌手套及器械，以防发生感染。

3. 无性生活史者，禁做阴道窥器检查及双合诊检查，应行直肠－腹部诊。确有必要时，需要征得患者或家属（对于未成年患者）同意并签字后再行阴道窥器检查及双合诊检查。

4. 疑有盆腔内病变的患者，如腹壁肥厚、高度紧张不合作等致双合诊检查不满意时，可在麻醉下进行盆腔检查，或改行超声检查。

5. 男医生检查患者时需有女性助手或女护士陪同。

（二）操作步骤

1. **操作前准备**（尿失禁者或盆腔脏器严重脱垂患者除外），必要时导尿。大便充盈者应于排便或灌肠后检查。为避免交叉感染，每位患者应在臀部下放置一次性垫单。患者取膀胱截石位，臀部置于检查台缘，头部略抬高，双手平放于身旁。检查者面向患者，站立在其两腿之间。如患者病情危重也可在病床上检查，检查者站于病床的右侧。

2. **外阴部检查**：观察外阴部的发育是否正常、阴毛多少与分布，有无水肿、皮炎、溃疡、赘生物，皮肤和黏膜色泽变化；（左手戴手套或用棉签）分开大、小阴唇，暴露阴道前庭后，观察尿道口及阴道口、前庭大腺情况；了解有无会阴陈旧裂伤；嘱患者屏气用力，观察有无尿失禁，子宫脱垂或阴道前、后壁膨出等。

3. **阴道窥器检查**：①放置：检查者一手拇指、示指分开两侧小阴唇，另一手将窥器两叶并拢，斜行沿阴道侧后壁缓慢放入阴道内，然后向上向后推进，同时将窥器转平并张开两叶，暴露子宫颈、阴道壁及阴道穹部。②视诊：注意阴道黏膜颜色，皱襞多少，有无畸形、赘生物以及分泌物的量、性质、颜色，有无异味等。观察子宫颈大小、颜色、外口形状，有无糜烂、腺体囊肿、赘生物或接触性出血等。③取出：取出窥器前，应先将其前、后叶合拢再沿阴道侧后壁缓慢取出。

4. 双合诊（阴道－腹部诊）

（1）检查阴道：检查者一手戴无菌手套，以示、中两指蘸润滑剂后放入阴道内，触摸阴道的弹性、通畅度、深度，有无触痛、畸形、肿物、阴道后穹窿结节及饱满感。

（2）检查宫颈：触诊子宫颈大小、形状、软硬度，有无举痛或摇摆痛，有无肿物或接触性出血等。

（3）检查子宫及附件：将置于阴道内的手指放在子宫颈后方，另一手的四指放患者腹部平脐处，当阴道内手指向上向前抬举子宫颈时，腹部手指向下向后按压腹壁，并逐渐向耻骨联合移动，检查子宫的位置、大小、形状、软硬度、活动度及有无压痛。然后将置于阴道内的手指移向阴道侧穹，置于下腹部的手同时自该侧髂嵴水平开始移向盆腔的同侧与阴道内手指对合，检查子宫旁组织及附件。正常输卵管难以扪及，卵巢有时可触及，压之有酸胀感。注意附件区有无增厚、压痛或肿块，如有肿块，应进一步查清肿物的大小、形状、软硬度、活动度，有无压痛以及与子宫的关系。

5. 三合诊（阴道－直肠－腹部诊）：以一手示指伸入阴道，中指伸入直肠，另一手置于下腹部协同触诊。可查清后倾或后屈子宫的大小，子宫后壁情况，主韧带、骶韧带、直肠子宫陷凹、阴道直肠隔、盆腔内侧壁及直肠等情况，注意有无增厚、压痛及肿瘤。如宫颈癌患者必须做三合诊检查，以确定临床分期，指导治疗。

6. 直肠－腹部诊：适用于无性生活史、阴道闭锁或其他原因不宜行双合诊的患者。以一手示指伸入直肠，另一手置于下腹部协同触诊，了解盆腔情况。

7. 记录结果：按解剖部位先后顺序记录检查结果。

二、产科检查

（一）腹部检查

ⓔ **表 5-1-2** ………… 产科腹部检查评分标准

1. 操作前准备：向孕妇交代检查的目的，如检查子宫大小，胎产式、胎先露、胎方位及胎先露是否衔接。适用于妊娠中晚期孕妇（孕 24 周后）。无绝对禁忌证，但对于子宫敏感、先兆早产者动作应轻柔，减少检查时间和次数，对足月已有宫缩者，应在宫缩间歇期检查。

用物准备：皮尺、洗手液、一次性臀部垫单、胎心听筒或胎心多普勒、手表、屏风、手套、记录笔。

2. 操作步骤：孕妇排空膀胱，仰卧位，头部稍垫高，双腿略屈曲稍分开。检查者洗手后立于孕妇右侧。

（1）视诊：观察腹型和大小。腹部有无妊娠纹、手术瘢痕及水肿等。

（2）触诊

1）测量宫底高度及腹围：确定子宫底位置，用软尺测量耻骨联合上缘到子宫底的距离为宫底高度。软尺平脐绕腹部一周的长度为腹围。

2）四步触诊：前 3 步检查，检查者面向孕妇头端，第 4 步检查时，检查者应面向孕妇足端。

A. 第 1 步手法：检查者两手置于子宫底部，了解子宫外形并确定宫底高度，估计胎儿大小与妊娠周数是否相符。然后以两手指腹相对轻推，判断子宫底部的胎儿部分，如扪及硬而圆且有浮球感为胎头，如软而宽且形状略不规则为胎臀。

B. 第 2 步手法：检查者左、右手分别置于孕妇腹部左、右侧，一手固定，另一只手轻轻深按，两手交替，仔细辨认胎背及胎儿四肢，确定胎背的位置。胎背侧平坦饱满，可变形的高低不平部分为胎儿肢体侧，有时触及胎儿肢体活动，更易判断。

C. 第3步手法：检查者右手拇指与其余4指分开，置于耻骨联合上方握住胎先露部，进一步明确是胎头或胎臀，左右推动胎先露部，如果仍浮动，表示尚未衔接入盆。如已衔接，则胎先露部不能被推动。

D. 第4步手法：检查者面向孕妇足端，双手分别置于胎先露部的两侧，向骨盆入口方向向下深按，再次核对胎先露部的判断是否正确，并确定胎先露部入盆的程度。若胎先露部为胎头，在两手分别下按的过程中，一手可顺利进入骨盆入口，另一只手则被胎头隆起部阻挡，不能顺利进入，该隆起部为胎头隆突。枕先露（胎头俯屈）时，胎头隆突与胎儿肢体同侧，为额骨；面先露时，胎头隆突为枕骨，与胎背同侧，但多不清楚。

（3）听诊：常在靠近胎背上方的孕妇腹壁听诊。听诊的部位取决于先露部及其下降程度。头先露时胎心在脐下左、右两侧，臀先露时在脐上左、右两侧，肩先露时可在脐周闻及。

（二）骨盆外测量

ⓔ表 5-1-3 女性骨盆外测量评分标准

1. 操作前准备：向孕妇交代检查目的，即了解骨盆大小及形态。这是产前常规检查，无绝对禁忌证。操作前需向孕妇介绍检查的目的、过程，需配合的事项，了解孕妇产检情况、现病史、既往分娩史，关注有无骨盆外伤，手术史。

用物准备：软尺、骨盆外测量仪、骨盆出口测量器、快速手消毒液、屏风、手套、一次性臀部垫单、液状石蜡、记录笔。

2. 操作步骤：孕妇排空膀胱后仰卧于检查床上，臀下垫一次性垫单。检查者洗手后站立于患者右侧。校准骨盆外测量器。

（1）髂棘间径：孕妇取仰卧位，两腿伸直，测量两侧髂前上棘外缘间的距离。正常值23 ~ 26 cm。此径线可间接推测骨盆入口横径。

（2）髂嵴间径：孕妇取仰卧位，两腿伸直，测量两髂嵴最宽点外缘的距离。正常值25 ~ 28 cm。此径线也可间接推测骨盆入口横径。

（3）骶耻外径：孕妇取左侧卧位，左腿屈曲，右腿伸直，测第5腰椎棘突下缘（髂嵴后连线中点下1.5 cm，相当于米氏菱形窝上角）至耻骨联合上缘中点的距离。正常值18 ~ 20 cm。此径线可间接推测骨盆入口前后径长度，是骨盆外测量中最重要的径线。

（4）坐骨结节间径：孕妇取仰卧位，两腿向腹部弯曲，双手抱膝，充分向两侧外上方展开；检查者面向孕妇，立于孕妇两腿之间。测量两坐骨结节内侧缘的距离。正常值8.5 ~ 9.5 cm。此径线可直接推测骨盆出口横径长度。

（5）出口后矢状径：坐骨结节间径 < 8 cm者应测量出口后矢状径。检查者戴手套，右手示指伸入孕妇肛门向骶骨方向，拇指置于孕妇体外骶尾部，找到骶骨尖端。骨盆出口测量器测量杆一端置于坐骨结节间径的中点，另一端放在骶骨尖端处，于测量器刻度上即可得到出口后矢状径，正常值8 ~ 9 cm。出口后矢状径与坐骨结节间径之和 > 15 cm表示无明显骨盆出口狭窄。

（6）耻骨弓角度：孕妇取仰卧位，两腿向腹部弯曲，双手抱膝，充分向两侧外上方展开；检查者戴一次性检查手套后面向孕妇，立于孕妇两腿之间。检查者两拇指分别放于两侧耻骨降支上，两手拇指指尖于耻骨联合下缘对拢，测量两拇指间的角度。正常值为90°，小于80°为异常。此角度反映骨盆出口横径的宽度。

（三）肛门检查及阴道检查

1. 操作前准备：向孕妇交代检查的目的：肛门检查及阴道检查可了解子宫颈软硬度、子宫颈管消退、子宫口扩张程度、胎膜是否破裂、胎先露部、胎方位、先露下降程度及骨盆腔大小。对于子宫口扩张及胎头下降程度不明，疑有脐带脱垂或先露，轻度头盆不称经试产 4 h 进展缓慢者及肛门检查不清者，阴道检查尤为重要。出现产前出血，怀疑或已诊断为前置胎盘者禁做肛门检查。阴道流血不能排除前置胎盘时，要在开放静脉并做好配血的前提下进行阴道检查。

用物准备：一次性臀部垫单、便盆，消毒纱布 / 纸，手套、液状石蜡、棉签、妇产科长棉签，一次性消毒阴道窥器，肥皂水，温开水，聚维酮碘、pH 试纸，快速手消毒液、屏风、记录笔等。

ⓔ表 5-1-4 肛门检查评分标准
ⓔ表 5-1-5 阴道检查评分标准

2. 操作步骤

（1）告知孕妇检查的目的和必要性，嘱孕妇排空膀胱，仰卧位，双腿屈曲分开，臀下垫一次性垫单，暴露会阴。

（2）检查者戴好口罩、帽子，洗手擦干，立于孕妇右侧或两腿间。

（3）肛门检查：常于临产后适时在宫缩时进行，次数不宜过多。初产妇临产初期隔 4 h 查一次，经产妇及宫缩频繁者应缩短间隔。

1）肛门检查前用消毒纸 / 纱布遮盖阴道口。

2）右手戴手套，示指蘸液状石蜡润滑后轻轻伸入直肠内，其余各指屈曲。检查者左手可以同时放在孕妇腹壁感觉宫缩情况。

3）了解骨盆腔情况。检查者示指向后触及尾骨尖端，了解骶尾关节活动度，了解骶骨弯曲度。示指沿骶棘韧带向外寻找坐骨棘，检查两侧坐骨棘是否突出，了解坐骨棘间径、坐骨切迹宽度，并确定胎先露的高低。

4）用指腹探查子宫颈口，摸清其四周边缘，估计子宫颈的软硬、厚薄，子宫颈管消退程度，子宫口扩张的程度（当子宫口近开全时，仅能摸到一个窄边；当子宫口开全时，则摸不到子宫颈边缘，仅能摸到胎儿先露部或羊膜囊）。未破膜者在胎头前方可触到有弹性的羊膜囊，已破膜者能直接触到胎头，根据胎头囟门及颅缝位置能确定胎方位。

5）检查完毕，退出手指，除去手套及纱布，弃去臀下垫单，协助孕妇整理衣物，置于舒适体位。记录检查结果。

（4）阴道检查：常于临产后适时在宫缩时进行，次数不宜过多。动作轻柔，减少手指进出次数。

1）检查前用消毒纸 / 纱布遮盖肛门，避免粪便污染。

2）外阴清洗及消毒。方法如下：于患者臀下放便盆，用干棉球盖住阴道口，用肥皂水按大阴唇、小阴唇、阴阜、大腿内上 1/3、会阴及肛门周围的顺序擦洗外阴。温开水冲掉肥皂水，大棉签擦干。使用聚维酮碘按小阴唇、大阴唇、阴阜、大腿内上 1/3、会阴及肛门周围的顺序消毒外阴 2 遍。取下阴道口棉球及臀下便盆。

3）检查者双手戴无菌手套，左手将阴唇分开暴露阴道口，右手持阴道窥器，置入阴道内，检查子宫颈及阴道情况。如疑有胎膜早破，可行阴道液 pH 测定及涂片检查，协助诊断。如胎膜已破，可了解羊水性状。检查完毕退出阴道窥器。

4）右手戴无菌手套，中指和示指同时进入阴道。检查时检查者左手可以同时放在孕妇腹壁感觉宫缩情况。了解骶尾关节活动度、骶骨弯曲度，坐骨棘是否突出，坐骨棘间径、坐骨切迹宽度。确定胎方位及胎先露的高低。探查子宫颈口，了解子宫颈的软硬、厚薄，子宫颈管消退程度、子宫口扩张大小。

5）胎先露前方触及有弹性羊膜囊感提示未破膜，已破膜者可直接触及胎先露部。若胎先露前方触及有血管搏动感的索状物，考虑为脐带先露或脱垂。若胎先露前触及海绵样组织，需考虑低置胎盘或前置胎盘可能。

6）检查完毕，退出手指，除去手套及纱布，弃去臀下垫单，协助孕妇整理衣物，置于舒适体位。记录检查结果。

三、阴道分泌物检查

（一）操作规程

操作要求
- 掌握阴道分泌物检查的适应证、禁忌证
- 掌握阴道分泌物检查的操作方法
- 掌握阴道分泌物检查的注意事项
- 掌握阴道分泌物特殊检查的要点

1. 操作前准备

（1）明确需要进行阴道分泌物检查的临床情况（适应证）：①常规妇科体检时进行阴道分泌物检查。②受检者阴道分泌物异常，应进行相应病原体检查。③人乳头瘤病毒（HPV）检查。④宫颈黏液结晶检查，可用于判断受检者所处月经周期的不同阶段。

（2）判断患者是否可以进行阴道分泌物检查（禁忌证）：患者检查前 24 h 内避免性生活，阴道冲洗、上药或检查。

（3）不同阴道分泌物检查的适用情况（判断要行何种检查）：①常规检查，即进行阴道分泌物滴虫、假丝酵母菌及清洁度检查。②受检者阴道分泌物异常，应进行相应病原体检查，如线索细胞、支原体、衣原体、淋球菌检查等。③人乳头瘤病毒（HPV）检查。④宫颈黏液结晶检查，用于判断月经周期的不同阶段。

（4）了解有无性生活史。

（5）告知患者检查的必要性及具体内容。

（6）用物准备：一次性臀部垫单、无菌手套、一次性检查手套、聚维酮碘、消毒器械、一次性阴道窥器、妇科长棉签、棉拭子、干净玻片、试管、培养管、尖嘴长弯钳、显微镜、生理盐水（备用）、10% 氢氧化钾溶液、记号笔（或标签纸）。

2. 操作过程

ⓔ 表 5-1-6 阴道分泌物检查评分标准

（1）与患者沟通：介绍自己，核对患者姓名、床号等，同时嘱咐患者操作前注意事项（是否排空小便）。

（2）再次确认患者的病情，确认需要的操作无误。

（3）患者排空小便后取膀胱截石位，臀下垫一次性垫单。检查者面向患者，站立在其两腿之间。如患者病情危重，也可在病床上检查，检查者站立于患者的右侧。

（4）放置阴道窥器。

（5）如行常规检查，用棉拭子于阴道后穹窿及阴道侧壁上 1/3 取阴道分泌物；支原体、衣原体检查取宫颈管内分泌物；淋球菌检查常取宫颈管内或尿道口分泌物。

（6）将棉拭子在干燥的玻片上均匀涂抹。

（7）将玻片放置好后做好标记。根据不同的检查目的进行染色及显微镜下观察。

（8）宫颈黏液检查：长弯钳伸入子宫颈管，获取宫颈黏液后打开长弯钳，观察钳尖处黏液性状及拉丝度，将黏液置于干燥玻片上，待自然干燥后显微镜下观察结晶。

（9）人乳头瘤病毒（HPV）检查：妇科长棉签擦净宫颈分泌物，用专用毛刷伸入子宫颈管中旋转 3～5 周，取出毛刷放入专用试管中，在瓶口水平折断毛刷杆，盖好管帽，标记后送检。

（10）退出阴道窥器。

（11）协助患者起身、整理衣物，整理用物。

（二）操作注意事项

1. 检查前 24 h 内避免性生活，阴道冲洗、上药或检查。
2. 使用的窥器不得涂润滑剂，必要时可使用生理盐水润滑。
3. 采集器等用品应保持干燥。

4. 不同检查目的，最佳的取材部位不同。

5. 各种病理性阴道分泌物具有不同的特殊性状，可提供诊断线索。

（1）生理性分泌物：色白、均质性、絮状，积聚在阴道低垂部位。

（2）细菌性阴道病：分泌物呈灰白色、均质、稀薄，腥臭味，常均匀附着于阴道前壁或侧壁表面，拭去容易，阴道壁黏膜无充血的改变。

（3）滴虫阴道炎：分泌物呈黄色甚至黄绿色，脓性，常呈泡沫状。

（4）假丝酵母菌病：分泌物为白色，黏稠，呈干酪状或豆腐渣样，常附着在阴道壁上。

6. 不同病原体检测方法不同。

（1）滴虫检查：最常见的是 0.9% 氯化钠溶液湿片法，低倍镜下寻找滴虫。对可疑患者，若多次湿片法未能发现滴虫，可送培养。阴道分泌物置于培养基中，37℃孵育 48 h，检查有无滴虫生长。

（2）假丝酵母菌检查：检查分泌物中的芽生孢子和假菌丝，可用 0.9% 氯化钠溶液湿片法、10% 氢氧化钾溶液湿片法或革兰染色检查法。对于顽固病例，可采用培养法。

（3）线索细胞检查：取阴道分泌物混于玻片上的生理盐水中，置于显微镜高倍镜下观察。若线索细胞（其特点：阴道表层细胞膜上贴附大量颗粒状物，细胞边缘大部分不平滑）大于 20%，分泌物胺试验阳性，阴道分泌物 pH > 4.5，可诊断细菌性阴道病。

（4）淋球菌检查：擦净子宫颈表面分泌物，棉拭子伸入子宫颈管内 1.5 ~ 2 cm，转动并停留 20 ~ 30 s，或取尿道口分泌物，均匀涂抹于玻片上，革兰染色后镜检。见中性粒细胞内革兰染色阴性双球菌，形似肾形或咖啡豆状，凹面相对。

7. 阴道清洁度可分为 4 级。

清洁度Ⅰ度：镜下看到正常阴道上皮脱落细胞及一些阴道杆菌，极少有白细胞（白细胞 0 ~ 5 个 / 高倍镜视野）。

清洁度Ⅱ度：镜下见中等数量的阴道杆菌和上皮细胞，白细胞 10 ~ 15 个 / 高倍镜视野，有少量其他细菌。

清洁度Ⅲ度：镜下见大量白细胞（白细胞 15 ~ 30 个 / 高倍镜视野）及较多杂菌、病原体，极少的阴道脱落上皮细胞及阴道杆菌。

清洁度Ⅳ度：指涂片中没有阴道杆菌，只有少量上皮细胞，白细胞大于 30 个 / 高倍镜视野，有大量其他细菌。

其中：Ⅰ ~ Ⅱ为正常。Ⅲ ~ Ⅳ为异常，可能为阴道炎，可发现病原菌，如假丝酵母菌、阴道滴虫等。

四、生殖道细胞学检查

（一）操作规程

操作要求

- 掌握生殖道细胞学检查的适应证、禁忌证
- 掌握生殖道细胞学检查的操作方法
- 掌握生殖道细胞学检查的注意事项
- 掌握宫颈细胞学不同检查方法的优缺点

1. 操作前准备

（1）明确需要进行生殖道细胞学检查的临床情况（适应证）：①宫颈癌筛查。②阴道脱落细胞内分泌检查，了解卵巢或胎盘功能。③宫腔吸片，明确宫腔内有无恶性病变。

（2）判断患者是否可以进行生殖道细胞学检查（禁忌证）：患者检查前 24 h 内避免性生活，阴道冲洗、上药或检查。

（3）不同生殖道脱落细胞检查的适应证（判断要行何种检查）：①宫颈细胞学检查，收集宫颈及宫颈管脱落细胞，进行宫颈癌的筛查。②阴道细胞学检查，观察雌激素水平，了解卵巢或胎盘功能。③宫腔吸片，了解宫腔内有无恶性病变。

（4）与患者及家属沟通，了解患者有无性生活史，告知检查的必要性及具体内容。

（5）用物准备：一次性臀部垫单、无菌手套、阴道窥器、妇科长棉签、棉拭子、刮板、干净玻片、显微镜，生理盐水（备用）、95% 乙醇，专用的“细胞刷”，装有液基薄层细胞保存液的小瓶，标记笔（或标签纸），10 mL 注射器，直径 1 ~ 5 mm 不同型号塑料管，大镊子。

2. 操作步骤

（1）与患者沟通：介绍自己，核对患者姓名、床号等，同时嘱咐患者操作前注意事项（是否排空小便等）。

（2）再次确认患者的病情，确认需要的操作无误。

（3）患者排空小便后至检查床上，取膀胱截石位，臀下垫一次性垫单。检查者面向患者，站立在其两腿之间。如患者病情危重，也可在病床上检查，检查者站立于患者的右侧。

（4）放置阴道窥器。

（5）阴道细胞学检查：用消毒刮板于阴道侧壁上 1/3 轻轻刮取分泌物及阴道表层细胞。均匀涂在已做好标记的玻片上，立即放在 95% 乙醇中固定。

（6）宫颈细胞学检查：①涂片法：用妇科长棉签轻轻擦拭子宫颈表面黏液，在子宫颈口用木刮板（尖端朝子宫颈口，斜面朝子宫颈），旋转 360°，刮取的细胞立即沿同一方向涂于干净玻片上，不可重复涂抹，以免细胞破坏。玻片立即放在 95% 乙醇中固定，不可久留于空气中，以免细胞干燥、皱缩、变形。②液基薄层细胞学涂片：先将子宫颈表面分泌物拭净，将专用的“细胞刷”置于子宫颈管内，达子宫颈管外口上方 10 mm，在子宫颈管内旋转 360° 后取出，旋转“细胞刷”将附着于小刷子上的标本洗脱于保存液中。涂片时用液基薄层细胞学制片法。

（7）宫腔吸片：将塑料管一端连于干燥无菌注射器，用大镊子将塑料管另一端送至子宫腔底部，左、右、上、下转动方向，轻轻抽吸注射器。将吸出物涂片、固定。

（8）取出阴道窥器。

3. 操作后处理

（1）协助患者起身、整理衣物，整理用物。

（2）玻片染色后显微镜下读片。常用巴氏染色法。

ⓔ表 5-1-7 宫颈脱落细胞检查评分标准
ⓔ表 5-1-8 阴道脱落细胞检查评分标准
ⓔ表 5-1-9 宫腔吸片评分标准

（二）操作注意事项

1. 检查前 24 h 内避免性生活，阴道冲洗、上药或检查。
2. 使用的阴道窥器不得涂润滑剂，必要时可用生理盐水润滑。
3. 采集器等用品应保持干燥。
4. 阴道细胞学检查取阴道侧壁上 1/3 处标本。宫颈细胞学检查注意取宫颈鳞 – 柱上皮交界处细胞。
5. 宫腔吸片操作在取出吸管时停止抽吸，避免将宫颈管内容物吸入。

五、诊断性刮宫术

（一）操作规程

1. 操作前准备

（1）明确需要诊断性刮宫术的临床情况（适应证）：①子宫异常出血或阴道排液，需排除子宫内膜癌、宫颈管癌、子宫内膜炎或流产等病变。②不孕症，需了解有无排卵，或排除子宫内膜结核者。③因子宫腔内有组织残留，或异常子宫出血长期大量出血时，刮宫不仅有助于诊断，还有止血效果。④月经失调，如异常子宫出血或闭经，需了解子宫内膜变化及其对性激素的反应。

操作要求
- 掌握诊断性刮宫术的适应证、禁忌证
- 掌握诊断性刮宫术的操作方法
- 掌握诊断性刮宫术的注意事项
- 掌握分段诊刮术操作中特殊情况的处理

（2）判断患者是否可以进行诊断性刮宫术（禁忌证）：急性外阴炎、阴道炎、急性宫颈炎、急性或亚急性盆腔炎。

（3）与患者及家属沟通，签署手术同意书：告知可能的并发症，如出血、感染、损伤周围脏器、子宫穿孔、宫颈裂伤、其他不可预料的意外。

（4）用物准备：治疗盘（或治疗车）；皮肤黏膜消毒液（聚维酮碘）；一次性垫单、标本瓶，10% 甲醛标本固定液，标记笔（或标签纸），无菌手套；无菌诊断性刮宫手术器械包：内有治疗碗 1 个，小药杯 1 个（内有棉球数个），纱布 3 块，卵圆钳 2 把，阴道窥器 2 个（长、短各一），宫颈钳 1 把，宫腔探针 1 个，宫颈扩张器 4 ~ 6 号各 1 个，刮匙 2 个（大、小各一）。

2. 操作过程

（1）着装和环境：操作者应穿好工作服，戴好帽子、口罩，洗手（七步洗手法），注意隐私保护。

ⓔ **表 5-1-10** 分段诊刮术评分标准

（2）与患者沟通：介绍自己，核对患者姓名、性别、床号等，询问有无药物过敏史，同时交代患者操作前注意事项（是否排尿等）。

（3）再次确认患者的病情、体征：测量脉搏和血压，检查报告（血常规、凝血功能、妇科 B 超），确认需要的操作无误。准备操作用物并检查是否在有效期内。

（4）根据患者具体情况建立静脉通路、心电监护等。

（5）患者排尿后臀下垫一次性垫单，取膀胱截石位。

（6）打开诊断性刮宫手术器械包，检查灭菌指示卡及包内器械是否齐备。将络合碘倒入相应容器。

（7）戴无菌手套，外阴常规消毒（注意消毒顺序：大、小阴唇—阴阜—大腿内上 1/3—肛门），铺无菌巾。阴道窥器暴露子宫颈、阴道，消毒阴道 2 遍。行双合诊，了解子宫大小及位置。

（8）用阴道窥器暴露子宫颈，钳夹子宫颈，再次消毒子宫颈与子宫颈管。

（9）阴道后穹窿处放置纱布 1 块。为排除子宫内膜癌，应做分段刮宫。先不要探查宫腔，以免将宫颈管组织带入宫腔混淆诊断。以小刮匙自宫颈内口至外口顺序刮一周，刮取宫颈管组织。

（10）取出纱布，置于操作台治疗碗内（避免污染其他器械）。

（11）探宫腔位置及深度，依次扩张子宫颈管至 6 号。另取 1 块纱布，置于子宫颈后方阴道穹处，刮取子宫内膜（刮宫腔四壁、宫底、宫角 1 ~ 2 周）。

（12）取出纱布，擦拭阴道内血液，查无异物残留，再次消毒子宫颈、阴道，取出宫颈钳和阴道窥器。

（13）将子宫颈管及宫腔内刮出的组织分别装瓶，用 10% 甲醛固定，标记后送病理检查。

3. 操作后处理

（1）术后复测患者生命体征，交代注意事项，送返病房。

（2）有阴道流血者，术前、术后应给予抗生素。

（3）患者术后 2 周内禁性生活及盆浴，以防感染。

（4）标本及时送检。

（5）整理用物，医疗垃圾分类处理。

（6）及时完成手术记录的书写（包括手术时间、名称，消毒铺单方法，麻醉方式，手术步骤，术中病情变化和处理，术后医嘱，标本描述及送检情况等）。

（7）嘱各班值班人员注意查看患者有无不适，腹痛及阴道流血等情况。

（二）操作注意事项

1. 不孕症或异常子宫出血患者，应选在月经前或月经来潮 12 h 内行刮宫术，用于判断有无排卵或黄体功能不良。

2. 出血、子宫穿孔、感染是诊断性刮宫术的主要并发症。有些疾病可能出现术中大出血，术前应输液、配血并做好开腹准备。哺乳期、绝经后及患子宫恶性肿瘤者，均应查清子宫位置并仔细操作，以防子宫穿孔。如发现子宫穿孔应立即停止操作。如穿孔小，无脏器损伤或内出血，可注射子宫收缩药保守治疗。密切观察血压、脉搏等生命体征。如破口大、有内出血或怀疑脏器损伤，应剖腹探查或腹腔镜检查，根据情况做相应处理。

3. 术者应注意避免在操作时唯恐不彻底，反复刮宫，不仅损伤宫内膜基底层，甚至刮出肌纤维组织，造成宫腔粘连，导致闭经。

4. 若刮出物肉眼观察高度怀疑为癌组织，应停止刮宫，以防出血及癌扩散。若肉眼观察未见明显癌组织，应全面刮宫，尤其注意子宫角及子宫底部，以免漏诊。

（三）操作易犯错误及分析

ⓔ 诊断性刮宫术操作易犯错误及分析

六、宫内节育器放置术

（一）操作规程

操作要求
- 掌握宫内节育器放置术的适应证、禁忌证
- 掌握宫内节育器放置术的操作方法
- 掌握宫内节育器放置术的注意事项

1. 操作前准备

（1）明确需要行宫内节育器（intrauterine device，IUD）放置术的临床情况（适应证）：①已婚妇女，自愿放置且无禁忌证者均可放置。②某些疾病的辅助治疗（如宫腔粘连分离手术后，子宫腺肌病治疗等）。③紧急避孕：性交后 5 日内放置。

（2）判断患者是否可以放置宫内节育器（禁忌证）：询问病史，重点了解有无较严重全身疾病，月经生育史，既往有无 IUD 放置史、放置后情况等，主要包括：①可疑妊娠。②生殖器急性炎症。③宫腔手术后有出血或感染者，或可能有出血或感染者。④生殖器官肿瘤。⑤生殖器畸形。⑥子宫口过松、严重裂伤、子宫脱垂者。⑦严重全身性疾病。⑧子宫腔 < 5.5 cm 或 > 9.0 cm。⑨近 3 个月有月经失调或阴道不规则流血病史。⑩铜过敏者。

（3）与患者及家属沟通，签署手术同意书：告知可能的并发症，如出血 、感染 、损伤周围脏器、子宫穿孔、宫颈裂伤、节育器异位、节育器嵌顿或断裂、节育器下移或脱落、带器妊娠，其他不可预料的意外等。

ⓔ 表 5-1-11　宫内节育器放置术评分标准

（4）用物准备：治疗盘（或治疗车），皮肤黏膜消毒液（聚维酮碘）、一次性垫单、无菌手套、节育器等；宫内节育器放置手术器械包（检查消毒日期）：有治疗碗 1 个，小药杯 1 个（内有棉球数个），纱布 3 块，卵圆钳 2 把，阴道窥器 2 个（长、短各一），宫颈钳 1 把，宫腔探针 1 个，宫颈扩张器 4 ~ 6 号各 1 个，上环叉 1 个（放置宫内节育器用），剪刀（上“T”形节育器用）。

2. 操作过程

（1）着装和环境：操作者应穿好工作服，戴好帽子、口罩，洗手（七步洗手法），注意患者保暖及隐私保护。

（2）与患者沟通：介绍自己，核对患者姓名、性别、床号等，询问有无药物过敏史，有无铜过敏史，同时嘱咐患者操作前注意事项（是否排尿等）。测量体温，当天两次体温 37.5℃以上者不宜放置。

（3）再次确认患者的病情、体征：检查报告（血常规、白带常规、妇科 B 超），确认需要的操作无误。准备操作用物并检查是否在有效期内。

（4）患者排尿后臀下垫一次性垫单，取膀胱截石位。

（5）打开宫内节育器放置手术器械包，检查灭菌指示卡及包内器械是否齐备。将聚维酮碘倒入相应容器。

（6）戴无菌手套，外阴常规消毒 2 遍，注意消毒顺序：大、小阴唇—阴阜—大腿内上 1/3—肛门，铺无菌巾。阴道窥器暴露子宫颈、阴道，消毒阴道 2 遍。

（7）行双合诊，了解子宫大小及位置。

（8）阴道窥器暴露子宫颈，固定，宫颈钳夹持子宫颈，聚维酮碘小棉签消毒子宫颈管 2 次。

（9）探查子宫腔（探查子宫腔时确认探到子宫底），了解子宫位置及宫腔长度。选择大小合适的节育器。

（10）如为“T”形节育器，将放置器刻度调至子宫腔长度，用放置器将节育器推送入子宫腔，节育器上缘应达到子宫底部，取出放置器。如为宫形节育器，用放环叉将宫形节育器送至子宫底后缓缓退出。

（11）带有尾丝者在距子宫口 2 cm 处剪断尾丝。

（12）观察无出血，再次消毒阴道，确认无异物残留，取出宫颈钳和阴道窥器。

3. 操作后处理

（1）交代注意事项：①术后休息 3 天，1 周内禁重体力劳动，2 周内禁性交和盆浴，保持外阴清洁；②术后 1、3、6、12 个月各随访 1 次，以后每年随访 1 次。

（2）整理用物，医疗垃圾分类处理。洗手。

（3）及时完成手术记录的书写（包括手术时间、名称，消毒铺单方法，手术步骤，术中病情变化和处理，术后医嘱等）。

（二）操作注意事项

1. 放置时间

（1）月经干净 3 ~ 7 天，且无性生活。

（2）人工流产后立即放置。

（3）阴道产后 42 天恶露已干净，会阴伤口已愈合，子宫恢复正常者。

（4）剖宫产术后半年。

（5）含孕激素节育器在月经第 3 天放置。

（6）自然流产于月经复潮后放置，药物流产在 2 次正常月经后放置。

（7）哺乳期应先排除妊娠。

2. 术中必须无菌操作，节育器放置器及节育环避免接触外阴和阴道。

3. 应根据宫腔深度及宽度来选择节育器。以金属环为例：宫腔深 < 7 cm 者，选 18 ~ 20 号（小号）环；7 ~ 8.5 cm 者，选 21 ~ 22 号（中号）环；> 8.5 cm 者，用 24 号（大号）环。宫腔同样深度但较窄，宜选小一号环，反之可选大一号环。

4. 放置时不要任意扭转放置器方向，以防节育器变形。

5. 哺乳期放置时因子宫软，容易发生穿孔，操作时应特别注意。

6. 节育器放置术后最初的几天内可有少量阴道流血或轻微腰酸腹胀，数日内多自然消失，不需处理。若出血多且有腹痛，应查明原因后处理。

ⓔ 宫内节育器放置术操作易犯错误及分析

（三）操作易犯错误及分析

七、宫内节育器取出术

（一）操作规程

操作要求
- 掌握宫内节育器取出术的适应证、禁忌证
- 掌握宫内节育器取出术的操作方法
- 掌握宫内节育器取出术的注意事项

1. 操作前准备：放置宫内节育器（intrauterine device，IUD）的妇女因某些原因需要将IUD取出，则可行宫内节育器取出术。

（1）明确需要宫内节育器取出术的临床情况（适应证）：①计划再生育或不需避孕者；②放置期限已满需更换；③绝经过渡期停经1年内；④拟改用其他方法避孕者；⑤有并发症或不良反应经治疗无效者；⑥带器妊娠（包括宫内、外妊娠）。

（2）判断患者是否可以行宫内节育器取出术（禁忌证）：①生殖道炎症，先予以抗感染治疗，治愈后再取出节育器。②全身情况不良或疾病急性期，待治疗好后进行。

（3）与患者及家属沟通，签署手术同意书：告知可能的并发症，如出血、感染、损伤周围脏器、子宫穿孔、宫颈裂伤、节育器异位、节育器嵌顿或断裂、其他不可预料的意外。

（4）用物准备：治疗盘（或治疗车）；皮肤黏膜消毒液（聚维酮碘），一次性垫单、无菌手套等；宫内节育器取出手术器械包（有效消毒日期内）：有治疗碗1个，小药杯1个（内有棉球数个），纱布3块，卵圆钳2把，阴道窥器2个（长短各一），宫颈钳1把，宫腔探针1个，宫颈扩张器4～6号各1个，取环钩1个（取宫形或“V”形等不带尾丝节育器用），长血管钳（取“T”形等带尾丝节育器用）。

2. 操作过程

ⓔ **表5-1-12** 宫内节育器取出术评分标准

（1）着装和环境：操作者应穿好工作服，戴好帽子、口罩，洗手（七步洗手法）。注意患者保暖及隐私保护。

（2）与患者沟通：介绍自己，核对患者姓名、性别、床号等，询问有无药物过敏史，同时嘱咐患者操作前注意事项（是否排尿等）。

（3）再次确认患者的病情、体征：检查报告（血常规、白带常规、妇科B超），确认需要的操作无误。准备操作用物并检查是否在有效期内。

（4）患者排尿后臀下垫一次性垫单，取膀胱截石位。

（5）打开宫内节育器，取出手术器械包，检查灭菌指示卡及包内器械是否齐备。将聚维酮碘倒入相应容器。

（6）戴无菌手套，外阴常规消毒2遍，注意消毒顺序：大、小阴唇—阴阜—大腿内上1/3—肛门，铺无菌巾。阴道窥器暴露子宫颈、阴道，消毒阴道2遍。

（7）行双合诊，了解子宫大小及位置。

（8）阴道窥器暴露子宫颈，固定窥器，宫颈钳夹持子宫颈，聚维酮碘小棉签消毒子宫颈管2遍。

（9）如子宫颈管过紧，可用扩宫器扩张至4～5号。

（10）如可见尾丝，用长血管钳夹住尾丝轻轻牵引取出。

（11）如无尾丝，探查子宫腔（确认已探到子宫底），了解子宫位置、宫腔深度及节育环位置。用取环钳或钩沿子宫方向放入子宫底部，将节育器夹住或钩住，轻轻取出。

（12）确认宫内节育器完整取出，观察无出血，再次消毒阴道，检查无异物残留，取出宫颈钳和阴道窥器。

3. 操作后处理

（1）交代患者术后注意事项：术后休息3天，1周内禁重体力劳动，2周内禁性交和盆浴，保持外阴清洁。

（2）整理用物，医疗垃圾分类处理。

（3）及时完成手术记录书写（包括手术时间、名称，消毒铺单方法，手术步骤，术中病情变化和处理，宫内节育器的完整性描述，术后医嘱等）。

（二）操作注意事项

1. 取出时间：①以月经干净后3~7天，无性生活为宜。②带器妊娠行人工流产时。③带器异位妊娠术前进行诊断性刮宫时，或术后出院前取出IUD。④因子宫不规则出血随时可取，同时行诊断性刮宫术。

2. 取环钩尖端容易损伤子宫内膜或肌壁组织，导致子宫穿孔及盆腔脏器损伤。如取出困难可扩张子宫颈管至6号后进行。如尾丝断裂或钩取困难，可在B超引导或宫腔镜下取出。

3. 在取出过程中如果节育器断裂，取出后应核对是否完整。疑有残留，应进一步设法取出或进一步检查后取出。

4. 常见并发症为出血、感染及宫颈损伤，如注意无菌操作，技术轻巧熟练，一般可避免。

ⓔ 宫内节育器放置术操作易犯错误及分析

（三）操作易犯错误及分析

八、经阴道后穹窿穿刺术

操作要求

- 掌握经阴道后穹窿穿刺术的适应证、禁忌证
- 掌握经阴道后穹窿穿刺术的操作方法
- 掌握经阴道后穹窿穿刺术的注意事项

（一）操作规程

1. 操作前准备

（1）明确需要经阴道后穹窿穿刺术的临床情况（适应证）：直肠子宫陷凹是体腔最低的位置。为盆腔病变最易累及的部位，盆、腹腔液体最易积聚于此。通过阴道后穹窿穿刺，吸取标本，可协助明确诊断。适应证：①疑有内出血时，如异位妊娠、卵巢黄体破裂等。②疑盆腔内积液或积脓，明确直肠子宫陷凹积液性质。③盆腔脓肿穿刺引流及局部药物注射。④盆腔肿块位于直肠子宫陷凹内，经阴道后穹窿穿刺直接抽吸肿块内容物，涂片行细胞学检查以明确性质。如高度怀疑恶性肿瘤，应尽量避免穿刺，一旦穿刺确诊为恶性肿瘤，应尽早手术。⑤B超引导下行卵巢子宫内膜异位囊肿或输卵管妊娠部位注射药物治疗。⑥超声引导下经阴道后穹窿穿刺取卵细胞，用于助孕。

ⓔ 表5-1-13 经阴道后穹窿穿刺术评分标准

（2）判断患者是否可以进行经阴道后穹窿穿刺术（禁忌证）：①盆腔严重粘连，直肠子宫陷凹被较大肿块完全占据，并凸向直肠。②疑子宫后壁与肠管粘连。③临床高度怀疑恶性肿瘤。④异位妊娠拟采用非手术治疗时，应避免穿刺，以免引起感染。

（3）与患者及家属沟通，签署手术同意书，告知可能的并发症：如出血、感染、损伤周围脏器、其他不可预料的意外。

（4）用物准备：治疗盘（或治疗车）；皮肤黏膜消毒液（聚维酮碘），一次性垫单、无菌手套，5 mL或10 mL注射器1支；经阴道后穹窿穿刺包（有效消毒日期内）：有治疗碗1个，小药杯1个（内有棉球数个），纱布3块，卵圆钳2把，阴道窥器2个（长短各一），宫颈钳1把，22号穿刺针1根。

2. 操作过程

（1）操作者应穿好工作服，戴好帽子、口罩，洗手（七步洗手法）。评估操作环境，注意患者保暖、隐私保护。

（2）与患者沟通：介绍自己，核对患者姓名、性别、床号等，同时嘱咐患者操作前注意事项（是否排尿等）。

（3）再次确认患者的病情、体征：测量脉搏和血压，检查报告（血常规、凝血功能、B超），确认需要的操作无误。准备操作用物，检查是否在有效期内。

（4）根据患者的具体情况建立静脉通路、心电监护等。

（5）患者排尿后臀下垫一次性垫单，取膀胱截石位。

（6）打开经阴道后穹窿穿刺手术器械包，检查灭菌指示卡及包内器械是否齐备。将聚维酮碘倒入相应容器。

（7）戴无菌手套，外阴常规消毒（注意消毒顺序：大、小阴唇—阴阜—大腿内上 1/3—肛门），铺无菌巾。阴道窥器暴露子宫颈、阴道，消毒阴道 2 遍。行双合诊，了解子宫、附件情况，注意阴道后穹窿是否膨隆，是否存在宫颈举痛或摇摆痛。

（8）放置阴道窥器暴露子宫颈及阴道后穹窿。

（9）以宫颈钳钳夹宫颈后唇，向前提拉，充分暴露阴道后穹窿。再次消毒。

（10）用 22 号穿刺针接 5 mL 或 10 mL 注射器（检查针头有无堵塞），于阴道后穹窿中央或稍偏患侧，距离宫颈后唇与阴道后壁交接处稍下方，取与子宫颈平行稍向后的方向刺入 2 ~ 3 cm。

（11）进针有落空感（进针约 2 cm）后抽吸，如无液体，则边抽吸边拔出针头。若为肿物，则选择最突出或囊性感最明显的部位穿刺。

（12）抽吸完毕，拔针。观察抽出物性状。

（13）若穿刺点渗血，用无菌纱布填塞压迫止血，待血止后连同宫颈钳、阴道窥器取出，取下孔巾。

3. 操作后处理

（1）术后复测生命体征，感谢患者配合，送其返回病房。根据穿刺的不同结果予以相应医嘱（如考虑腹腔内出血，需要急诊手术患者，嘱其暂禁饮禁食）。

（2）标本及时送检。如为盆腔积脓等，穿刺液需进行涂片、培养及药物敏感检查。

（3）整理用物，医疗垃圾分类处理。

（4）及时完成穿刺记录书写（包括手术时间、名称，消毒铺单方法，手术步骤，术中病情变化和处理，术后医嘱，标本性状及送检情况等）。

（5）嘱各班值班人员注意查看患者有无不适，有无腹痛及阴道流血等情况。

（二）操作注意事项

1. 抽出液体均应涂片行常规及细胞学检查。抽吸物为鲜血时，放置 4 ~ 5 min，血液凝固为血管内血液；若放置 6 min 以上仍为不凝血．则为腹腔内出血，多见于异位妊娠、卵巢滤泡破裂、黄体破裂等引起的腹腔内出血。若抽出物为不凝固的陈旧性血块，可能为陈旧性异位妊娠。若抽吸的液体为淡红、微混、稀薄甚至脓液，多为盆腔炎性渗出液。

2. 穿刺时针头进入直肠子宫陷凹不可过深，一般为 2 ~ 3 cm，以免超过液平面吸不出积液。过深可刺入盆腔脏器或血管。

3. 穿刺时一定要注意进针方向与宫颈管平行，避免伤及子宫体或直肠。怀疑肠管与子宫后壁粘连时，禁止使用经阴道后穹窿穿刺术。

4. 穿刺未抽出血液，不能完全排除异位妊娠。出血量少、与周围组织粘连、血肿位置高时可造成假阴性。

5. 病情或条件允许时可先行 B 超检查，明确有无积液及积液量。

（三）操作易犯错误及分析

ⓔ 经阴道后穹窿穿刺术操作易犯错误及分析

九、电子胎心监护

（一）操作规程

1. 操作前准备

操作要求
- 掌握电子胎心监护的适应证
- 掌握电子胎心监护的操作方法
- 掌握电子胎心监护结果的判读及处理

（1）明确电子胎心监护运用的临床情况（适应证）：连续观察和记录胎心率的动态变化，了解胎心与胎动、宫缩之间的关系，评估胎儿宫内安危。①无应激试验（non-stress test，NST）：为无宫缩、无外界负荷刺激下，胎动与胎心率变化的关系，可了解胎儿贮备能力。②缩宫素激惹试验（oxytocin challenge test，OCT）：用缩宫素诱发宫缩，用胎心监护仪记录胎心率变化，了解胎盘于宫缩时一过性缺氧的负荷变化，测定胎儿储备能力。适应证包括：所有高危妊娠孕妇临产后均需监护，产程中出现异常情况（羊水胎粪污染、听诊胎心异常、产程异常），NST 无反应者。

（2）判断患者是否可以进行电子胎心监护（禁忌证）：① NST 无禁忌证。② OCT 的禁忌证：前置胎盘或产前出血原因不明者，先兆早产或有早产史者，宫颈机能不全者，胎儿宫内已有缺氧者。

（3）电子胎心监护在妊娠 34 周开始，高危妊娠孕妇可酌情提前。

（4）用物准备：电子胎心监护仪、超声耦合剂；器械车（用于摆放操作器械）、屏风，分类垃圾桶，洗手液及手消毒液，清洁纸张或纱布。

ⓔ 表 5-1-14 NST 操作评分标准
ⓔ 表 5-1-15 OCT 操作评分标准

2. 操作步骤

（1）NST

1）携用物至床旁，查对孕妇姓名、年龄、床号，与孕妇及家属沟通，介绍自己，向孕妇解释做胎心监护的目的、方法和要求，以取得配合。

2）检查时注意保护孕妇隐私，室内温度适中。

3）孕妇排空膀胱，取半卧位略向左斜以防仰卧位低血压。

4）将胎心探头放在胎心最清楚处。

5）宫缩传感器缚于孕妇腹前壁近子宫底部。

6）胎动计数器置于孕妇手中，并告知其使用方法。

7）设定走纸速度（一般为 3 cm/min 或 2 cm/min）。

8）测定时间为 20 min，结果如为无反应型则需刺激胎儿，如推动胎儿、改变孕妇体位、音响刺激、进食糖水或静脉注射 50% 葡萄糖水 60 mL 后继续测定 20 min，共测 40 min。

9）监护完毕，撤去探头，并擦净皮肤。

10）协助孕妇取舒适的体位，整理监护用物。

（2）OCT

1）～6）与 NST 相同。

7）诱发宫缩前，连续测定基础胎心率及子宫收缩 10～20 min 作为对照，如宫缩已能达到规定要求，则无必要再刺激宫缩。

8）诱发宫缩，具体方法有：①按摩乳头 2 min 直至产生宫缩；②缩宫素 2.5 U 加入 5% 葡萄糖液 500 mL 中静脉滴注。开始剂量为 5 滴 /min，每 15 min 倍增 1 次，以诱发出满意宫缩时的最小剂量维持到试验结束。诱发宫缩成功的标志为每 10 min 出现 3 次宫缩，持续时间达到 40～60 s。

9）诱发满意宫缩后监护记录持续 30 min。

10）试验结束后，停止滴注缩宫素，观察至宫缩完全消失为止。

11）监护完毕，撤去探头，并擦净孕妇皮肤。

12）协助孕妇取舒适的体位，整理用物。

3. 操作后处理

（1）监护图上标明孕妇姓名、年龄，检查日期和时间。

（2）判读 NST/OCT 结果并给出处理意见。

（二）操作注意事项

1. 试验前 12 h 一般不用镇静药，避免空腹时测定，测定时环境需安静。

2. OCT 前测血压，试验中每 10 min 测 1 次。

3. 胎儿基线心率 >160 次 /mm 持续达 10 min 者需测孕妇的体温及脉搏。

4. 下列情况可出现 NST 无反应：胎儿处于生理性睡眠周期，孕妇摄入抑制中枢神经系统的药物，胎儿缺氧，胎儿畸形（无脑儿）。

5. OCT 过程中出现宫缩过强、胎心减速时，应停止刺激，患者取左侧卧位并给氧。

6. 检查前后，要注意洗手。

（三）操作易犯错误及分析

ⓔ 电子胎心监护操作易犯错误及分析

十、产程图判断及其操作

（一）操作规程

操作要求

- 掌握产程图的绘制方法
- 掌握产程图的相关知识及临床应用

1. 操作前准备

（1）明确绘制产程图的临床情况（适应证）：所有临产的产妇都可使用产程图表。为避免产程图表过于冗长，通常在宫颈扩张 2 cm 以上才开始记录产程图表。

（2）用物准备：空白产程图表、红蓝笔、直尺、橡皮。

2. 操作步骤

（1）详细了解产程图表的内容：产程图表上半部分是产程曲线，下半部分是附属表格。产程曲线横坐标为临产时间（h），纵坐标左侧为宫口扩张程度（cm），纵坐标右侧为先露下降程度（cm）。

（2）数据标记：使用统一特定的标记符号将每次检查的胎先露下降及宫颈扩张数据标记在产程图上。胎先露下降用蓝色“X”表示，宫颈扩张用红色“O”表示。

（3）绘制子宫口扩张曲线及胎头下降曲线：用红笔连接红色的“O”，即得到子宫口扩张曲线；用蓝笔连接蓝色“X”，得到胎头下降曲线。

ⓔ 表 5-1-16 产程图操作评分标准

胎头下降曲线：以胎头颅骨最低点与坐骨棘平面的关系标明。胎头高低判断的标志是坐骨棘平面。以“0”表示胎头颅骨最低点平坐骨棘平面，以“-1”表示胎头颅骨最低点在坐骨棘平面上 1 cm，以“+1”表示胎头颅骨最低点在坐骨棘平面下 1 cm，余依此类推。胎头在潜伏期下降不明显，活跃期下降加快，可作为估计分娩难易的有效指标之一。

（4）绘制附属表格：将分娩过程中的每一次检查及处理的情况记录在产程图表的附属表格内。内容有：检查时间、血压、胎心、宫缩、羊水性状及处理措施等。

3. 操作后处理

（1）识别正常产程曲线。

（2）识别异常产程曲线。看产程图的策略：①判断宫口扩张异常要点（4 点）：扩张到 4～6 cm 用了多少时间？宫口扩张从 4～6 cm 到 10 cm 用了多少时间？从 6 cm 到 10 cm 的这段时间内有没有宫口扩张停止 4 h 以上？宫口开全后胎儿用了多少时间娩出？②判断胎头下降异常要点（3 点）：宫口开全后 1 h 内胎头有没有下降？宫口开全后胎头下降速度初产妇

是否 < 1 cm/h？宫口开全后胎头下降速度经产妇是否 < 2 cm/h？③注意是否有宫缩乏力。

（二）操作注意事项

了解几种产程异常并会判读。

1. 潜伏期延长（prolonged latent phase）：从临产规律宫缩开始至宫口扩张 4 ~ 6 cm（活跃期起点）称为潜伏期。初产妇 > 20 h，经产妇 > 14 h 称为潜伏期延长。

2. 活跃期延长（prolonged active phase）：从宫口扩张 4 ~ 6 cm（活跃期起点）至宫口开全为活跃期。活跃期宫口扩张速度 < 0.5 cm/h 称为活跃期延长。

3. 活跃期停滞（protracted active phase）：当破膜且宫口扩张≥6 cm 后，若宫缩正常，宫口停止扩张≥4 h；若宫缩欠佳，宫口停止扩张≥6 h 称为活跃期停滞。

4. 第二产程延长（prolonged second stage）：初产妇超过 3 h，经产妇超过 2 h（硬膜外麻醉无痛分娩以初产妇超过 4 h，经产妇超过 3 h 为标准），产程无进展，称为第二产程延长。

5. 胎头下降延缓（prolonged descent）：第二产程，胎头下降速度初产妇 < 1.0 cm/h，经产妇 < 2.0 cm/h。

6. 胎头下降停滞（protracted descent）：第二产程，胎头下降停止大于 1 h。

ⓔ 产程图操作易犯错误及分析

（三）操作易犯错误及分析

第二节 妇产科基本技能操作模拟竞赛试题

（一）妇科检查

ⓔ 妇科检查模拟竞赛试题

题 1

考核点：妇科检查流程及内容

题干：患者女性，15 岁，因扪及下腹部包块 1 周就诊。

要求：请对患者进行妇科检查。

临床思维：患者 15 岁，题干中未说明是否有性生活史，因此需要询问病史了解，如无性生活史，妇科检查时不可行阴道窥器检查及双合诊检查，应行直肠 - 腹部诊。在妇科检查前建议患者排空大小便，以排除充盈的膀胱或粪块对检查的干扰。

模型及环境要求：妇科盆腔检查模型。

用物准备：一次性臀部垫单、一次性阴道窥器、一次性检查手套、无菌手套、棉签、聚维酮碘、生理盐水、液状石蜡等。

（二）产科检查

ⓔ 产科检查模拟竞赛试题

题 1

考核点：产科腹部检查包括腹部视诊，宫高腹围的测量及四部触诊，胎心听诊。与孕周相对应的宫高范围

题干：患者女性，28 岁，孕 32 周，初产妇，胎动正常，无特殊不适，来院行常规产检。既往无特殊。

要求 1：请行产科腹部检查。

要求 2：如宫高测量值为 34 cm，需要考虑哪些可能？

临床思维：妊娠 32 周的正常宫高范围是 27 ~ 33 cm，宫高 34 cm 超出相应孕周的第 90 百分位，应该分析发生的原因，常见于妊娠期糖尿病、巨大儿、羊水过多，多胎妊娠等情

况，应采用超声确定诊断并作相应处理。

模型要求：产科检查模型。

用物准备：软尺、胎心听筒或胎心多普勒、手表、快速手消毒液、屏风、手套、一次性臀部垫单、记录笔。

（三）阴道分泌物检查

题 1

ⓔ 阴道分泌物检查模拟竞赛试题

题干：患者女性，30 岁，已婚，因外阴瘙痒，阴道豆渣样分泌物增多 1 周就诊。

要求：为明确诊断，需要对患者进行何种检查？

临床思维：患者外阴瘙痒，阴道分泌物增多呈豆渣样，考虑假丝酵母菌感染可能。需要行妇科检查，重点了解外阴有无红斑、水肿，阴道黏膜有无红肿，阴道分泌物的性状、气味，宫颈是否有水肿、充血等。病原体确诊需要行阴道分泌物检查：用棉签于阴道后穹窿及阴道侧壁上 1/3 取阴道分泌物涂抹在干净的玻片上，可用 0.9% 氯化钠溶液湿片法、10% 氢氧化钾溶液湿片法或革兰染色检查法检查分泌物中是否可见芽生孢子和假菌丝。

考核点：妇科检查、阴道分泌物检查的适应证及操作方法

模型及环境要求：妇科盆腔检查模型。

用物准备：一次性臀部垫单、一次性阴道窥器、一次性检查手套、无菌手套、妇科长棉签、棉拭子、生理盐水、干净玻片、试管、培养管、生理盐水（备用）、10% 氢氧化钾、显微镜、标记笔（或标签纸）。

（四）生殖道脱落细胞学检查

题 1

ⓔ 生殖道脱落细胞学检查模拟竞赛试题

题干：患者女性，30 岁，已婚。

要求 1：患者要求行常规妇科普查，除妇科查体外，还需要完善哪些辅助检查项目？

要求 2：目前临床上常用的宫颈癌筛查方法哪些？请完成宫颈液基薄层细胞学检查的取样。

考核点：常规妇科普查的辅助检查项目及宫颈癌筛查方法

临床思维：常规妇科普查包括白带常规检查、宫颈癌筛查及妇产科超声检查。目前临床上常用的宫颈癌筛查方法有：宫颈脱落细胞学检查及高危人乳头瘤病毒检测。宫颈脱落细胞学检查有刮片法及液基薄层细胞学涂片法。在取样时应注意先进行宫颈细胞学检查取样，再行高危人乳头瘤病毒标本取样。宫颈细胞学取样时应注意取样部位在宫颈鳞柱交接部。

模型及环境要求：妇科盆腔检查模型。

用物准备：一次性臀部垫单、无菌手套、一次性阴道窥器、妇科长棉签、生理盐水（备用）、专用的“细胞刷”、装有液基薄层细胞保存液的小瓶、标记笔（或标签纸）。

（五）诊断性刮宫术

题 1

ⓔ 诊断性刮宫术模拟竞赛试题

题干：患者女性，53 岁，因绝经后阴道流血 5 天就诊。妇科检查示阴道流血来源于子宫腔。

要求 1：根据患者病情，为明确诊断，除生化、常规及超声检查外，最重要的检查手段是什么？请操作。

考核点
诊断性刮宫术的适应证、操作方法及临床意义

要求 2：操作中宫腔内刮出组织肉眼观似恶性肿瘤，请选手作出处理。

要求 3：操作中术者突然发现子宫无底的感觉，请选手作出判断并处理。

临床思维：绝经后阴道流血，流血来自子宫腔，为明确诊断需要进行诊断性刮宫术。若刮出物肉眼观察高度怀疑为癌组织，应停止刮宫，以防出血及癌扩散。若肉眼观察未见明显癌组织，则应全面刮宫，尤其注意子宫角及子宫底部，以免漏诊。术中子宫穿孔的判断和处理：停止操作，如穿孔小，无脏器损伤或内出血，可予注射子宫收缩药、抗生素等保守治疗。监测生命体征。如破口大，有脏器损伤或内出血，应行剖腹探查术或腹腔镜检术，根据术中情况酌情处理。

模型及环境要求：诊断性刮宫模型。

用物准备：治疗车、聚维酮碘、无菌诊断性刮宫手术器械包、无菌手套、一次性垫单、标本瓶，10% 甲醛固定液、标记笔（或标签纸）。

（六）宫内节育器放置术

ⓔ 宫内节育器放置术模拟竞赛试题

题 1

题干：患者已婚女性，38 岁，阴道分娩后半年要求放置宫内节育器。

要求 1：请问在放置宫内节育器前，还有哪些病史需要询问？哪些辅助检查需要完善？

考核点
放置宫内节育器的适应证、禁忌证、放置时间及方法

要求 2：请为该患者放置节育器（C 选手主要操作，A 选手辅助）。

临床思维：阴道分娩后 42 日恶露已干净，会阴伤口已愈合，子宫恢复正常，可以放置宫内节育器。但在手术之前，需要通过询问月经情况及血或尿 β-HCG 的检测排除早孕。通过血常规、白带常规、妇科超声检查排除放置宫内节育器的禁忌证。

模型及环境要求：宫内节育器放置模型。

用物准备：治疗车、聚维酮碘、宫内节育器放置手术器械包、无菌手套、一次性垫单、节育器。

（七）宫内节育器取出术

ⓔ 宫内节育器取出术模拟竞赛试题

题 1

题干：患者女性，51 岁，停经 8 个月，要求取环。B 超示宫内圈形节育器。血常规、白带常规等检查无异常。体健，无内、外科疾病。

考核点
宫内节育器取出术的适应证及操作方法

要求：根据患者目前的情况，是否可同意其取环要求？如可以，请完成该操作。

临床思维：患者处于绝经过渡期，停经 1 年以内，无宫内节育器取出禁忌证，可以安排宫内节育器取出手术。

模型及环境要求：宫内节育器取出术模型。

用物准备：宫内节育器取出手术器械包、聚维酮碘、一次性垫单、无菌手套等。

（八）经阴道后穹窿穿刺术

ⓔ 经阴道后穹窿穿刺术模拟竞赛试题

题 1

题干：患者女性，已婚，38 岁，因停经 45 天，少量阴道流血 7 天，左下腹痛 2 h 急诊。患者平素月经规律。查体：血压 90/60 mmHg，心率 102 次 /min。左下腹压痛，无反跳痛。超声检查提示盆腹腔积液。尿妊免试验阳性。

要求 1：请问为明确诊断，除生化检查外，最简单的辅助诊断方法是什么？回答问题后

请进行相应操作。

要求 2： 如穿刺未抽到不凝血，需要考虑哪些可能？

临床思维： 育龄期女性，有停经、阴道流血及腹痛，考虑异位妊娠可能。血压下降、心率增快，超声提示盆腹腔积液，考虑存在腹腔内出血可能。为明确积液性质，宜行经阴道后穹窿穿刺术。穿刺未抽出不凝血，不能完全排除异位妊娠。出血量少、与周围组织粘连、血肿位置高时可造成假阴性。

模型及环境要求： 经阴道后穹窿穿刺模型。

用物准备： 治疗车、聚维酮碘、经阴道后穹窿穿刺手术器械包，5 mL 或 10 mL 注射器 1 支，无菌手套、一次性垫单、标本瓶，标记笔（或标签纸）。

考核点

经阴道后穹窿穿刺术的适应证及操作方法，穿刺结果的判断

（九）电子胎心监护

题 1

ⓔ 电子胎儿监护模拟竞赛试题

题干： 患者女性，36 岁，初产妇，孕 37^{+2} 周，因自觉胎动减少 1 天就诊。

要求： 请选手进行处理。

临床思维： 胎动监测是孕妇自我评价胎儿宫内状况的简便、经济的有效方法。胎动减少提示有胎儿缺氧可能。需行电子胎心监护评价胎儿在宫内的状态。结果判读为正弦波形。提示胎儿宫内缺氧，应该立即采取相应措施纠正胎儿缺氧，包括左侧卧位、吸氧、抑制宫缩、纠正孕妇低血压等措施，如果均不奏效，应紧急终止妊娠。

模型要求： 四步触诊模型及胎心监护仪。

用物准备： 器械车（用于摆放操作器械）、屏风，分类垃圾桶，操作器械：洗手液及手消毒液，超声耦合剂，清洁纸张或纱布。

考核点

NST 操作及结果判读

结果判读图（图 5-2-1）：

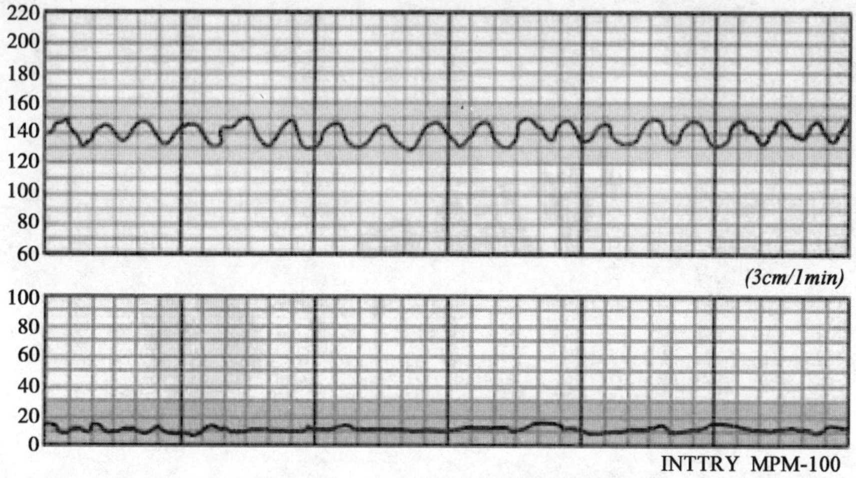

图 5-2-1 电子胎心监护结果判读

（十）产程图判断及操作

题 1

ⓔ 产程图判断及操作模拟竞赛试题

题干： 患者女性，27 岁，G2P0，因停经 40 周，不规则腹痛 6 h，于 3 月 15 日 6:00 入院。阴道检查：子宫口未开，S-2。

7:00 规律宫缩，30 ~ 35 s/5 ~ 6 min。

10:00 规则腹痛，40 s/5 ~ 6 min，查：宫口开 2 cm，S–1；胎心 140 次 /min。

12:00 宫缩 45 s/4 ~ 5 min，查：宫口开 3 cm，S–0；胎心 130 次 /min。

13:00 宫缩 45 s/3 ~ 4 min，阴道流液，查：宫口开 7 cm，S+1；羊水清亮，胎心 140 次 /min。

14:00 宫缩 50 s/2 ~ 3 min，查：宫口开 10 cm，S+3；胎心 130 次 /min。

15:00 胎儿娩出。

15:10 胎盘娩出。

考核点
正常产程图

要求 1：绘制产程图。

要求 2：判断产程是否正常？

模型要求：无。

用物准备：空白产程图表、红蓝笔、直尺、橡皮。

（胡 蓉 裴琛琳 张 瑜 刘 蓉）

网上更多……

推荐阅读　教学视频　彩图

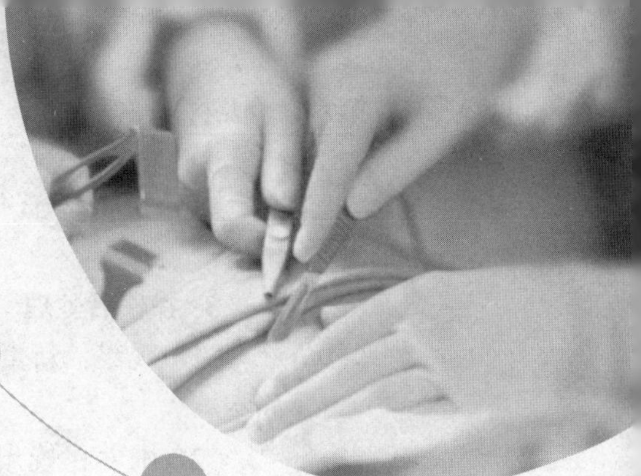

第六章

儿　科

第一节　新生儿处理及抢救操作规程及评分标准

一、新生儿出生时处理

（一）操作规程

操作要求
- 掌握新生儿出生时的处理原则
- 掌握新生儿出生时的处理操作方法

1. 操作前准备

（1）环境准备：室温应在 20℃以上，阳光充足，空气流通。工作人员应严格遵守无菌原则。

（2）物品准备：辐射床或温箱、生命监护仪、婴儿衣服及包被、帽子、婴儿名签、洗耳球或负压吸引器、氧源、新生儿面罩、复苏囊、气管导管、喉镜、胎粪吸引器、预热的干毛巾或浴巾、脐带夹。

（3）药品准备：维生素 K_1 针剂、纳洛酮注射液、肾上腺素（1∶10 000 浓度）注射液、0.9% 生理盐水，必要时准备肺表面活性物质。

2. 操作步骤

ⓔ 表 6-1-1 新生儿出生时处理评分标准

（1）初步评估：新生儿娩出时需进行快速评估。正常新生儿娩出时呈粉红色，或四肢末端稍发绀，哭声洪亮。若为早产儿，或出生时无呼吸或哭声，或肌张力降低、或羊水胎粪污染则应立即进行新生儿复苏。

（2）保暖：娩出后应立即用预热的干毛巾或浴巾包裹新生儿后放在辐射床或温箱。操作完毕后给新生儿穿上衣服，戴上帽子，并用包被包裹。

（3）呼吸道处理：迅速用洗耳球或吸引器吸引口鼻（顺序：先口后鼻）。

（4）Apgar 评分：生后 1 min 和 5 min 时各评估一次。

（5）脐带处理：在娩出后 1～2 min 内结扎脐带后包扎。

（6）眼处理：娩出后可用消毒纱布或脱脂棉清洁，必要时以妥布霉素滴眼液滴眼。

（7）皮肤处理：娩出擦干后，可用消毒软纱布蘸温开水清洗头皮、耳后、面部、颈部及其他皮肤皱褶处。

（8）名签：娩出后给新生儿手腕或脚踝戴上一个名签，写明母亲姓名及床号、新生儿性别及出生时间。

（9）注射维生素 K_1：娩出后应予以维生素 K_1 注射液 1 mg 肌内注射以防止新生儿出血症。

（10）体格检查并填写出生记录：对新生儿进行体检，及时发现有无先天性缺陷，填写出生记录。

3. 操作后处理

（1）观察：新生儿娩出后 1～2 h 应与母亲一同在产房进行观察，无异常者可送入母婴同室。

（2）喂养：娩出后 30 min 内应让婴儿吸吮母亲乳头，生后第一个 24 h 应让婴儿勤吸吮，次数最好不少于 12 次。

（二）操作注意事项

1. 操作者应严格按照无菌原则，每接触一名婴儿前后必须洗手，患感染性疾病或带菌者应隔离。

2. 动作轻柔，避免损伤新生儿。

3. 如母亲为乙肝携带者，新生儿应在出生后 6 h 内注射人乙型肝炎免疫球蛋白（100～200 U）和乙肝疫苗（10 μg）。

ⓔ 新生儿出生时处理操作易犯错误及分析

（三）操作易犯错误及分析

二、新生儿盆浴

操作要求

- 掌握新生儿盆浴原则
- 掌握新生儿盆浴操作方法

（一）操作规程

1. 操作前准备

（1）护士准备：了解新生儿状态，测量体温，检查全身皮肤情况，估计常见的护理问题；操作前洗手。

（2）用物准备：婴儿电子秤、身长测量仪、婴儿尿布及衣服、大毛巾、毛巾被及包被、系带，面巾 1 块，浴巾 2 块，指甲刀、棉签，75% 乙醇、爽身粉、液状石蜡、护臀膏、肥皂或沐浴露。浴盆内备温热水（2/3 满），洗时水温在冬季为 38～39℃，夏季为 37～38℃，备水时温度稍高 2～3℃，另备 50～60℃热水。

（3）新生儿：沐浴于喂奶前或喂奶后 1 h 进行，以免呕吐和溢奶。

（4）环境准备：关闭门窗，调节室温在 27℃左右。

ⓔ 表 6-1-2 新生儿盆浴评分标准

2. 操作步骤

（1）将新生儿脱去衣服及包被，保留尿布，用大毛巾包裹新生儿全身。

（2）洗面。用面巾由内眦向外眦擦拭眼睛，更换面巾部位以同法擦另一眼，然后擦双耳，最后擦洗面部。禁用肥皂。

（3）洗头。抱起新生儿，以左手托住新生儿枕部，腋下夹住新生儿躯干，左手拇指和中指分别将新生儿双耳郭向前折以堵住外耳道口，防止水流入耳内；右手将新生儿洗发水涂于手上，洗头、颈、耳后，然后用清水冲洗吸干。

（4）洗身。于浴盆底部铺垫一块浴巾，以免新生儿在盆内滑跌。移开大毛巾及尿布，以左手握住新生儿左臂靠近肩处使其颈枕于护士手腕处，再以右前臂托住新生儿双腿，用右手握住新生儿左腿靠近腹股沟处使其臀部位于护士手掌上，轻放新生儿于水中。松开右手，用毛巾淋湿新生儿全身，抹肥皂或沐浴露按顺序洗颈下、臂、手、胸背、腿、会阴、臀部，随洗随冲净。在清洗过程中，护士左手始终将新生儿握牢，洗净皮肤皱褶处，同时观察皮肤有无异常情况。

（5）洗毕将新生儿抱出，用浴巾包裹其全身并将水分吸干，对全身各部位从上到下按顺序检查，给予相应的处理。必要时用液状石蜡棉签擦净女婴大阴唇及男婴包皮处污垢。

（6）测量婴儿身长、体重。

（7）更衣、垫尿布，必要时修剪指甲。

（8）整理床单位，更换床单，物归原处，洗手，记录。

（二）操作注意事项

1. 减少暴露，注意保暖，动作轻快。

2. 新生儿耳、眼内不得有水进入。

3. 对新生儿头颈部的皮脂结痂不可用力清洗，可涂液状石蜡浸润，待次日轻轻梳去结痂后再予以洗净。

4. 若新生儿出现黄疸，需要进行经皮胆红素测试或抽取静脉血测定血清胆红素，若胆红素值达到干预标准，需给予蓝光照射治疗。

5. 新生儿特殊生理状态，如假月经、乳腺肿大、马牙等要予以相应处理。

6. 新生儿若出现脐轮红肿、脐窝潮湿或有分泌物，考虑新生儿脐炎。应予以脐带清洗（3% 过氧化氢清洗后涂聚维酮碘，必要性口服抗生素）。

7. 新生儿若出现红臀，可予以护臀膏外涂。

（三）操作易犯错误及分析

ⓔ 新生儿盆浴操作易犯错误及分析

三、新生儿预防接种

（一）操作规程

操作要求
- 掌握新生儿预防接种的原则及禁忌证
- 掌握新生儿预防接种的方法

1. 操作前准备

（1）明确适应证：无禁忌证的新生儿，接种卡介苗需体重≥2.5 kg。

（2）明确禁忌证：①患自身免疫病、免疫缺陷者。②有明确过敏史者禁种乙肝疫苗（酵母过敏或疫苗中任何成分过敏）。③患有结核病、急性传染病、肾炎、心脏病、湿疹及其他皮肤病者不予接种卡介苗。④患肝炎，急性传染病（包括有接触史而未过检疫期者）或其他严重疾病者不宜接种。⑤接种部位局部有无红肿、硬结、瘢痕、破皮等。

（3）核对医嘱：新生儿期主要接种疫苗为卡介苗、乙肝疫苗。核对新生儿的姓名、床号，接种疫苗品种及剂量。

（4）登记：分别在新生儿疫苗接种本、科室疫苗登记本和四联单上登记。

（5）用物准备：1 mL 无菌注射器，无菌纱布缸、砂轮、笔、剪刀、无菌棉签、无菌持物钳，75% 乙醇，无菌盘，抢救盒。需检查无菌纱布缸、消毒液瓶的指示胶带有无变色，检查一次性注射器及无菌棉签的生产批号、包装是否完好。

（6）疫苗检查：疫苗储存在 2～8℃的冰箱冷藏。检查制品标签，包括名称、批号、有效期及生产单位，检查药液有无发霉、异物、凝块、变色或冻结等。

2. 操作步骤

（1）抽吸药液。用 1 mL 注射器分别将疫苗稀释、溶解、抽取干净，置于无菌盘内。

ⓔ 表 6-1-3 新生儿预防接种评分标准

（2）仔细核对床号、姓名，查看新生儿情况，如是否有发热，局部皮肤是否有红肿。

（3）用 75% 乙醇消毒局部皮肤 2 遍，在右外侧三角肌中部皮下注射乙肝疫苗（5 μg/0.5 mL），再在左上臂三角肌上缘皮内注射卡介苗（0.1 mL）。

（4）嘱家属或护理人员当日不予洗澡，多饮水，注意观察有无发热等异常情况。

（5）将剩余药液注射器用开水浸泡。

3. 操作后处理

（1）疼痛、局部红肿：可能会持续 1 ~ 2 天，无需处理。

（2）发热：一般为轻到中度发热，一般不需特殊处理。若体温超过 38℃需用药物退热，多饮水。

（3）皮疹：多在接种后数小时或数日内出现，一般出现在身体局部，程度较轻。一般不超过 2 天可自行缓解，通常不需特殊处理，必要时可对症治疗。

（二）操作注意事项

1. 仔细核对接种对象是否有预防接种卡，确保有卡，新生儿未接种，一般情况良好，体重达 2.5 kg 以上方可进行接种卡介苗。

2. 卡介苗应在生后 3 天内接种；乙肝疫苗应在生后 24 h 内、1 个月、6 个月时各接种 1 次，剂量为 5 μg。

3. 如母亲为乙肝病毒携带者，新生儿生后 6 h 内接种人乙型肝炎免疫球蛋白 100 ~ 200 U，同时更换部位接种乙肝疫苗 10 μg。

4. 只能用乙醇消毒。

5. 严格执行查对制度及无菌操作。

6. 及时记录，保证接种及时，避免重种、漏种。

7. 注射部位：一般卡介苗为左上臂三角肌外上缘，乙肝疫苗为右上臂外侧三角肌中部。

ⓔ 新生儿预防接种操作易犯错误及分析

（三）操作易犯错误及分析

四、母乳喂养指导

操作要求

- 掌握母乳喂养优点
- 掌握母乳喂养方法

（一）操作规程

1. 操作前准备

（1）护士准备：着装整洁，仪表端庄，清洁双手。

（2）环境准备：室内温湿度适宜，光线明亮，屏风遮挡。

（3）用物准备：脚凳，温热水，清洁毛巾 1 条。

（4）评估：①产妇评估：分娩方式、身体状况、乳房及乳汁分泌情况、母乳喂养掌握情况。②新生儿评估。

2. 操作步骤

（1）查对、解释，取得产妇配合。讲解相关知识及技巧。

（2）指导产妇清洁双手，用温湿毛巾清洁乳房及乳头。

（3）指导产妇选择体位，正确托抱新生儿及含接乳头。产妇用一手前臂、手掌和手指托住新生儿，使新生儿头部与躯干成一直线。新生儿与母亲胸贴胸、腹贴腹、下颌贴乳房；另一只手呈“C”形（拇指在上，其余四指在下）托住乳房，将乳头和大部分乳晕放入新生儿口中。

（4）指导产妇观察新生儿吞咽情况，防止乳房堵住新生儿鼻腔；吸空一侧乳房后再更换至另一侧；吸吮时间一般不超过 20 min。

（5）指导哺乳后正确退出乳头。新生儿停止吸乳后，轻按其下颌使之张口退出乳头，挤出少量乳汁涂于乳头，自然干燥，将新生儿抱起，空心掌轻拍其后背 1 ~ 2 min，使新生儿打嗝后再将其置于右侧卧位。

3. 操作后处理：观察新生儿溢奶及吐奶情况。

（二）操作注意事项

1. 认识母乳喂养的重要性。

2. 掌握正确喂养姿势。产妇以舒服的姿势坐着或躺着，可以运用抱枕或被子来支撑自己或新生儿。让新生儿同时含住乳晕与乳头，不能只含住乳头。同时要防止乳房堵住新生儿鼻孔发生窒息。

3. 指导产妇避免奶水流出太急导致新生儿呛奶。

4. 乳房的正确护理。乳胀、乳腺炎、乳头皲裂的护理。

5. 态度和蔼，关心体贴产妇，动作轻柔。

6. 纯母乳喂养的新生儿可以出现母乳性黄疸。可分为早发性和晚发性。早发性黄疸一般为母乳喂养不足（哺乳次数不够、乳量不足）引起，多在生后 3～4 天出现，治疗上提倡早开奶、频繁喂奶。晚发性黄疸是由于母乳中含有 3α，20β 孕二醇和不饱和游离脂肪酸以及肠肝循环增加等引起，一般生后 1 周左右出现，高峰期为生后 5～15 天，持续 2～3 周甚至更长。一般不需停母乳，若黄疸程度较重，可暂停母乳喂养并考虑给予蓝光照射。

ⓔ 表 6-1-4 母乳喂养指导评分标准

第二节　儿科基本技能操作规程及评分标准

一、小儿腰椎穿刺术

操作要求

- 掌握小儿腰椎穿刺术的适应证、禁忌证
- 掌握小儿腰椎穿刺术的操作方法
- 掌握小儿腰椎穿刺术的注意事项

（一）操作规程

1. 操作前准备

（1）明确适应证：①脑和脊髓炎症性病变及血管性病变的诊断。②早期颅内压增高的诊断性穿刺。③鞘内给药。④蛛网膜下腔出血患儿放出脑脊液减轻症状。

（2）明确禁忌证：①血友病。②穿刺部位感染或脊柱病变。③颅内占位性病变尤其是颅后窝占位性病变。④严重颅内压增高或出现脑疝迹象者。

（3）与患儿家属沟通，签署穿刺同意书。告知可能的并发症如出血、感染、损伤周围组织（包括血管、神经）、手术不成功、麻醉意外以及其他不可预料的意外等。

（4）用物准备：小儿腰椎穿刺包、无菌测压管、无菌手套、消毒液、无菌棉签、5 mL 注射器、2% 利多卡因注射液、胶带、弯盘、无菌试管，垃圾桶、医疗废料桶、医疗锐器桶等。

2. 操作步骤

（1）复习操作流程，准备好物品。核对患儿姓名、性别、年龄、床号；查阅病历及相关辅助检查资料，确定有无适应证和禁忌证。

ⓔ 表 6-2-1 小儿腰椎穿刺术评分标准

（2）与患儿及家长沟通：自我介绍，说明要进行的操作名称、目的、可能的不适与应对方法。

（3）再次确认患儿的病情：再次查体，确认需要的操作无误。

（4）帮助患儿摆好体位：患儿屈髋屈膝，充分低头弯腰，背部呈弓形，沿检查台边缘侧卧，充分暴露检查部位的椎间隙。助手固定。穿刺点选择：位于患儿背后，用示指、中指触摸两侧髂嵴，此连线的中点即为第 3～4 腰椎棘突之间。小婴儿可选择腰 4～5 间隙。

（5）消毒铺巾：①术者洗手，戴好口罩、帽子。②以穿刺点为中心，消毒直径 15 cm，由内向外消毒（聚维酮碘消毒 2 遍；或碘酊消毒 1 遍后，再用 75% 乙醇消毒 2 遍），注意勿留空隙，棉签不要返回已消毒区域。③检查穿刺包消毒日期，打开穿刺包外层，戴无菌手套（注意无菌观念），打开穿刺包内层，检查消毒指示卡。④检查包内器械。⑤以穿刺点为中心铺孔巾，注意无菌原则，不可由有菌区向无菌区方向拉动孔巾。不可触碰未消毒的区域或物品。

（6）麻醉：用 5 mL 注射器抽取 2% 利多卡因 2 mL，按皮肤、皮下逐层麻醉，每次注射药物 0.5 mL，注射前先回抽，无血液方可注射麻醉药。

（7）穿刺过程：左手拇指固定穿刺点上一棘突，右手持针，沿其下方水平穿刺至有落空感。取出针芯，可见脑脊液流出，无菌管测压后，用无菌瓶或试管 2 个，每瓶接 1 ~ 2 mL 脑脊液送常规、生化检查和培养。重新插上针芯。操作中注意无菌观念。

（8）标本送检：抽取的脑脊液进行标记（病室、床号、姓名）并送检。

3. 操作后处理

（1）腰椎穿刺完毕后拔出穿刺针，无菌纱布按压穿刺点片刻，消毒穿刺点，覆盖无菌纱布，以胶布固定。

（2）嘱患儿术后去枕平卧 4 ~ 6 h，检查体温、血压、脉搏等生命体征。注意针刺处渗血情况。

（3）穿刺结束后，冲洗穿刺针，将用过的物品放入指定医疗垃圾桶，将穿刺包放在指定回收地点。

（二）操作注意事项

1. 穿刺前注意检查患儿凝血功能，有出血倾向者应特别注意，血友病患儿禁做腰椎穿刺。注意核对患儿姓名，询问有无过敏史。操作前一定要检查有无禁忌证。

2. 颅内压增高患儿在穿刺前应先用脱水剂，降低颅内压后再行穿刺，并且放脑脊液时应用部分针芯堵住针口，减慢滴出速度，防止脑疝发生。

3. 新生儿腰椎穿刺可用普通注射针头或静脉穿刺针进行。

4. 患儿年龄或胖瘦不同，达到脊髓腔的深度也不同，对瘦小者应缓慢进针以免损伤椎管后壁引起出血。

5. 镇静。为防止小儿哭闹，可于操作前予以地西泮注射液 0.1 ~ 0.3 mg/kg 静脉注射，或 10% 水合氯醛溶液 0.5 mL/kg 口服或灌肠。

6. 穿刺时如发现患儿突然呼吸、脉搏、面色异常，应停止操作，并进行抢救。

7. 放液过程中如出现脑疝症状（瞳孔散大、意识不清、呼吸节律改变），应立即停止放液，可向椎管内注入空气或生理盐水 10 ~ 20 mL，或静脉快速滴注 20% 甘露醇注射液。如脑疝不能复位，迅速行脑室穿刺引流并立即手术。

8. 如鞘内注射给药，应注意剂量和浓度，避免化学刺激引起不良反应。

ⓔ 小儿腰椎穿刺术操作易犯错误及分析

（三）操作易犯错误及分析

二、小儿骨髓穿刺术

操作要求

- 掌握小儿骨髓穿刺术的适应证、禁忌证
- 掌握小儿骨髓穿刺术的操作方法
- 掌握小儿骨髓穿刺术的注意事项

（一）操作规程

1. 操作前准备

（1）明确适应证：①各种血液病的诊断、鉴别诊断及治疗随访。②不明原因的红细胞、白细胞、血小板增多或减少及形态异常。③不明原因的发热的诊断和鉴别诊断，骨髓培养、骨髓涂片找寄生虫等。④染色体分析和免疫细胞分型。⑤供干细胞移植。

（2）明确禁忌证：①血友病。②穿刺部位感染。

（3）与患儿家属沟通，签署穿刺同意书。告知可能的并发症，如出血、感染、损伤周围组织（包括血管、神经）、手术不成功、麻醉意外以及其他不可预料的意外等。

（4）用物准备：骨髓穿刺包、无菌手套、消毒液，5 mL、10 mL 或 20 mL 注射器，2% 利多卡因注射液，胶带、弯盘、玻片，垃圾桶、医疗废料桶、医疗锐器桶等。

2. 操作步骤

ⓔ 表 6-2-2 小儿骨髓穿刺术评分标准

（1）复习操作流程，准备好物品。核对患儿姓名、性别、年龄、床号；查阅病历及相关辅助检查资料，确定有无适应证和禁忌证。

（2）与患儿及家长沟通：自我介绍，说明要进行的操作名称、目的、可能的不适与应对方法。

（3）再次确认患儿的病情、体征：查看检查报告（如血常规、凝血功能等），确认需要的操作无误。

（4）指导患儿摆好体位（必要时由助手固定）。选择并标记穿刺点。常用骨髓取材部位：髂前上棘（仰卧位，选取髂前上棘后 1 ~ 2 cm 的最宽处为穿刺点），髂后上棘（俯卧位，腰椎两侧突出部位即为髂后上棘），胸骨（仰卧，头后仰，充分暴露胸部，标志胸骨中线第 2 肋水平，进针时穿刺点与胸骨成 45° ~ 60°），胫骨粗隆下方（2 岁以下儿童）。

（5）消毒铺巾：以穿刺点为中心，消毒直径 15 cm，由内向外消毒（聚维酮碘消毒 2 遍；或碘酊消毒 1 遍后，再用 75% 乙醇消毒 2 遍），注意勿留空隙，棉签不能返回已消毒区域。检查穿刺包的消毒日期，打开骨髓穿刺包外层，戴无菌手套（注意无菌观念），打开骨髓穿刺包内层，检查消毒指示卡，检查包内器械（检查穿刺针是否干燥及通畅，调距钮能否固定，穿刺针与注射器头是否密合）。以穿刺点为中心铺孔巾，注意无菌原则，不可由有菌区向无菌区方向拉动孔巾，不可触碰未消毒的区域或物品。

（6）麻醉：用 5 mL 注射器抽取 2% 利多卡因 2 mL，按皮肤、皮下、骨膜逐层麻醉，每次注射药物 0.5 mL，注射前先回抽，无血液方可注射麻醉药。

（7）穿刺过程：将调距钮调节至距离针尖 1 ~ 1.5 cm 处固定（髂骨穿刺约 1.5 cm，胸骨穿刺约 1 cm），左手拇指和示指固定皮肤，右手持针，在骨面正中部与之呈垂直方向刺入。到达骨膜后垂直旋转进针至落空感。取出针芯，在纱布上擦拭观察有无骨髓。用 20 mL 或 50 mL 干燥注射器抽取适量骨髓，一般涂片抽取 0.2 mL 左右，骨髓培养 1 ~ 2 mL。骨髓穿刺结束后采集患儿外周血涂片 3 ~ 5 张同时送检。

骨髓穿刺成功的标志：①抽吸时有短暂的刺痛感。②骨髓中可见淡黄色骨髓小粒或脂肪滴。③涂片检查可见骨髓特有的细胞，如巨核细胞、网状细胞、浆细胞等。④计数时，骨髓中杆状核与分叶核之比大于血涂片。

（8）标本送检：骨髓片自然干燥后收集玻片，置于盒中送检，盒子上应标注患儿姓名、病室及床位号。同法收集血片。

3. 操作后处理

（1）骨髓穿刺完毕后拔出穿刺针，无菌纱布按压穿刺点片刻，消毒穿刺点，覆盖无菌纱布，以胶布固定，让患儿静卧休息。

（2）术后观察患儿 2 ~ 4 h，检查体温、血压、脉搏等生命体征。注意针刺处渗血情况。

（3）穿刺结束后，冲洗穿刺针，将用过的物品放入指定医疗垃圾桶，将穿刺包放在指定回收地点。

（二）操作注意事项

1. 穿刺前注意检查患儿凝血功能，有出血倾向者应特别注意，血友病患儿禁做骨髓穿刺。注意核对患儿姓名，询问有无过敏史。

2. 操作前必须检查有无禁忌证。

3. 穿刺针和注射器必须干燥，以免发生溶血。

4. 镇静。为防止小儿哭闹，可于操作前予以地西泮注射液 0.1 ~ 0.3 mg/kg 静脉注射，或予以 10% 水合氯醛溶液 0.5 mL/kg 口服或灌肠。

5. 穿刺针针头进入骨质后要避免过大摆动，以免折断穿刺针。胸骨穿刺时不可用力过大或穿刺过深，以防止穿透骨板损伤血管。

6. 穿刺过程中如果感觉骨质坚硬，难以进入骨髓腔时，不可强行进针，应考虑到骨硬化症的可能，可进行 X 线检查。

7. 穿刺时骨髓液的抽取量不能过多。

8. 骨髓液中含有大量的幼稚细胞，极易发生凝固，因此，抽取骨髓液后应立即涂片。

ⓔ 小儿骨髓穿刺术操作易犯错误及分析

（三）操作易犯错误及分析

三、小儿胸腔穿刺术

操作要求
- 掌握小儿胸腔术穿刺的适应证、禁忌证
- 掌握小儿胸腔穿刺术的操作方法
- 掌握小儿胸腔穿刺术的注意事项

（一）操作规程

1. 操作前准备

（1）明确适应证：①各种胸腔积液的诊断、鉴别诊断。②胸腔积液或积气的治疗。③脓胸灌洗和注射药物。

（2）明确禁忌证：①血友病。②穿刺部位感染。

（3）与患儿家属沟通，签署穿刺同意书。告知可能的并发症，如出血、感染、损伤周围组织（包括血管、神经）、手术不成功、麻醉意外以及其他不可预料的意外等。

（4）用物准备：胸腔穿刺包、无菌手套、消毒液、消毒器械，5 mL、50 mL 注射器，2% 利多卡因注射液，胶带、弯盘，垃圾桶、医疗废料桶、医疗锐器桶等。

2. 操作步骤

ⓔ 表 6-2-3 小儿胸腔穿刺术评分标准

（1）复习操作流程，准备好物品。核对患儿姓名、性别、年龄、床号；查阅病历及相关辅助检查资料，确定有无适应证和禁忌证。

（2）与患儿及家长沟通：自我介绍，说明要进行的操作名称、目的、可能的不适与应对方法。

（3）再次确认患儿的病情：再次查体，查看检查报告（如血常规、凝血功能等），确认需要的操作无误。

（4）帮助患儿摆好体位（年长儿：取坐位，面向椅背，双手前臂平放于椅背上，前额伏于前臂上。婴幼儿：助手坐在椅子上，将患儿面向自己抱坐在腿上，使患儿稍前倾，背部略突出。一手将患侧手臂固定在头顶，另一手固定在患儿腰臀部，使之身体固定），选择并标记穿刺点。

1）胸腔积液时应根据 X 线胸片、B 超检查结果，结合叩诊确定穿刺点。一般位于叩诊实音区的最低处，即肩胛线第 7 ~ 8 肋间，腋后线第 7 ~ 9 肋间。

2）胸腔积气时一般在锁骨中线外侧第 2 肋间进行穿刺。

3）局灶性或包裹性积液可在 B 超下确定穿刺点并标记。

（5）消毒铺巾：① 术者洗手，戴好口罩、帽子。②以穿刺点为中心，消毒直径 15 cm，由内向外消毒（聚维酮碘消毒 2 遍；或碘酊消毒 1 遍后，再用 75% 乙醇消毒 2 遍），注意勿留空隙，棉签不能返回已消毒区域。③检查穿刺包的消毒日期，打开胸腔穿刺包外层，戴无菌手套（注意无菌观念），打开胸腔穿刺包内层，检查消毒指示卡。④检查包内器械。注意穿刺针是否通畅。⑤以穿刺点为中心铺孔巾，注意无菌原则，不可由有菌区向无菌区方向拉动孔巾。不可触碰未消毒的区域或物品。

（6）麻醉：用 5 mL 注射器抽取 2% 利多卡因 2 mL，按皮肤、皮下、肋间逐层麻醉直至胸膜，每次注射药物 0.5 mL，注射前先回抽，无血液方可注射麻醉药。

（7）穿刺过程：以止血钳钳夹穿刺针上的橡皮管，左手拇指和示指固定穿刺部位皮肤，右手持穿刺针（用无菌纱布包裹），沿麻醉部位经肋骨上缘垂直缓慢刺入至抵抗感突然消失（表示针尖已进入胸膜腔），接上 50 mL 注射器。由助手松开止血钳，同时用止血钳协助固定穿刺针。术者抽吸胸腔液体或气体，注射器抽满后，助手用止血钳夹闭胶管，取下注射器。将液体注入盛器中，记量并送化验检查。若为排液或排气可反复进行抽吸并记录抽取量。

若用三通活栓式穿刺针穿刺，穿刺前先将活栓转到与胸腔关闭处，进入胸腔后接上注射器，转动三通活栓，使注射器与胸腔相通，然后进行抽液。注射器抽满液体后，转动三通活栓，使注射器与外界相通，排出液体或气体。

（8）标本送检：抽取的胸腔积液进行标记（病室、床号、姓名）并送检。

3. 操作后处理

（1）抽取完毕后拔出穿刺针，以无菌纱布压迫穿刺部位片刻，消毒穿刺点后，覆盖无菌纱布，以胶布固定，嘱患儿静卧休息。

（2）观察术后反应，检查体温、血压、脉搏等生命体征。注意并发症，如气胸、复张性肺水肿等。

（3）穿刺结束后，冲洗穿刺针，将用过的物品放入指定医疗垃圾桶，将穿刺包放在指定回收地点。

（二）操作注意事项

1. 穿刺前阅读 X 线胸片等影像学检查，确定穿刺部位；操作前一定要检查有无禁忌证。

2. 镇静。为防止小儿哭闹，可于操作前予以地西泮注射液 0.1 ~ 0.3 mg/kg 静脉注射，或予以 10% 水合氯醛溶液 0.5 mL/kg 口服或灌肠。

3. 严格无菌操作；操作中尽量防止空气进入胸腔，始终保持胸腔负压。

4. 进针不要过深，以免刺伤肺；避免在第 9 肋间以下穿刺，以免穿透膈肌损伤腹腔脏器。

5. 一次抽液（气）不能过多或过快。诊断性穿刺时，年长儿 50 ~ 200 mL；治疗性穿刺不超过 500 ~ 600 mL，婴儿酌减，以防发生纵隔摆动等意外。

6. 穿刺过程中要注意观察患儿变化，一旦出现刺激性咳嗽或极度烦躁、大汗、苍白、呼吸困难等现象或抽出鲜血，应立即停止放液，将患儿平卧，必要时予以 1‰ 肾上腺素 0.01 mg/kg 皮下注射。

7. 如抽不出液体或气体，可将针缓慢进或退 0.5 ~ 1 cm，或改变针头方向后再尝试抽取。并复核诊断是否正确。

8. 注意保暖，防止受凉。

（三）操作易犯错误及分析

ⓔ 小儿胸腔穿刺术操作易犯错误及分析

四、小儿腹腔穿刺术

（一）操作规程

操作要求
- 掌握小儿腹腔穿刺术的适应证、禁忌证
- 掌握小儿腹腔穿刺术的操作方法
- 掌握小儿腹腔穿刺术的注意事项

1. 操作前准备

（1）明确适应证：①诊断性穿刺，抽液做化验和病理检查。②大量腹水引起严重胸闷、气促者，适量放液以缓解症状。③行人工气腹作为诊断和治疗手段。④腹腔内注射药物。

（2）明确禁忌证：①肠管高度胀气。②因既往手术或炎症腹腔内有粘连。③躁动、不能合作或肝性脑病先兆。

（3）与患儿家属沟通，签署穿刺同意书。告知可能的并发症，如出血、感染、损伤周围组织（包括血管、神经）、手术不成功、麻醉意外以及其他不可预料的意外等。

（4）用物准备：腹腔穿刺包、无菌手套、消毒液、消毒器械，5 mL、50 mL 注射器，2% 利多卡因注射液，胶带，垃圾桶、医疗废料桶、医疗锐器桶等。

ⓔ 表 6-2-4 小儿腹腔穿刺术评分标准

2. 操作步骤

（1）复习操作流程，准备好物品。核对患儿姓名、性别、年龄、床号；查阅病历及相关辅助检查资料，确定有无适应证和禁忌证。

（2）与患儿及家长沟通：自我介绍，说明要进行的操作名称、目的、可能的不适与应对方法。

（3）再次确认患儿的病情，嘱患儿排尿。

（4）指导患儿摆好体位（必要时由助手固定）。选择并标记穿刺点（记号笔或皮肤压痕标记）。常用穿刺部位：一般取左下腹，脐和髂前上棘间连线外 1/3 为穿刺点。坐卧位放液时，通常选用脐和耻骨联合连线的中点，偏左或右 1 ~ 1.5 cm 处。少量积液，有包裹性分隔时，须在 B 超指导下定位。

（5）消毒铺巾：①术者洗手，戴好口罩、帽子。②以穿刺点为中心，消毒直径 15 cm，由内向外消毒（聚维酮碘消毒 2 遍；或碘酊消毒 1 遍后，再用 75% 乙醇消毒 2 遍），注意勿留空隙，棉签不要返回已消毒区域。③检查穿刺包消毒日期，打开穿刺包，戴无菌手套（注意无菌观念），打开穿刺包内层，检查消毒指示卡。④检查包内器械（穿刺针是否干燥、通畅）。⑤以穿刺点为中心铺孔巾，注意无菌原则，不可由有菌区向无菌区方向拉动孔巾。不可触碰未消毒的区域或物品。

（6）麻醉：用 5 mL 注射器抽取 2% 利多卡因 2 mL，逐层麻醉，麻醉需深达腹膜。注射前先回抽，无血液方可注射麻醉药。

（7）穿刺过程：左手向一边绷紧固定穿刺部位局部皮肤，右手持穿刺针沿麻醉部位垂直缓慢刺入。为避免穿刺后腹水漏出，穿刺针进入皮肤后需要斜行，使皮肤的针眼与皮下针眼不在一个位置，经过一段腹直肌后再进入腹腔。

当有落空感后表示针尖已进入腹腔，接上 50 mL 注射器，抽取腹水。如需放腹水时。可在穿刺针尾接上橡皮管后放液。抽吸腹腔液体，注射器抽满后，嘱咐助手用止血钳夹紧胶管，取下注射器，将液体注入盛器中送检。

诊断性抽液时，可用 17 ~ 18 号长针头连接注射器，直接由穿刺点自上向下斜行刺入，抵抗感突然消失时，表示已进入腹腔。抽液后拔出穿刺针，揉压针孔，局部涂以碘酊，盖上无菌纱布，用胶布固定。必要时以多头腹带包扎腹部。

3. 操作后处理

（1）腹腔穿刺完毕后拔出穿刺针，按压、消毒穿刺点，覆盖无菌纱布，以胶布固定，让患儿平卧，使穿刺点处于上方，以防止腹水漏出。

（2）术后观察患儿 2 ~ 4 h，检查体温、血压、脉搏等生命体征。注意针刺处渗血情况。

（3）穿刺结束后，冲洗穿刺针，将用过的物品放入指定医疗垃圾桶，将穿刺包放在指定回收地点。

（二）操作注意事项

1. 操作前一定要检查有无禁忌证。

2. 术前排空膀胱。如为昏迷患儿，应先叩诊膀胱，如膀胱充盈，应给予导尿后再行腹腔穿刺。

3. 抽液过程中要固定好患儿及穿刺针。

4. 抽液不能过多或过快。

5. 镇静。为防止小儿哭闹，可于操作前予以地西泮 0.1 ~ 0.3 mg/kg 静脉注射，或予以 10% 水合氯醛溶液 0.5 mL/kg 口服或灌肠。

6. 为避免穿刺后腹水漏出，穿刺针进入皮肤后需要斜行，使皮肤的针眼与皮下针眼不在一个位置。

7. 穿刺过程中要注意观察患儿变化，一旦出现头晕、心悸、面色苍白，应立即停止穿刺，并作适当处理。对于大量腹水患儿，腹水不断流出时，应将预先包扎在腹部的多头绷带逐渐缩紧，防止腹内压骤减而发生休克。

8. 一次大量放液常可导致水、电解质代谢紊乱及大量蛋白质丢失，因此有肝性脑病先兆者禁止放腹水。

9. 如抽不出液体，可将针缓慢进或退 0.5 ~ 1 cm，或改变针头方向后再尝试抽取。并复核诊断是否正确。

10. 注意保暖。

（三）操作易犯错误及分析

ⓔ 小儿腹腔穿刺术操作易犯错误及分析

五、小儿导尿术

操作要求
- 掌握小儿导尿术适应证、禁忌证
- 掌握小儿导尿术的操作方法
- 掌握小儿导尿术的注意事项及术后处理

（一）操作规程

1. 操作前准备

（1）明确适应证：①解除尿潴留。②监测尿量、膀胱容量、压力和残余尿量。③留取无菌尿检查。④术前排空膀胱。⑤某些泌尿系统手术后留置导尿管。

（2）明确禁忌证：①急性尿道炎。②女孩月经期。③骨盆骨折及尿道损伤试插导尿管失败者。

（3）与患儿家属沟通，说明要进行的操作名称、目的、可能的不适与应对方法。

（4）用物准备：无菌导尿包（导尿管 2 根，血管钳 2 个，弯盘 2 个，小药杯 2 个，棉球、孔巾）、治疗盘（无菌手套，弯盘 2 个，血管钳，无菌棉球 8 个，镊子 2 把，纱布 1 块，10% 肥皂水，温开水）、0.1% 苯扎溴铵溶液、垃圾桶、医疗废料桶等。

2. 操作步骤

（1）复习操作流程，准备好物品。核对患儿姓名、性别、年龄、床号；查阅病历及相关辅助检查资料，确定有无适应证。

（2）与患儿及家长沟通，说明要进行的操作名称、目的、可能的不适与应对方法。

（3）体位：指导患儿摆好体位（必要时由助手固定）。患儿取仰卧位，脱去一侧裤腿，双腿屈膝自然分开暴露会阴，臀下垫好棉垫、便壶，依次用肥皂水和温开水冲洗外阴。

ⓔ 表 6-2-5 小儿导尿术评分标准

（4）消毒：对于男孩，以左手抓起阴茎，使尿道口朝上，包皮上推暴露尿道口，用镊子夹取 0.1% 苯扎溴铵棉球，以环形动作，由阴茎头尿道口处由内向外擦拭（重复 3 次）。对于女孩，可用一无菌纱布“8”字形缠绕左手拇指、示指，右手持镊子夹 0.1% 苯扎溴铵棉球擦洗外阴（阴阜及大阴唇），再以左手拇、示指分开大阴唇，擦洗小阴唇及尿道口，自外向内，由上而下，每个棉球限用一次，擦洗尿道口时，在尿道口轻轻旋转向下擦洗，共擦洗两次，第二次的棉球向下擦洗至肛门，将污棉球放于弯盘内，取下左手指纱布置于换药碗内，撤去换药碗，弯盘置于床尾。

（5）铺巾：取下无菌导尿包放置于患儿两腿之间，打开导尿包，倒 0.1% 苯扎溴铵于装干棉球小杯内，戴无菌手套，铺孔巾，使孔巾与导尿包包布形成一无菌区。

（6）导尿：取一弯盘置于患儿左侧孔巾口旁，用液状石蜡棉球润滑导尿管前端后放于孔巾口旁的弯盘内。对男孩导尿时，提起阴茎，使尿道与腹部成 60°，将导尿管轻轻插入，一般插入 6～12 cm，见尿排出后再继续插入 2 cm。对女孩导尿时，以左手分开并固定小阴唇。用另一止血钳持导尿管对准尿道口插入 4～6 cm，见尿液流出，再插入 1 cm 左右，松开左手，固定导尿管，将尿液引入无菌盘内。若需做尿培养，用无菌标本瓶接取，盖好瓶盖。

3. 操作后处理

（1）导尿毕，拔出导尿管，脱去手套，放于弯盘内，撤下孔巾，擦洗外阴，协助患儿穿好衣物。如需要留置导尿管则将导尿管固定于外阴。

（2）整理床铺，清理用物，做好记录后送验标本。

（3）将用过的物品放入指定医疗垃圾桶，将导尿包放在指定回收地点。

（二）操作注意事项

1. 小儿尿道黏膜非常娇嫩，导尿管型号应尽可能选择细小的。

2. 小儿不合作哭闹时，全身用力，可导致外括约肌处阻力增大，因此不能粗暴用力，而应该停止操作，待小儿放松间隙再试行插入。

3. 导尿过程中应严格无菌操作。若尿管触及尿道口以外区域，应重新更换尿管。

4. 小婴儿留置导尿时应注意避免粪便污染，保持外阴清洁。

5. 膀胱高度膨胀者，防腹压突然降低引起血压下降和膀胱内黏膜急剧充血，应控制导尿放液量，每次不宜超过 1 000 mL。

6. 注意皮肤护理。定时放尿，避免尿液浸润皮肤而导致感染。

ⓔ 小儿导尿操作易犯错误及分析

（三）操作易犯错误及分析

六、小儿灌肠术

操作要求

- 掌握小儿灌肠术的适应证、禁忌证
- 掌握小儿灌肠术的操作方法
- 掌握小儿灌肠术的注意事项

（一）操作规程

1. 操作前准备

（1）明确适应证：①不保留灌肠：解除便秘、肠道胀气，肠道手术及检查前准备。②保留灌肠：灌注药物。

（2）明确禁忌证：①急腹症。②胃肠道出血。③肠伤寒。

（3）用物准备：灌肠筒连接橡皮导管，无菌手套，血管钳，20 mL 注射器，肛管，液状石蜡、纱布、治疗巾、便盆，灌肠液（外用生理盐水）或灌肠药物，温度计、垃圾桶、医疗废料桶、医疗锐器桶等。

2. 操作步骤

（1）复习操作流程，准备好物品，确定有无适应证和禁忌证。

（2）与患儿及家长沟通：自我介绍，说明要进行的操作名称、目的、可能的不适与应对方法。

（3）在治疗床上铺好治疗巾，指导患儿摆好体位，患儿仰卧或屈膝侧卧，脱去一侧裤腿，在后背、腰部放置软枕与便盆高度相近，臀下放置便盆。

（4）不保留灌肠时，将灌肠筒内倒入适量盐水（约 40℃）后悬挂于输液架上，使筒底离床 30 ~ 40 cm，橡皮导管连接肛管，液状石蜡润滑肛管前端，血管钳夹住导管。戴手套，分开患儿臀部，将肛管轻轻插入 5 ~ 10 cm 后用手固定肛管，松开血管钳，并观察筒内液面下降情况。待筒内盐水流完，血管钳夹闭肛管，左手捏闭肛门，右手拔出肛管。待患儿排便。

（5）保留灌肠时，将肛管轻轻插入肛门 8 ~ 12 cm，用甘油灌肠器或注射器抽取药物，连接肛管缓慢推入药物。药物注入后夹紧导管，用手捏闭肛门，让药物尽可能保留较长时间，再拔出肛管。

ⓔ 表 6-2-6 小儿不保留灌肠术评分标准

ⓔ 表 6-2-7 小儿保留灌肠术评分标准

3. 操作后处理

（1）冲洗肛管、便盆及其他物品。

（2）观察患儿病情及排便情况并记录。

（二）操作注意事项

1. 不保留灌肠时要注意灌肠筒内液面下降情况，若发现液面下降受阻，可轻轻转动肛管。

2. 灌肠过程中，应观察患儿情况，出现面色苍白、冷汗、气促、腹胀、腹痛时应立即停止操作。

3. 不保留灌肠时，若发现液体只进不出，应立即停止操作并检查原因。

4. 操作过程中注意保暖。

5. 先天性巨结肠患儿，每次灌肠不超过 100 mL。

（三）操作易犯错误及分析

ⓔ 小儿灌肠术操作易犯错误及分析

七、新生儿复苏术

（一）操作规程

1. 操作前准备

操作要求
- 掌握新生儿复苏术的方法及技巧
- 掌握针对新生儿不同窒息情况进行复苏判断

（1）明确可能需要进行复苏的相关危险因素（适应证）

1）产前因素：孕母有糖尿病、妊娠高血压综合征（简称妊高征），先兆子痫，胎儿贫血、妊娠中后期出血、孕妇感染、羊水异常（过多或过少）、胎膜早破、胎儿水肿、过期妊娠、多胎妊娠、胎儿大小与孕期不符、孕妇用药（镁剂等）、孕妇吸毒、胎儿畸形或异常、胎动减弱、孕母年龄 >35 岁。

2）产时因素：急诊剖宫产、产钳或胎头吸引、臀先露或其他异常先露、早产、急产、胎膜早破、滞产、巨大儿、产妇使用全身麻醉药、产妇产前 4 h 内使用过麻醉药、羊水胎粪污染、脐带脱垂、胎盘早剥、前置胎盘、产时出血。

（2）用物准备

1）器械：红外线辐射床、听诊器、胎粪吸引管、新生儿面罩、呼吸囊、喉镜及气管导管（内径 2.5 ~ 4.0 mm），氧源及氧气导管，肩垫、纱布，静脉穿刺套管针（22G、24G），脐动静脉插管包，注射器（1 mL、5 mL、50 mL）、三通管，手套、剪刀、胶布、胃管、毛巾、浴巾。

2）药物：肾上腺素注射液（1∶10 000 浓度）、0.9% 生理盐水、纳洛酮。

2. 操作步骤

ⓔ 表 6-2-8 新生儿复苏术评分标准

（1）初步评估：出生时需要询问 4 个问题：是否足月？羊水是否污染？是否有呼吸或哭声？肌张力好不好？如果这 4 项均好，可以给予保温、擦干，必要时清理气道后进行常规护理。如果这 4 项中只要有 1 项的回答是“否”，则应进入下一步骤——初步复苏。

（2）初步复苏：保暖；摆正体位及清理呼吸道；擦干、刺激，重新摆正体位；必要时给氧。

关于羊水胎粪污染的处理：在出生时如羊水胎粪污染，应进行“有无活力”的评价。这个评价包括三项内容：呼吸是否正常？肌张力是否正常？心率是否大于 100 次 /min？如果这三项均好，则初步复苏；如果不好，应立即气管插管进行胎粪的吸引。初步复苏完成后再进行评估：评估呼吸、心率和皮肤颜色。以上步骤要求在出生后 30 s 内完成。

（3）正压通气：如果在初步复苏后患儿有呼吸暂停或喘息，或心率小于 100 次 /min，予以正压通气。正压通气的频率为 40 ~ 60 次 /min，按压与放松的比例为 1∶2。通气时注意患儿胸廓起伏及心率变化。

开始正压通气时即刻连接脉搏血氧饱和仪，并观察患儿胸廓是否起伏。若未达到有效通气（胸廓起伏良好，心率迅速增快），需进行矫正通气（包括：调整面罩、摆正体位、吸引、张口、增加压力、气管插管）。

有效正压通气 30 s 后再次评估心率。如果心率大于 100 次 /min，呼吸好转，肤色转红，则可逐渐减少正压通气的频率，随后停止正压通气，进行继续监护。如果心率小于 100 次 /min，则进行下一步骤即胸外心脏按压。

（4）胸外心脏按压：继续正压通气的同时给予胸外心脏按压。按压的深度为胸廓前后径的 1/3，频率为 90 次 /min，与正压通气交替进行。

在完成 45 ~ 60 s 的正压通气加胸外心脏按压后，再次进行评估。如果心率大于 60 次 /min，则可停止胸外心脏按压，继续给予正压通气。如果心率仍然小于 60 次 /min，则在继续正压通气加胸外心脏按压的同时给予药物。

（5）药物使用：1∶10 000 肾上腺素每次 0.1 ~ 0.3 mL/kg，静脉注射，或 0.3 ~ 1 mL/kg，气管内给药。如果存在血容量不足的情况，可应用生理盐水，剂量为每次 10 mL/kg。药物可重复使用。

（6）气管插管：在流程图中某些步骤可以进行气管插管。

指征：羊水胎粪污染，且新生儿“无活力”时；经过数分钟正压通气效果不佳时；需要促进胸外心脏按压和正压通气的协调来最大限度提高通气的效果时；需要使用肾上腺素时。还有一些特殊指征，如极度不成熟儿，需使用肺表面活性物质，怀疑膈疝时。

选择适当的气管插管型号后要求在 20 s 内完成。如果不能在规定的时间内完成，则应退出，给予正压通气，然后重试。

（7）处理：经过复苏后好转的患儿不能等同于正常新生儿，还有可能出现病情再度恶化，需要进入新生儿重症监护病房（NICU）进行复苏后护理和监测。

（二）操作注意事项

1. 动作迅速，要在规定的时间内完成操作并及时评估。

2. 按顺序进行。

3. 严格掌握各项操作的指征。

（三）操作易犯错误及分析

ⓔ 新生儿复苏术操作易犯错误及分析

八、体格生长指标测量及判读

（一）操作规程

操作要求
• 熟悉儿童生长发育的特点
• 掌握儿童体格指标测量的方法
• 掌握儿童体格指标的判读
• 掌握儿童生长发育异常的常见疾病

1. 操作前准备

（1）了解相关基础知识

1）体重：反映儿童的营养状况，尤其是近期的营养状况。体重可以受多种因素（如营养、辅食添加、疾病等）的影响。出生时体重 3.0 kg 左右，生后最初几天稍有下降（“生理性体重下降”），10 天左右可恢复到出生时体重。

正常体重计算公式：

3～12 月龄婴儿的体重（kg）=［年龄（月）+9］/2

1～6 岁儿童的体重（kg）= 年龄（岁）×2+8

7～12 岁儿童体重（kg）=［年龄（岁）×7–5］/2

2）身（长）高：也是小儿生长发育的重要指标，但它反映的是长期营养状况，短期内影响生长发育的因素（营养、疾病等）对身（长）高影响不明显。身（长）高的增加同体重一样，也是在生后第 1 年增长最快，平均年增长 25 cm。第 2 年平均增长 10 cm，第 3 年平均增长 4～7.5 cm。3 岁以下儿童取仰卧位测量，称为身长。出生时婴儿身长约 50 cm；1～6 月龄平均每月增长 2.5 cm；7～12 月龄平均每月增长 1.5 cm；1 岁时身长 75 cm。2～6 岁可按下列公式计算：身高（cm）=75+［7× 年龄（岁）］。7～10 岁可按下列公式计算：身高（cm）= 80+［6× 年龄（岁）］

3）坐高（顶臀长）：即头顶到坐骨结节的长度。代表头颅和脊柱的生长。

ⓔ 表 6–2–9 婴儿体格检查评分标准

ⓔ 表 6–2–10 学龄前及学龄期儿童体格检查评分标准

4）头围：代表脑发育的指标。头围在生后第 1 年增长最快。出生时头围为 33～34 cm，1 周岁约 46 cm，2 周岁约 48 cm，5 岁时约 50 cm，10 周岁为 50～52 cm。头围过小（$<\bar{X}-3SD$），多为小头畸形或小脑发育不全；头围过大，多是脑积水、佝偻病等。

5）胸围：代表胸廓与肺的发育。出生时胸围小于头围，随着月龄的增长，胸围逐渐赶上头围。一般在 1 岁时胸围与头围相等。但现在由于普遍营养状况较好，不少婴儿在未满 1 岁时胸围与头围相等。影响胸围增长的因素有：营养状况差，缺乏体育活动及疾病造成胸廓畸形，如鸡胸、漏斗胸等。1 岁后胸围增长明显快于头围，胸围逐渐超过头围。出生时胸围 32 cm，1 周岁时约 46 cm，与头围相等，10 周岁时约 60 cm。

6）囟门和牙齿：前囟出生时为 1～2 cm，随后随着颅骨增大而增大，最晚在 1 岁半闭合。后囟在出生时已经很小或闭合，最迟 6～8 周闭合。囟门过早、过晚闭合都是疾病的现象。1 岁未出牙者为“乳牙萌出延迟”，2.5 岁乳牙出齐。6 岁左右开始萌出第 1 颗恒牙，乳牙逐渐脱落，又生出恒牙，恒牙共 28～32 颗。

7）上臂围：代表 5 岁以下儿童营养状况。>13.5 cm 为营养良好，12.5～13.5 cm 为营养中等，< 12.5 cm 为营养不良

8）皮下脂肪：代表营养状况。常用测量部位为腹壁皮下脂肪、背部皮下脂肪。

（2）人员准备：着装整洁，手指甲修剪整齐。

（3）用物准备：婴儿模型、皮尺、电子秤、皮褶卡尺、磅秤、身高（长）测量仪、干净纸尿裤、无菌中单。

（4）环境准备：室内环境温暖，室温在 22～24℃，光线明亮。

2. 操作步骤

（1）记录被测儿童姓名、性别、出生日期、实足年龄。小儿除去外衣、鞋袜、帽子、尿片等，女童解散辫子。排空大、小便。

（2）体重：在小儿空腹时进行，小于 1 岁婴儿用盘式电子秤，1～7 岁小儿用载重 50 kg 体重计（踏板上安置座椅），7 岁以上用载重 100 kg 体重计。

小于 1 岁婴儿体重测量：将电子秤置零，将小儿平躺在量床上，脱去鞋、袜、帽及衣裤后读数。如室温较低可连衣服一起称量，随后再称衣服质量，总质量减去衣服质量即为小儿体重。

（3）身高（身长）：3 岁以下小儿用量床测定身长。将小儿平躺在量床上，脱去鞋、袜、帽，仅穿单裤，仰卧于量床底板中线上，一人用手固定婴幼儿头部，使头顶紧密接触头板。另一人站在婴幼儿右侧，左手握住其两膝，使两下肢并拢紧贴量床，右手移动足板使其紧贴双足跟，读足板处所示数字。（注意婴幼儿头部不能歪斜，双腿不能离开量板，足底与量板呈直角，双侧有刻度的量床要注意两侧读数一致。）

3 岁以上小儿可测身高：儿童赤足，取直立位，两足跟、枕部、臀部及两肩胛间接触身长计立柱，足跟靠拢，足尖分开，两眼平视前方，测量者将滑板下移使之与小儿头颅顶点相接触，读取立柱上的数据。

（4）坐高（顶臀长）：较大儿童坐于身高测量仪的坐板上，枕部、臀部及两肩胛间接触立柱，双侧髋关节和膝关节呈 90° 弯曲，两眼平视前方，测量者将滑板下移使之与儿童头颅顶点相接触，读取立柱上的数据。

婴儿仰卧于量床底板中线上，一人用手左右固定婴幼儿头部，使其头顶紧密接触头板。另一人站在婴幼儿右侧，左手提起其双下肢，膝关节屈曲，大腿垂直，右手移动足板使其紧贴小儿骶骨，读足板处所示数字。（注意婴幼儿头部不能歪斜，臀部不能离开量板，双侧有刻度的量床要注意两侧读数一致。）

（5）头围：以儿童右侧眉弓上缘为起点，用软尺从右侧眉弓上缘经枕骨粗隆、左侧眉弓上缘回到起点测量的数值即为头围。测量时软尺要紧贴头皮，左右对称。

（6）胸围：小儿取卧位或立位。检查者用左手拇指将软尺零点固定于右乳头下缘，右手拉软尺绕经后背（两肩胛下角下缘为准）经左侧回到零点，取平静呼、吸气时的中间数。

（7）上臂围：取上臂中点（肩峰与尺骨鹰嘴连线中点）用软尺与肱骨垂直测量上臂周径，软尺只需紧贴皮肤，不能压迫皮下组织。

（8）腹围：取平卧位，测量婴儿时，将软尺零点固定于剑突与脐连线中点，经同水平位绕背部一周回至零点；测量儿童时，可平脐经同水平位绕背部一周回至零点，读数精确至 0.1 cm。

（9）腹部皮下脂肪：检查者用左手拇指和示指在小儿腹部脐旁锁骨中线处捏起皮肤和皮下脂肪（捏前两指间距 3 cm），用卡尺进行测量。小儿正常皮下脂肪厚度应在 0.8 cm 以上。

（10）前囟：前囟未闭的小儿，取前囟对边线的中点连线进行测量。

（二）操作注意事项

1. 注意保暖，防止受凉。
2. 测量时应脱去鞋、袜、帽及衣裤后读数。
3. 应在空腹、排空大、小便后进行测量。
4. 女孩测量头围时应解散辫子，在软尺经过处将头发上、下分开。

（三）操作易犯错误及分析

ⓔ 体格生长指标测量及判读操作易犯错误及分析

九、婴儿喂养

（一）配方奶喂养

操作要求
- 掌握母乳喂养的优缺点及相关知识
- 掌握营养不良和肥胖的诊断要点
- 掌握配方奶的配制

1. 操作规程

（1）操作前准备

1）基础知识

A. 母乳喂养的优点：①营养丰富，利于吸收：白蛋白为乳清蛋白，酪蛋白为β- 酪蛋白，有利于吸收。而且酪蛋白：乳清蛋白为 1∶4，有利于吸收。以乙型乳糖为主，有利于脑发育和双歧杆菌、乳酸杆菌生长；以不饱和脂肪酸为主，有利于脑发育；电解质浓度低，适合婴儿不成熟的肾。②生物作用好：母乳 pH 为 3.6，不影响胃液酸度。有不可替代的免疫成分，如 SIgA、免疫活性细胞（巨噬细胞、淋巴细胞）、乳铁蛋白、溶菌酶、寡糖等。还有生长调节因子（如牛磺酸、激素样蛋白、酶等）。

B. 人乳的成分变化：①初乳：分娩后 4～5 日内的乳汁，含蛋白质多，脂肪少。②过渡乳：5～14 日乳汁。③成熟乳：14 日以后的乳汁。

哺乳过程中，乳汁成分发生改变。第一部分：脂肪小，蛋白质多。第二部分：脂肪逐渐增多，蛋白质逐渐减少。第三部分：脂肪最多，蛋白质最少。

ⓔ 表 6-2-11 婴儿配方奶配制评分标准（60 mL）

C. 不宜哺乳的情况：①母亲患有 HIV、严重疾病（慢性肾炎、糖尿病、恶性肿瘤、精神病、癫痫、心功能不全）者应停止哺乳。②乙肝病毒携带者相对禁忌。③母亲患结核病，正规治疗 2 周后可以哺乳。

D. 部分母乳喂养：①补授法：先吸母乳后再以配方奶喂养。②代授法：用配方奶代替一次母乳量。

E. 配方奶喂养：配方奶以牛乳为基础，按照母乳进行成分调整，使其更符合婴儿的消化吸收及肾功能，但缺乏母乳所含的免疫活性物质。为人工喂养的首选。

新生儿每日喂养 8 次，2～3 个月婴儿每日喂养 6 次，4～6 个月婴儿每日喂养 5 次。

奶量计算：6 个月以内婴儿的奶量计算有 2 种方法：

第一种：根据总能量计算。婴儿每日总能量为 100 kcal/kg。1 g 奶粉提供约 5 kcal 能量。

举例如下：4 个月婴儿，体重 6 kg。

每日总热量为 100 kcal/kg × 6= 600 kcal。

每日喂奶 5 次，每次热量为 120 kcal，每次需要奶粉 24 g。

一量勺奶粉 =4.4 g，故每次需要约 6 小勺奶粉。

每 1 小勺奶粉需要 30 mL 水冲泡，故 120 kcal 能量的奶粉配制需要 180 mL 水加入 6 小勺奶粉。

第二种：根据奶量计算。婴儿每日奶量为 150 mL/kg。

举例：4 个月婴儿，体重 6 kg。

每日奶量：150 mL/kg × 6=900 mL。

4 个月龄婴儿每日喂奶 5 次，每日奶量为 180 mL。

每 30 mL 水需要加入 1 小勺奶粉，故每次 180 mL 水中应加入 6 小勺奶粉。

2）人员准备：着装整洁，手指甲修剪整齐，洗手。

3）物品准备：操作台、已消毒奶瓶及奶嘴、奶粉、温度计、消毒量杯、奶粉专用量勺、搅拌小勺、无菌钳、温开水、清洁小毛巾。

（2）操作步骤

1）检查奶粉名称、开瓶日期及有效期。查看包装上的热卡量、冲调水温、生产日期是否适合该年龄的婴儿。

2）根据婴儿体重计算奶量和热量。婴儿每日总热量为 100 kcal/kg，总液体量为 150 mL/kg。

3）洗手。

4）将适量温开水倒入量杯中，测量水温 50℃。

5）加入相应量平勺奶粉（1 平勺奶粉配 30 mL 水）

6）用小勺进行搅拌，使其完全溶解，泡沫不宜过多。

7）将配制好的奶液倒入奶瓶中，安装奶嘴。

9）喂奶后进行记录。

2. 操作注意事项

（1）奶粉量不应过多或过少，1 量勺是指 1 平口量勺、没有压实的奶粉分量。

（2）奶嘴孔径合适，不宜太大或太小。

（3）注意手和奶具的卫生。奶具应每日消毒 2 次。

ⓔ 婴儿喂养操作易犯错误及分析

3. 操作易犯错误及分析

（二）辅食添加

操作要求

- 掌握婴儿辅食添加的原则
- 掌握婴儿辅食添加的方法

1. 基础知识

（1）辅食添加原则

1）由少到多。

2）由一种到多种：适应一种食物后再增加另一种食物。

3）由细到粗，从泥状食物过渡到碎末状食物。

4）由软到硬，逐渐增加食物硬度，锻炼咀嚼功能以促进牙齿萌出。

（2）辅食添加方法

1）6 月龄时可尝试喂养泥状食物，如米粉、菜泥、果泥。哺乳 5 ~ 6 次 /d，奶量 800 ~ 1000 mL/d。暂不添加肉类和蛋类。用勺喂养。

2）7 ~ 9 月龄时可喂养末状食物，开始尝试添加肉泥、肝泥。哺乳 4 ~ 5 次 /d，奶量 800 mL/d 左右。学习用手抓食，学习咀嚼。

3）10 ~ 12 月龄可喂养碎片状、丁状、指状食物，如软饭、面食、碎菜、水果、肉类、鸡蛋。哺乳 2 ~ 3 次 /d，奶量 600 ~ 800 mL/d。学习自己用勺进食，用杯子喝奶（表 6-2-1）。

表 6-2-1 婴儿辅食添加方法

项目	6 月龄	7~9 月龄	10~12 月龄
食物性状	泥状	末状	碎片状、丁状、指状
餐次	少量尝试，逐渐增至 1 餐	4 ~ 5 次奶，1 ~ 2 餐辅食	2 ~ 3 次奶，2 ~ 3 餐辅食
乳类	纯母乳、部分母乳或配方奶，5 ~ 6 次 /d，奶量 800 ~ 1 000 mL/d	部分母乳或配方奶，4 ~ 5 次 /d，奶量 800 mL/d 左右	部分母乳或配方奶，2 ~ 3 次 / d，奶量 600~800 mL/d
谷类	强化铁米粉	强化铁米粉、粥或面条，30 ~ 50 g/d	软饭或面食，50 ~ 75 g/d
蔬菜水果类	菜泥、果泥	碎菜 25 ~ 50 g/d，水果 20 ~ 30 g/d	碎菜 50 ~ 100 g/d，水果约 50 g/d
肉类	暂不添加	肉泥、肝泥、动物血等	动物肝、动物血、鱼虾、鸡鸭肉、红肉，25 ~ 50 g/d
蛋类	暂不添加	添加蛋黄，每日 1/4 个逐渐增加至 1 个	1 个鸡蛋
喂养技术	用勺喂食	学习用手自我喂食，学习咀嚼	学习自己用勺进食，用杯子喝奶

2. 注意事项

（1）每次喂养时，可在进食后再喝奶，逐渐形成一餐代替一次奶。

（2）食物应清淡，少盐、少糖、少油。

（3）不食用蜂蜜水或糖水，尽量不喝果汁。

ⓔ 表 6-2-12 婴儿辅食添加评分标准

十、儿童心肺复苏术

（一）操作规程

操作要求
- 掌握儿童心肺复苏术的相关基础知识
- 掌握儿童心肺复苏术的操作方法和步骤

1. 操作前准备

（1）明确适应证：呼吸、心搏骤停。

（2）明确禁忌证：①严重胸廓畸形。②广泛性肋骨骨折。③心脏外伤。④血气胸。⑤心脏压塞。

2. 操作步骤

（1）检查环境是否安全。必要时将患儿移至安全地段。

（2）判断患儿有无反应（5 ~ 10 s）。轻拍患儿双肩，确定患儿是否有反应（喂！你还好吗）；对于婴儿，则轻拍其足底观察有无反应。

（3）判断患儿有无呼吸。若无反应，快速检查是否有呼吸（听、看和感觉。5 ~ 10 s）。

ⓔ 表 6-2-13 儿童心肺复苏术评分标准

（4）启动紧急反应系统。若无自主呼吸或呼吸不正常，大声呼救。若有人回答，请那人启动紧急反应系统（呼救，喊人打 120）和取得一台自动体外除颤器（AED）（如果可能）。若无人应答，可首先进行 5 个周期 CPR 后，再启动紧急反应系统。然而，目击心搏骤停时应首先启动紧急反应系统，并获得除颤仪，再回到患儿身边进行 CPR。

呼救同时，将患儿置于仰卧位，头颈胸呈直线。禁止俯卧、抬头。松解患儿衣领、拉链及裤带。施救者跪于患儿右侧。

（5）判断有无脉搏。检查脉搏（婴儿肱动脉，儿童颈动脉或股动脉），如 10 s 内无法确认触摸到脉搏，或脉搏低于 60 次 /min，需开始胸外心脏按压。

（7）胸外心脏按压。对于大于 8 岁儿童用双掌法，施救者双手重叠，掌根按压胸骨下 1/2（胸骨与双乳头连线的交界处），肘关节伸直，借体重、肩臂之力垂直向脊柱方向按压；1 ~ 8 岁儿童用单掌法；小于 1 岁婴儿用 2 个手指按压或环抱法按压。按压速率至少为每分钟 100 次，按压幅度至少为胸廓前后径的 1/3，用力快速按压，减少按压的中断，每次按压后胸部须回弹。按压有效的指征为可触及颈动脉、股动脉搏动。

（6）打开气道及人工通气。进行 30 次心脏按压后，需打开气道及人工通气。

不怀疑存在头部或颈部损伤的患儿，采用“仰头 – 提颏”法打开气道。怀疑可能存在头部或颈部外伤的患儿，采用“托颌法”法打开气道。

检查呼吸道，清除异物（呕吐物、食物、气道分泌物或其他异物）。

患儿无自主呼吸，或呼吸不正常时，予以 2 次人工呼吸。在院外，采用口对口（大儿童，捏闭鼻孔）或口对口鼻（小婴儿）进行通气。医疗人员在院内可使用气囊面罩通气。避免过度通气，仅需要使胸廓抬起的最小潮气量即可。随后再继续进行心脏按压。

（7）按压与通气的协调。未建立高级气道时，单人复苏按压通气比例 30∶2，双人复苏按压通气比例 15∶2。一般要求每 2 min 两名施救者应交换职责，每次交换在 5 s 内完成。

建立高级气道（气管插管）后，负责胸外心脏按压的人员以每分钟 100 次的频率进行不间断按压，负责通气者以每 6 ~ 8 s 给予 1 次人工呼吸的速度（8 ~ 10 次 /min）进行通气。两者不再进行按压与呼吸的配合。

如患儿无自主呼吸或呼吸衰竭，但存在大动脉搏动，且脉搏大于60次/min，无需给予胸外心脏按压，可仅给予呼吸支持，每3～5 s 1次人工通气（12～20次/min），每次呼吸时间持续1 s，并观察胸廓是否随每次呼吸而抬举。

（8）5个周期的CPR后，再次判断颈动脉搏动与呼吸。并再次确认是否启动紧急反应系统以及取得一台AED（可能的情况下）。若患儿恢复动脉搏动与呼吸，行进一步生命支持，嘱患儿绝对卧床休息。向家属介绍病情，取得合作。反之，继续复苏5个周期后再次判断。

（9）心搏骤停的处理。当患儿出现心搏骤停时，应立即进行CPR，并连接监护仪或除颤仪。如为不可电击心率（心搏停止，无脉电活动），应尽快建立静脉或骨髓通路，给予肾上腺素（0.01 mg/kg，即1：10 000浓度0.1 mL/kg）静脉注射或骨髓腔注射；或者0.1 mg/kg（即1：1 000浓度0.1 mL/kg）气管内给药，3～5 min后可重复，每2 min评估心率。如为可电击心率（心室颤动，无脉室性心动过速），应尽快除颤，首剂2 J/kg；2 min后评估心率，无效可加倍除颤剂量，最大不超过10 J/kg。顽固性心室颤动或室性心动过速可给予胺碘酮或利多卡因，同时治疗可逆性病因。

3. 复苏有效的指征

（1）意识逐渐恢复，出现反射或挣扎。

（2）呼吸恢复，出现自主呼吸。

（3）心率恢复，可触及大动脉搏动。

（4）肤色恢复红润。

（5）散大的瞳孔缩小。

4. 操作后处理

（1）若患儿恢复心搏及呼吸，进一步给予生命支持，绝对卧床休息。

（2）向家属交代病情，取得配合。

（3）操作完毕后，清理现场，整理患儿衣物。

（二）操作注意事项

1. 开放气道方法。仰头提颏（左手肘关节着地，左手掌根贴患儿前额向下按压，右手示指、中指将下颌上抬、前推）。托颌法（将双手放置在患儿头部两侧，肘部支撑在患儿躺的平面上，握紧下颌角，用力向上托下颌。此法用于疑有头颈部创伤患儿）。

2. 检查患儿呼吸时需要：一看（即用眼观察患儿胸部有无起伏运动），二听（即用耳听患儿是否有呼吸音），三感觉（即用面颊感觉患儿是否有气流呼出）。

3. 人工呼吸时，吹气时间需要1 s或以上，以胸廓抬起为度，避免吹气过快、过大。

4. 胸外按压时应避开剑突和肋骨，以免造成损伤。按压时动作迅速。每次按压后应待胸廓完全回复后方可再次按压。抬起时手不能离开胸壁。

5. 复苏过程中必须保证按压连续性，除非建立人工气道或除颤，中断按压时间不得超过10 s。

6. 若脉搏≥60次/min，但没有自主呼吸或呼吸次数不足，可不做胸外按压，仅给予复苏呼吸12～20次/min（每3～5 s 1次）。

ⓔ儿童心肺复苏术操作易犯错误及分析

（三）操作易犯错误及分析

十一、儿童急性呼吸衰竭处理

（一）操作规程

操作要求

- 掌握儿童急性呼吸衰竭的临床表现
- 掌握儿童急性呼吸衰竭的诊断及治疗
- 掌握儿童鼻导管吸氧及气管插管技术

1. 操作前准备

（1）了解呼吸衰竭的基础知识

1）定义：呼吸衰竭（respiratory failure）是指由各种原因导致的中枢或（和）外周性的呼吸生理功能障碍，使动脉血氧分压降低，和（或）二氧化碳分压增加，患儿有呼吸困难（窘迫）的表现，如呼吸音降低或消失、严重的三凹征或吸气时有辅助呼吸肌参与及意识状态的改变。

2）分型：按呼吸系统生理功能分为泵衰竭和肺衰竭。按病变部位分为中枢性和周围性呼吸衰竭。按血气分析结果分为Ⅰ型（单纯低氧血症）和Ⅱ型（低氧血症伴高碳酸血症）呼吸衰竭。

ⓔ 表 6-2-14 小儿鼻导管吸氧评分标准
ⓔ 表 6-2-15 小儿经口气管插管术评分标准

3）病因：按照不同年龄可分为：①新生儿：如新生儿肺透明膜病、新生儿窒息、吸入性肺炎等。②小于 2 岁儿童：如支气管肺炎、哮喘持续状态、喉炎、先天性心脏病、气道异物吸入、先天性气道畸形（气管蹼、囊肿、大叶肺气肿等）。③ 2 岁以上儿童：如哮喘持续状态、多发性神经根炎、中毒、溺水、脑炎。也可根据引起呼吸衰竭的原发病因分为：①外周性呼吸衰竭：即由呼吸器官本身疾病引起，包括原发于气道、肺、胸廓、肺循环等病变，如重症支气管肺炎、哮喘持续状态、气胸等所致的呼吸衰竭。临床上以低氧血症为主，患儿常有呼吸困难、呼吸做功增加。②中枢性呼吸衰竭：即由呼吸的驱动障碍所致的呼吸衰竭，而呼吸器官本身可正常。中枢呼吸活动和外周呼吸肌的协调类似呼吸的泵驱动，这种泵驱动障碍会导致肺泡通气不足，血二氧化碳分压增高，如脑炎、窒息、中毒等所致的呼吸衰竭。血氧分压在呼吸泵衰竭时也可降低，但一般给氧后较易纠正。

4）临床表现：随年龄、原发病和发生呼吸衰竭的机制不同可呈现不同的起病和病程经过。

A. 原发疾病的临床表现：如肺炎、脑炎等症状和体征。

B. 呼吸衰竭的早期表现：患儿常有明显的呼吸窘迫表现，如呼吸频率增加、三凹征等。在新生儿及较小的婴儿可在呼气时出现呻吟。中枢性呼吸衰竭在早期无明显的呼吸窘迫表现，常以呼吸浅表或呼吸频率异常减慢为主要表现。

C. 重要脏器的功能异常：①心血管系统：心律失常。②中枢神经系统：头痛、神志模糊、嗜睡、激惹和焦虑等。③肾：钠、水排出减少。④代谢：血 pH 明显降低。

5）诊断

A. 根据呼吸衰竭的临床表现进行诊断：当怀疑有呼吸衰竭时，应快速评估患儿的通气状态，包括呼吸运动是否存在及强弱程度、呼吸频率、呼吸运动幅度，是否存在发绀及上呼吸道梗阻。患儿首先表现为呼吸频率增快，辅助呼吸肌参与呼吸，鼻翼扇动、吸气性凹陷等。在新生儿或小婴儿可出现呼气性呻吟。中枢性呼吸衰竭常出现呼吸节律不齐，早期为潮式呼吸，晚期出现抽泣样呼吸、叹气样呼吸等。

此外，在低氧及高碳酸血症时，患儿常有意识状态的改变，如少哭、少动、意识模糊与激惹交替等。当患儿出现明显的呼吸困难且影响到重要脏器的功能，尤其是出现呼吸暂停时，往往提示为严重的呼吸衰竭。

B. 对肺气体交换障碍程度的评估：将吸入氧浓度（FiO_2）> 60% 时，动脉氧分压 < 60 mmHg、急性期 $PaCO_2$>50 mmHg 作为呼吸衰竭的诊断标准。

对于呼吸衰竭患儿在用氧情况下，单凭动脉血氧分压（PaO_2）不能反映低氧程度和肺部病变的进展或好转，此时应采用肺泡 – 动脉氧分压差（$_{A-a}DO_2$）和 PaO_2/FiO_2 作为呼吸衰竭严重程度的评估指标。

$_{A-a}DO_2$ =（713 mmHg × FiO_2）–［（$PaCO_2$ /0. 8 ）+PaO_2］。正常值为 5 ~ 15 mmHg。大于 15 mmHg 提示肺内分流、弥散障碍和通气与血流灌注（V/Q）比值失调。

临床上将 PaO_2/FiO_2 < 300 诊断为急性肺损伤，PaO_2/FiO_2 < 200 诊断为急性呼吸窘迫综合征（ARDS）。

6）治疗：呼吸衰竭的治疗目标是恢复正常的气体交换，同时使发生并发症的可能性降到最低。

A. 一般治疗：将患儿置于舒适的体位，保持呼吸道通畅。胸部物理治疗，如翻身、拍背、吸痰等。营养支持，合理液体平衡。

B. 原发疾病的治疗。

C. 氧疗：予以鼻导管或面罩吸氧，必要时予以辅助机械通气。

D. 特殊的呼吸支持：如体外膜式氧合（ECMO）、液体通气、高频通气、NO 吸入治疗等。

（2）人员准备：着装整洁。

（3）用物准备：氧气供应装置（中心供氧或氧气瓶）、一次性吸氧管、面罩（不同型号）、吸痰器、吸痰管、无菌蒸馏水、无菌纱布、持物钳、无菌棉签、手电、弯盘、胶布、用氧记录单，呼吸机（无创、有创）、喉镜、气管导管（2.5 ~ 4.5 cm 内径）、5 号电池、监护仪。

2. 操作步骤

（1）总体过程

1）判断患儿是否存在呼吸衰竭以及呼吸衰竭的类型。

2）判断患儿引起呼吸衰竭的病因。

3）原发病的治疗。

4）呼吸衰竭的治疗（鼻导管吸氧、气管插管、正压通气）。

（2）小儿鼻导管吸氧操作步骤

1）用物准备（中心供氧或氧气瓶、一次性吸氧管、吸痰器、吸痰管、无菌蒸馏水、无菌纱布、持物钳、无菌棉签、手电筒、弯盘、胶布、用氧记录单）。

2）核对患儿姓名、性别、年龄、床号。

3）与患儿及家长沟通。自我介绍，说明要进行的操作名称、目的。

4）洗手，戴口罩、帽子。

5）患儿取舒适体位。

6）用无菌纱布将氧流量表内芯拧好，向湿化瓶内加蒸馏水，不超过容量的 2/3。湿化瓶连接到氧流量表上，检查是否通畅，有无漏气。连接氧导管到湿化瓶并检查是否通畅。调节氧流量（新生儿 0.3 ~ 0.5 L/min，婴幼儿 1 ~ 2 L/min，儿童 4 ~ 6 L/min）。

7）用手电筒检查患儿鼻腔，用棉签清洁鼻腔。将氧导管轻轻插入患儿鼻孔，深度约为 1 cm，并适当固定。

8）记录氧流量及用氧开始时间，并向家长交代注意事项（防火防震，不要自行摘除鼻导管或调节氧流量，出现鼻咽部不适或胸闷时，应通知医护人员）。

9）整理用物。

（3）小儿经口气管插管操作步骤

1）物品准备：喉镜（适宜型号）、气管导管（适宜型号）、复苏囊、中心供氧或氧气瓶、一次性吸氧管、吸痰器、吸痰管、无菌纱布、持物钳、无菌棉签、弯盘、胶布，5 号电池，听诊器。

2）核对患儿姓名、床号、病史。自我介绍，与家长进行沟通。

3）检查喉镜灯光良好，关闭灯光备用

4）洗手，戴口罩、帽子。

5）患儿取仰卧位，头向后仰，颈部平直。

6）打开喉镜灯光，左手持喉镜，经镜片由舌与硬腭之间放入，在中线位向前插入，直至会厌软骨谷，挑起会厌暴露声门，右手将气管导管轻轻插入声门，拔出喉镜，确定气管导管插入深度，连接复苏囊予以正压通气。听诊器听诊两肺呼吸音是否对称。用工形胶布固定。

7）连接监护仪，检测患儿生命体征及经皮血氧饱和度（SpO_2）。拍X线胸片检查气管导管位置，导管末端应在气管隆嵴上1～2 cm。

8）记录插管时间及用氧开始时间。

9）向家长交代注意事项（不要随意拉扯导管，注意导管内有无堵塞，注意患儿生命体征及SpO_2）。

10）整理用品。

3. 操作后处理

（1）固定。确定鼻导管或气管导管位置合适后，应用胶布固定以防止脱落。

（2）整理用物。

（3）必要时在气管导管插入后30 min内行胸部X线检查以确定导管位置是否正确。

（二）操作注意事项

1. 鼻导管吸氧注意事项

（1）严格遵守操作规程，注意用氧安全。

（2）应先调节好流量再将导管插入患儿鼻孔；停氧时应先拔出导管，再关闭氧气开关，防止大量氧气突然冲入患儿呼吸道造成损伤。

（3）用氧过程中应注意严密观察患儿缺氧是否得到改善。

（4）用氧过程中应注意氧气装置有无堵塞及漏气。

（5）使用氧气筒者，氧气筒内氧气不可用尽，压力表上指针降至5 kg/cm^2时应更换氧气筒。

（6）对未用或已用完的氧气筒，应挂“满”或“空”的标志。

2. 经口气管插管注意事项

（1）插管前应用气囊面罩加压给氧或简易呼吸器给氧改善缺氧状态，以提高机体对插管时缺氧的耐受力。

（2）若声门暴露困难，用手指轻压患儿环状软骨处可有助于声门暴露。

（3）插管应在20 s内完成。插管过程中若患儿出现心率减慢、发绀明显，应停止操作，气囊面罩加压给氧至缺氧改善、心率恢复后再试行插管。

（4）插管后应确定导管位置是否正确。

（5）插管后应密切观察患儿状况，定时吸引导管内分泌物，防止堵管、脱管。若患儿出现哭闹、躁动甚至挣扎，可予以镇静处理。

十二、儿童急性中毒及注射器洗胃

操作要求

- 掌握儿童急性中毒的临床表现
- 掌握儿童急性中毒的诊断及治疗
- 掌握儿童注射器洗胃方法

（一）操作规程

1. 基础知识

（1）急性中毒诊断要点：①有明确中毒病史或接触毒物的可能。②健康儿童突然起病，且症状和体征难以用一种疾病解释。③集体或先后有数人同时发病，症状相似。④首发症状常为呕吐、腹泻、腹痛、惊厥、昏迷等。⑤部分患儿的生活环境中可发现毒物线索。⑥有诊断意义的中毒特征：气味：蒜臭味——有机磷，杏仁味——氰化物，硫臭味——含硫化合物。流涎、大汗：有机磷、毒蕈、砷、汞等。口唇樱桃红：CO、氰化物。呼吸缓慢：安眠药、镇静药、麻醉药。黄疸：毒蕈、无机磷、磷化锌、引起溶血的毒物。

（2）急性中毒的处理。

1）判断患儿是否存在急性中毒及中毒原因。

2）去除毒物，防止进一步吸收。①口服中毒者可予以催吐、洗胃、导泻、洗肠。催吐：中毒后4～6 h内均可催吐（昏迷、惊厥、强酸、强碱、严重心脏病及6个月以下婴儿禁止）。洗胃：多在中毒后4～6 h内进行。除复合汞中毒外，均可用温盐水洗胃。每次洗胃量不可超过胃容量的1/2（强腐蚀性毒物禁止洗胃）。一般可给予200～500 mL温盐水洗胃，用50 mL注射器抽吸。首次抽出的胃液需要送毒物检查。洗胃后给予药用炭加水灌入。（胃容量：新生儿期为30～60 mL，1～3个月时90～150 mL，1岁时250～300 mL，5岁时为700 mL～850 mL，成年人约为2 000 mL。）导泻：硫酸镁每次0.25 g/kg，配成25%的溶液，口服或胃管内灌入（即25%硫酸镁每次1 mL/kg）。洗肠：中毒4 h以上者予以洗肠。②皮肤中毒者可立即脱去衣物，用清水清洗皮肤。强酸、强碱可先用干布轻擦后再冲洗。强酸用淡肥皂水或3%～5%碳酸氢钠溶液清洗；强碱用3%～5%醋酸或淡醋冲洗。忌用拮抗剂。皮肤、黏膜破溃者可在清洗后涂上消炎粉或药膏；眼内溅入毒物者，用生理盐水或清水清洗至少5 min后转眼科（忌用拮抗剂）。③毒物吸入者将患儿搬离现场至空气新鲜处，保持呼吸道通畅，吸氧，必要时人工通气。

3）加速已吸收毒物的排泄。①利尿排毒。静脉输液：以2倍于常规维持输液速度静脉滴注等张液体。应用利尿药：呋塞米每次1 mg/kg静脉注射或20%甘露醇注射液每次0.5～1 g/kg（2.5～5 mL/kg）静脉滴注。②血液净化治疗，包括腹膜透析、血液透析、血液灌流、换血疗法、血浆置换。③高压氧治疗。④特异解毒药。有机磷中毒：碘解磷定；重金属中毒：硫代硫酸钠；亚硝酸盐中毒：亚甲蓝（美兰）；阿托品中毒：毛果芸香碱；阿片类麻醉药中毒：纳洛酮。

4）对症治疗。

（3）儿童常见的几种中毒表现及处理

1）真菌性食物中毒：①有食入霉变食物史（霉变甘蔗、霉变面粉等）②潜伏期短，先有胃肠道症状，如上腹不适、恶心、呕吐、腹痛，偶有腹泻。③可发生肝、肾、神经、血液等系统损伤，如肝功能异常、黄疸、蛋白尿、血尿、少尿或无尿等。④治疗要点：洗胃、导泻。发病后尽早给予1∶2 000～1∶5 000高锰酸钾溶液、2%碳酸氢钠溶液或生理盐水洗胃，洗胃后给予硫酸镁导泻。静脉输液。

2）细菌性食物中毒：多发生在夏、秋季节，常见细菌有沙门菌、葡萄球菌、大肠埃希菌及肉毒杆菌等。①病史：有进食不洁食物史。②临床表现：主要为胃肠道症状，如恶心、呕吐、腹痛、腹泻等。可伴有发热。严重时发生脱水、酸中毒，甚至休克、昏迷等。③治疗要点：清除毒物，尽快补液，对症治疗。轻型：催吐、导泻、禁食、补液。重型：尽快补液，纠正脱水、酸中毒。休克可输血浆，同时加血管活性物质。抗感染：肉毒杆菌中毒者应予以洗肠，注射多价抗肉毒血清（5万U肌内注射，必要时6 h可重复1次。然后1万U～2万U肌内注射，每日1次），对症、支持治疗。

3）毒蕈中毒：①有误食野毒蕈史。②临床表现。不同毒蕈所含毒素不同，表现各异。胃肠型见呕吐、腹痛、腹泻，严重者发生脱水、酸中毒、休克，甚至昏迷，肝肾衰竭。神经精神型除了消化道症状之外，还出现多汗、流涎、瞳孔缩小、幻觉、谵妄、昏迷、抽搐等。溶血型除了消化道症状之外，出现急性溶血、肝脾大、黄疸、血红蛋白尿。继发血小板减少时，可出现全身出血。中毒性肝炎型表现为肝功能损伤，常伴有心、脑、肾等损伤。③治疗采用洗胃、导泻。尽快用 1 : 5 000 高锰酸钾溶液（或 1% ~ 4% 鞣酸溶液、浓茶水）反复洗胃，洗胃后胃管注入硫酸镁导泻。解毒，给予阿托品（0.03 ~ 0.05 mg/kg 皮下注射或静脉注射，15 ~ 30 min 重复 1 次，直至患儿出现瞳孔扩大、面色潮红时可减量）、5% 二硫基丙磺酸钠（0.1 mg/kg 肌内注射，每日 2 ~ 3 次，连用 5 天），并予对症、支持治疗。

4）亚硝酸盐中毒：①有食入亚硝酸盐食物史（放置过久或腌制不足的蔬菜）。②临床表现。由于体内高铁血红蛋白过高，患儿出现组织缺氧而表现为皮肤青紫，严重者有头晕、心悸、气促，甚至抽搐、神志不清。③治疗予以亚甲蓝（美兰）1 ~ 2 mg/kg 加入葡萄糖中静脉注射，1 ~ 2 h 重复 1 次，直至皮肤、黏膜颜色恢复正常。大剂量维生素 C 静脉滴注。

5）有机磷（农药）中毒：①有农药吸入、食入史或接触史。②临床表现轻重不一。胆碱能受体兴奋，腺体分泌增多，表现为大汗、流涎，呼吸道分泌物增多；瞳孔缩小；呕吐、腹痛及腹泻；心率减慢，血压降低。运动神经肌肉连接点兴奋，表现为肌肉震颤或抽搐；中枢神经细胞突触间胆碱能受体兴奋，表现为头晕、头痛、语言障碍、神志不清或阵发性抽搐。胆碱酯酶活性下降，轻度下降为正常的 70% ~ 80%，中度为 30% ~ 40%，重度 < 30%。③治疗。清洗毒物：经消化道中毒者，清醒患儿先催吐，然后洗胃，用清水或 1 : 5 000 高锰酸钾或 2% ~ 4% 碳酸氢钠溶液，反复进行洗胃直至洗出液体无蒜味。洗胃后给予导泻。吸入中毒者：脱离现场，移至通风处，必要时吸出呼吸道分泌物，供氧。接触中毒者：用清水反复冲洗局部，更换衣服。给予特效解毒药物：轻度予阿托品 0.02 ~ 0.03 mg/kg 皮下注射；碘解磷定 15 mg/kg，2 ~ 4 h 1 次，用 2 次。中度予阿托品 0.03 ~ 0.05 mg/kg 皮下注射；碘解磷定 15 ~ 30 mg/kg，2 ~ 4 h 1 次，用 2 次。重度予阿托品 0.05 ~ 0.1 mg/kg 静脉注射，15 ~ 20 min 后重复给半量；碘解磷定 30 mg/kg，30 min 后重复给半量。要注意的是阿托品需要重复给药，直至见到“阿托品化”，即瞳孔扩大不再缩小，面红，皮肤由湿冷转为干热，心率加快，肺部啰音消失，然后改为维持量，病情平稳 24 h 后可逐渐减量、停用。

6）毒鼠强中毒：①毒鼠强的化学名为四亚甲基二砜四胺，剧毒。主要毒理作用是拮抗 γ – 氨基丁酸引起痉挛，同时使血液中诸多酶的活性增加，引起广泛性脏器损害。②临床表现为头晕、头痛、乏力、恶心、呕吐，严重者突然晕倒、惊厥、抽搐，可因呼吸衰竭死亡。③治疗予药用炭 1 g/kg 加水洗胃（有惊厥时禁用），然后留置 10 ~ 30 g 药用炭于胃内。继以 20% 甘露醇或 25% 山梨醇溶液导泻。并予对症治疗，惊厥者用地西泮注射液（0.3 ~ 0.5 mg/kg，静脉注射，可重复）止惊，血液灌流。

2. 儿童注射器洗胃操作规程

（1）操作前准备

1）明确适应证：非腐蚀性毒物中毒（如有机磷、安眠药、重金属类、生物碱及食品中毒等）。

2）明确禁忌证：强腐蚀性毒物（强酸、强碱）中毒，近期有上消化道出血及胃穿孔，胃癌等。

3）与患儿家属沟通。

4）用物准备：胃管、镊子、纱布、弯盘、治疗碗、液状石蜡、压舌板、手电筒、治疗巾、水温计、50 mL 注射器、洗胃液、治疗巾、污水桶等。

（2）操作步骤

1）复习流程，准备好物品。核对患儿姓名、性别、年龄、床号；查阅病历资料，确定有无适应证和禁忌证。

2）与患儿家属沟通，自我介绍，说明要进行的操作名称、目的、可能的不适与对应方法。

3）指导患儿摆好体位（必要时由助手固定）。选择左侧卧位，头部稍低，取治疗巾围于胸前，另一治疗巾铺在床边（操作者侧），弯盘置于床边治疗巾上，放置一碗清水。

4）检查口腔是否有异物。

5）检查胃管并置于清洁盘中，检查 2 个注射器并置于清洁盘中，准备液状石蜡，干纱布置于患儿胸前治疗巾上。

6）戴手套，用 10 mL 注射器注入清水测试胃管是否通畅，测出所需下胃管长度（鼻尖至耳垂、耳垂至剑突）（小儿为 18 ~ 24 cm），做好标记，胃管前端涂液状石蜡。

7）左手握住胃管，右手用镊子夹前端 5 ~ 6 cm 处，自口腔缓缓插入，对于清醒可配合小儿，嘱做吞咽动作，以利于送入胃内，如有恶心，嘱其张口，减轻后再插，若出现发绀、呛咳以及呼吸急促，则说明误入气管，应取出重插。

8）判断胃管是否在胃内，可选用以下方法。方法 1：抽取胃液。用 10 mL 注射器抽取胃液，若有胃液证明胃管在胃内。方法 2：末端放入水碗中，看有无气泡溢出。方法 3：用 10 mL 注射器注入 5 mL 的空气，同时将听诊器放在剑突下胃区听诊，如听到气流进入的气过水音的“咕噜声”，则证明胃管确在胃内。

9）固定胃管。

10）用 50 mL 注射器抽取胃内容物，必要时留取标本送检。

11）吸尽胃内容物，然后抽吸适量洗胃液注入胃管，抽出洗胃液至洗出液澄清为止。

（3）操作后处理

1）洗毕后夹紧或反折胃管，缓慢拔出。

2）纱布擦干患儿口角，整理床单，协助患儿舒适体位，向家属解释及交代注意事项，嘱 30 min 内不要喝水，以免引起恶心、呕吐。

3）记录。

（二）操作注意事项

ⓔ 表 6-2-16 儿童注射器洗胃评分标准

1. 胃管型号选择：新生儿 6 ~ 8 号，婴儿 10 ~ 12 号，幼儿 12 ~ 14 号，儿童 14 ~ 16 号。5 岁以下的儿童也可使用小儿导尿管代替胃管。

2. 洗胃液类型的选择：毒物不明时一般选择温开水或生理盐水，巴比妥类中毒选择 0.01% ~ 0.02% 高锰酸钾溶液，有机磷类中毒选择 2% ~ 4% 碳酸氢钠溶液。

3. 洗胃液的总量：新生儿 50 ~ 100 mL，婴幼儿 500 ~ 1 000 mL，学龄期儿童 1 000 ~ 2 000 mL。温度 25 ~ 38℃。

4. 洗胃方式有注射器洗胃法、低压吸引器洗胃法、洗胃机洗胃法。注射器法适用于 3 岁以下儿童，低压吸引器洗胃法适用于 3 岁以上儿童，洗胃机洗胃法适用于 7 ~ 12 岁儿童。

5. 每次注入胃内的液体量不超过胃容量的 1/2，灌注量与洗出量应大致相等。新生儿胃容量约 30 mL，1 岁为 250 ~ 300 mL，3 岁为 400 ~ 600 mL。

6. 洗胃过程中注意观察患儿的生命体征及反应。若患儿感觉腹痛，抽出鲜红色液体，应停止操作。

7. 洗胃后注意不要让患儿突然改变体位，以防发生直立性低血压。

8. 并发症：黏膜损伤、吸入性肺炎、窒息、胃穿孔等。

（1）窒息：小婴儿或新生儿不能配合或胃管细软，容易使胃管在口腔内盘曲，如被误认为胃管已经进入胃内而给予洗胃，容易引起窒息。

（2）吸入性肺炎：胃管误入气管，小婴儿因反应差可不出现呛咳，而表现为发绀、烦躁、呼吸困难。如不仔细检查而予以洗胃，可导致吸入性肺炎、窒息甚至死亡。

（3）食管或胃黏膜损伤：胃管过粗或尖端粗糙、动作粗暴等均易造成食管或胃黏膜机械性损伤出血。

（4）急性胃扩张：灌洗量过多引起。

第三节　儿科基本技能操作模拟竞赛试题

（一）新生儿出生时处理

题 1

ⓔ 新生儿出生时处理模拟竞赛试题

题干： 妊娠 38 周阴道分娩，孕 2 产 1，出生时哭声好，羊水清亮，肌张力好，出生体重 3.6 kg。

要求 1： 请选手进行新生儿出生时处理。

要求 2：（待选手完成要求 1 后再出示）母亲血型 O 型，父亲血型 B 型，生后患儿可能出现何病理状况？需留取脐带血做何检查？

考核点　新生儿出生时处理，新生儿 ABO 溶血病的检测

临床思维： 患儿足月平产，出生时哭声好，羊水清亮，肌张力好，为正常新生儿，不需要进入复苏处理流程，需保暖，处理呼吸道，进行 Apgar 评分，脐带处理，眼睛处理，皮肤处理，名签，注射维生素 K_1，体检及填写出生记录。O 型血母亲，父亲非 O 型血，需警惕新生儿溶血病可能，应留取脐带血查新生儿溶血全套检查。

模型及环境要求： 新生儿脐带处理模型，室温应在 25～28℃，辐射台或温箱温度 32～35℃

用物准备： 辐射床或温箱、婴儿体重秤，婴儿衣服及包被、帽子，婴儿名签，洗耳球或负压吸引器、氧源、新生儿面罩、复苏囊、气管导管、喉镜，预热的干毛巾或浴巾，纱布（5 块）、血管钳（2 把）、剪刀、脐带夹，温开水，维生素 K_1 针，肾上腺素（1∶10 000 浓度），生理盐水，75% 乙醇，2.5% 碘酊，棉签。

（二）新生儿盆浴

题 1

ⓔ 新生儿盆浴模拟竞赛试题

题干 1： 一名生后 3 天新生儿，吃奶较少，每日尿量少。

要求 1： 请给该新生儿进行盆浴。

题干 2： 在洗澡过程中发现该新生儿头面部及躯干黄疸，腹部皮肤明显黄疸。（场景：在洗澡完毕后出示题板。）

考核点　新生儿盆浴常规操作，新生儿黄疸的诊断和鉴别诊断以及处理。

要求 2： 请选手判断并处理。

临床思维： 提干 2：新生儿吃奶少，尿量少，黄疸出现较早，应检查血常规、母婴血型、肝功能、血型抗体、血培养等，同时可给予蓝光照射治疗。

模型及环境要求： 新生儿护理模型，室温应在 25～28℃。

用物准备： 婴儿尿布及衣服、大毛巾、毛巾被及包布、系带，面巾 1 块，浴巾 2 块；指甲刀、棉签，75% 乙醇、爽身粉、液状石蜡、护臀膏、肥皂或沐浴露；浴盆内备温热水（2/3 满），婴儿电子秤、身长测量仪等。

（三）新生儿预防接种

ⓔ 新生儿预防接种模拟竞赛试题

考核点：新生儿预防接种操作常规，乙肝母亲所生婴儿的处理。

题 1

题干 1： 患儿男性，出生 12 h，体重 3.3 kg。

要求 1： 请选手给该新生儿进行预防接种。

题干 2： 核对医嘱时发现母亲为乙肝"大三阳"。（场景：在核对医嘱后出示题板。）

要求 2： 请选手进行判断及处理。

临床思维： 要求 2：母亲为乙肝"大三阳"，婴儿应在生后同时接种乙肝疫苗和人乙型肝炎免疫球蛋白。

模型及环境要求： 新生儿护理模型，室温 25 ~ 28℃。

用品准备： 医嘱单、新生儿疫苗接种本、科室疫苗登记本和四联单、母亲乙肝六项检验单；1 mL 无菌注射器、无菌纱布缸、砂轮，笔，剪刀、无菌棉签、无菌持物钳，75% 乙醇，无菌盘，抢救盒，疫苗（乙肝疫苗和卡介苗）。

（四）母乳喂养指导

ⓔ 母乳喂养指导模拟竞赛试题

考核点：母乳喂养指导常规，巨大儿的监测

题 1

题干： 30 岁初产妇，30 min 前经剖宫产分娩出一足月男婴。

要求 1： 请选手指导母乳喂养。

要求 2：（待选手完成要求 1 后再出示）患儿体重 4.5 kg，可能出现什么病理状态，进一步需做何检查？ 如何预防？

临床思维： 患儿足月男婴，生后需尽快行母乳喂养以促进母乳分泌，母亲 30 min 前才剖宫产，体位需卧位进行。体重 4.5 kg，为巨大儿，需警惕出现低血糖可能，应监测快速血糖，尽早开奶。

模型及环境要求： 新生儿护理模型，乳房模型，室温应在 25 ~ 28℃。

用物准备： 清洁温开水、清洁毛巾。

（五）小儿腰椎穿刺术

ⓔ 小儿腰椎穿刺术模拟竞赛试题

题 1

题干： 患儿女性，6 个月，因发热 3 天，抽搐 2 h 就诊。查体：体重 6 kg，神志模糊，烦躁不安，前囟 3 cm × 3 cm，隆起，张力稍高，颈抵抗阳性，双侧瞳孔等大等圆，对光反射灵敏，心肺腹未见明显异常，四肢肌张力高。布鲁津斯基征阳性。血常规示 WBC 15.3×10^9/L，RBC 4.95×10^{12}/L，Hb 130 g/L，PLT 73×10^9/L，N 0.73，L 0.15，M 0.02。凝血功能正常。

考核点：婴儿腰椎穿刺术的适应证和注意事项

要求 1： 回答该患儿最可能的诊断。

要求 2： 为了明确诊断，下一步首选做何检查？并请完成。（待选手完成要求 1 后再出示。）

要求 3： 腰椎穿刺测压时颅内压 300 mmH_2O，下一步该如何做？（选手进行测压时出示。）

临床思维： 小婴儿，急性病程，发热 3 天后出现抽搐，神志改变，前囟隆起，脑膜刺激征阳性，血常规提示白细胞增高，中性粒细胞为主，诊断考虑化脓性脑膜炎，需要完善脑脊液检查（脑脊液常规、生化及培养），术前需要建立静脉通路并镇静，检查眼底是否存在视乳头水肿，腰椎穿刺测压高需静脉注射甘露醇，待复测颅内压正常再继续腰椎穿刺，术中需要专人固定。

模型及环境要求：婴儿腰椎穿刺模型，环境无特殊要求，2 人操作。

用物准备：小儿腰椎穿刺包、无菌测压管、检眼镜，无菌手套、消毒液、无菌棉签，5 mL、10 mL、50 mL 注射器，2% 利多卡因注射液，地西泮注射剂，20% 甘露醇，静脉留置针，静脉输液器，胶带、无菌试管，垃圾桶、医疗废料桶、医疗锐器桶，培养瓶，标记笔等。

（六）小儿骨髓穿刺术

题 1

ⓔ 小儿骨髓穿刺术模拟竞赛试题

题干：患儿女性，7 个月，因发现面色苍白 8 天就诊。查体：体重 7 kg，颈部淋巴结花生米大小，质地中等，无压痛，贫血貌，心肺未见明显异常，腹软，肝右肋下 4 cm，质韧，脾肋下 3 cm，质硬。血常规示 WBC 38.3×10^9/L，RBC 1.95×10^{12}/L，Hb 68 g/L，PLT 63×10^9/L，N 0.13，L 0.75，M 0.02。凝血功能正常。HBsAg 阳性。

要求：为明确诊断，首选何检查？并请完成：①淋巴结活检；②骨髓细胞学检查；③血培养。

要求 1：局部麻醉时操作者不慎被针刺伤，请给出处理方案。

要求 2：穿刺完成后局部按压 2 min 仍渗血，请选手给出处理方案。

临床思维：①婴儿的骨髓穿刺部位选择胫骨，术前需要镇静，术中需要专人固定，患儿血小板减少，骨髓穿刺后需注意有无渗血，延长按压时间至停止渗血。②患者有 HBV 感染，属血源性传播疾病，暴露后应尽早进行伤口处理和被动免疫。

考核点：儿童骨髓穿刺术部位的选择和注意事项，对血小板减少患儿骨髓穿刺术后渗血的处理；HBV 感染暴露后的正确处理措施

模型及环境要求：胫骨穿刺模型，环境无特殊要求，需要 1 名志愿者帮助固定患儿。

用物准备：骨髓穿刺包；速干手消毒剂，5 mL、20 mL 注射器；常规消毒治疗盘 1 套：弯盘、聚维酮碘、棉签，胶布；局部麻醉药（仅提供 2% 利多卡因）、地西泮注射剂，无菌纱布、无菌手套、无菌棉签、手套、胶布，干燥玻片，培养瓶，标记笔；脸盆或小水桶（盛满肥皂水），黄色垃圾桶、黑色垃圾桶、锐器盒。

（七）小儿胸腔穿刺术

题 1

ⓔ 小儿胸腔穿刺术模拟竞赛试题

题干：患儿男性，2 岁，因发热 7 天，气促、呼吸困难 2 天入院。7 天前无明显诱因出现发热，体温最高 40.2℃，2 天前出现气促及呼吸困难，外院血培养为肺炎链球菌，给予头孢曲松静脉滴注后发热间歇期延长，但呼吸困难进行性加重，转我院。查体：T 38.2℃，P 145 次 /min，R 60 次 /min，BP 95/60 mmHg，SpO_2 95%，烦躁不安，三凹征明显，右侧胸廓饱满，右下肺呼吸音低，心率 145 次 /min，未闻及杂音，肝脾（－）。

要求 1：导致患儿呼吸困难最可能的原因是什么？要做何检查明确？

考核点：婴儿胸腔穿刺术的适应证和注意事项

要求 2：X 线胸片提示右侧胸腔积液，凝血功能及血小板在正常范围，请给予下一步处理以缓解呼吸困难。（待选手完成要求 1 后再出示。）

要求 3：胸腔穿刺放液过程中出现大汗、气促、面色苍白，请给予下一步处理意见。（选手胸腔穿刺放液时出示。）

临床思维：2 岁幼儿，急性病程，发热 5 天后出现呼吸困难，右侧胸廓饱满，右下肺呼吸音减低，需要完善 X 线胸片检查，吸氧，行胸腔穿刺放液缓解呼吸困难，完善胸腔积液

常规、生化检查及培养。术前需要建立静脉通路并镇静，镇静时需要注意是否有呼吸抑制，术中需要专人固定。术中需密切观察是否出现胸膜反应，如出现胸膜反应需立即拔针，平卧，吸氧，如无好转，给予 1∶1 000 肾上腺素 0.01 mL/kg 皮下注射。

模型及环境要求：幼儿胸腔穿刺模型，环境无特殊要求，2 人操作。

用物准备：幼儿胸腔穿刺包、无菌手套，聚维酮碘，5 mL、50 mL 注射器，2% 利多卡因注射液，地西泮注射剂，1∶1 000 肾上腺素，胶带、弯盘，垃圾桶、医疗废料桶、医疗锐器桶，培养瓶、标记笔等。

（八）小儿腹腔穿刺术

ⓔ 小儿腹腔穿刺术模拟竞赛试题

题 1

题干 1：患儿男性，10 岁，因车祸外伤后昏迷 5 天，腹胀 1 天由外院转入。查体：昏迷，肌张力增高，双侧瞳孔等大等圆，对光反射迟钝，心脏听诊无特殊，双肺呼吸音粗，左侧肺底部可闻及少量湿啰音，腹部隆起，肝脾扪及不满意。腹部超声检查发现腹水，头部 CT 示“硬膜下少量血肿”。

考核点：小儿腹腔穿刺术操作规程，昏迷患儿尿潴留的判断及处理

要求 1：请给该患儿行腹腔穿刺抽液送检。

题干 2：患儿膀胱叩诊呈浊音。

要求 2：请选手做出判断并处理。（场景：①若选手在操作前行膀胱叩诊检查，则在叩诊后出示题板；②若选手未行膀胱叩诊，则在选手消毒时出示题板，并扣除相应分数。）

提干 3：患儿已行导尿术。

要求 2：请继续行腹腔穿刺。（场景：在选手回答“需进行导尿”后。）

临床思维：要求 2：昏迷患儿，在腹腔穿刺前应确定排空膀胱。

模型要求：腹腔穿刺模型，穿刺部位皮肤可更换。

用物准备：小儿腹腔穿刺包、无菌手套、治疗盘（聚维酮碘、棉签、胶布、局部麻醉药）、注射器、1∶1 000 肾上腺素、氧源、氧导管。

（九）小儿导尿术

ⓔ 小儿导尿术模拟竞赛试题

题 1

题干 1：患儿男性，约 1 岁，因车祸外伤后 3 h 入院。入院诊断：脑疝形成，脑外伤。入院查体：浅昏迷，双侧瞳孔不等大，对光反射存在，心肺听诊无异常。予甘露醇快速静脉滴注 30 min 后，患儿躁动不安。

考核点：小儿导尿术操作规程，导尿时虚脱的处理，血性尿液的鉴别诊断

要求 1：请选手做出判断并处理。

题干 2：在处理过程中，患儿突然出现大汗，心率加快，有血性尿液流出。

要求 2：请选手对患儿进行紧急处理。（场景：在见液体流出时出示题板。）

临床思维：要求 1：甘露醇有利尿作用，昏迷患儿使用后应注意尿潴留的可能，应进行膀胱叩诊或 B 超检查，确诊后可行导尿术。要求 2：导尿过程中出现虚脱或血性尿液时，应立即停止导尿，夹闭导尿管，观察患儿情况。

模型要求：小儿导尿模型（小腹膨隆，膀胱区叩击呈浊音）。

用物准备：无菌导尿包 1 个（内有治疗碗 1 个，小儿尿管 1 根，盛棉球数个的小药杯 1 个，止血钳 2 把，液状石蜡棉球 1 个，标本瓶 1 个，孔巾 1 块，纱布数块，抽有生理盐水 20 mL 的注射器 1 支），无菌治疗碗 1 个（内盛消毒液棉球 10 个，止血钳 1 把），清洁手套、无菌持物钳、无菌手套、消毒溶液，中单、便盆、尿布等。

（十）小儿灌肠术

题 1

ⓔ 小儿灌肠术模拟竞赛试题

题干： 患儿女性，10 个月，因发热、呕吐、精神不振 2 周，呕吐加剧 3 天，抽搐 1 次入院。查体：颈项强直，烦躁不安，心肺（–），脑膜刺激征（+）。拟 11：00 行 MRI 检查。检查前予 10% 水合氯醛 4.0 mL 保留灌肠镇静。

要求 1： 请选手选择合适时间对患儿行保留灌肠。

要求 2：（待选手灌完肠后再出提示卡）患儿突然出现面色苍白、呼吸短促、心率减慢，应考虑什么原因并写出紧急处理措施。

临床思维： 保留灌肠的规范流程；水合氯醛为镇静止惊药，发挥药效时间为 20 min，要合理选择执行时间。水合氯醛灌肠过程中的观察要点和水合氯醛过量的判断及处理。

模型及环境要求： 婴幼儿灌肠模型。环境清洁，光线充足，室温合适，有隔帘。

用物准备： 治疗盘、弯盘、治疗巾、一次性注射器，单独包装止血钳 1 把，棉签 1 包，液状石蜡，一次性手套 1 双，一次性中单 1 块，卫生纸，治疗卡，标记笔，灌肠溶液（根据医嘱备等渗盐水或温开水，温度 39 ~ 41℃），根据情况备屏风、便盆。

考核点
水合氯醛的药效发挥时间，灌肠后体位，灌肠过程中的病情观察及水合氯醛过量的处理

（十一）新生儿复苏术

题 1

ⓔ 新生儿复苏术模拟竞赛试题

题干： 患者女性，36 岁经产妇，孕 39 周，规律宫缩 8 h 入院待产。胎儿头先露，宫口已开全，胎儿头达 S–4，胎心 100 次 /min，急诊行剖宫产，新生儿出生后肌张力低下。

要求 1： 请在新生儿娩出后给予新生儿处理。

要求 2： 停止正压通气改常压吸氧后，呼吸困难加重，心率 140 次 /min，右肺呼吸音低，请给予下一步处理。

临床思维： 新生儿出生后快速评估发现肌张力低下，提示需要进入新生儿窒息复苏流程，复苏流程中如果生命体征平稳后又出现血氧饱和度下降，要注意有无并发症气胸的发生。

模型及环境要求： 新生儿复苏模型，新生儿气管插管模型，环境无特殊要求。

用物准备： ①器械：红外线辐射床、洗耳球、听诊器、胎粪吸引管、新生儿面罩、呼吸囊、喉镜及气管导管（内径 2.5 ~ 4.0 mm），氧源及氧气导管，肩垫、纱布、脐动静脉插管包，注射器（1 mL、5 mL、50 mL）、手套、剪刀、胶布、胃管、毛巾、浴巾。肾上腺素（1∶10 000 浓度）、生理盐水。

考核点
新生儿复苏方法及技巧

（十二）体格生长指标测量与判读

题 1

ⓔ 体格生长指标测量与判读模拟竞赛试题

题干： 患儿男性，6 个月，因“夜间睡眠不安 3 个月”就诊，体查：皮肤弹性可，心肺听诊无特殊，腹软，肝肋下 1 cm，肠鸣音正常。

要求 1： 请为该患儿进行体格测量

要求 2： 该患儿测量结果示，体重 7 kg，身长 62 cm，头围 48 cm，请用曲线图法评价患儿生长发育状态。（待选手完成要求 1 后再出示）

临床思维： 身长别体重在 *P*90，为 *P*75 ~ *P*97 之间，为中上等，头围大于 *P*97，需进一

考核点
婴儿体格测量方法以及营养状况的评价

步检查头围过大的原因，如佝偻病或脑积水等。

模型及环境要求：婴儿体格测量模型，环境无特殊要求，需要 1 名志愿者帮助固定患儿测量身长

用物准备：皮尺、电子秤、身长测量仪、垫布、皮褶卡尺，身长别体重及头围的曲线（图 6–3–3）。

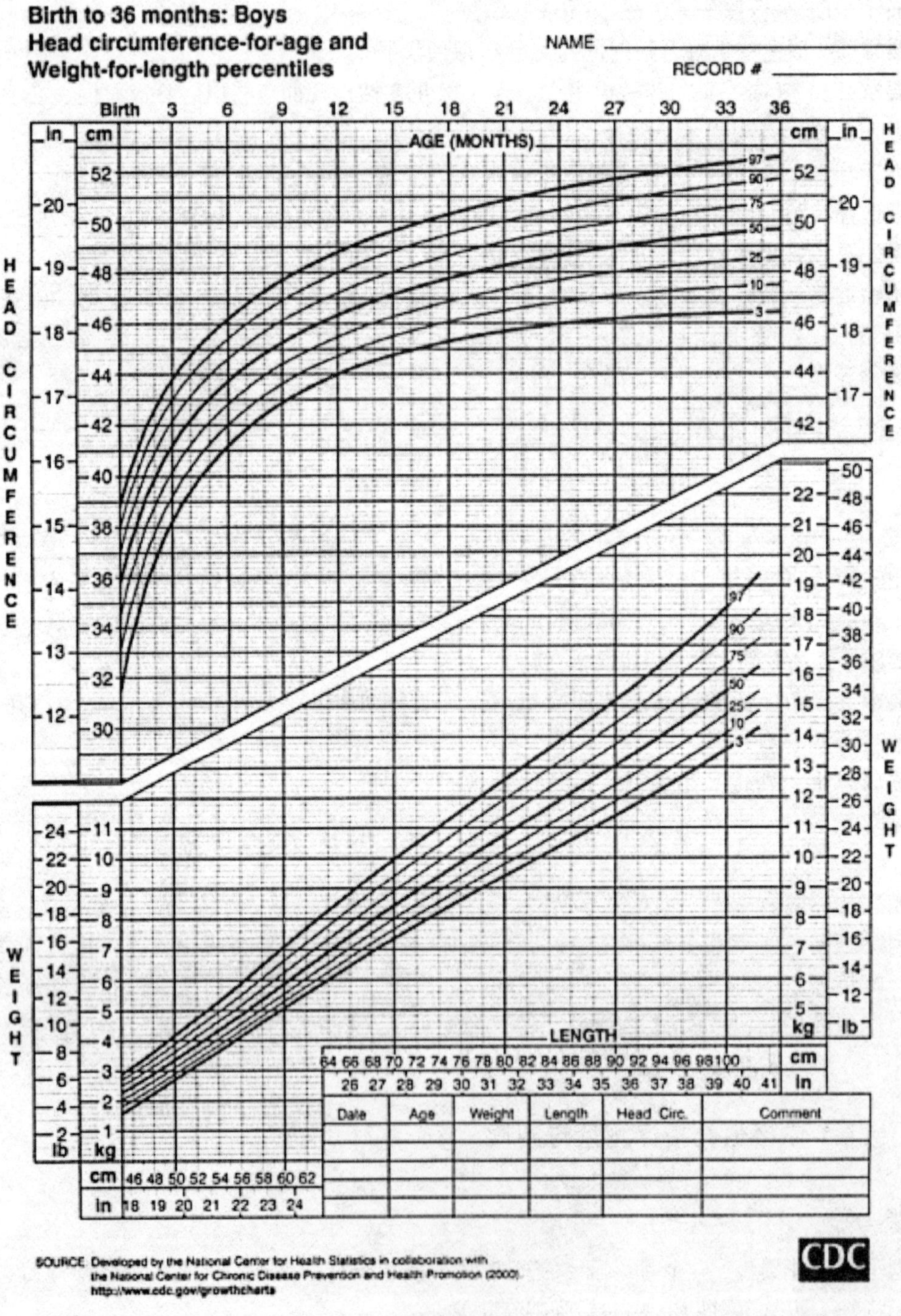

图 6–3–3

（十三）婴儿喂养

题 1

ⓔ 婴儿喂养模拟竞赛试题

题干： 一名 2 月龄婴儿，体重 4.5 kg，母亲患有风湿性心脏病，心功能Ⅲ级。给出喂养方案。

要求： 配制一次量的配方奶。

临床思维： ①凡是母亲感染 HIV，患有严重疾病，如慢性肾炎、糖尿病、恶性肿瘤、精神病、癫痫或心功能不全等应停止哺乳。② 2～3 个月婴儿每日喂养 6 次。③婴儿能量需要量约为 100 kcal/（kg · d），1 g 奶粉约提供 5 kcal 热量，1 小量勺 =4.4 g 奶粉，30 mL 水加 1 小量勺奶粉。

考核点
了解母亲心功能不全是母乳喂养禁忌证，掌握配方奶的配制

模型及环境要求： 婴儿模型，配奶间宽敞明亮，清洁区（操作台）清洁、干净。

用物准备： ①配奶工具：量杯、无菌钳、温度计、温开水、搅拌小勺、奶粉专用量勺、配方奶粉，已消毒奶瓶、奶嘴，煮沸过的小毛巾；②清洁小毛巾；③操作台（喂奶车）。

（十四）儿童心肺复苏术

题 1

ⓔ 儿童心肺复苏术模拟竞赛试题

题干： 患儿女性，6 个月，因吃苹果时哭吵后面色发绀，呼吸困难 2 min 就诊。查体：面色发绀，烦躁不安，呼吸 40 次 /min，吸气三凹征明显，双肺可闻及管状呼吸音，心率 160 次 /min。（双人题。）

要求 1： 患儿最可能的诊断是什么？

要求 2： 请选手进行现场抢救（待选手完成要求 1 后再出示）。

临床思维： 进食过程中突发面色发绀，呼吸困难，吸气性三凹征，考虑气道异物，立即给予海姆立克急救法，直至异物吐出，如出现意识丧失，应给予气管插管，心肺复苏。

考核点
婴儿海姆立克急救法，婴儿心肺复苏术，吸氧，心电监护

模型及环境要求： 婴儿窒息复苏模型，环境无特殊。

用物准备： 心电监护仪，听诊器、婴儿面罩、呼吸囊、喉镜及气管导管（内径 3～4.5 mm），氧源及氧气导管、肩垫、纱布，肾上腺素，1 mL 注射器，纱布，手电筒，手表等。

（十五）儿童急性呼吸衰竭处理

题 1

ⓔ 儿童急性呼吸衰竭处理模拟竞赛试题

题干 1： 患儿男性，4 岁，因发热 6 天，气促 1 天就诊。查体：T 37.8℃，R 58 次 /min，P 108 次 /min，SpO_2 75%。精神委靡，口唇稍发绀，鼻翼扇动，双肺呼吸音粗，可闻及较多湿啰音，心脏听诊无异常，腹部（–）。X 线胸片示双肺纹理模糊，下肺野可见较多斑片状阴影。血气分析示：pH 7.25，PaO_2 45 mmHg，$PaCO_2$ 50 mmHg，HCO_3^- 18 mmol/L，BE–3.5，SaO_2 70%。

要求 1： 请选手写出该患儿的诊断。

提干 2： 该患儿诊断考虑“支气管肺炎、急性呼吸衰竭（Ⅰ型）”。

要求 2： 请选择目前最需要进行的诊疗方式并操作。①鼻导管吸氧；②静脉穿刺；③ 10% 水合氯醛灌肠；④胃管置入。（场景：在选手完成第一题答题后出示题板。）

考核点
小儿呼吸衰竭的诊断（Ⅰ型呼吸衰竭），小儿鼻导管吸氧的操作规程

临床思维： 要求 2：患儿有气促、发绀，SpO_2 降低，应先予以鼻导管吸氧。

模型要求：小儿吸氧模型。

用物准备：中心供氧或氧气瓶，一次性吸氧管，吸痰器、吸痰管，无菌蒸馏水、无菌纱布、持物钳、无菌棉签，手电筒、弯盘、胶布、用氧记录单、监护仪。

（十六）儿童急性中毒及注射器洗胃

ⓔ 儿童急性中毒及注射器洗胃模拟竞赛试题

题 1

题干 1：患儿男性，2 岁，因突然神志不清，间断抽搐 1 h 急诊就诊。查体：T 36.8℃，R 60 次 /min，P 112 次 /min，SpO_2 55%。昏迷，口唇发绀，鼻翼扇动，双肺呼吸音粗，可闻及较多湿啰音，心脏听诊无异常，腹部（–）。患儿发病后家长发现现场有一“丙戊酸钠”空药瓶。

考核点 小儿急性中毒的诊断，鼻导管吸氧操作规程，静脉注射操作规程，小儿注射器洗胃的操作规程，镇静

要求 1：请选手予以急救处理。

题干 2：患儿在洗胃过程中突然发作剧烈抽搐，口中涌出大量泡沫痰。

要求 2：请选手予以处理。（场景：在选手将胃管插入后，出示题板。）

临床思维：要求 1：患儿不明原因突发神志不清、抽搐，现场发现空药瓶。应考虑急性药物中毒。应予以生命支持（吸氧，建立静脉通路），并尽快予以洗胃促进毒物排出。要求 2：患儿抽搐，口腔有痰，应停止洗胃，予以镇静、吸痰。

模型要求：小儿洗胃模型，鼻导管吸氧模型，静脉穿刺模型

用物准备：胃管、镊子、纱布、弯盘、治疗碗、液状石蜡、压舌板、手电筒、治疗巾、水温计、50 mL 注射器、洗胃液、污水桶、氧气供应装置（中心供氧或氧气瓶）、一次性吸氧管、面罩（不同型号）、吸痰器、吸痰管、无菌蒸馏水、无菌纱布、持物钳、无菌棉签、胶布、用氧记录单、监护仪、头皮静脉穿刺针、聚维酮碘、10% 葡萄糖溶液、生理盐水。

（梁 莉 王庆红 王 霞 邓小鹿）

网上更多……

推荐阅读 教学视频 彩图

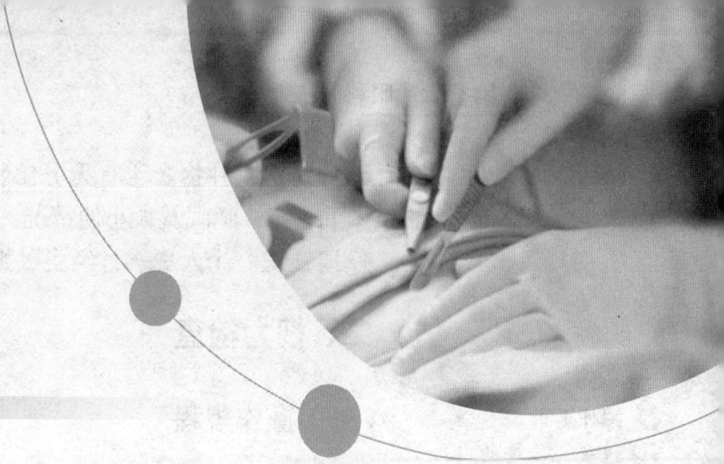

第七章

眼　科

第一节　眼科基本技能操作规程及评分标准

一、眼科常见症状的问诊

（一）视力障碍

1. 一般项目。

2. 主诉。

3. 现病史：①发病眼别（右眼、左眼或双眼），发病时间，发病缓急、病程、程度（视力高低，视远、视近或都有）、频度（一过性、间歇性或持续性）、诱因等。②有无眼痛，眼痛性质（胀痛、刺痛、酸痛）。③有无黑幕遮挡感、视野缺损。④有无视物变形、变色、变大、变小，有无复视、夜盲、昼盲。⑤有无闪光感、眼前黑影飘动。⑥患病以来的精神状态、食欲、体重改变、睡眠及大小便情况。⑦治疗经过（药物、剂量、病程、手术）。

ⓔ 表 7-1-1 视力障碍问诊评分标准

4. 既往史、个人史、月经史、婚姻生育史、家族史。

（二）眼部感觉异常

1. 一般项目。

2. 主诉。

3. 现病史：①发病眼别（右眼、左眼或双眼），发病时间、发病情况（缓急）、病程、程度、频度（间歇性或持续性、有无季节性）、诱因等。②有无视力下降。③有无眼刺痛、胀痛、痒、异物感。④有无眼红、畏光、流泪、眼睑痉挛。⑤有无干涩、烧灼感。⑥患病以来的精神状态、食欲、体重改变、睡眠及大小便情况。⑦治疗经过（药物、剂量、病程、手术）。

ⓔ 表 7-1-2 眼部感觉异常问诊评分标准

4. 既往史、个人史、月经史、婚姻生育史、家族史。

（三）眼部外观异常

1. 一般项目。

2. 主诉。

ⓔ 表 7-1-3 眼部外观异常问诊评分标准

3. 现病史：①发病眼别（右眼、左眼或双眼），发病时间，发病情况（缓急）、病程、程度、频度（间歇性或持续性）、诱因等。②有无眼红、眼睑红、眼部肿胀、眼睑疼痛感。

③有无新生物或肿物。④有无分泌物增多。⑤有无视力下降。⑥患病以来的精神状态、食欲、体重改变、睡眠及大小便情况。⑦治疗经过（药物、剂量、病程、手术）。

4. 既往史、个人史、月经史、婚姻生育史、家族史。

二、视力检查

操作要求

- 掌握视力检查的内容及方法，重点掌握中心视力的检查
- 掌握视力检查技巧
- 掌握视力检查中的正常值
- 掌握视力检查的注意事项

（一）操作规程

1. 操作前准备

（1）环境设备要求

1）视力表须有充足的光线照明。

2）国际标准视力表远视力检查的初始距离为 5 m，近视力检查的距离为 30 cm。

3）视力表的 1.0 视标行的高度与患者眼等高。

（2）检查体位

1）患者坐在距视力表 5 m 的距离。

2）先右后左，可用手掌或遮眼板遮盖另眼，但不要压迫眼球。

2. 操作步骤

ⓔ 表 7-1-4 视力检查评分标准

（1）检查者用视标杆逐行指着视力表的视标，让患者用手指出该视标的缺口方向。

（2）如果在 5 m 处不能识别 0.1 行的视标，则嘱患者向视力表走近，直到识别视标为止。

（3）患者视力低于 1.0 时，须加小孔镜或针孔板检查。患者戴眼镜则检查戴镜视力。

（4）如在视力表 1 m 处仍不能识别 0.1 行的视标，则检查指数。检查者伸出不同数目的手指，嘱患者说明手指数目，检查距离从 1 m 开始，逐渐移近，记录能辨认指数的距离，如“指数 /30 cm”。如在眼前 5 cm 处仍不能识别指数，则检查手动。也从 1 m 开始，在患者眼前摆动检查者的手，能识别者记为手动，并记录距离，如“手动 /20 cm”。如在眼前 5 cm 仍不能识别手动，则检查光感。在暗室中用蜡烛或手电筒照射患眼，另眼须严密遮盖。测试患者眼前是否有光感，记录“光感”或“无光感”，并记录看到光亮的距离。光感从近到远进行测量，一直测到 5 m 处。对于有光感者，还要检查光定位。嘱患者注视前方，不能摆头或转动眼球，检查者站立于距患者 1 m 处，于左上、左、左下、上、下、右上、右、右下随机变换光源位置，嘱患者指出光源所在位置，用“+”“–”表示光源定位的“阳性”“阴性”。视力低于 0.02 时要测光感光定位。

（5）近视力检查可采用 Jaeger 近视力表或标准近视力表。Jaeger 近视力表分 7 个等级，最小的视标为 J1，最大的视标为 J7。

（6）视力检查结果的记录：V_{OD} 裸眼视力 / 矫正视力　近视力；V_{OS} 裸眼视力 / 矫正视力　近视力。

（二）操作注意事项

1. 注意检查顺序，先右后左。
2. 遮眼板不要压迫眼球。
3. 戴镜患者需测戴镜视力。
4. 检查时以患者为中心，关心体贴患者，态度亲切，语言柔和。
5. 检查完毕，向患者解释检查情况。

ⓔ 视力检查操作易犯错误及分析

（三）操作易犯错误及分析

三、视野检查（对照法）

（一）操作规程

1. 检查者与患者面对面而坐，眼位等高，距离约 1 m。检查右眼时，患者遮左眼，右眼注视检查者的左眼；而检查者遮右眼，左眼注视患者的右眼。检查左眼时反之。

2. 检查者将手指放置于自己与患者的中间等距离处。

3. 分别从左、右、上、下方位向中央移动。

4. 嘱患者发现检查者手指时即示意，通过此方法，检查者用自己的正常视野去比较患者的视野情况，若患者能在各个方向与检查者同时看到视标，即视野大致正常。

操作要求

- 掌握视野检查的内容及方法，重点掌握对照法
- 掌握对照法视野检查技巧
- 掌握对照法视野检查的注意事项

（二）操作注意事项

1. 向患者详细、耐心讲解检查过程及要求。

2. 可以反复多测几次，以确保结果真实性。

3. 检查时以患者为中心，关心体贴患者，态度亲切，语言柔和。

4. 检查完毕，向患者解释检查情况。

ⓔ 表 7-1-5 对照法视野检查评分标准

（三）操作易犯错误及分析

ⓔ 视野检查操作易犯错误及分析

四、泪道冲洗

（一）操作规程

1. 将患者安置坐好，背靠墙。

2. 将表面麻醉药滴在棉签上，并置于检查眼的内眦部。

3. 患者闭眼，夹住棉签 5 ~ 10 min。

4. 准备泪道冲洗针头，注射器抽取无菌生理盐水。

5. 嘱患者头向后仰并稍向检查侧倾斜，自己拿盛水器。

6. 以棉球向外下方牵拉下睑内眦部，嘱患者向外上方看。

7. 针头插进泪小点和泪小管，注水，询问患者有无盐水流入鼻腔或咽喉。

8. 如泪点过小，则需用泪点扩张器将泪点扩大。

9. 如下泪点冲洗不通畅，则需行上泪点冲洗。

10. 结果判断，如患者诉有水流入鼻腔或咽喉，表示泪道通畅。如由下泪小点注水，清水自上泪点溢出，则为鼻泪管或泪总管阻塞；如伴有脓液溢出，则为泪囊炎；如有部分水流入鼻腔或咽喉，则为鼻泪管或泪总管狭窄；如水从注入的泪小点反流，则为泪小管阻塞。

操作要求

- 掌握泪道冲洗的方法
- 熟练分析泪道冲洗的结果
- 掌握泪道冲洗的注意事项

（二）操作注意事项

1. 操作前洗手。

2. 操作前需告知患者此次操作的目的及操作中的感受及配合事项。

3. 操作要轻巧，遇有阻力勿强行推进，以免造成假道。

4. 操作过程中态度亲切，语言柔和。

5. 操作完毕，向患者解释检查情况。

ⓔ 表 7-1-6 泪道冲洗评分标准

（三）操作易犯错误及分析

1. 急性泪囊炎禁忌行泪道冲洗，可能导致感染扩散。需熟悉掌握急性泪囊炎的临床表现及眼部体征。

2. 遇到阻力若强行进针，易造成假道。要熟练掌握泪道的解剖结构，顺着泪道走行进针。若有阻力，可先退回少许，重新试探进针。

3. 对结果判断错误。要求掌握各种泪道冲洗结果的判读。

五、Schirmer 试验

操作要求

- 掌握 Schirmer 试验的方法
- 熟练分析 Schirmer 试验的结果
- 掌握 Schirmer 试验的注意事项

（一）操作规程

1. 准备一个宽 5 mm、长 35 mm 的 Schirmer 试纸。

2. 用无菌镊子将一端 5 mm 处折叠。

3. 将折弯部分挂于受检眼下睑内侧 1/3 处，轻闭双眼。

4. 5 min 后测量试纸被泪水浸湿的长度。

5. 正常情况，5 min 后试纸可被浸湿 10 ~ 15 mm。

6. 测量前使用表面麻醉剂，则主要评价副泪腺的功能（基础泪液分泌），短于 5 mm 为异常；如测量前未使用表面麻醉剂，则评价主泪腺功能（反射性泪液分泌），短于 10 mm 为异常。

（二）操作注意事项

ⓔ 表 7-1-7
Schirmer 试验评分标准

1. 操作前洗手。

2. 操作前需告知患者此次操作的目的及操作中的感受及如何配合。

3. 操作要轻柔，勿刺激角膜。

4. 操作过程中态度亲切，语言柔和。

5. 操作完毕，向患者解释检查情况。

（三）操作易犯错误及分析

1. 将试纸放入受检眼下睑内侧前，要注意保持试纸干燥，否则影响检测结果。

2. 操作过程中注意减少对眼表的人为刺激。

六、裂隙灯显微镜检查

操作要求

- 掌握裂隙灯显微镜的使用方法
- 掌握裂隙灯显微镜的检查内容及临床应用
- 掌握裂隙灯显微镜检查的注意事项

（一）操作规程

1. 操作前准备

1. 检查须在暗室中进行，患者座位舒适，儿童应根据身高选择检查姿势。

2. 检查晶状体周边部、后部玻璃体和眼底时，根据情况选择相应的扩瞳药扩瞳（根据前房深度和眼压决定是否散瞳）。

3. 使用接触镜和 Gddmann 眼压计测眼压时，需滴用表面麻醉药。

4. 观察角结膜、干眼症时，可滴用 1% ~ 2% 角膜荧光素钠滴眼液或使用无菌荧光素钠试纸。

2. 操作步骤

（1）滴眼药水时，嘱患者尽量向上看，以棉球拉开患者眼睑。

（2）滴眼液距眼高 2 cm，滴入下睑结膜囊。

（3）勿刺激角膜。

（4）嘱患者闭眼，擦去溢出的多余眼液。

（5）棉球按压泪囊 1 min。

（6）滴扩瞳药后嘱患者闭眼等待 30 min。

（7）75% 乙醇棉球消毒下颏托及前额横档，或更换新的颏托纸。

（8）患者坐于裂隙灯前，下颏放在颏托上，前额顶住前额横挡，调整下颏托及桌面高度。

（9）先调整医生的目镜和瞳距；令患者闭眼，在患者眼睑上调焦，然后令患者注视前方。

（10）光线从颞侧射入。

（11）检查眼表组织，裂隙光与显微镜夹角约为 40°，眼前部为 30°，眼后部为 10° 或更小。

（12）根据情况调整放大倍数，调整光源的宽窄和长度及角度；选择不同的颜色光观察。

（13）通过粗调和微调将焦点移至需观察的部位。

裂隙灯照明方法：①弥散光学照明法：用宽裂隙斜向投射，使光线弥散照射于检查部位，可对结膜、角膜、虹膜等的表面进行全面观察。②角膜缘分光照明法：光线从侧面照射角膜缘，使对侧角膜缘出现光晕，正常角膜除此光晕和环形阴影外，无其他所见，此法可清晰观察角膜的各种病变。③直接焦点照明法：照明光焦点与显微镜焦点完全一致，可以观察角膜、晶状体各层的形态及角膜后沉着物、房水中的浮游物等。④后部反光照明法：借后部反射回来的光线检查角膜和晶状体。⑤镜面反光带照明法：光线从角膜颞侧照射，在角膜光带的颞侧有一反光区，借助该区光度的增强，来检查该区的组织，用于观察角膜内皮和晶状体囊膜。⑥间接照明法：将裂隙光投照在所要检查部位附近的组织上，而显微镜聚焦于病变部位，适于观察虹膜病变及角膜水肿、新生血管等。

（14）裂隙灯显微镜还可以附加前置镜、房角镜、全视网膜镜及三面镜等，配合检查眼底。附加压平眼压计可测眼压。

（二）操作注意事项

1. 检查前洗手。
2. 检查在暗室中进行。
3. 检查需要扩瞳或滴用表面麻醉药时，需向患者解释清楚。
4. 患者座位应舒适，儿童应根据身高选择检查姿势。
5. 检查时动作轻柔，以患者为中心，关心体贴患者。态度亲切，语言柔和。
6. 检查完毕，向患者解释检查情况，并及时关闭裂隙灯光源。

ⓔ 表 7-1-8 裂隙灯显微镜检查评分标准

七、角膜荧光素钠染色检查

（一）操作规程

操作要求
- 掌握角膜荧光素钠染色的应用范围
- 掌握角膜荧光素钠染色的方法
- 掌握角膜荧光素钠染色的注意事项

1. **操作前准备：**了解角膜荧光素钠染色的应用范围，查明角膜上皮有无缺损、角膜混浊、角膜溃疡、角膜瘘、干眼症等。

2. **操作步骤**

（1）嘱患者向上看，用无菌玻璃棒蘸少许 1% ~ 2% 角膜荧光素钠液涂于或用润湿的无菌荧光素钠纸条置于患者结膜下穹，勿刺激角膜，嘱患者瞬目，过 1 ~ 2 min 后观察。

（2）检查须在暗室中进行。

（3）75% 乙醇棉球消毒下颏托及前额横档，或更换新的颏托纸。

（4）患者坐于裂隙灯前，下颏放在颏托上，前额顶住前额横档，调整下颏托及桌面高度。

（5）先调整医生的目镜和瞳距；令患者闭眼，在患者眼睑上调焦，然后令患者注视前方。

（6）光线从颞侧射入。

1）光源与显微镜的角度一般呈 40°。

2）选择大光斑，钴蓝光。

（7）观察染成绿色的病灶。

（8）观察角膜瘘时，注意看病灶部位有无房水将绿色泪膜冲开，有则为 Seidel 试验阳性。

（二）操作注意事项

ⓔ 表 7-1-9 角膜荧光素钠染色检查评分标准

1. 检查前洗手。
2. 检查在暗室中进行。
3. 检查需要使用角膜荧光素钠液或试纸，向患者解释清楚。
4. 患者座位应舒适。儿童应根据身高选择检查姿势。
5. 检查时动作轻柔，以患者为中心，关心体贴患者。态度亲切，语言柔和。
6. 检查完毕，向患者解释检查情况，并及时关闭裂隙灯光源。

八、泪膜破裂时间测定

操作要求
- 掌握泪膜破裂时间测定的方法
- 掌握泪膜破裂时间的正常值
- 掌握泪膜破裂时间测定的注意事项

（一）操作规程

1. 滴 1%～2% 角膜荧光素钠液 1 滴于下方结膜囊，或将无菌荧光素试纸置于结膜下穹，嘱患者瞬目数次。
2. 检查须在暗室中进行。
3. 75% 乙醇棉球消毒下颏托及前额横档，或更换新的颏托纸。
4. 患者坐于裂隙灯前，下颏放在颏托上，前额顶住前额横档，调整下颏托及桌面高度。
5. 先调整医生的目镜和瞳距。令患者闭眼，在患者眼睑上调焦，然后令患者注视前方。
6. 光线从颞侧射入，光源与显微镜的角度呈 40°，选择大光斑，钴蓝光。
7. 患者凝视前方，不得眨眼，并开始用秒表计时。
8. 当泪膜出现第一个黑斑时，即表示泪膜已破裂，用秒表记录，时间即为泪膜破裂时间。
9. 短于 10 s 为泪膜不稳定。测 3 次，取其平均值。

（二）操作注意事项

ⓔ 表 7-1-10 泪膜破裂时间测定评分标准

1. 检查前洗手。
2. 检查在暗室中进行。
3. 检查需要使用角膜荧光素钠液或试纸，向患者解释清楚。
4. 勿刺激角膜。
5. 患者座位应舒适。儿童应根据身高选择检查姿势。
6. 检查时动作轻柔，以患者为中心，关心体贴患者。态度亲切，语言柔和。
7. 检查完毕，向患者解释检查情况，并及时关闭裂隙灯光源。

九、前房角镜检查

（一）操作规程

操作要求
- 掌握前房角镜的使用方法
- 掌握前房角镜检查的应用范围
- 掌握前房角镜下前房角的分类
- 掌握前房角镜检查的注意事项

1. 操作前准备

（1）了解前房角镜检查的适应证：正常和异常前房角的观察，青光眼手术前后的对比，前房角异物、新生物和新生血管等。

（2）了解前房角镜检查禁忌证：急性角膜炎症、结膜炎症，视网膜出血、脱离，眼球穿通伤或破裂伤，角膜上皮缺损，患者无法配合检查。

（3）熟悉前房角镜下前房角的分类：国内常用的前房角分类法为Scheie法，除此之外还有Shaffer法、Spaeth法等。以下为Scheie法：①宽角（W）：虹膜周边部较平坦，原位状态下观察房角，全部结构包括睫状体带易于查见。②窄Ⅰ（NⅠ）：静态下仅能见部分睫状体带。③窄Ⅱ（NⅡ）：静态下只能看到巩膜突。④窄Ⅲ（NⅢ）：静态下只能看到前部小梁。⑤窄Ⅳ（NⅣ）：静态下只能看到Schwalbe线。⑥动态下，即在改变眼球位置或施加少许压力时可判断房角的开闭。

2. 操作步骤（间接型前房角镜的使用方法）

ⓔ表 7-1-11　前房角镜检查评分标准

（1）检查须在暗室中进行。

（2）前房角镜的消毒，先用肥皂水洗涤，再用乙醇棉球轻拭，拭干待用。

（3）75% 乙醇棉球消毒下颏托及前额横档，或更换新的颏托纸。

（4）患者结膜囊内滴入表面麻醉药。

（5）患者坐在检查台前，调整好坐椅及桌面高度，使被检眼与托架上黑色标记等高。

（6）调好裂隙灯光带的宽窄及照射角度。

（7）在前房角镜的凹面滴入甲基纤维素钠或其他黏度较高的人工泪液。

（8）嘱患者头部离开裂隙灯，注视前方，检查者用手分开患者上、下睑，另一手持前房角镜将下缘置于下方结膜，然后迅速将前房角镜完全置于整个结膜囊内。

（9）嘱患者头部重新放置回下颏托上。

（10）擦去流在患者面部的液体。

（11）检查者一手持前房角镜，另一手操作裂隙灯。

（12）将裂隙灯臂与显微镜的夹角调整在 10°～15°。

（13）如为一面反射镜或两面反射镜，在检查时需转动前房角镜，依次观察各个方向的房角。

（14）使用横裂隙灯光带观察鼻颞侧房角，并使裂隙向上倾斜 15°～20°。

（15）检查完毕取出前房角镜，给患者滴抗生素滴眼液。

（16）记录观察到的房角情况。

（17）关闭裂隙灯光源。

（18）将前房角镜清洗干净。

（二）操作注意事项

1. 检查前洗手。
2. 检查前要对患者做自我介绍，说明检查的原因、目的和要求。
3. 检查在暗室中进行。
4. 检查需要滴用表面麻醉药，向患者解释清楚。
5. 患者座位应舒适。儿童应根据身高选择检查姿势。

6. 检查时动作轻柔，勿过分压迫角膜，以免角膜产生皱褶，影响观察；勿损伤角膜。
7. 以患者为中心，关心体贴患者，检查者仪表端庄，举止大方，态度诚恳和蔼。
8. 检查完毕，向患者解释检查情况。
9. 注意前房角镜的消毒，避免交叉感染。

（三）操作易犯错误及分析

1. 检查时用力按压眼球，可造成患者不适，使角膜产生皱褶而影响观察。
2. 调整房角镜位置时，勿动作粗暴，宜小心、轻柔操作，以免损伤角膜。
3. 检查完成后，注意滴抗生素滴眼液，预防感染。

十、眼压检查

操作要求
- 掌握Goldmann压平眼压计、Schiötz眼压计、非接触眼压计、指测法眼压测量的方法
- 掌握眼压检查的注意事项

（一）Goldmann压平眼压计

1. 操作规程

（1）嘱患者尽量向上看，以棉球拉开患者眼睑。
（2）滴入表面麻醉药2～3次，滴角膜荧光素钠液或用无菌荧光素钠试纸染色。
（3）嘱患者闭眼，擦去溢出的多余眼液。
（4）棉球按压泪囊1 min。
（5）安置并校准眼压计，眼压计测压头用乙醇消毒。
（6）检查应在暗室中进行。
（7）75%乙醇棉球消毒下颏托及前额横档，或更换新的颏托纸。
（8）患者坐在裂隙灯前，把下颏放在颏托上，前额顶住前额横档，调整下颏托及桌面高度。

表7-1-12 Goldmann压平眼压计检查评分标准

（9）先调整医生的目镜和瞳距。令患者闭眼，在患者眼睑上调焦，然后令患者注视前方。
（10）光线从颞侧射入，光源与显微镜的角度一般呈60°，裂隙开至最大，钴蓝光。
（11）将压力旋钮放于10 mmHg。测压头对准角膜中央，缓慢推动裂隙灯，使测压头与角膜中央接触，观察荧光素钠半环。
（12）两个荧光素钠半圆环大小相等，宽窄均匀。否则需退回测压头，重新调整测压头与角膜的接触位置。
（13）旋转加压旋钮，直至两个半圆环内缘相切，此时读数为眼压值。
（14）重复测量3次，取平均值。
（15）结束后结膜囊滴抗生素滴眼液。
（16）清洗测压头。

2. 操作注意事项

（1）操作前洗手。
（2）操作在暗室中进行。
（3）操作需要滴用表面麻醉药物和荧光素钠滴眼液或试纸，向患者解释清楚。
（4）患者座位应舒适。儿童应根据身高选择检查姿势。
（5）角膜荧光素半环太宽时，应吸除过多的泪液。
（6）测量前令患者瞬目，避免角膜干燥。
（7）勿在角膜上直接调整测压头，避免损伤角膜。
（8）如眼压大于80 mmHg，则应用附带的重力平衡杆。
（9）操作时动作轻柔，以患者为中心，关心体贴患者。语言柔和，态度亲切。

（10）检查完毕，向患者解释检查情况，并及时关闭裂隙灯光源。

3. 操作易犯错误及分析

（1）测压头未消毒。使用前一定要消毒测压头，以免造成感染。

（2）眼压计测压头用乙醇消毒时，压力旋钮未归零。

（3）测量时泪液过多或过少，导致荧光素钠半环过粗或过细，则测量结果不准确。

（4）调节压力旋钮时，荧光素钠半环内缘未相切即读数，导致结果偏小。

（5）不可在测压头接触角膜时调整测压头位置，以免擦伤角膜上皮。

（6）角膜、结膜急性炎症，角膜溃疡、眼球破裂伤、眼内手术术后早期禁忌行 Goldmann 眼压测量，以免造成感染。

（7）检查完成后，注意滴抗生素滴眼液，以预防感染。

（二）Schiötz 压陷眼压计

1. 操作规程

ⓔ 表 7-1-13 Schiötz 压陷眼压计检查评分标准

（1）嘱患者尽量向上看，以棉球拉开患者眼睑。

（2）滴入表面麻醉药 2～3 次。

（3）嘱患者闭眼，擦去溢出的多余眼液。

（4）棉球按压泪囊 1 min。

（5）眼压计置于试板上测试眼压计指针是否在“0”位。

（6）眼压计测压头用乙醇消毒，无菌棉球擦干。

（7）患者取仰卧位。让患者睁眼注视正上方。

（8）检查者用左手分开患者上、下睑，并固定于眶缘，注意勿压迫眼球。

（9）检查者用右手执眼压计垂直放置于角膜中央，手柄应保持在眼压计圆柱上、下端中间。

（10）读取指针读数，如指针摆动则从摆动的中点读取刻度数。

（11）如果用 5.5 g 砝码测量，指针刻度数 <3；则换 7.5 g 的砝码测量，依此类推。

（12）根据眼压换算表查出眼压值。

（13）结束后结膜囊滴抗生素滴眼液。

（14）检查结束后，乙醇棉球消毒测压头，并收好眼压计。

2. 操作注意事项

（1）操作前洗手。

（2）操作需要滴用表面麻醉药，向患者解释清楚。

（4）患者取仰卧位。

（5）测量时勿压迫眼球。

（6）测量后嘱患者勿揉眼。

（7）操作时动作轻柔，以患者为中心，关心体贴患者。语言柔和，态度亲切。

（8）检查完毕，向患者解释检查情况。

3. 操作易犯错误及分析

（1）测量时人为对眼球施压，导致测量结果偏大。

（2）测量前眼压计未校准。使用 Schiötz 压陷眼压计前一定要校准。

（3）测压头未消毒。使用前一定要消毒测压头，以免造成感染。

（三）非接触眼压计

ⓔ 表 7-1-14
非接触眼压计检查评分标准

1. 操作规程

（1）患者座位应舒适。儿童应根据身高选择检查姿势。

（2）75% 乙醇棉球消毒下颏托及前额横档。或更换新的颏托纸。

（3）患者坐在眼压计前，把下颏放在下颏托上，前额顶住托架的横档。

（4）打开眼压计，使患者角膜位于观察镜中央。

（5）令被检眼注视定位红点，推动粗调和微调，当眼压计与被检眼距离合适时，眼压计自动测量。

（6）连续自动测量 3 次后，取其平均值。

（7）如自动测量无法完成，则改为手动测量。

（8）打印眼压结果。

2. 操作注意事项

（1）检查前洗手。

（2）测量前嘱患者放松，勿紧张。

（3）测量过程中，如出现眼球位置移动，数据错误，数据有方括号，则需重新测量。

（4）如患者睁眼困难，医生可用手指将患者上、下睑分开，注意勿挤压眼球。

（5）检查时动作轻柔，以患者为中心，关心体贴患者。语言柔和，态度亲切。

（6）检查完毕，向患者解释检查情况，并及时关闭眼压计开关。

（四）指测法眼压测量法

ⓔ 表 7-1-15
指测法眼压测量评分标准

1. 操作规程

（1）嘱患者双眼尽量往下看。

（2）医生两手的示指尖放在患者一眼的上睑皮肤，中指和环指放在患者额部支持。

（3）以两手的示指交替轻压眼球，感觉眼球的硬度。

（4）记录时以 T_n 表示眼压正常，T_{+1} 至 T_{+3} 表示眼压逐渐增高，T_{-1} 至 T_{-3} 表示眼压逐渐降低。

2. 操作注意事项

（1）检查前洗手。

（2）检查时动作轻柔，以患者为中心，关心体贴患者。语言柔和，态度亲切。

（3）检查完毕，向患者解释检查情况。

十一、眼底检查

（一）操作规程

操作要求
- 掌握直接检眼镜的使用方法
- 掌握眼底检查的内容
- 掌握直接检眼镜检查的注意事项

1. 患者坐于暗室。检查右眼时，检查者站在患者的右侧，右手持检眼镜，右眼观察；检查左眼时，检查者站在患者的左侧，左手持检眼镜，左眼观察。

2. 彻照法。检查时距受检眼 10 ~ 20 cm，镜盘屈光度 +8 ~ +10，在眼底橘红色反光中观察是否有黑影。嘱患者转动眼球，如果黑影与眼球运动方向一致，则黑影位于晶状体前方；如果黑影不动，则黑影位于晶状体；如果黑影与眼球运动方向相反，则黑影位于玻璃体。

3. 检查眼底。扩瞳。嘱患者直视前方，根据检查者和患者的屈光状态调整镜盘屈光度，手持检眼镜光线从颞侧约 15° 照射入眼，如看不清楚则转动镜盘直至看清为止，首先观察视神经乳头，然后观察视网膜动静脉及视网膜。观察周边部视网膜时，嘱患者眼球向观察方向转动；嘱患者向检眼镜光源注视，观察黄斑区。

（二）操作注意事项

1. 检查前洗手，医生戴口罩、帽子。
2. 检查在暗室中进行。
3. 检查需要使用扩瞳药，需排除散瞳禁忌，并向患者解释清楚注意事项。
4. 检查时动作轻柔，以患者为中心，关心体贴患者。语言柔和，态度亲切。
5. 检查完毕，向患者解释检查情况，并及时关闭检眼镜电源。

ⓔ表 7-1-16 眼底检查评分标准

（三）操作易犯错误及分析

眼压高、房角窄的患者谨慎扩瞳。

十二、眼球运动检查

（一）操作规程

1. 医生与患者相对而坐。
2. 医生手执目标物，距离患者眼前 30 ~ 40 cm。
3. 嘱患者头不能转动，双眼跟随医生手指向右、左、上、下、右上、左上、右下、左下方向运动。
4. 检查向下、右下、左下方运动时，医生用另一手将患者双上睑抬起，以便观察眼球运动情况。
5. 正常眼球运动范围：向颞侧，角膜外缘到外眦；向鼻侧，瞳孔内缘与上、下泪点在一条直线上；向上，角膜下缘到内、外眦连线；向下，角膜上缘到内、外眦连线。
6. 单眼运动检查：检查时遮盖一眼，检查另一眼各方向的运动情况。
7. 双眼运动检查：集合（辐辏）：患者注视正前方的目标物，目标物逐渐向鼻根部靠近，至患者出现复视或一眼偏离集合位。

操作要求
- 掌握眼球运动检查的内容
- 掌握眼球运动检查的方法
- 掌握眼球运动检查的注意事项

（二）操作注意事项

1. 医生面对患者而坐。
2. 操作要按顺序进行，避免重复和遗漏。
3. 以患者为中心，关心体贴患者。语言柔和，态度亲切。
4. 检查室光线明亮，环境安静。
5. 结束检查后向患者解释检查情况。

ⓔ表 7-1-17 眼球运动检查评分标准

十三、瞳孔对光反射检查

（一）操作规程

1. 患者坐于暗室，并面向医生。
2. 嘱患者双眼注视前方 5 m 远处目标。
3. 直接对光反射：用手电筒照射受检眼，该眼瞳孔迅速缩小。
4. 间接对光反射：以一手放在患者鼻梁中央挡光，用手电筒照射对侧眼，受检眼的瞳孔迅速缩小。

操作要求
- 掌握瞳孔直接、间接对光反射的检查方法
- 掌握瞳孔直接、间接对光反射检查的注意事项

5. 相对性传入性瞳孔障碍：光线照射患眼，双眼瞳孔不缩小；光线照射健眼，双眼瞳孔缩小；交替照射双眼，患眼瞳孔扩大，健眼瞳孔缩小。

6. 集合反射：嘱患者先注视一远方目标，然后注视 15 cm 处目标物，此时双眼瞳孔缩小。

7. Argyll–Robertson 瞳孔：直接对光反射消失而集合反射存在。

（二）操作注意事项

ⓔ 表 7-1-18 瞳孔对光反射检查评分标准

1. 检查须在暗室中进行，准备手电筒。
2. 以患者为中心，关心体贴患者。语言柔和，态度亲切。
3. 检查完毕，向患者解释检查情况。

十四、角膜弯曲度检查

操作要求
- 掌握角膜弯曲度的检查方法
- 掌握角膜弯曲度检查的注意事项

（一）操作规程

1. 准备 Placido 盘。
2. 嘱患者背光而坐。
3. 检查者一手持 Placido 盘手柄放在自己的一眼前，盘的正面对着受检眼角膜。
4. 距离患者 0.5 m。
5. 用另一手分开受检眼的上、下睑。
6. 通过 Placido 盘中央的孔观察映在受检眼角膜上的黑白同心圆。
7. 嘱患者向各方注视，观察全部角膜。
8. 如角膜正常，表现为规则、清楚的同心圆；如角膜不正常，则为各种形状和不规则的影像。

ⓔ 表 7-1-19 角膜弯曲度检查评分标准

（二）操作注意事项

1. 患者背光而坐。
2. 检查时注意与患者的距离。
3. 以患者为中心，关心体贴患者。语言柔和，态度亲切。
4. 检查完毕，向患者解释检查情况。

十五、角膜感觉度检查

操作要求
- 掌握角膜感觉度的检查方法
- 掌握角膜感觉度检查的注意事项

（一）操作规程

1. 准备无菌棉签，拧出一条纤维。
2. 用纤维尖端从患者颞侧靠近并触及角膜。
3. 如角膜感觉正常，则出现反射性瞬目。
4. 如反应迟钝，表示感觉减低。
5. 如无任何反应，表示感觉完全消失。
6. 检查完毕，给患者滴抗生素眼液。

ⓔ 表 7-1-20 角膜感觉度检查评分标准

（二）操作注意事项

1. 检查前洗手。
2. 用无菌棉签。

3. 动作轻柔，勿损伤角膜。
4. 避免让患者看到检查者的动作，以免发生防御性瞬目。
5. 以患者为中心，关心体贴患者。语言柔和，态度亲切。
6. 检查完毕，向患者解释检查情况。

十六、斜视检查法

操作规程

1. 遮盖检查方法

（1）遮盖－去遮盖法

1）患者坐好，面对医生。
2）准备遮眼板和手电筒。
3）手电筒照射患者鼻根部。
4）嘱患者注视前方 33 cm 或 6 m 处目标。
5）遮眼板遮盖任一眼，如对侧眼有移动，说明显性斜视。
6）如对侧眼无移动，说明对侧眼处在注视位。
7）去除遮眼板后，观察被遮眼的变化。
8）如返回注视位，说明隐性斜视；如停留在偏斜位，说明显性斜视。

（2）交替遮盖法

1）患者注视前方 33 cm 或 6 m 处目标。
2）用遮眼板遮盖一眼，然后迅速移到另一眼前，反复多次，观察眼球的运动。
3）如有移动，说明显性斜视。

2. 角膜映光法

（1）患者注视前方 33 cm 处的点光源。
（2）观察光点映在患者角膜上的位置。
（3）光点在瞳孔缘为 15°，瞳孔缘与角膜缘的中点为 30°，角膜缘为 45°。
（4）外斜视用“-”表示，内斜视用“+”表示。

3. 复视像检查

（1）患者坐于暗室，双眼注视前方。
（2）患者右眼前加红色滤光片。
（3）医生距离患者 1 m 处手执蜡烛（用卷尺测量确定距离）。
（4）患者如果看见一个红光和一个白光，为有复视；如果看见粉红单一光，则无复视。
（5）嘱患者头部不能转动，医生将烛光置于上、下、左、右、左上、左下、右上、右下位置，嘱患者注视烛光。
（6）首先确定复视是水平的还是垂直的，交叉的还是同侧的。
（7）寻找复视像偏离最大的方向。
（8）周边物像属于麻痹眼。

> 操作要求
> - 掌握遮盖检查方法
> - 掌握角膜映光法
> - 掌握复视像检查方法
> - 掌握斜视检查的注意事项

> ⓔ 表 7-1-21
> 斜视检查评分标准

十七、屈光检查

（一）操作规程

1. 询问患者视力。
2. 测量眼压。

> 操作要求
> - 掌握检影验光的方法
> - 掌握检影验光的注意事项

3. 检查前房深度。
4. 选择相应的扩瞳药扩瞳。
5. 嘱患者尽量向上看，以棉球拉开患者眼睑。
6. 滴眼液距眼高 2 cm。
7. 滴入结膜下穹。
8. 勿刺激角膜。
9. 嘱患者闭眼，擦去溢出的多余眼液。
10. 棉球按压泪囊 1 min（可口述或嘱患者自行压迫）。
11. 每隔 5 min 共滴 3 次扩瞳药。
12. 嘱患者闭眼等待 30 min。
13. 瞳孔扩大后，患者坐于半暗室。
14. 患者与检查者的距离为 1 m。
15. 患者戴上试镜架，调整瞳距。
16. 嘱患者双眼睁开。
17. 先检查右眼再左眼。
18. 通过视网膜检影镜观察影动是顺动还是逆动。
19. 加相应度数的球镜，直到中和。
20. 如有散光，确认两条主要子午线后加相应度数柱镜，直到中和。
21. 调整屈光度数。
22. 试戴最后的屈光度数，分别测量两眼的矫正视力。
23. 瞳孔恢复后，再次测戴镜视力，进行屈光度数的调整。
24. 测量瞳距，定制镜片。

ⓔ 表 7-1-22
检影验光评分标准

（二）操作注意事项

1. 验光前详细询问病史，尤其是眼病史及戴镜史。
2. 检查在半暗室中进行。
3. 检查需要扩瞳药，向患者解释清楚。
4. 检查远、近视力及矫正视力，查清原有眼镜度数。
5. 详细检查患者眼部情况，排除其他眼病。
6. 儿童、青少年及远视患者，尽量扩瞳验光。
7. 给处方时，应参考患者的年龄、职业、戴镜史，有无隐斜等。
8. 医生仪表端庄，举止大方，态度诚恳和蔼。
9. 检查完毕，向患者解释检查情况。

（三）操作易犯错误及分析

眼压高、房角窄的患者谨慎扩瞳。

第二节　眼科基本技能操作模拟竞赛试题

一、眼科常见症状问诊

（一）视力下降

ⓔ 视力下降模拟竞赛试题

题干：患者男性，67 岁，因右眼视力骤降 1 天就诊。

要求：请对患者进行问诊，并提出初步诊断及下一步检查措施。

考核点：视力下降的问诊及常见原因

SP 提供的病史要点：患者 1 天前无明显诱因出现右眼视力骤降，无明显眼部不适。既往有高血压病史。

临床思维：初步诊断为右眼视力下降原因待查。突然视力下降不伴眼痛，常见于视网膜动脉或静脉阻塞，缺血性视神经病变，玻璃体出血，视网膜脱离，黄斑出血等。故下一步检查包括：视力、裂隙灯显微镜、扩瞳眼底检查，眼压、眼部 B 超、光学相干断层扫描（OCT）、视野、眼底血管荧光造影检查。

（二）视觉障碍

ⓔ 视觉障碍模拟竞赛试题

题干：患者女性，27 岁，因双眼前黑影飘动 3 年就诊。

要求：请对患者进行问诊，并提出初步诊断及下一步检查措施。

考核点：视觉障碍的问诊及常见原因

SP 提供的病史要点：患者 3 年前无明显诱因出现双眼前黑影飘动，无视力下降，无眼胀痛等不适。既往有近视病史。

临床思维：初步诊断：双眼飞蚊症或玻璃体混浊。患者眼前黑影飘动，无视力下降，无眼部不适，常见于飞蚊症或玻璃体混浊等。下一步检查：视力、裂隙灯显微镜、扩瞳眼底检查，眼压、眼部 B 超检查。

（三）眼部感觉异常

题 1

ⓔ 眼部感觉异常模拟竞赛试题

题干：患者女性，23 岁，因左眼痛半天就诊。

要求：请对患者进行问诊，并提出初步诊断及下一步检查措施。

考核点：眼部感觉异常的问诊及常见原因

SP 提供的病史要点：患者半天前出现左眼痛、眼红、畏光、流泪。近 3 天有感冒症状。既往 1 年前有类似症状发生。

临床思维：初步诊断：左眼角膜炎。患者左眼痛、眼红、畏光、流泪半天，眼部刺激征明显，再加上近 3 天有感冒症状以及既往有类似病史，考虑角膜炎。下一步检查：视力、裂隙灯显微镜、角膜荧光素钠染色、眼压。

（四）眼部外观异常

题 1

ⓔ 眼部外观异常模拟竞赛试题

题干：患者女性，18 岁，因右眼上眼睑红肿 4 天就诊。

要求：请对患者进行问诊，并提出初步诊断及下一步检查措施。

SP 提供的病史要点：患者 4 天前无明显诱因出现右眼上眼睑红肿伴疼痛感，无其他

考核点 眼部外观异常的问诊及常见原因

眼部不适。

临床思维：初步诊断：右眼睑腺炎（麦粒肿）。患者右眼上眼睑红肿伴疼痛感4天，无其他眼部不适，考虑为睑腺炎。下一步检查：眼睑触诊。

二、视力检查

ⓔ 视力检查模拟竞赛试题

题1

题干：患者男性，71岁，因右眼视力下降10年就诊。右眼视力手动/40 cm，诊断为“右眼年龄相关性白内障”。

考核点 光定位检查的作用及注意事项

要求：选择何种检查初步评估患者视网膜功能及白内障术后效果?

临床思维：光定位检查，暗室中嘱患者注视前方，不能摆头或转动眼球，检查者站立于距患者1 m处（用卷尺确定距离），于左上、左、左下、上、下、右上、右、右下随机变换蜡烛位置，嘱患者指出光源所在位置。

模型及环境要求：SP 1人。

用物准备：视力表、视标杆、遮眼板、卷尺、蜡烛、笔、纸。

三、视野检查

ⓔ 视野检查模拟竞赛试题

题干1：患者女性，58岁，因头痛2年，双眼视野变窄3个月就诊。

要求1：请对患者进行对照法视野检查。

题干2：如患者视野检查结果为双眼颞侧偏盲，请问需进行何种主要检查?

考核点 对照法视野检查

要求2：请叙述主要的检查方法。

临床思维：要求1：对照法视野检查的操作规程；要求2：双眼颞侧偏盲多为垂体占位性病变压迫视交叉导致的视野缺损，应行头颅CT或MRI检查。

模型及环境要求：SP 1人。

用物准备：棉签、笔或手电筒。

四、泪道冲洗

ⓔ 泪道冲洗模拟竞赛试题

题1

题干：患者女性，51岁，因双眼流泪3年，右眼内侧皮肤红肿3天就诊。

要求：请对患者行泪道冲洗检查，并给出诊断。

考核点 泪道冲洗的禁忌证

临床思维：泪道冲洗的操作规程；诊断慢性泪囊炎（双眼），急性泪囊炎（右眼），右侧禁忌泪道冲洗。

模型要求：泪道冲洗模型。

用物准备：泪道冲洗针头、注射器、生理盐水、棉球、表面麻醉药。

五、Schirmer试验

ⓔ Schirmer试验模拟竞赛试题

题干：患者男性，27岁，因双眼干涩半年就诊。

要求：①请写出需要做的检查方法。②根据现场提供的器材给患者做相应的检查。

考核点 干眼症的检查方法

临床思维：①裂隙灯显微镜检查、泪膜破裂时间（BUT）、Schirmer试验。② Schirmer试验检查的操作规程，须用无菌干镊子夹Schirmer试纸。

模型要求：SP 1人。

用物准备：Schirmer试纸、棉球、无菌镊子（干、湿镊子各1把）、表面麻醉药。

六、裂隙灯显微镜检查法

题 1

题干：患者男性，37 岁，因右眼进异物 2 h 就诊。

要求：请对患者行裂隙灯显微镜检查。

临床思维：裂隙灯显微镜检查的操作规程，注意动作轻柔；先用宽光带寻找异物，再用窄光带定位异物侵及的组织层次。

模型要求：SP 1 人。

用物准备：裂隙灯显微镜、75% 乙醇棉球。

ⓔ 裂隙灯显微镜检查法模拟竞赛试题

考核点
裂隙灯显微镜检查

七、角膜荧光素钠染色检查

题 1

题干：患者男性，25 岁，因右眼角膜穿通伤清创缝合术后 2 天就诊。

要求：请给患者检查角膜伤口闭合情况。

临床思维：角膜荧光素钠染色检查、Seidel 试验及裂隙灯显微镜检查的操作规程。当角膜穿通伤伤口闭合不好时，房水可从伤口处缓慢渗漏，Seidel 试验呈阳性。

模型要求：角膜穿通伤已缝合。

用物准备：裂隙灯显微镜，1% ~ 2% 角膜荧光素钠滴眼液或无菌荧光素钠试纸，棉球、无菌生理盐水、75% 乙醇棉球。

ⓔ 角膜荧光素钠染色检查模拟竞赛试题

考核点
Seidel 试验

八、泪膜破裂时间测定

题干：患者男性，55 岁，因右眼干涩感半年就诊。

要求：请为患者测量泪膜破裂时间。

临床思维：角膜荧光素钠染色检查、泪膜破裂时间测定及裂隙灯显微镜检查的操作规程。当患者主诉有干涩感时，需测定泪膜破裂时间，短于 10 s 为泪膜不稳定。

模型要求：SP 1 人。

用物准备：裂隙灯显微镜，1% ~ 2% 角膜荧光素钠滴眼液或无菌荧光素钠试纸，棉球、无菌生理盐水、秒表。

ⓔ 泪膜破裂时间测定模拟竞赛试题

考核点
泪膜破裂时间的测定

九、前房角镜检查

题干：患者女性，56 岁，因双眼反复胀痛伴视力下降半年就诊。查体发现双眼周边前房浅。

要求：请判断患者房角情况并按 Scheie 法分类。

临床思维：患者双眼反复胀痛，周边前房浅，需要通过房角镜检查了解前房角情况。要求熟悉前房角镜的使用，以及前房角镜下前房角的分类：国内常用的前房角分类法为 Scheie 法。

模型要求：SP 1 人。

用物准备：裂隙灯显微镜、表面麻醉药、棉球、无菌生理盐水、前房角镜、75% 乙醇棉球、抗生素滴眼液。

ⓔ 前房角镜检查模拟竞赛试题

考核点
前房角镜检查和前房角镜的使用

十、眼压检查法

ⓔ 眼压检查法模拟竞赛试题

题 1

考核点 Goldmann 压平眼压计测量及注意事项

题干 1：患者女性，63 岁，因左眼胀痛、视力骤降伴同侧头痛、呕吐 1 天就诊。

要求 1：请对患者行 Goldmann 压平眼压计测量眼压。

题干 2：该患者诊断为左眼急性闭角型青光眼，并发性白内障。行青光眼白内障联合手术后第 1 天。

要求 2：请对患者术眼行眼压测量。

临床思维：要求 1：Goldmann 压平眼压计测量眼压的操作规程；要求 2：因为眼内手术后第 1 天，应选择非接触眼压计测量眼压，避免交叉感染。

模型要求：SP 1 人或测眼压模型。

用物准备：裂隙灯显微镜、Goldmann 压平眼压计，1% ~ 2% 角膜荧光素钠滴眼液或无菌荧光素钠纸条，表面麻醉药、棉球、抗生素滴眼液、75% 乙醇棉球。

十一、眼底检查

ⓔ 眼底检查模拟竞赛试题

题 1

考核点 直接检眼镜检查的注意事项

题干：患者女性，55 岁，因双眼眼胀 1 年就诊。查体：右眼眼压 41 mmHg，左眼眼压 32 mmHg，双眼前房浅。

要求：请用直接检眼镜给患者行眼底检查。

临床思维：小瞳孔直接检眼镜眼底检查的操作规程。该患者因眼压高、前房浅，不能扩瞳；眼底详细查杯 / 盘（C/D）比值。

模型要求：SP 1 人，眼底检查模型。

用物准备：直接检眼镜。

十二、眼球运动检查

ⓔ 眼球运动检查模拟竞赛试题

题 1

考核点 眼球运动的检查

题干 1：患者男性，66 岁，因双眼视物重影伴右眼上睑下垂 1 周就诊。

要求 1：请对患者行眼球运动检查。

题干 2：该患者左眼球各方向运动正常，右眼球向上、下、内运动受限，向外运动尚可。

要求 2：眼球运动的检查及结果判断。

临床思维：要求 1：眼球运动的操作规程。要求 2：右眼动眼神经麻痹。动眼神经支配上直肌、下直肌、内直肌、下斜肌和上睑提肌，当动眼神经麻痹时会出现相应的眼部异常表现。

模型要求：SP 1 人。

用物准备：棉签、笔或手电筒。

十三、瞳孔对光反射检查

题 1

ⓔ 瞳孔对光反射检查模拟竞赛试题

题干：患者男性，6岁，因右眼视力突然下降1天就诊。眼底检查发现右眼视乳头充血、水肿，周围有细小出血点，视网膜静脉增粗，未见明显渗出。

要求：请对患者行瞳孔对光反射检查。

考核点：瞳孔对光反射的检查和临床意义

临床思维：根据患者的临床表现及眼底检查，考虑右眼视乳头炎，在进行瞳孔对光反射检查时，相对性传入性瞳孔障碍具有重要的诊断意义。

模型要求：SP 1人，暗室。

用物准备：手电筒或瞳孔笔。

十四、角膜弯曲度检查

题 1

ⓔ 角膜弯曲度检查模拟竞赛试题

题干：患者男性，27岁，因双眼渐进性视力下降半年，戴镜不能矫正就诊。查体发现右眼角膜中央锥形扩张，角膜变薄。

要求：请为患者行简易的角膜弯曲度检查。

考核点：Placido盘检查角膜表面形态以及Placido盘的使用

临床思维：对可疑的进行性视力下降、角膜锥形扩张的患者，应常规进行角膜地形图的检查，简易方法有Placido盘、角膜曲率计等。

模型要求：SP 1人。

用物准备：Placido盘、卷尺。

十五、角膜感觉度检查

题 1

ⓔ 角膜感觉度检查模拟竞赛试题

题干：患者男性，57岁，因反复左眼刺痛、视力下降3年就诊。查体见角膜中央溃疡灶，荧光素钠染色呈深绿色，病灶边缘呈淡绿色。

要求：请为患者行角膜感觉度检查。

考核点：角膜感觉度的检查

临床思维：根据患者的临床症状及查体，考虑病毒性角膜炎。上皮型单纯疱疹病毒性角膜炎常有角膜知觉减退，可通过角膜感觉度检查进行判断。

模型要求：SP 1人。

用物准备：无菌棉签。

十六、斜视检查法

题 1

ⓔ 斜视检查法模拟竞赛试题

题干1：患者女性，22岁，因眼位偏斜10余年就诊。

要求1：请为患者行遮盖－去遮盖法及交替遮盖法检查。

题干2：该患者遮盖一眼，另眼由外向内运动，去遮盖该眼位 –30°，交替遮盖双眼由外向内运动。

考核点：斜视常规检查及结果判断

要求2：请给出初步诊断。

临床思维：要求1：遮盖－去遮盖法及交替遮盖法检查的操作规程。要求2：共同性外斜视。该患者遮盖一眼，另眼由外向内运动，去遮盖该眼位 -30°，提示外斜视；交替遮盖双眼由外向内运动，提示共同性外斜视。

模型要求：SP 1 人。

用物准备：手电筒、遮眼板。

十七、屈光检查

ⓔ 屈光检查模拟竞赛试题

题 1

题干 1：患者男性，27 岁，因双眼视力下降 10 余年就诊。

要求 1：请对患者行检影验光（检查距离 1 m）。

考核点：检影验光及结果记录

题干 2：该患者右眼检影验光结果为：–2.00

+ –3.00

要求 2：请给出检影处方。

临床思维：要求 1：检影验光的操作规程。要求 2：–3.00 DS=–1.00D DC × 90°。检查距离 1 m，两条垂直轴向上的度数均增加 –1.00D，该患者球镜度数为 –3.00D，两条垂直轴向上的度数之差为散光度数 –1.00D，散光轴向为 90°。

模型要求：SP 1 人。

用物准备：扩瞳药、棉球、检影镜、试镜架、镜片箱。

（蒋　剑　谭　浅　许惠卓　尹叶薇）

网上更多……

推荐阅读　教学视频　彩图

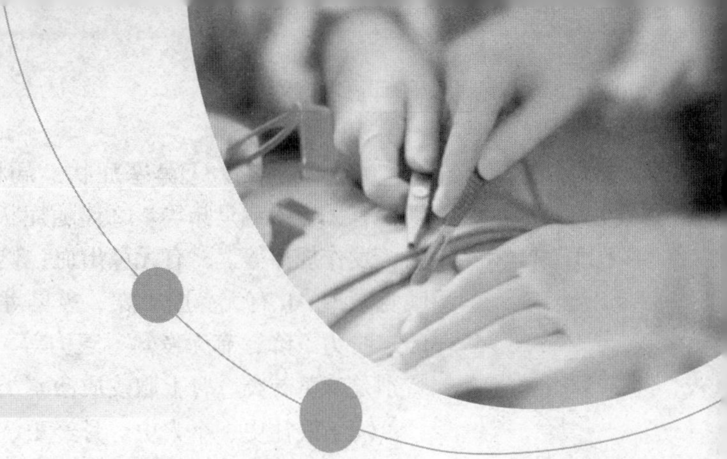

第八章

耳鼻咽喉科

第一节　耳鼻咽喉科基本技能操作规程及评分标准

一、耳鼻咽喉科常见症状的问诊

（一）鼻部症状

1. 流涕（鼻漏）

（1）一般项目。

（2）主诉。

ⓔ图 8-1-1 鼻部症状的鉴别诊断思维导图

ⓔ表 8-1-1 流涕（鼻漏）的问诊评分标准

（3）现病史：①流涕症状：病程长短、缓急，诱因，鼻涕性质、侧别、频度、量，是否带血等。②伴随症状：a. 有无鼻塞：侧别、频度。b. 有无喷嚏：诱因、发作规律等。c. 有无鼻出血：侧别、程度等。d. 有无头痛：性质、部位及发作规律等。e. 有无嗅觉减退。f. 其他相关的症状：有无头晕、困乏，有无咳嗽、咳痰，有无耳鸣、耳闭、听力下降，有无发热等。③治疗经过：就诊、检查、诊断及用药（剂量、时长、效果，特别是麻黄碱类、糖皮质激素类等）。④一般情况：患病以来的精神状态、食欲、体重改变、睡眠及大小便情况。

（4）既往史、个人史、月经史、婚姻生育史、家族史。

2. 鼻出血

（1）一般项目。

（2）主诉。

ⓔ表 8-1-2 鼻出血的问诊评分标准

（3）现病史：①鼻出血症状：病程长短，发病缓急，诱因，侧别，频度及程度等，缓解或加重的因素，能否自止。②伴随症状：a. 有无鼻塞：侧别及频度。b. 有无流涕：性质，侧别等。c. 有无头痛：性质、部位、程度及发作规律等。d. 有无嗅觉减退。e. 其他相关症状：有无头晕、乏力，耳鸣、耳闭等。③治疗经过：就诊、检查、诊断及相应处理（鼻腔烧灼、激光、填塞等）。若有鼻腔填塞，填塞物种类、数量、止血效果等。有无用止血药物（剂量、效果等）。④一般情况：患病以来的精神状态、食欲、体重改变、睡眠及大小便情况。

（4）既往史（重点询问高血压、糖尿病、血液病、肝病等，是否长期服用阿司匹林等抗凝血药）、个人史、月经史、婚姻生育史、家族史。

3. 鼻塞

（1）一般项目。

（2）主诉。

（3）现病史：①鼻塞症状：病程长短，缓急，诱因（小儿应询问有无异物塞入），侧别，有无异味或臭味等。②伴随症状：a. 有无流涕：性质，侧别等。b. 有无阵发性喷嚏：诱因，发作规律等。c. 有无鼻出血：侧别，程度等。d. 有无头痛：性质、部位、程度。e. 有无嗅觉减退。f. 有无鼻腔干燥、鼻臭等。g. 其他相关的症状：有无头晕、困乏，有无耳鸣、耳闭、听力下降，有无发热、乏力等。③治疗经过：检查，诊断，药物（剂量、时长、效果，特别是麻黄碱类、肾上腺皮质激素类等）。④一般情况。

ⓔ 表 8-1-3 鼻塞的问诊评分标准

（4）既往史、个人史、月经史、婚姻生育史、家族史。

4. 喷嚏

ⓔ 表 8-1-4 喷嚏的问诊评分标准

（1）一般项目。

（2）主诉。

（3）现病史：①喷嚏症状：病程长短，缓急，程度，诱因及发作规律等。②伴随症状：a. 有无鼻塞：侧别，频度。b. 有无鼻涕：性质，侧别，诱发、缓解因素。c. 有无鼻出血：侧别及程度。d. 有无头痛：性质、部位、程度等。e. 有无嗅觉减退。f. 其他相关的症状：有无眼痒、咽喉痒、荨麻疹等，有无呼吸困难，是否伴有发热、乏力等。③治疗经过：检查，诊断，药物（剂量、效果，特别是感冒药、抗组胺药、激素类药等）。④一般情况。

（4）既往史（重点询问是否有哮喘病史）、个人史、月经史、婚姻生育史。家族史（是否有哮喘家族史）。

（二）咽喉症状

1. 咽喉疼痛

（1）一般项目。

ⓔ 图 8-1-2 咽喉部症状的鉴别诊断思维导图

ⓔ 表 8-1-5 咽喉疼痛的问诊评分标准

（2）主诉。

（3）现病史：①咽喉疼痛症状：病程长短，缓急，性质，程度，缓解或加重因素，构音情况等。②伴随症状：a. 有无声嘶及其变化。b. 有无呼吸困难：性质，程度，加重和缓解因素等。c. 有无咽喉异常感觉：性质，程度。d. 有无咳嗽、咳痰：性质，发作规律，痰中带血等。e. 有无吞咽困难：程度及是否有呛咳。f. 其他相关的症状：有无发热、鼻塞、流涕，有无低热、盗汗、食欲缺乏、消瘦等。③治疗经过：检查，诊断，药物（剂量、效果，特别要询问抗生素）。④一般情况。

（4）既往史、个人史、月经史、婚姻生育史、家族史。

2. 声音嘶哑

ⓔ 表 8-1-6 声音嘶哑的问诊评分标准

（1）一般项目。

（2）主诉。

（3）现病史：①声音嘶哑症状：病程长短、缓急，诱因，程度、缓解或加重的因素，是否讲话含混，伴痰中带血等。②伴随症状：a. 有无咽喉疼痛：性质，程度及缓解或加重的因素。b. 有无咽喉异常感觉。c. 有无咳嗽、咳痰：性质，规律，痰中带血或咯血等。d. 有无吞咽困难，是否伴喝水或进食呛咳等。e. 有无呼吸困难：性质、程度，加重和缓解的因素等。f. 其他相关的症状：有无发热、乏力，鼻塞、流涕，有无盗汗、纳差等。③治疗经过：检查，诊断，药物（剂量、时长、效果，尤其是抗生素等）。④一般情况。

（4）既往史、个人史、月经史、婚姻生育史、家族史。

3. 呼吸困难

（1）一般项目。

（2）主诉。

（3）现病史：①呼吸困难症状：病程长短，缓急，诱因，性质，程度及发作时间规律等。②伴随症状：a. 有无声音嘶哑：诱因，变化情况。b. 有无咽喉疼痛：性质（胀痛、隐痛、刺痛、烧灼样痛、跳痛），程度（轻度、中度、重度），频度（间歇性、持续性，是否反复发作），缓解或加重的因素，是否讲话不清或含混等。c. 有无咳嗽、咳痰：性质、规律，痰中带血或咯血等。d. 有无吞咽困难。e. 其他相关的症状：有无发热、乏力，有无坐卧不安、发绀等。③治疗经过：药物（剂量、时长、效果，特别询问抗生素）。④一般情况。

ⓔ 表 8-1-7 呼吸困难的问诊评分标准

（4）既往史、个人史、月经史、婚姻生育史、家族史。

（三）耳部症状

1. 耳痛

（1）一般项目。

ⓔ 图 8-1-3 耳部症状的鉴别诊断思维导图

（2）主诉。

（3）现病史：①耳痛症状：病程长短，缓急，诱因，性质，程度等。②伴随症状：a. 有无耳流脓：性质，量，是否带血丝。b. 有无听力下降。c. 有无耳鸣：性质及程度。d. 有无眩晕：性质，是否伴恶心、呕吐等。e. 其他相关的症状：有无发热、乏力，有无鼻塞、流涕，有无打鼾、张口呼吸等。③治疗经过。④一般情况。

ⓔ 表 8-1-8 耳痛的问诊评分标准

（4）既往史、个人史、月经史、婚姻生育史、家族史。

2. 耳流脓

（1）一般项目。

（2）主诉。

（3）现病史：①耳流脓症状：病程长短，缓急，诱因，性质，程度等。②伴随症状：a. 有无耳痛：性质及程度。b. 有无听力下降。c. 有无耳鸣：性质，频度。d. 有无眩晕。e. 其他相关的症状：有无发热、乏力，有无鼻塞、流涕等。③治疗经过。④一般情况。

ⓔ 表 8-1-9 耳流脓的问诊评分标准

（4）既往史、个人史、月经史、婚姻生育史、家族史。

3. 耳鸣

（1）一般项目。

（2）主诉。

（3）现病史：①耳鸣症状：病程长短，缓急，诱因，性质，程度及发作规律。②伴随症状：a. 有无听力下降。b. 有无眩晕。c. 有无耳痛：性质，程度等。d. 有无耳流脓：性质，量。e. 其他相关的症状：有无头晕、上肢麻木，鼻塞、流涕，有无打鼾、张口呼吸等。③治疗经过。④一般情况。

ⓔ 表 8-1-10 耳鸣的问诊评分标准

（4）既往史（重点询问高血压、颈椎病）、个人史、月经史、婚姻生育史、家族史。

二、耳鼻咽喉科体格检查

1. 耳鼻咽喉科常见器物的识别

（1）基本工具与设备：①耳鼻咽喉科综合诊疗工作台或强光检查灯；②额镜；③头灯；④检查椅；⑤医生座椅。

（2）常用检查器械：①耳镜（大、中、小号各一）；②鼓气耳镜；③电耳镜；④喷雾器或喷枪 2 把（一把装 1% 麻黄碱，另一把装 1% 丁卡因）；⑤前鼻镜；⑥后鼻镜（间接鼻咽镜）；⑦压舌板；⑧间接喉镜；⑨音叉（C128、C256、C512、C1024、C2048 各一）；⑩耵聍钩；⑪枪状镊；⑫膝状镊；⑬消毒拉舌纱布；⑭卷棉子；⑮酒精灯；⑯污物盆等。

（3）常用药物及敷料：1% 麻黄碱、1% 丁卡因、3% 过氧化氢、3% 酚甘油、聚维酮碘、消毒棉球、消毒棉片、凡士林油纱条、凡士林后鼻孔填塞纱球等。

（4）物品摆放：以上基本工具和设备应归于同一间诊室，常用检查器械、常用药物及敷料应归于耳鼻咽喉综合诊疗台上。

2. 额镜佩戴和对光

（1）操作前准备

1）环境要求：①检查环境宜稍暗，应设窗帘，避免强光直射；②患者座椅为专科检查座椅或高背靠椅。

2）检查体位：患者与检查者相对而坐，各自两腿稍微向侧方。受检者正坐，腰靠检查椅背，上身稍前倾，头正、腰直。小儿检查体位：家长环抱患儿，两腿将患儿腿部夹紧，一手将头固定于胸前，另一手抱住两上肢和身体。

（2）操作方法

1）佩戴额镜：将关节松紧度调节至镜面能灵活转动而不松脱，调节头带以适合检查者头部。

2）对光：调节镜面与额面平行，中央镜孔正对检查者的检查眼；先让光源投射到额镜上，再调整镜面，使光线反射聚焦到检查部位。此时检查者视线向正前方通过镜孔，看到反射光束的焦点进行检查。检查鼻部时焦点一般先集中于鼻尖，咽喉时先集中于腭垂，耳部则集中于外耳道口。

3）头灯：在额镜上方附有光源，便于携带，多用于手术中。

（3）操作注意事项

1）保持瞳孔、镜孔、反光焦点和检查部位成一直线，以使检查部位明亮清晰。

2）光源投射方向与额镜距离、额镜反光角度均应仔细调整准确，检查者应姿势端正，不得扭颈、弯腰、迁就光源。

3）额镜与检查部位宜保持一定距离，25 cm 左右。

3. 鼻部检查

ⓔ 表 8-1-11 鼻部检查法评分标准

（1）外鼻检查法：望：观察鼻外形、前鼻孔、鼻梁及鼻部皮肤。触：外鼻触痛，鼻骨移位等。听：鼻音，闭塞性或开放性。闻：鼻部分泌物。

（2）鼻腔检查法

1）鼻前庭检查法：皮肤、鼻毛及有无疖肿。

2）前鼻镜检查法：检查固有鼻腔。

A. 头位：第一位置：头稍低，观察鼻腔底部、下鼻甲、下鼻道及鼻中隔前下部；第二位置：头后仰 30°，检查鼻中隔中段、中鼻甲、中鼻道和嗅裂中后部；第三位置：头后仰 60°，查看鼻中隔上部、中鼻甲前端、鼻丘、嗅裂与中鼻道前部。

B. 检查内容：鼻黏膜，各鼻道和嗅沟（新生物、分泌物），鼻中隔。

（3）后鼻镜检查法：又称间接鼻咽镜检查，检查后鼻孔和鼻咽部。

1）检查内容：①镜面向前，可见软腭背面、鼻中隔、后鼻孔、各鼻道及鼻甲后段；②镜面向左右，可见咽鼓管咽口及其周围结构；③镜面向上，可见鼻咽顶部及腺样体。

2）注意事项：①避免触及咽壁及舌根，以免引起恶心。②置入后，可以凭鼻中隔后缘寻找左右后鼻孔和其他结构。③应适当转动镜面，以便全面观察。④镜中所见与实物左右相反。

（4）鼻窦检查法

1）鼻窦表面检查：观察面颊、内眦及眉根处皮肤，眼球运动及各处压痛、叩痛等。

2）前鼻镜及后鼻镜检查：①中鼻道分泌物提示前组鼻窦病变，嗅沟处分泌物提示后组鼻窦病变；②各鼻道的息肉或新生物。

3）上颌窦穿刺冲洗法：用穿刺针从下鼻道（取下鼻道中段距下鼻甲前端约 1.5 cm 处）透过骨壁进入上颌窦腔，注入冲洗液冲洗出脓液的方法。它具有诊断和治疗的双重作用。

4）其他特殊检查：包括鼻内镜检查，X 线、CT 或 MRI 等检查。

4. 咽喉检查

（1）口咽检查法

1）口唇及口腔检查：观察口唇、颊部、舌、牙齿、牙龈等处。

2）口咽检查：压舌板轻压舌前 2/3，嘱患者发“啊”音时，观察腭垂、软腭、舌腭弓、咽腭弓、咽后壁、咽侧壁及扁桃体（体积、形状及表面）。咽反射敏感者可表面麻醉后再检查。

ⓔ 表 8-1-12 咽喉部检查法评分标准

（2）鼻咽检查法：见前述后鼻镜检查法。

（3）间接喉镜下喉咽及喉部检查法：主要检查喉咽和喉部的结构及其异常。

1）检查内容：观察舌根、会厌谷，喉咽后壁、侧壁，会厌舌面及游离缘、舌会厌侧壁、杓状软骨及两侧梨状窝；然后嘱患者发“衣”音，使会厌向前上抬起，观察会厌喉面、杓会厌皱襞、杓间区、室带和声带。同时应观察声带及杓状软骨、杓会厌襞活动情况。

2）注意事项

A. 咽反射较敏感患者可表面麻醉后再检查。

B. 喉部各处应依次检查。

C. 对舌体厚短、舌系带过短、会厌过长患者和幼儿检查，应耐心、仔细。

D. 间接喉镜中所示的前部实为喉的后部，但左、右不颠倒。

E. 喉镜中影像呈椭圆形，所示声带、声门及其他组织均为实际长度的 2/3；强光常使充血的黏膜颜色如正常或更浅。

F. 另外，若检查不成功、不配合或无法窥全喉部结构，还可利用特殊设备和器械进行喉部检查，包括直达喉镜检查、支撑喉镜检查、纤维喉镜检查和动态喉镜检查等。

5. 耳部检查

（1）外耳检查法：观察耳郭的大小、位置，有无畸形及两侧是否对称，是否有红肿；观察乳突部及耳周皮肤有无肿胀、触痛和压痛，检查耳周围淋巴结有无肿大、压痛。

ⓔ 表 8-1-13 耳部检查法评分标准

（2）外耳道及鼓膜检查法

1）检查体位和对光：患者受检耳朝正面，调整额镜的反光点于患者外耳道口。

2）方法和内容

A. 徒手检查法（可用双手或单手）

方法：一般将成年人耳郭向后上方及外侧轻轻牵拉，使外耳道变直（图 8-1-1），并将耳屏向前推压，使外耳道口扩大；婴幼儿检查时应将其耳郭向下牵拉。

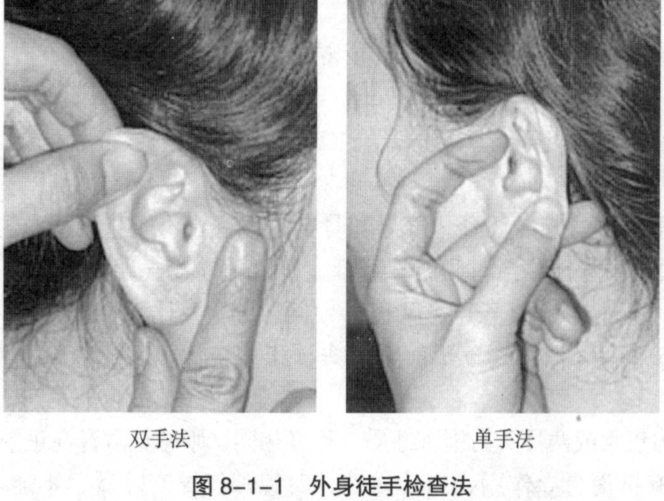

双手法　　单手法

图 8-1-1　外身徒手检查法

检查内容：耳郭牵拉痛，外耳道皮肤，外耳道内的耵聍、异物及分泌物（黑污状或黄白色点片状，或真菌丝状，拭净或冲洗干净后再进一步检查）。鼓膜结构、色泽，光锥标志，鼓膜穿孔部位、大小等。

B. 耳镜检查法（otoscopy）：当耳道狭小或炎症肿胀时，可用耳镜撑开检查（图 8-1-2）。察看鼓膜时应适当调整耳镜方向：从鼓脐到光锥，再观察锤骨柄、短突及前、后皱襞。内容同徒手检查法。

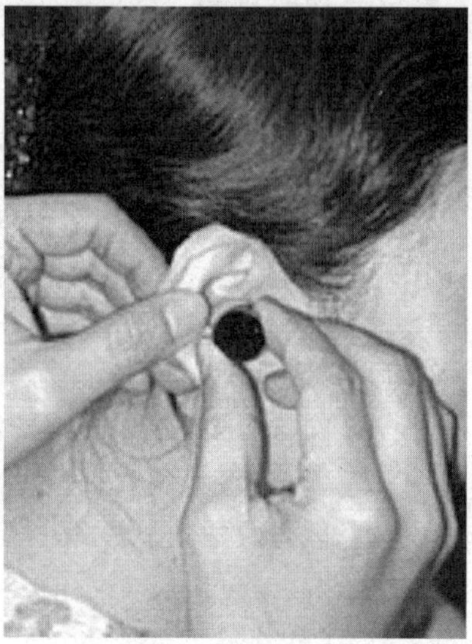

图 8-1-2 普通耳镜检查

C. 鼓气耳镜（Siegle otoscope）检查

目的：为了判断鼓膜的运动度，发现难以观察的小穿孔或有无迷路瘘管。

方法：检查时，将鼓气耳镜与外耳道皮肤贴紧，然后通过反复挤压放松橡皮球，使外耳道交替产生正、负压，引起鼓膜内、外相对运动。

检查内容：当鼓室积液或鼓膜穿孔时，鼓膜活动度降低或消失；咽鼓管异常开放和鼓膜菲薄时，鼓膜活动度明显增强。鼓气耳镜检查还可发现细小的穿孔，通过负压吸引作用使不易窥见的脓液从小穿孔向外流出。

D. 耳内镜检查：是配有电源照明和摄像系统的内镜。

6. 听力的音叉检查

音叉检查可用以鉴别耳聋性质。常用音叉一般包括 5 个频率 C1（128）、C2（256）、C3（512）、C4（1024）、C5（2048）。

（1）检查方法及内容

1）林纳试验（Rinne test，RT）：又称气骨导对比试验，比较同侧气导和骨导。先以 C256 音叉测骨导听力，待听不到声音时立即继续测其气导听力。若仍能听到声音，则表示气导比骨导时间长（AC > BC），试验阳性（RT“+”）（图 8-1-3）。反之，骨导比气导时间长（BC > AC），试验阴性（RT“–”）。

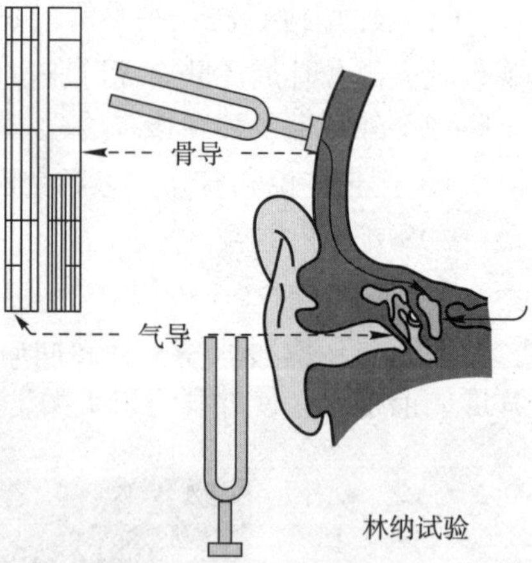

图 8-1-3 林钠试验

A. 正常人气导比骨导时间长 1 ~ 2 倍，为林纳试验阳性。

B. 传导性聋因气导障碍，则骨导比气导长，为阴性。

C. 感音神经性聋气导及骨导时间均较正常短，且听到的声音亦弱，故为短阳性。

D. 气导与骨导时间相等者（AC=BC，RT“±”）亦属传导性聋。

E. 如为一侧重度感音神经性聋，气导和骨导的声音皆不能听到，患侧的骨导基本消失，但振动的声波可通过颅骨传导至对侧健耳感音，以致骨导较气导为长，称为假阴性。

2）韦伯试验（Weber test，WT）：又称骨导偏向试验，比较两耳骨导听力的强弱。

取 C256 或 C512 音叉柄，底置于前额或头顶正中，让患者比较哪一侧耳听到的声音较响（图 8-1-4）。

A. 若两耳听力正常或两耳听力损害性质、程度相同，则感觉声音在正中，为骨导无偏向；

B. 由于气导有抵消骨导作用，当传导性聋时患耳气导有障碍，不能抵消骨导，以至患

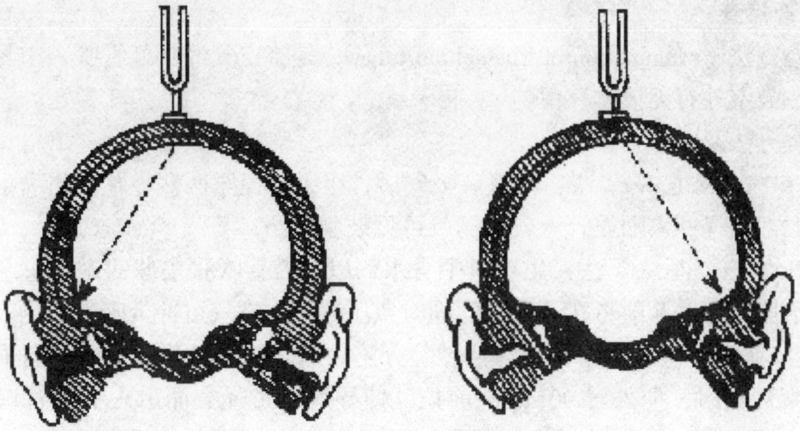

图 8-1-4　韦伯试验

耳骨导要比健耳强，而出现声音偏向患耳。

C. 感音神经性聋时则因患耳感音器官有病变，故健耳听到的声音较强，而出现声音偏向健耳。

记录时除文字说明外，可用“→”或“←”表示偏向侧，用“=”表示无偏向。

3）施瓦巴赫试验（Schwabach test，ST）：又称骨导对比试验，比较正常人与患者的骨导。将振动的 C256 音叉柄底交替置于患者和检查者的乳突部鼓窦区加以比较。

A. 正常者两者相等。

B. 若患者骨导时间较正常延长，为施瓦巴赫试验延长（ST“+”），为传导性聋。

C. 若患者骨导时间较正常短，则为骨导对比试验缩短（ST“–”），为感音神经性聋。

用三种试验方法对音叉检查结果的判断，见表 8-1-1。

表 8-1-1　音叉检查结果的判断

试验方法	听力正常	传导性聋	感音神经性聋	混合性聋
林纳试验（RT）	气导 > 骨导（+）	气导 < 骨导（–） 气导 = 骨导（±）	气导 > 骨导 （均短于正常）（短 +）	（+）、（–）或 （±）
韦伯试验（WT）	正中（=）	偏向患耳或较重耳	偏向健耳或较轻耳	不定
施瓦巴赫试验（ST）	正常（=）	延长（+）	缩短（–）	缩短（–）

4）镫骨活动试验（Gelle test，GT）：检查镫骨内有无固定的试验法。将振动的 C256 音叉柄底放在鼓窦区，同时以鼓气耳镜向外耳道交替加压和减压。

A. 若声音强弱波动，亦即当加压时骨导顿觉减低，减压时恢复，即为镫骨活动试验阳性（GT“+”），表明镫骨活动正常。

B. 若加压、减压声音无变化，则为阴性（GT“–”），为镫骨底板固定征象。

（2）音叉检查注意事项

1）一般骨导检查以 256 Hz 和 512 Hz 的音叉最为适宜。

2）低频音叉前 1/3 处敲手掌鱼际部，中频音叉敲于腔骨，高频音叉则用金属锤敲击。音叉试验应在静室内进行。

3）敲击力量应一致，不可用力过猛或敲击台桌硬物，以免产生泛音；振动的音叉不可触及周围任何物体。

7. 咽鼓管检查

咽鼓管检查法（examination of Eustachian tube）：是将空气经咽鼓管吹入中耳，检查咽鼓管的通畅度，鼓室外有无液体存留。

（1）检查方法及内容

1）捏鼻鼓气（Valsalva）法：嘱患者吸气后，以手指捏紧两侧鼻孔，闭嘴，用力由鼻呼气，即可使咽部空气冲入咽鼓管。若通畅，可见鼓膜外凸。

2）气球吹张（Politzer）法：患者口中含水，以咽鼓管吹张皮球的橄榄头塞于患者一侧鼻孔，以手指压紧另一侧前鼻孔，咽水的同时急压球体，空气可冲入咽鼓管内。

3）导管吹张法：患者取坐位，清洁鼻腔分泌物后，将咽鼓管导管弯头向下沿鼻底徐徐插入，达鼻咽后壁时，向外转 90° 略向前拉，使导管越过隆突而滑入咽鼓管口处。固定导管，用吹张球经导管注入空气，同时以耳听诊管听音，检查咽鼓管通畅与否。

（2）注意事项

1）上述三种方法，必须在鼻腔及鼻咽部无急性炎症时方可施行。

2）如鼻腔有阻塞或分泌物，应先滴入 1% 麻黄碱液使鼻黏膜收缩，清除分泌物后方可检查。

三、上颌窦穿刺术

操作要求
- 掌握上颌窦穿刺术的适应证、禁忌证
- 掌握上颌窦穿刺术的操作方法
- 熟悉上颌窦穿刺术的注意事项

（一）操作规程

1. 操作前准备

（1）明确需要上颌窦穿刺术的临床情况（适应证）：①有脓性鼻涕史，怀疑上颌窦炎，需行诊断性穿刺。②已确诊亚急性和慢性上颌窦炎，或鼻窦影像学检查显示上颌窦区混浊，应行穿刺冲洗，或向窦腔注入药物进行治疗。③上颌窦穿刺造孔，通过内镜或活检钳行上颌窦检查（摄像、录像）或活检。

（2）判断患者是否可以进行上颌窦穿刺术（禁忌证）：① 7 岁以下儿童，窦腔尚未发育成熟。②患者病情危重，难于耐受操作或小儿不合作。③血友病、白血病等凝血功能不全或者障碍。

（3）与患者及其家属沟通，说明穿刺术的目的和必要性，解释可能的并发症：面颊部皮下气肿、面颊部感染，眶内、翼腭窝气肿或感染，血管气栓，出血、药物过敏、手术不成功、麻醉意外、心脑血管意外等。并签署穿刺同意书。

（4）用物准备：耳鼻喉综合治疗工作台或强光检查灯、额镜、前鼻镜、无菌棉片、1% 麻黄碱、1% 丁卡因、枪状镊、无菌碗、无菌 10 号穿刺针，5 mL 及 50 mL 注射器，培养管、生理盐水、弯盘等。

ⓔ 表 8-1-14
上颌窦穿刺术评分标准

2. 操作步骤

（1）检查着装（穿白大褂，戴口罩和帽子），与患者沟通：介绍自己，核对患者姓名、性别、床号等，询问有无药物（特别是局部麻醉药）过敏史，简述基本过程和配合要点。

（2）再次确认患者的病情：再次查体，查看检查结果，确认操作侧别。排除禁忌证。

（3）体位：患者坐于检查靠椅上，操作者佩戴额镜，麻醉和收缩鼻腔黏膜时取坐位，穿刺时站立于患者对面。

（4）麻醉：在无菌碗中用 1% 麻黄碱和 1% 丁卡因分别浸润棉片，先以麻黄碱棉片收缩穿刺侧鼻腔黏膜 1 次，再以丁卡因棉片麻醉下鼻道、下鼻甲黏膜约 5 min，共 2 次。

（5）进针及穿刺：戴手套，取消毒穿刺针及新的前鼻镜。①在前鼻镜下选取进针点及方向：于下鼻甲前端之后 1.0 ~ 1.5 cm 的下鼻甲附着处，即上颌窦骨壁最薄的鼻腔外侧壁，朝向同侧外眦进针。针尖斜面朝向鼻中隔（图 8-1-5）。②操作者一手固定患者头部，另一手拇指、示指和中指持针，掌心顶住针尾，稍用力钻动即可穿透骨壁，有“落空”感即停止。

（6）冲洗：①拔出穿刺针内芯，接好注射器或橡皮管，嘱患者低头并偏向健侧，张口呼吸。②回抽检查有无空气或脓液，标本可送检。再注入 0.9% 生理盐水（或甲硝唑液）冲洗。可嘱患者做擤鼻动作以帮助脓液洗出。③反复冲洗，直至脓液消失、水清为止。④记录冲洗出的液体的性质和量。

（7）注入药物：冲洗完毕后，可注入抗炎药物，如庆大霉素（或林可霉素）、地塞米松等。

3. 操作后处理

（1）冲洗完毕，按逆进针方向退出穿刺针；在下鼻道放入消毒棉片压迫穿刺处以止血；观察 30 min 无活动性出血后，即可取出。

（2）术后可复测患者的脉搏及血压，观察术后反应，注意并发症，如面颊部气肿或眶内气肿等。

（3）可行影像学复查，必要时每周冲洗 1 次。

（二）操作注意事项

1. 充分表面麻醉，注意有无丁卡因过敏反应。

2. 进针时注意事项。①操作时应同侧手穿刺，即左手穿刺患者左侧上颌窦，右手穿刺右侧上颌窦；②注意进针部位和方向正确，用力适中，有“落空”感即停；③穿刺中针尖勿在黏膜下滑动，以免损伤鼻黏膜或划伤下鼻甲而致鼻出血；④注意无菌技术操作。

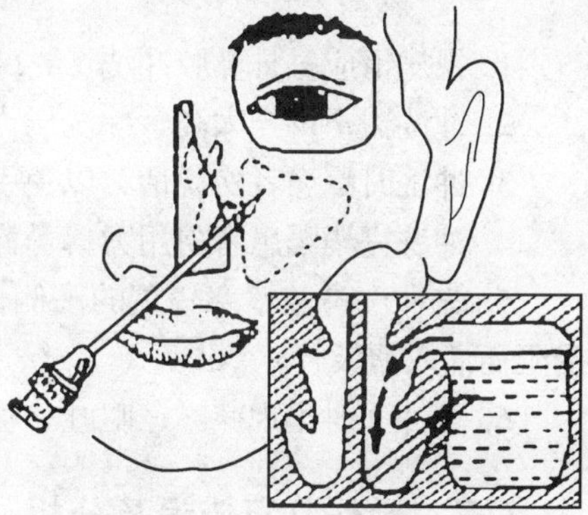

图 8-1-5 上颌窦穿刺术进针位置

3. 冲洗时观察患者眼球和面颊部，如诉有眶内胀痛或眼球有被挤压感或面部渐渐隆起时停止冲洗。

4. 切忌注入空气，防止发生气栓；怀疑气栓时应立即退针，嘱患者左侧头低卧位，并予吸氧等对症急救措施。

5. 注入生理盐水时，如遇阻力，说明针尖可能不在窦内或在窦壁黏膜中。此时应调整针尖位置和深度，再试冲洗。

6. 注意观察洗出液性质、量及有无恶臭，并做记录。

7. 观察患者的面部表情，有无面色苍白、出冷汗，并询问患者有无头晕、头痛、胸闷、恶心、心悸等。发现上述现象应即刻停止冲洗，拔出穿刺针，让患者平卧，给予相应处理，并密切观察其生命体征变化。

（三）操作易犯错误及分析

ⓔ 上颌窦穿刺操作易犯错误及分析

四、鼻腔冲洗

（一）操作规程

1. 操作前准备

（1）明确鼻腔冲洗指征：①萎缩性鼻炎或干酪性鼻炎，鼻腔鼻窦放射治疗后；②慢性鼻窦炎、鼻息肉等鼻病的鼻内镜术后，促进术腔黏膜功能的恢复。

（2）与患者及其家属沟通，说明其目的、必要性以及可能出现的不适及并发症：喷嚏、恶心、呕吐、流泪、头晕、中耳感染、耳痛等。

（3）用物准备：鼻腔冲洗器、橡皮管、橄榄头、生理盐水、盛水盆。

操作要求
- 掌握鼻腔冲洗的适应证
- 掌握鼻腔冲洗的操作方法
- 熟悉鼻腔冲洗的注意事项

2. 操作过程

（1）检查着装（穿白大褂，戴口罩和帽子），与患者沟通：介绍自己，核对患者姓名、性别、床号等，嘱患者放松心态，简述基本过程和配合要点。

（2）将盛有温生理盐水 300 ~ 500 mL 的冲洗器挂于墙上。冲洗器底部与患者头顶等高。

（3）嘱患者直坐，头稍前倾并偏向冲洗侧，面前放水盆，张口呼吸。操作者再将橄榄头置入患者冲洗侧的鼻前庭，慢慢打开冲洗器活塞，使水缓缓冲入鼻腔而由对侧鼻孔排出，流入咽部的吐出即可。先冲洗鼻腔堵塞较重的一侧，再冲洗对侧。两侧交替进行。

ⓔ 表 8-1-15 鼻腔冲洗评分标准

3. 操作后处理

（1）洗毕，头向前倾，让鼻腔内残余盐水排出。

（2）嘱患者一侧一侧分别轻轻擤鼻，以助排净。擤鼻切忌过急、过猛，或同时紧捏两侧鼻孔而导致中耳感染。

（二）操作注意事项

1. 视病情应每日鼻腔冲洗 1 ~ 2 次。
2. 冲洗器不可挂太高，冲洗压力不可过大，以免导致中耳感染或耳痛等并发症。
3. 冲洗时嘱患者勿说话，以免引起呛咳。
4. 冲洗完毕嘱患者勿用力擤鼻涕，以免用力过大引起鼻腔出血。
5. 先冲洗鼻腔堵塞较重的一侧，再冲洗对侧。否则，冲洗盐水可因堵塞较重一侧鼻腔受阻而灌入咽鼓管。
6. 若冲洗时出现咳嗽、呕吐、喷嚏等不适现象，应立即停止，片刻后再冲洗。

ⓔ 鼻腔冲洗操作易犯错误及分析

（三）操作易犯错误及分析

五、鼻窦负压置换疗法

操作要求
- 掌握鼻窦负压置换疗法的适应证、禁忌证
- 掌握鼻窦负压置换疗法的操作方法
- 熟悉鼻窦负压置换疗法的注意事项

（一）操作规程

1. 操作前准备

（1）了解患者病情，简明病史询问和查体，明确诊断，明确适应证：慢性化脓性全组鼻窦炎尤其是儿童鼻窦炎。

（2）判断患者是否可以进行鼻窦负压置换术，排除禁忌证：①急性鼻窦炎或慢性鼻窦炎急性发作期，用此法可能加重出血或使感染扩散；②鼻腔肿瘤；③高血压患者因所用麻黄碱、所取头位及鼻内真空将使头痛加重；④局部损伤或血友病、白血病等导致鼻部有出血倾向的疾病。

（3）与患者及其家属沟通，说明操作的目的和必要性，解释可能出现的不适：头痛、耳痛、鼻出血、头晕、恶心、呕吐等。

（4）用物准备：橄榄头、负压吸引装置、滴管、面巾纸、1% 麻黄碱滴鼻液和相应的治疗药物（抗生素或激素等）。

2. 操作步骤

（1）检查着装（穿白大褂，戴口罩和帽子），与患者沟通，介绍自己，核对患者姓名、

性别、床号等，询问有无药物过敏史，简述基本过程和配合要点。

（2）先嘱患者仰头，沿两侧鼻孔贴壁缓慢滴入1%麻黄碱滴鼻液3～5滴，收缩鼻黏膜，使窦口打开（儿童患者改用0.5%麻黄碱，若为萎缩性鼻炎，禁用麻黄碱滴鼻液）。2～3 min后嘱患者擤尽鼻涕。

ⓔ 表8-1-16 鼻窦负压置换疗法评分标准

（3）体位。嘱患者仰卧垫肩，头尽量后垂，使下颌部和外耳道口的连线与水平线（即床面）垂直。

（4）每侧自前鼻孔滴入2～3 mL治疗药液。嘱患者张口呼吸，并在吸引期间连续发“开、开、开”音，使软腭上抬关闭咽腔（若幼儿不能合作，其哭泣时软腭已自动上举，封闭鼻咽部，即使不发“开－开－开”音，也可达到治疗要求）。

（5）保持患者卧位，用面巾纸轻压一侧鼻翼，封闭该侧前鼻孔；用连接吸引器（负压＜24 kPa）的橄榄头紧塞对侧鼻孔，1～2 s后迅速移开。

（6）一侧重复6～8次，双鼻孔交替进行，使鼻窦内分泌物吸出的同时，药液进入鼻窦。

3. 操作后处理

（1）操作完毕让患者坐起，轻轻吐出口内和鼻腔药液及分泌物，15 min内不可擤鼻及低头或弯腰，让药液留存于鼻腔。

（2）隔天置换1次，若5次仍无明显疗效，应考虑其他治疗方法。

（二）操作注意事项

1. 操作者动作要轻巧，抽吸时间不可过长，负压不可过大，一般不超过24 kPa，以免损伤鼻腔黏膜，引起头痛、耳痛及鼻出血。

2. 出现上述不良状况时，立即停止操作，改半卧位并予对症处理。

（三）操作易犯错误及分析

ⓔ 鼻窦负压置换疗法操作易犯错误及分析

六、鼻腔填塞

（一）操作规程

操作要求

- 掌握鼻腔纱条填塞法的适应证、禁忌证
- 掌握鼻腔纱条填塞法的操作方法
- 掌握鼻腔纱条填塞法的注意事项

1. 操作前准备

（1）了解患者病情，初步查体，排除患者其他全身的严重疾病，明确需要鼻腔纱条填塞的临床情况（适应证）：出血较剧的鼻腔前部出血，或者鼻腔不明部位出血。

（2）与患者及其家属沟通，说明填塞的目的和必要性，解释可能出现的不适：头痛、头晕等。

（3）用物准备：耳鼻喉综合治疗工作台或强光检查灯、额镜、前鼻镜、枪状镊、弯盘、棉片、凡士林油纱条，1%麻黄碱、1%丁卡因、消毒棉片。

2. 操作步骤

（1）检查着装（穿白大褂，戴口罩和帽子），与患者沟通：介绍自己，核对患者姓名、性别、床号等，询问有无药物（特别是局部麻醉药）过敏史，简述基本过程和配合要点。

ⓔ 表8-1-17 鼻腔填塞评分标准

（2）再次确认患者的病情：检查血压、凝血功能等，确认操作侧别。

（3）体位：患者坐于检查靠椅上，操作者佩戴额镜坐于患者对面。

（4）麻醉：取1%麻黄碱棉片收缩鼻腔黏膜，再用1%丁卡因棉片放入下鼻道、下鼻甲、中鼻道、中鼻甲，黏膜表面麻醉2～5 min，必要时给予第2次麻醉。

（5）寻找出血点：用前鼻镜撑开前鼻孔，尽可能看清出血部位和周围的鼻腔结构。确认操作指征。

（6）填塞过程

1）让患者端弯盘接于下颌处，检查者戴手套。

2）以枪状镊和前鼻镜操作，将纱条一端双叠约 10 cm，将其折叠端置于鼻腔后上部嵌紧，然后将双叠的纱条分开，短端平贴鼻腔上部，长端平贴鼻腔底，形成一向外开放的“口袋”。

3）将长纱条末端填入“口袋”深处，自上而下、从后向前进行填塞，使纱条紧紧填满鼻腔。

4）剪去前鼻孔的多余纱条。

5）用干棉球填入前鼻孔，并用胶布固定。

3. 操作后处理

（1）嘱患者张口检查是否有血流自后鼻孔流入咽部。如果有，就应该抽出纱条重新填塞或用后鼻孔填塞。

（2）再次检查患者血压和一般情况，提出可能的针对病因的治疗。

（3）嘱咐患者保持头高位，适当制动。并告知拔出纱条的时间。

（二）操作注意事项

1. 操作前须充分表面麻醉鼻腔黏膜，操作中注意动作轻柔。
2. 操作前做好解释说明工作，取得患者配合，让患者放松。
3. 注意填塞松紧适度。

ⓔ 鼻腔填塞操作易犯错误及分析

（三）操作易犯错误及分析

七、后鼻孔填塞

操作要求
- 掌握后鼻孔填塞的适应证、禁忌证
- 掌握后鼻孔填塞的操作方法
- 掌握后鼻孔填塞的注意事项

（一）操作规程

1. 操作前准备

（1）了解患者病情，初步查体，排除患者其他全身的严重疾病，明确需要后鼻孔填塞的临床情况（适应证）：鼻腔填塞后仍出血不止，或后鼻孔及其周围出血。

（2）与患者及其家属沟通，说明填塞的目的和必要性。解释可能出现的不适：头痛、头晕等。

（3）用物准备：耳鼻喉综合治疗工作台或强光检查灯、额镜、前鼻镜、枪状镊、弯盘、棉片、凡士林油纱条，后鼻孔锥形纱球（可用凡士林纱条捆绑成团替代）、导尿管、中弯钳、压舌板，1% 麻黄碱、1% 丁卡因、消毒棉片。

ⓔ 表 8–1–18 后鼻孔填塞评分标准

2. 操作步骤

（1）检查着装（穿白大褂，戴口罩和帽子），与患者沟通：介绍自己，核对患者姓名、性别、床号等，询问有无药物（特别是局部麻醉药）过敏史，简述基本过程和配合要点。

（2）再次确认患者的病情：检查血压、凝血功能等，确认操作侧别。

（3）体位：患者坐于检查靠椅上，操作者佩戴额镜坐于患者对面（可站立）。

（4）麻醉：1% 麻黄碱棉片收缩鼻腔黏膜，再用 1% 丁卡因棉片放入下鼻道、下鼻甲、中鼻道、中鼻甲，黏膜表面麻醉 2 ~ 5 min，必要时给予第 2 次麻醉。若刚行前鼻孔填塞，检查麻醉效果是否满意，满意方可忽略此步。

（5）填塞过程：①嘱患者张口经鼻平静呼吸，手持弯盘接于下颌处，检查者戴手套。

②在后鼻孔锥形纱球的尖端系粗丝线两根，纱球底部系一根（打死结）。③用凡士林纱条润滑小号导尿管头端，将其自鼻腔插入，直至口咽部，压舌后用中弯钳将头端牵出口外，导尿管尾端仍留在前鼻孔外。④将纱球尖端的两股丝线缚于导尿管头端（活结，但注意须缚牢）。⑤回抽导尿管尾端，将纱球引入口腔，用手指或器械将纱球越过软腭纳入鼻咽腔，同时稍用力牵拉导尿管引出纱球尖端的丝线，使纱球紧塞后鼻孔。⑥随即用凡士林油纱条经前鼻孔填塞鼻腔。⑦将拉出的纱球尖端丝线缚于一小纱布卷固定于前鼻孔。⑧纱球底部之丝线自口腔引出，松弛地固定于口角旁。

3. 操作后处理

（1）嘱患者张口检查是否有血流自后鼻孔流入咽部。如果有，就应该抽出纱条重新填塞。

（2）再次检查患者血压和一般情况，提出可能的针对病因的治疗。

（3）嘱咐患者保持头高位，适当制动。并告知拔除填塞的时间。

（4）取出时应将纱布球推达口咽部后，再用弯钳取出，填塞物留置期间予以足量抗生素。

（二）操作注意事项

1. 操作前须充分表面麻醉鼻腔黏膜，操作中注意动作轻柔。
2. 操作前做好解释说明工作，取得患者配合，让患者放松。
3. 填塞物一般应在 48 ~ 72 h 内取出，最多不超过 5 ~ 6 天。

（三）操作易犯错误及分析

ⓔ 后鼻孔填塞操作易犯错误及分析

八、环甲膜穿刺术

（一）操作规程

1. 操作前准备

操作要求
- 掌握环甲膜穿刺术的适应证、禁忌证
- 掌握环甲膜穿刺术的操作方法
- 熟悉环甲膜穿刺术的注意事项

（1）了解患者病情，简明病史询问和查体，明确是否有环甲膜穿刺术的适应证：①紧急缓解喉梗阻，来不及做气管切开，包括急性上呼吸道梗阻，紧急的喉源性呼吸困难（如白喉、喉头水肿等）；头面部严重外伤导致上呼吸道梗阻，需立即保持气道通畅；气管插管有禁忌或病情紧急需快速开放气道时。②喉、气管注射药液：注射表面麻醉药进入喉、气管内，为喉、气管内其他操作做准备；声门下喉、气管注射治疗药物；导引支气管留置给药管；湿化痰液等。

（2）与患者及其家属沟通，说明穿刺术的目的和必要性，告知可能的并发症：皮下气肿，气胸、纵隔气肿，气管食管瘘，假道形成，伤口出血等。并签署穿刺同意书（见附件各种操作同意书，如紧急缓解喉梗阻，来不及沟通、签署同意书等情况，需在操作完成后完善各种手续）。

（3）用物准备：环甲膜穿刺针、注射器、棉签，聚维酮碘，头灯，胶带，2% 利多卡因或其他气管内注射用药物。

2. 操作步骤

（1）检查着装（穿白大褂，戴口罩和帽子），与患者沟通：介绍自己，核对患者姓名、性别、床号等，询问有无药物（特别是局部麻醉药）过敏史，简述基本过程和配合要点。紧急情况下，可以仅再次核对患者信息。

（2）确认患者的病情：再次体查，查看血常规、凝血功能等检查结果。

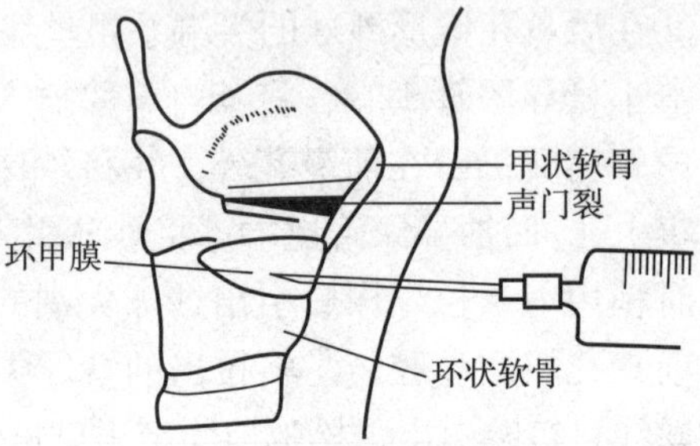

图 8–1–6　环甲膜及穿刺进针位置

（3）体位：患者平卧或斜坡卧位，头后仰。

（4）麻醉：紧急情况下一般无须麻醉；声门下滴药，可于局部 2% 利多卡因浸润麻醉。

（5）穿刺过程：①消毒：以聚维酮碘棉签消毒至少两遍环甲膜前方的皮肤。②戴无菌手套后，左手示指和拇指确定甲状软骨和环状软骨的位置，嘱患者在操作全程尽量不吞咽、不咳嗽。③左手固定环甲膜处的皮肤，右手持穿刺针垂直刺入环甲膜，有落空感即可停止，回抽注射器有空气抽出（上呼吸道梗阻者，此时可有气体冲出，呼吸困难可部分缓解）。④固定：以胶带将穿刺针固定于垂直位置。避免针头上下滑动（图 8–1–6）。

3. 操作后处理

（1）予经穿刺针吸氧治疗，再次检查血氧饱和度，检查穿刺针位置，防止脱出。

（2）按照穿刺目的再进行其他操作或转诊治疗。

（二）操作注意事项

1. 穿刺时进针不可过深，避免损伤喉腔后壁黏膜或穿破食管。

2. 若穿刺点皮肤出血，干棉球压迫即可。

3. 患者术后咳出带血的分泌物，嘱患者勿紧张，一般在 1 ~ 2 天内即消失。

4. 若上呼吸道完全阻塞（喉部以上的呼吸道）短时间内难以改善，需切开置入气管导管或行气管切开术，应立即转送有条件医院。

5. 须回抽有空气，确定针尖在喉腔内才能注射药物。

6. 如仅注射药物，注射药物时速度要快，注射完毕后迅速拔出注射器及针头，以消毒干棉球压迫穿刺点片刻。针头拔出前，应防止喉部上下运动，以免损伤喉部的黏膜。

7. 注入药物应以等渗盐水配制，pH 要适宜，以减少对气管黏膜的刺激。

ⓔ 环甲膜穿刺术操作易犯错误及分析

（三）操作易犯错误及分析

九、气管切开术

操作要求
- 掌握气管切开术的适应证、禁忌证
- 掌握气管切开术的操作方法
- 熟悉气管切开术的术后护理和术后并发症

（一）操作规程

1. 操作前准备

（1）了解患者病情，简明病史询问和查体，明确是否有气管切开术的适应证：①喉阻塞，如喉部炎症、肿瘤、外伤、异物等引起的严重喉阻塞；②破伤风患者可以气管切开预防喉痉挛；③下呼吸道分泌物潴留、排出困难，如重度颅脑损伤、呼吸道烧伤、严重胸部外伤、颅脑肿瘤、昏迷、神经系病变等；④作为前置手术，如某些口腔、鼻咽、颌面、咽、喉部的全身麻醉手术，为保持术后呼吸道通畅，可以提前气管切开；⑤为长期应用人工辅助呼吸提供方便。

（2）判断患者是否可以进行气管切开术（通过问病史、查体和实验室检查），排除禁忌证：紧急情况时没有绝对禁忌证；非紧急情况下需查验血常规，出、凝血时间，凝血酶原时间（PT），白陶土部分凝血活酶时间（KPTT）等排除凝血功能异常。检查患者血氧饱和度，若低于 90%，应先以其他方式提升氧储备。

（3）与患者及其家属沟通，说明气管切开术的目的和必要性，解释可能的并发症：皮下气肿、气胸及纵隔气肿、出血、拔管困难、气管食管瘘、伤口感染等。并签署手术同意书（见附件各种穿刺同意书）。

（4）用物准备：气管切开包、气管导管、无菌手套、氧气及氧气管、吸引器及吸痰管、注射器、棉签、纱条、聚维酮碘、2% 利多卡因、生理盐水、头灯或手术灯。

2. 操作过程

（1）检查着装（穿白大褂，戴口罩和帽子），与患者沟通：介绍自己，核对患者姓名、性别、床号等，询问有无药物（特别是局部麻醉药）过敏史，简述基本过程和配合要点。

ⓔ 表 8-1-19 气管切开术评分标准

（2）再次确认患者的病情：再次查体，查看血常规和凝血功能。检查患者的血氧饱和度，排除禁忌证。

（3）体位：一般取仰卧位，垫肩，头后仰，保持头部正中位。

（4）消毒铺巾：初步定位，以环状软骨下 1～2 横指为中心，由内向外消毒皮肤，直径 15 cm，聚维酮碘消毒至少 2 遍，注意勿留空隙，棉签不要返回已消毒区域。铺 3 块无菌巾：先自每一侧肩部至对侧上胸部各一块，最后一块仅展开部分，横行覆于上颈部，注意不能覆盖口鼻。无菌巾内缘距定位切口 2～3 cm。

（5）麻醉：一般采用局部麻醉，沿颈前正中上自甲状软骨下缘，下至胸骨上窝，以 1% 利多卡因浸润麻醉。对于昏迷、危重或窒息患者，若患者已无知觉也可不予麻醉。

（6）操作过程：①切开：穿戴好无菌手套后，自甲状软骨下缘至胸骨上缘，沿颈前正中线切开皮肤和皮下组织及颈阔肌。②分离气管前组织：用血管钳沿中线分离胸骨舌骨肌及胸骨甲状肌，暴露甲状腺峡部，若峡部过宽，可在其下缘稍加分离，用小钩将峡部向上牵引，必要时也可将峡部夹持切断缝扎。拉开峡部后，适当分离气管前筋膜，充分暴露气管。分离过程中，两个拉钩用力应均匀，使手术野始终保持在中线，并经常以手指探查环状软骨及气管，是否保持在正中位置。③确认气管：以带有局部麻醉药的注射器垂直插入暴露的气管中，回抽见到气泡，再向内注射少量局部麻醉药。④于第 2～4 气管环处，用尖刀片自下向上挑开 2 个气管环。注意刀尖勿插入过深，以免刺伤气管后壁和食管前壁。⑤插入气管套管：以弯钳或气管切口扩张器，撑开气管切口，从一侧顺气管方向插入大小适合，带有管芯的气切导管，立即取出管芯，检查是否有气流进出管道（若为金属套管，需再放入固定内管），吸净分泌物，打起球囊（金属套管无此步），再次检查有无切口出血。⑥固定导管：始终牢牢扶持导管防止脱出，将导管的细带绕过颈部，打成死结以固定，松紧程度以能插入 2 指为宜。切口一般不予缝合。最后用一块无菌开口纱布垫于伤口与套管之间。

3. 操作后处理

（1）予经气切导管吸氧治疗，再次检查血氧饱和度，检查导管位置，防止导管脱出。

（2）保持套管通畅：应经常吸痰，每日定时清洗内管并消毒。

（3）保持下呼吸道通畅：室内保持适当温度（22℃左右）和湿度（相对湿度 90% 以上），定时通过气管套管滴入少许生理盐水、0.05% 糜蛋白酶等，以稀释痰液，便于咳出。

（4）拔管：喉阻塞或下呼吸道分泌物解除，全身情况好转后，即可考虑拔管。拔管前先堵管 24～48 h，无呼吸困难，可拔管。创口可不缝合，用蝶形胶布或创可贴拉拢创缘，数天后即可自行愈合。长期带管者若已形成瘘，一般行瘘修补术，缝合切口。

（二）操作注意事项

1. 防止伤口感染：每日换药 1 次。如发生感染，可酌情给予抗生素。

2. 防止外管脱出：要经常注意套管是否在气管内。套管太短、固定带子过松、气管切口过低、颈部肿胀或开口纱布过厚等均可导致外管脱出。怀疑真管脱出时，应保留真管在原位，先用吸痰管试探套管是否在气管腔内，如吸痰管的确无法通过套管，再沿套管与切口之间的间隙放入拉钩，拉开软组织探查，并重新置入套管。

3. 皮下气肿：大多数于数日后可自行吸收，不需做特殊处理。

4. 气胸：轻度气胸一般可自行吸收。气胸明显，引起呼吸困难者，则行胸腔穿刺或行闭式引流排出积气。

5. 伤口出血：少量出血，可于气管套管周围填入碘仿纱条压迫止血，或酌情加用止血药。若出血较多，应在充分准备下检查伤口，结扎出血点。

6. 拔管困难：喉、气管狭窄所致需解除相应狭窄部位，改善气道；改用相应型号气管套管。

ⓔ 气管切开术操作易犯错误及分析

（三）操作易犯错误及分析

十、外耳道冲洗

操作要求
- 掌握外耳道冲洗的适应证、禁忌证
- 掌握外耳道冲洗的操作方法
- 掌握外耳道冲洗的注意事项

（一）操作规程

1. 操作前准备

（1）了解患者病情，简明病史询问和查体，明确是否有外耳道冲洗的适应证：①清除外耳道软化、稀碎的耵聍，或者外耳道深部不易取除的碎软耵聍；②清除外耳道微小异物或紧贴鼓膜的异物；③清洗外耳道黏液、脓性分泌物等。排除禁忌证：因急、慢性化脓性中耳炎等造成的鼓膜穿孔。

（2）与患者及其家属沟通，说明操作的目的和必要性。解释可能的不适：眩晕、恶心、耳痛、巨响等。

（3）用物准备：外耳道冲洗针、20 mL 注射器、弯盘，额镜、强光检查灯，温生理盐水等。

ⓔ 表 8-1-20 外耳道冲洗评分标准

2. 操作步骤

（1）检查着装（穿白大褂，戴口罩和帽子），与患者沟通：介绍自己，核对患者姓名、性别、床号、操作侧别等，简述基本过程和配合要点。

（2）体位：嘱患者取坐位，头稍偏向健侧并保持不动；小儿患者需专人固定头部。操作者一般站立。

（3）操作过程：①将接水弯盘紧贴于患侧耳垂下方的皮肤；②注射器抽好 10～15 mL 温盐水（需接近体温，避免刺激前庭）并接上冲洗针头；③操作者左手将患侧耳郭向后上牵拉（小儿向后下），右手持注射器将针头置于外耳道上壁近外耳道峡处，向外耳道后上壁方向冲洗（不可将针头直接对着分泌物或鼓膜）；④报告或记录冲洗物的情况；⑤一次无法冲洗干净时，可反复操作。

3. 操作后处理：用干棉签拭干外耳道。

（二）操作注意事项

1. 不可将针头直接对着分泌物或鼓膜。
2. 需用温生理盐水冲洗耳道。

ⓔ 外耳道冲洗操作易犯错误及分析

（三）操作易犯错误及分析

十一、鼓膜穿刺术

（一）操作规程

操作要求
- 掌握鼓膜穿刺术的适应证、禁忌证
- 掌握鼓膜穿刺术的操作方法
- 掌握鼓膜穿刺术的注意事项

1. 操作前准备

（1）了解患者病情，简明病史询问和查体，明确是否有鼓膜穿刺术的适应证：①分泌性中耳炎，鼓室内有积液；②梅尼埃病，鼓室内注射庆大霉素治疗；③突发性聋，鼓室内注射糖皮质激素。

（2）与患者及其家属沟通，说明穿刺术的目的和必要性，告知可能的并发症：出血、感染、手术不成功、其他不可预料的意外，并签署穿刺同意书（见附件各种穿刺同意书）。

（3）用物准备：7 号长穿刺针、1 mL 注射器、耳镜、棉签，额镜，1% 丁卡因或鼓膜麻醉药、聚维酮碘等。

2. 操作过程

ⓔ 表 8-1-21 鼓膜穿刺术评分标准

（1）与患者沟通：介绍自己，核对患者姓名、性别、床号等，询问有无药物（特别是局部麻醉药）过敏史，同时嘱咐患者操作前注意事项（是否排尿等）。嘱患者放松心态，简述基本过程和配合要点。

（2）再次确认患者的适应证和侧别：再次查体，查看检查结果，确认操作的侧别。

（3）体位：患者坐于检查靠椅上，操作者佩戴额镜坐于患者对面，对光。

（4）麻醉：1% 丁卡因或鼓膜麻醉药棉片贴于鼓膜（或滴 4～6 滴 1% 丁卡因于外耳道后，患耳朝上）麻醉 10～15 min。

（5）穿刺过程：①聚维酮碘（或 70% 乙醇）耳签消毒患侧外耳道 2 遍，干棉签拭干净外耳道；②戴无菌手套；③将 1 mL 注射器接于穿刺针上，检查穿刺针是否通畅；④一手持耳镜充分显露鼓膜，另一手持穿刺针从鼓膜前下方（或后下方，不可超过后上和后下象限的交界处）轻轻刺入鼓室（针头与鼓膜垂直），有落空感即停止；⑤固定注射器及穿刺针，抽吸积液；⑥询问患者感觉，是否好转，并记录液体的量、颜色；⑦抽吸干净后，可注入糖皮质激素类药物于鼓室内。

3. 操作后处理

（1）取出穿刺针后，可用波氏球行咽鼓管吹张，将鼓室内残留的液体吹出。并用耳签将外耳道内液体拭净。

（2）嘱患者鼻腔使用减充血剂，行咽鼓管吹张，保持咽鼓管通畅，防止鼓膜粘连。

（3）嘱患者术后防止患侧外耳道进水。

（二）操作注意事项

1. 注意无菌操作。
2. 进针部位选准。
3. 回吸力量勿大，勿快。

（三）操作易犯错误及分析

ⓔ 鼓膜穿刺术操作易犯错误及分析

十二、鼓膜切开术

操作要求
- 掌握鼓膜切开术的适应证、禁忌证
- 掌握鼓膜切开术的操作方法
- 掌握鼓膜切开术的注意事项

（一）操作规程

1. 操作前准备

（1）了解患者病情，简明病史询问和查体，明确是否有鼓膜切开术的适应证：①急性化脓性中耳炎有鼓室积脓，鼓膜尚完整，或有小穿孔但引流不畅，发热或局部疼痛无法缓解。②急性卡他性中耳炎和分泌性中耳炎，鼓膜穿刺术治疗无效时。

（2）判断患者是否可以进行鼓膜切开术（通过问病史、查体和实验室检查），排除禁忌证：①初患分泌性中耳炎，未先行鼓膜穿刺者；②颈静脉球体瘤（鼓室型）；③严重心脏病或血液病患者。

（3）与患者及其家属沟通，说明操作的目的和必要性，解释可能的并发症：损伤听小骨，砧镫关节脱位或镫骨足板脱位；刀尖过深伤及鼓岬黏膜，外淋巴漏，损伤颈静脉球。并签署同意书（见附件中各种同意书）。

（4）用物准备：耳镜，额镜，耳签，聚维酮碘，鼓膜麻醉药，鼓膜切开刀，细吸引管，相应的治疗药物等。

2. 操作过程

ⓔ表 8-1-22 鼓膜切开术评分标准

（1）与患者沟通：介绍自己，核对患者姓名、性别、床号等，询问有无药物（特别是局部麻醉药）过敏史，同时嘱咐患者操作前注意事项（是否排尿等）。嘱患者放松心态，简述基本过程和配合要点。

（2）再次确认患者的适应证和侧别：再次查体，查看检查结果，确认操作的侧别。

（3）体位：一般取坐位，将患耳朝向操作者；若在耳内镜或显微镜下操作，则取卧位，患耳朝上。

（4）麻醉：不合作儿童应全身麻醉；成年人多采用局部麻醉，先以耳签或小棉片浸湿鼓膜麻醉药，贴附于鼓膜麻醉 10～15 min。

（5）切开过程：①消毒：用聚维酮碘或 75% 乙醇消毒外耳道全程皮肤，共 2 次，残留聚维酮碘可用干净卷棉子拭净。②暴露：选择适宜大小的耳镜，用一手的拇指和示指固定耳镜，窥清鼓膜紧张部。用另一只手施行鼓膜切开的操作。③切开：明视下，用鼓膜切开刀从鼓膜的前下向后下方，或反之，距鼓膜边缘 2 mm 做弧形切口；或者在前下或后下象限做放射状切口。对急性化脓性中耳炎可于鼓膜最膨隆处切开。④吸除分泌物：鼓膜切开后，即有少许血性浆液或脓液由切口溢出，用棉签或吸引器清除之，必要时送作细菌培养和药物敏感试验。

3. 操作后处理

（1）及时清除流入外耳道内的分泌物或脓液。

（2）按照相应疾病，滴入或注入抗生素或激素。

（3）用无菌棉球堵塞外耳道。

（二）操作注意事项

1. 鼓膜切开刀必须锐利，以免切开时撕裂鼓膜。
2. 鼓膜后上方一般不作切口，以免损伤该区域的听小骨。
3. 切口的位置勿距鼓膜边缘太近，以免误将外耳道壁切开。
4. 鼓膜切开刀不可刺入太深，以免伤及中耳腔内壁。

（三）操作易犯错误及分析

ⓔ 鼓膜切开术操作易犯错误及分析

第二节　耳鼻咽喉科基本技能操作模拟竞赛试题

一、耳鼻咽喉科常见症状的问诊

（一）鼻部症状

1. 流涕（鼻漏）

题 1

ⓔ 鼻部症状的问诊模拟竞赛试题

题干：患者中年女性，因鼻塞伴流脓涕 3 个月就诊。

要求：请对患者进行问诊，之后提出初步诊断和下一步的处理。

SP 提供的病史要点：患者 3 个月前受凉后出现双侧鼻塞，症状持续，晨起较重；开始流清涕，渐转为黄色黏脓涕；伴前额钝痛，白天较明显；伴左耳耳闷，听力轻微下降；不伴鼻痒、喷嚏、鼻出血、嗅觉异常；无发热、乏力；无耳鸣等不适。既往有过敏性鼻炎病史。

考核点　流涕的问诊

提供给选手的相关资料：变应原皮肤过敏试验结果（尘螨 ++），血常规（基本正常）。

临床思维：①诊断：慢性鼻窦炎，变应原皮肤过敏试验结果为干扰，长病史 + 鼻塞 + 脓涕 + 鼻窦投影区压痛考虑为慢性鼻窦炎；分泌性中耳炎，耳闷 + 听力下降 + 鼻窦炎考虑为分泌性中耳炎。②下一步处理：重点体格检查，鼻腔鼻窦 HRCT，电测听，声导抗。

2. 鼻出血

题 1

题干：患者老年男性，因反复鼻出血 1 个月就诊。

要求：请对患者进行问诊，之后提出初步诊断和下一步的处理。

SP 提供的病史要点：患者 1 个月前晨起右鼻出血，量中等，呈点滴样从前鼻流出，每次发作前前额有蚁爬感，出血后消失，按压数分钟后可自止。伴全头钝痛，晨起及鼻出血前较明显；伴头晕、乏力，不伴鼻塞、喷嚏、流涕和嗅觉异常，不伴咳嗽、声音嘶哑，不伴耳鸣、耳闷等。既往有高血压病史，收缩压最高 170 mmHg，未规律控制，因头痛近 1 个月曾服用阿司匹林。

考核点　鼻出血的问诊，高血压的诊断

提供给选手的相关资料：生命体征（心率快，血压高），血常规（基本正常）。

临床思维：①诊断：鼻出血，血压高 + 出血前蚁爬感 +Little 区血管扩张及糜烂考虑为由于高血压导致的 Little 区出血，服用阿司匹林导致凝血功能差，鼻出血反复发作。原发性高血压 2 级（中危组），收缩压最高时超过了 160 mmHg，但低于 180 mmHg，因此属 2 级；老年患者但未合并靶器官损伤，因此为中危组。②下一步处理：重点体格检查，停用阿司匹林；药物降压；前鼻孔填塞。

（二）咽喉症状

1. 咽喉疼痛

ⓔ 咽喉症状的问诊模拟竞赛试题

题 1

题干：患者小儿，因咽喉疼痛 6 天，发热 5 天，呼吸困难 1 h 就诊。

要求：请对患儿家属进行问诊，之后提出初步诊断和下一步的处理。

SP 提供的病史要点：患儿 6 天前受凉后出现咽喉疼痛，为持续钝痛，有灼热感，吞咽及咳嗽时加重，不伴咳嗽、咳痰、声音嘶哑、呼吸及吞咽困难等不适。1 天后，患儿发热，最高达 39.2℃，发热前无明显畏寒、寒战，发热时全身乏力，关节酸痛，夜间自行用“阿司匹林”，大汗后热退。白天体温再次回升，症状类似。1 h 前患儿出现呼吸困难，呼吸浅快，吸气时有喉鸣音。病程中精神差，食欲欠佳。既往史无特殊。

考核点：咽喉疼痛、发热的问诊，呼吸困难的诊断

提供给选手的相关资料：血常规（WBC 高，中性粒细胞高，淋巴细胞不高），X 线胸片（大致正常）。

临床思维：①诊断：急性咽部感染，急性扁桃体炎可能性大，发热 + 咽喉疼痛 + 血象高考虑为急性咽部感染。Ⅲ度吸气性呼吸困难，坐卧不安 + 吸气喉鸣考虑为吸气性呼吸困难；患儿静息时就有明显呼吸困难，但尚未窒息，因此为Ⅲ度。②下一步处理：口咽及下咽部的重点体格检查，气管插管；咽拭子药物敏感试验 + 培养；药物敏感试验结果之前予广谱抗生素静脉滴注；物理降温；静脉营养支持。

2. 声音嘶哑

题 1

题干：患者老年男性，因声音嘶哑 3 个月就诊。

要求：请对患者进行问诊，之后提出初步诊断和下一步的处理。

SP 提供的病史要点：患者 3 个月前无明显诱因出现讲话费力，无法发高音，清嗓咳嗽后症状可稍缓解，自服“黄氏响声丸”无明显改善。之后症状逐渐加重，出现声音沙哑，讲话愈加费力。病程中不伴咳嗽、咳痰，不伴咽喉疼痛、呼吸及吞咽困难等不适。病程中一般情况可。既往史无特殊。

考核点：声音嘶哑的问诊，喉癌的诊断

提供给选手的相关资料：血常规（基本正常）。

临床思维：①诊断：声音嘶哑原因待查：病程短 + 持续加重 + 声音嘶哑只能提示发声困难，病变既可能原发于喉部，也可能继发于其他累及喉返神经的病变。②下一步处理：下咽部、喉部、颈部重点体格检查，磁共振成像或 CT 检查。

（三）耳部症状

1. 耳痛及耳流脓

ⓔ 耳部症状的问诊模拟竞赛试题

题 1

题干：患者小儿，因左耳痛 7 天，左耳流脓 4 天就诊。

要求：请对患者进行问诊，之后提出初步诊断和下一步的处理。

考核点：耳痛、耳流脓的问诊及鉴别诊断

SP 提供的病史要点：患儿受凉后于 7 天前出现左耳疼痛，疼痛持续加重，夜间难以入睡；伴有发热，体温约 38℃，自服“布洛芬（美林）”之后体温稍降，但几小时后体温就再次上升。4 天前患儿出现左耳流少量黄色脓液，耳痛减轻，并出现听力下降，但体温仍高。病程中伴咽喉疼痛，吞咽加重。不伴咳嗽、咳痰、鼻塞、流涕、耳鸣等不适。病程中一般

情况差。既往史无特殊。

提供给选手的相关资料：血常规（WBC 高，N 高）。

临床思维：①诊断：急性化脓性中耳乳突炎（鼓膜穿孔），耳痛 + 外耳道流脓 + 听力下降，考虑为化脓性中耳乳突炎；流脓后耳痛减轻，多由于鼓膜穿孔后中耳内压力降低。②下一步处理：重点体格检查；电测听、声导抗、中耳乳突区 CT、脓液细菌培养及药物敏感试验，相应滴耳液外用，相应抗生素静脉滴注。

二、耳鼻咽喉科体格检查

（一）鼻部体格检查

题 1

ⓔ 鼻部体格检查模拟竞赛试题

题干：患者中年女性，因鼻塞伴流脓涕 2 个月就诊。SP 可直接提供如下病史：患者 2 个月前受凉后出现双侧鼻塞，症状持续，晨起较重；开始流清涕，渐转为黄色黏脓涕；伴前额钝痛，白天较明显；伴左耳耳闷，听力轻微下降；不伴鼻痒、喷嚏、鼻出血、嗅觉异常；无发热、乏力；无耳鸣等不适。既往有过敏性鼻炎病史。

要求：请对患者进行重点查体，再提出初步诊断和下一步的处理。

查体阳性体征（图片或模型）：①前鼻镜：黏膜肿胀，双中鼻道黏脓涕，左侧中鼻道可见荔枝样新生物；②鼻窦区压痛；③后鼻镜：双侧后鼻孔可见黏脓涕；④口咽后壁可见黏脓涕；⑤耳：双侧鼓膜内陷。

考核点　流涕的查体（主要是前鼻镜和耳镜）

提供给选手的相关资料：变应原皮肤过敏试验结果（尘螨 ++），血常规（基本正常）。

用物准备：额镜、光源、酒精灯、检查台、高背椅、前鼻镜、鼻咽镜、间接喉镜、拉舌纱布、压舌板。

临床思维：①诊断：慢性鼻窦炎，变应原皮肤过敏试验结果为干扰，长病史 + 鼻塞 + 脓涕 + 鼻窦投影区压痛考虑为慢性鼻窦炎；鼻息肉，查体发现鼻息肉；分泌性中耳炎，耳闷 + 听力下降 + 鼓膜内陷 + 鼻窦炎考虑为分泌性中耳炎。②下一步处理：鼻腔鼻窦 HRCT，电测听，声导抗。

（二）咽喉部体格检查

题 1

ⓔ 咽喉部体格检查模拟竞赛试题

题干：患者小儿，因咽喉疼痛 6 天，发热 5 天，呼吸困难 1 h 就诊。SP 可直接提供如下病史：患儿 6 天前受凉后出现咽喉疼痛，为持续钝痛，有灼热感，吞咽及咳嗽时加重，不伴咳嗽、咳痰、声音嘶哑、呼吸及吞咽困难等不适。1 天后，患儿发热，最高达 39.2℃，发热前无明显畏寒、寒战，发热时全身乏力，关节酸痛，夜间自行用“阿司匹林”，大汗后热退。白天体温再次回升，症状类似。1 h 前患儿出现呼吸困难，呼吸浅快，吸气时有喉鸣音。病程中，精神差，食欲欠佳。既往史无特殊。

要求：请对患儿进行重点查体，之后提出初步诊断和下一步的处理。

查体阳性体征（图片或模型）：①急性面容，坐卧不安，体温高，心率快，呼吸浅快，有吸气喉鸣；②口咽黏膜充血，双侧扁桃体Ⅲ°肿大、充血，覆有黄白色脓苔，软腭充血肿胀；③吸气四凹征（胸骨上窝、锁骨上窝、肋间隙、胸骨下窝）。

考核点　咽喉疼痛、发热的体格检查，呼吸困难的诊断

提供给选手的相关资料：血常规（WBC 高，N 高，淋巴细胞不高），X 线胸片（大致正常）。

临床思维：①诊断：急性化脓性扁桃体炎，发热＋咽喉疼痛＋扁桃体肿大＋脓苔＋血象高考虑为化脓性扁桃体炎。Ⅲ度吸气性呼吸困难，急性面容＋坐卧不安＋吸气喉鸣＋四凹征＋扁桃体肿大考虑为吸气性呼吸困难；患儿静息时就有明显呼吸困难，但尚未窒息，因此为Ⅲ度。②下一步处理：备气管切开或插管用物，吸氧，激素雾化吸入，咽拭子药物敏感试验＋培养，药物敏感试验结果之前广谱抗生素静脉滴注，物理降温，静脉营养支持。

（三）耳部体格检查

ⓔ 耳部体格检查模拟竞赛试题

题 1

题干：患者小儿，因左耳痛 7 天，左耳流脓 4 天就诊。SP 家属可直接提供如下病史：患儿受凉后于 7 天前出现左耳疼痛，疼痛持续加重，夜间难以入睡；伴有发热，体温约 38℃，自服布洛芬之后体温稍降，但几小时后体温就再次上升。4 天前患儿出现左耳流少量黄色脓液，耳痛减轻，并出现听力下降，但体温仍高。病程中伴咽喉疼痛，吞咽加重。不伴咳嗽、咳痰、鼻塞、流涕、耳鸣等不适。病程中一般情况差。既往史无特殊。

要求：请对患者进行重点查体，之后提出初步诊断和下一步的处理。

考核点：耳痛、耳流脓的查体及鉴别诊断

查体阳性体征（图片或模型）：①体温升高，脉搏和呼吸增快。②前鼻镜：鼻腔黏膜充血，鼻道尚通畅。③后鼻镜：双侧咽鼓管圆枕肿胀。④口咽黏膜充血，扁桃体Ⅰ°肿大、明显充血。⑤耳：左外耳道充血、肿胀，内有黄色脓性液体，鼓膜前下象限大穿孔，乳突区红肿、压痛；左耳后可扪及数枚肿大淋巴结。⑥音叉检查：患侧林纳试验阴性，韦伯试验偏患耳，患侧施瓦巴赫试验阳性。

提供给选手的相关资料：血常规（WBC 高，N 高）。

答案及思路：①诊断：急性化脓性中耳乳突炎（鼓膜穿孔），耳痛＋外耳道流脓＋鼓膜穿孔＋乳突区红肿、压痛＋耳后淋巴结肿大，考虑化脓性中耳乳突炎；流脓后耳痛减轻，多由于鼓膜穿孔后中耳内压力降低。急性上呼吸道感染，鼻、口、咽黏膜充血＋咽痛＋扁桃体肿大考虑急性上呼吸道感染。②下一步处理：电测听、声导抗、中耳乳突区 CT、脓液细菌培养及药物敏感试验，退热，镇痛，补液，相应滴耳液外用，相应抗生素静脉滴注。

三、上颌窦穿刺术

ⓔ 上颌窦穿刺术模拟竞赛试题

题 1

题干 1：患者男性，因左鼻流脓涕、鼻塞 3 个月，加重 1 周就诊。查体：左侧中鼻道有脓涕，左侧上颌窦体表投影区压痛、红肿。

要求 1：给出最可能的诊断及确诊需要的进一步检查，再根据目前诊断进行相关诊疗操作。

考核点：鼻窦炎的诊断，上颌窦穿刺操作技术

题干 2：操作过程中患者诉眶内胀痛，眼球有受压感。（场景：当选手穿刺后进行注射时出示题板。）

要求 2：请判断出现了什么问题并给予相应处理。

临床思维：要求 1：最可能的诊断为“左侧慢性上颌窦炎”，患者病史较长，上颌窦引流区（中鼻道）可见脓涕，相应投影区压痛，说明该鼻窦慢性炎症。需要行鼻内镜检查、鼻腔鼻窦 CT 检查确诊并排除其他鼻窦的炎症和鼻息肉等。为确诊是脓涕来自上颌窦，并进行治疗，需行上颌窦穿刺。要求 2：题干提示穿刺针可能抵达眶底壁或进入眼眶内，应

立即停止注射，拔出穿刺针；再次收缩鼻黏膜，行表面麻醉，调整进针方向和深度后重新穿刺。

模型要求：上颌窦穿刺模型，左侧上颌窦内有脓性积液，左面颊皮肤红肿。

用物准备：耳鼻喉综合治疗工作台或强光检查灯、额镜、前鼻镜、无菌棉片，1% 麻黄碱、1% 丁卡因，枪状镊、无菌碗、无菌 10 号穿刺针，5 mL 及 50 mL 注射器，培养管（冲洗液培养 + 药物敏感试验）、生理盐水（或甲硝唑液），地塞米松，抢救准备用物（去甲肾上腺素、氧气等）。

四、鼻腔冲洗

题 1

ⓔ 鼻腔冲洗模拟竞赛试题

题干：患者男性，因双侧鼻窦炎术后 1 周就诊。

要求：请行鼻腔冲洗操作。

临床思维：慢性鼻炎、鼻窦炎或慢性鼻窦炎、鼻息肉等鼻病的鼻内镜术后，鼻腔冲洗术可以促进术腔黏膜功能的恢复。

考核点

鼻腔冲洗操作技术

模型要求：男性头部模型，双侧有一定的鼻窦结构。

用物准备：鼻腔冲洗器，挂钩高度可调节的支架，橡皮管、橄榄头，温生理盐水、盛水盆。

五、鼻窦负压置换疗法

题 1

ⓔ 鼻窦负压置换疗法模拟竞赛试题

题干 1：患儿，6 岁，因流脓涕、鼻塞 1 年余就诊。查体：心率 95 次 /min，呼吸 22 次 /min，血压 110/70 mmHg。双侧鼻腔内可见较多脓性分泌物。诊断：双侧全组慢性鼻窦炎。

要求 1：请行可能的治疗操作。

题干 2：摆好头位后，患者诉有头痛，并逐渐加重。（场景：当选手摆好头位时出示题板。）

考核点

鼻窦负压置换操作及相关适应证、禁忌证

要求 2：请判断出现了什么问题，并给予相应处理。

临床思维：要求 1：儿童全组慢性鼻窦炎是鼻窦负压置换疗法的适应证。要求 2：患儿 6 岁，血压应该在 90/60 mmHg 左右。患儿头痛是因为所用麻黄碱、所取头位及鼻内真空进一步升高了头部的血压，应该降血压后再行置换操作。

模型要求：儿童头部模型，双侧有鼻窦结构，鼻咽腔封闭，不与口腔相通。

用物准备：橄榄头、负压吸引装置、滴管、面巾纸、1% 麻黄碱滴鼻液及相应的治疗药物（抗生素或激素等）。

六、鼻腔填塞

题 1

ⓔ 鼻腔填塞模拟竞赛试题

题干 1：患者青年女性，因大量左鼻出血 4 h 就诊。出血呈线状，有口吐鲜血，捏鼻按压无法停止。伴头晕、乏力。

要求 1：请行相应的耳鼻喉科诊疗操作。

题干 2：患者诉头晕加重，查体心率 120 次 /min，呼吸 25 次 /min，皮肤湿冷。（场景：

考核点
鼻出血的处理原则及操作技术，失血性休克的紧急处理

当选手正在填塞时出示题板。）

要求 2：请写出接下来的处理措施。

临床思维：要求 1：大出血并有血容量不足可能时，应简单询问病史，检查血压、心率，简单检查鼻部后立即行鼻腔填塞。要求 2：患者已经出现休克表现时，应迅速停止填塞，取中心凹位体位，建立静脉通路，同时补液 + 予止血药 + 吸氧 + 交叉配血后输血。

模型要求：女性头部模型，左侧鼻腔有一定容积用于填塞。

用物准备：耳鼻喉综合治疗工作台或强光检查灯、额镜、前鼻镜、枪状镊、弯盘、棉片、凡士林油纱条，1% 麻黄碱、1% 丁卡因、消毒棉片。

七、后鼻孔填塞

ⓔ 后鼻孔填塞模拟竞赛试题

题 1

题干：患者老年男性，因右鼻出血 1 h 于急诊科就诊。前鼻孔填塞后咽后壁仍可见血液流下并口吐鲜血。

考核点
后鼻孔填塞操作技术

要求：为缓解症状，请实施目前最有效的诊疗操作。

临床思维：老年患者鼻出血常见于位于下鼻道后部的鼻 - 鼻咽静脉丛，前鼻孔填塞常难以起效，需要另行后鼻孔填塞。

模型及环境要求：男性头部模型，有前后鼻孔、鼻腔、鼻咽及口咽结构。

用物准备：1% 麻黄碱、1% 丁卡因、棉片、前鼻镜、枪状镊、弯盘、凡士林油纱条、后鼻孔锥形纱球、导尿管、中弯钳、压舌板。

八、环甲膜穿刺术

ⓔ 环甲膜穿刺术模拟竞赛试题

题 1

题干：患者因异物卡喉送至急诊。发现其面色发绀，明显喉鸣音，呼吸出现“四凹征”。

考核点
喉梗阻的评估及处理，环甲膜穿刺术

要求：为缓解症状，请实施目前最有效的诊疗操作。

临床思维：简单询问病史，明确异物是否为可咳出的，是否可以先行海姆去克法治疗，如异物嵌顿于喉部，应紧急开放气道。喉梗阻患者紧急开放气道可以选用环甲膜穿刺，但之后应立即取出造成梗阻的异物，或者行气管切开。紧急情况下，可以先简单谈话，不必签好同意书。

模型及环境要求：环甲膜穿刺模型，皮肤可换。

用物准备：环甲膜穿刺针（可用 20 mL 或 50 mL 注射器及针头代替）、注射器、棉签、聚维酮碘、头灯，胶带，吸氧设备（给氧装置）、气管切开包。

九、气管切开术

ⓔ 气管切开术模拟竞赛试题

题 1

题干 1：患者老年男性，查体见声门上方巨大菜花样新生物，诊断为喉癌。

要求 1：为行喉癌手术，术前应对气道做何种处理？请执行该处理。

题干 2：患者突然出现吸气性喉喘鸣，严重躁动不安，无法发声。（场景：当选手开始切皮后准备分离颈前肌群时出示题板。）

要求 2：请给予相应处理。

题干 3：有气流通过针芯（场景：当选手完成环甲膜穿刺，检查是否有气流通过时出示题板。）

要求 3：请进行下一步诊疗。

临床思维：喉癌患者在手术前，应该行气管切开术保证术后气道通畅。患者突然出现吸气性喉喘鸣，躁动不安，判断可能因为肿物坏死部分突然脱落堵塞气道，此时，应立即利用现有器械进行环甲膜穿刺，判断肿物在气道哪个位置。如果穿刺后没有气流通过，考虑肿物进入气管，应立即行纤维支气管镜检查，如果有气流通过，肿物可能仅堵塞声门，应在穿刺基础上继续完成气管切开。

考核点：气管切开操作技术及环甲膜穿刺操作技术，气道梗阻的判断和紧急处理

模型及环境要求：气管切开模型，皮肤可换。

用物准备：气管切开包、气管导管（各种型号）、无菌手套、氧气及氧气管、吸引器及吸痰管、注射器、棉签、纱条、聚维酮碘、2% 利多卡因、生理盐水、头灯或手术灯。

十、外耳道冲洗

题 1

ⓔ 外耳道冲洗模拟竞赛试题

题干：患者青年男性，因飞虫入耳之后耳痛 2 h 就诊。不伴听力下降、耳鸣、外耳流脓等不适。查体见外耳道内黑色活动昆虫。

要求：为缓解症状，请予以相应处理。

考核点：外耳道昆虫的处理原则，外耳道冲洗操作技术

临床思维：外耳道内的活动昆虫应先以甘油、乙醚或乙醇浸没外耳道将其淹毙后，再行外耳道冲洗。因昆虫质脆，不宜夹取，最好冲洗。

模型及环境要求：男性头部模型，有外耳道结构，内部放置一黑色昆虫。

用物准备：甘油或 70% 乙醇，外耳道冲洗针、20 mL 注射器、弯盘，额镜、强光检查灯，温生理盐水。

十一、鼓膜穿刺术及鼓膜切开术

题 1

ⓔ 鼓膜穿刺术及鼓膜切开术模拟竞赛试题

题干 1：患者中年男性，因 3 天前乘坐飞机时出现右耳疼痛，现一直有右耳堵塞感和闷胀痛就诊。

要求 1：请根据图 8-2-1 推测对该患者行音叉试验可能出现的结果。并行相应的治疗操作。

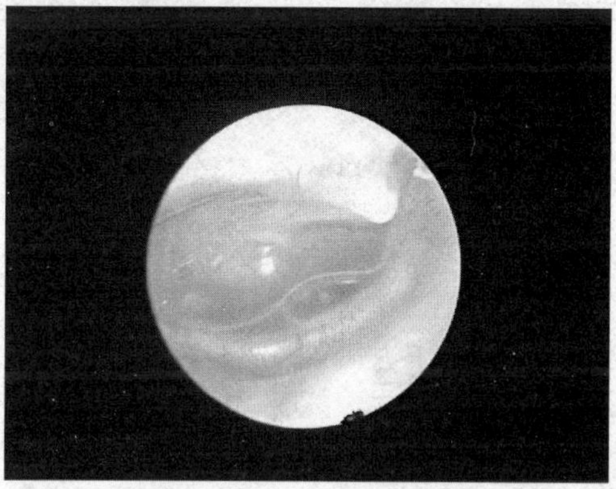

图 8-2-1　耳内镜照片

题干 2：操作后患者症状稍有缓解，之后再次逐渐加重。

要求 2：请行进一步的治疗操作。

考核点：音叉试验的原理及意义，鼓膜穿刺操作技术。鼓膜切开术的适应证和鼓膜切开操作技术

临床思维：考虑患者为分泌性中耳炎，常表现为传导性听力下降。因此林纳试验阴性，韦伯试验两侧相当，施瓦巴赫试验强于检测者。有积液的分泌性中耳炎是鼓膜穿刺的适应证，应该行鼓膜穿刺以缓解患者症状。急性分泌性中耳炎经鼓膜穿刺治疗无效时，则应考虑行鼓膜切开术扩大引流以缓解中耳积液。

模型及环境要求：男性头部模型，一侧有外耳及含有积液的中耳腔结构。

用物准备：7 号长穿刺针，1 mL 注射器，耳镜、棉签，额镜，1% 丁卡因或鼓膜麻醉

药、聚维酮碘。鼓膜切开刀，细吸引管。

（高可雷 金 毅 黄东海）

网上更多……

推荐阅读 教学视频 彩图

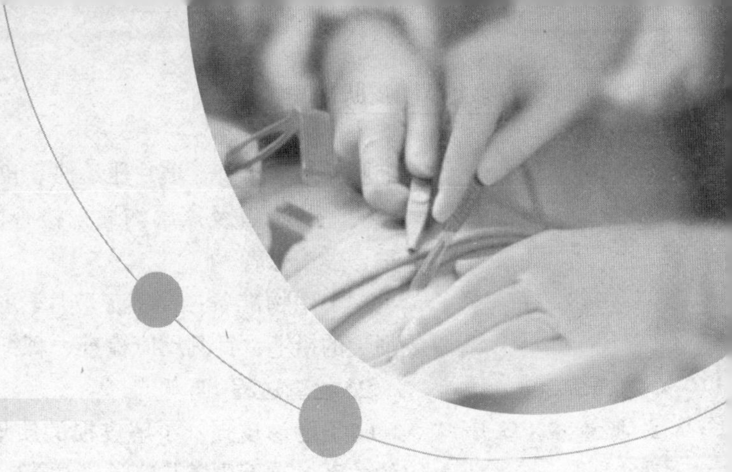

第九章

皮肤科

第一节　皮肤科基本技能操作规程及评分标准

一、皮肤病问诊

1. 一般项目。

2. 主诉。

3. 现病史：①发病时间、季节、前驱症状。②疾病诱发因素（详细询问病因，包括内因、外因及诱因），如饮食、药物、接触物、季节、环境温度、日光照射等因素与疾病发生、发展的关系。③皮损发生、发展的特点（如皮损初发部位、数目、分布以及皮损发展顺序、发展快慢等变化规律）。④伴随的局部及全身症状。⑤治疗经过（药物、剂量、病程，特别是糖皮质激素）及其疗效。

ⓔ 表 9-1-1
皮肤病问诊的评分标准

4. 既往史、个人史、婚姻史、家族史。

二、原发性皮损和继发性皮损视诊检查

1. 内容：包括：①皮损性质；②大小和数目；③颜色；④界限及边缘；⑤形状；⑥表面；⑦基底；⑧内容；⑨排列；⑩部位和分布。

ⓔ 表 9-1-2
原发性皮损和继发性皮损视诊的评分标准

2. 注意事项：①皮损检查时光线应充足，最好在自然光下进行。②充分暴露皮损，对于皮损较广者，应检查全身的皮肤。③室温适宜，不宜过冷或过热，以免影响皮损的性状。④还应注意检查患者的黏膜、指（趾）甲、毛发等是否也存在病变。⑤累及系统的疾病应有重点地进行全身体格检查。

三、皮损触诊和特殊手段检查

操作要求

- 掌握皮损触诊和特殊手段检查的内容
- 掌握皮损触诊和特殊手段检查的操作方法
- 掌握棘细胞松解征、玻片压诊法和皮肤划痕试验的适应证、禁忌证及注意事项

（一）操作规程

1. 检查前准备

（1）明确需要进行棘细胞松解征、玻片压诊法和皮肤划痕试验的情况（适应证）：①天疱疮和类天疱疮的诊断和鉴别诊断（棘细胞松解征）。②区别毛细血管扩张、炎性红斑、血管瘤与皮下出血、寻常狼疮，区别色素脱失斑与贫血痣（玻片压诊法）。③荨麻疹、皮肤划痕症、痒疹（皮肤划痕试验）。

（2）判断患者是否可以进行上述检查（禁忌证）：表面糜烂或溃疡的黏膜或皮肤禁忌行

棘细胞松解征检查，玻片压诊法、皮肤划痕试验无特殊禁忌。

（3）与患者及家属沟通：检查前对患者做自我介绍，说明检查的原因、目的和要求。尊重、爱护患者。

（4）用物准备：棉签，玻片，拔毛镊，分别装有冷水和热水的试管，大头针或缝衣针或削尖的铅笔，针刺反应检查、棘细胞松解征检查以及检查患者黏膜时需要戴无菌手套。

ⓔ 表 9-1-3 皮损检查（触诊）评分标准

ⓔ 表 9-1-4 棘细胞松解征检查评分标准

ⓔ 表 9-1-5 玻片压诊法检查评分标准

ⓔ 表 9-1-6 皮肤划痕试验检查评分标准

2. 检查过程

（1）触诊皮损：了解皮损的质地、深浅，有无增厚或萎缩，局部温度；皮损与周围组织的关系，有无压痛及感觉异常等。

（2）淋巴结检查：检查皮损附近淋巴结有无肿大，淋巴结质地，有无触痛或粘连等。

（3）感觉障碍检查：皮肤科疾病感觉障碍主要见于麻风，既可见于皮疹部位，又可见于受累神经支配的皮肤。感觉障碍一般依次累及温觉、痛觉、触觉。深层感觉很少受影响。

1）温觉检查：用两支温度不同的试管触试正常皮肤，如患者能够辨别冷热，回答准确，然后再试皮损。

2）痛觉检查：用大头针或缝衣针分别刺试正常皮肤及皮损，让患者回答痛或不痛，并观察其表情。

3）触觉检查：用毛或棉签的棉毛轻触正常皮肤及皮损，让患者闭眼用手指指出每次触试部位或按顺序回答触试次数。

4）运动障碍检查：主要观察面神经、腓总神经有无麻痹及上肢神经功能状况。

（4）棘细胞松解征：又称尼氏征（Nikolsky sign）试验，是某些皮肤病发生棘层松解（如天疱疮）时的触诊表现。

（5）玻片压诊法（diascopic examination）：用玻片压迫皮损，再观察受压皮疹颜色变化情况。

（6）鳞屑刮除法：可用以了解皮损的表面性质，如寻常型银屑病刮除鳞屑后可出现特征性薄膜现象和点状出血。

（7）皮肤划痕试验（dermatographic test）：在荨麻疹患者皮肤表面用钝器以适当压力划过，出现的三联反应（图 9-1-1）。

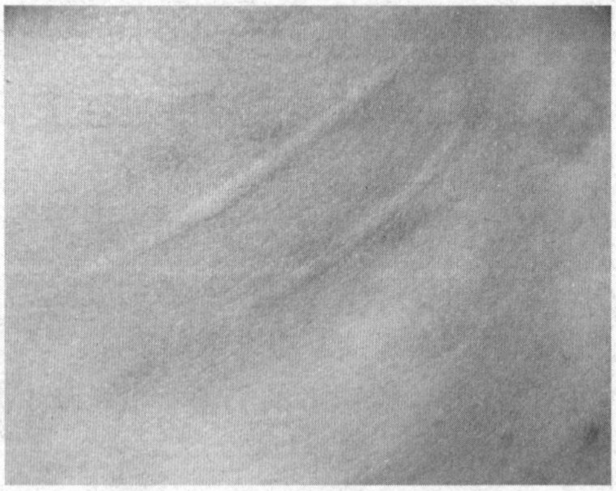

图 9-1-1　皮肤划痕试验阳性

（8）针刺反应：针刺后在受刺部位出现的红色丘疹或脓疱，对贝赫切特综合征有诊断意义。

（9）同形反应（Kobner 现象）：是指正常皮肤在受到非特异性损伤（如创伤、抓伤、手术切口、日晒、接种或有些皮肤病等）后，可诱发与已存在的某一皮肤病相同的皮肤变化（皮损）。

（10）特殊部位的检查要点

1）黏膜损害检查：黏膜损害可分为三大类：单发黏膜损害、皮肤病伴有黏膜损害、系统性疾病伴有黏膜损害。不少皮肤病伴有黏膜损害，在检查皮损时，要注意：①查看口腔、外阴、肛周甚至眼部是否存在黏膜损害；②明确黏膜损害的性质以及损害的形态及程度；③仔细检查黏膜邻近的损害；④询问患者的自觉症状。

2）甲损害的检查：检查内容包括：①甲厚薄的改变；②甲性状的改变；③甲质地的改变；④甲色泽的改变；⑤甲周邻近组织病变。

3）毛发损害的检查：毛发的损害主要见于头皮的病变。毛发疾病的表现主要分为：①毛发减少；②毛发增多；③毛发形态、质地改变；④毛发颜色改变。

检查毛发损害时，应查看：①头皮的情况；②毛发脱落的部位和范围；③毛发的质地及是否有附着物。

（二）操作注意事项

1. 采用礼貌得体的语言，仪表端庄、举止文明，态度友善，与患者进行积极、良好的沟通，获得患者的信任和配合。

2. 检查时动作轻柔；注意保护患者的隐私，尤其是性病患者。

3. 避免审问式、责备式的口吻，避免使用医学术语，如丘疹、苔藓样变等。

4. 结束时应感谢患者的合作。

四、真菌镜检技术

（一）操作规程

操作要求

- 掌握真菌镜检技术的适应证、禁忌证
- 掌握真菌镜检技术的标本采集方法
- 掌握真菌镜检技术的操作方法、结果判断及临床意义
- 掌握真菌镜检技术的操作注意事项

1. 操作前准备

（1）明确需要真菌镜检的临床情况（适应证）：皮肤真菌感染，包括头癣、体癣、手足癣、甲癣、花斑癣等。

（2）判断患者是否可以进行真菌镜检：无特殊禁忌。

（3）明确取材标本及取材部位：如毛发、皮屑、甲屑、痰、尿液、各种穿刺液和活检组织等。

（4）用物准备：基本设备及试剂，包括光学显微镜、酒精灯、连柄手术刀、睫毛镊子、剪刀、载玻片、盖玻片、10%～20% 氢氧化钾溶液。

2. 操作步骤

ⓔ 表 9-1-7 真菌检查（直接涂片法）评分标准

（1）与患者沟通：介绍自己，核对患者姓名、性别、年龄等，向患者交代检查的目的、意义及基本操作方法，用 75% 乙醇消毒病变部位。

（2）取材。

（3）检查方法：①直接涂片法（图 9-1-2）：为最简单而重要的诊断方法，可用于检查有无菌丝或孢子，但不能确定菌种。②墨汁负染色：用于检查隐球菌及其他有荚膜的孢子。取一小滴墨汁与标本（如脑脊液）混合，盖上盖玻片后直接镜检。③涂片或组织切片染色法：染色可更好地显示真菌的形态和结构。革兰染色适用于白假丝酵母菌、孢子丝菌等；瑞氏染色适用于组织胞浆菌；组织切片通常用过碘酸希夫反应（PAS 染色），多数真菌可被染成红色。

（4）判断结果。

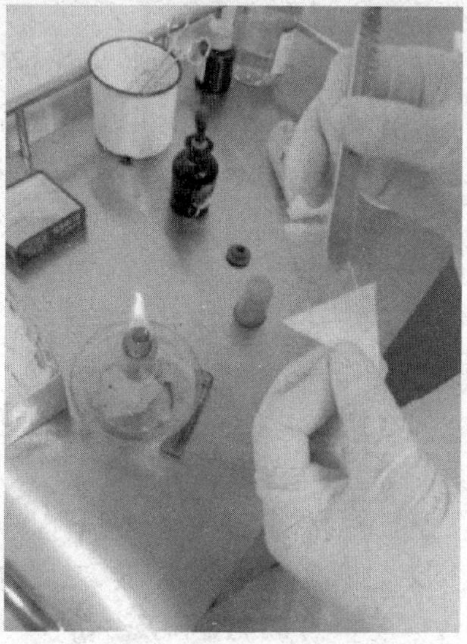

图 9-1-2　真菌镜检

（二）操作注意事项

1. 如在 1 周内皮损已外用抗真菌药，须停药 1 周后做检查。

2. 薄嫩部位皮损可用浸有生理盐水的棉拭子擦拭局部取材。

3. 采集的标本应立即检查。

ⓔ 真菌检查（直接涂片法）操作易犯错误及分析

（三）操作易犯错误及分析

附：滤过紫外线检查

【适应证】

用于色素异常性皮肤病、皮肤感染及卟啉病的辅助诊断，也可观察疗效。

【操作方法】

在暗室内将患处置于 Wood 灯下直接照射，观察荧光类型。

【结果及意义】

1. 色素减退、色素脱失或色素沉着性皮损更易与正常皮肤区别。

2. 假单胞菌属感染发出绿色荧光，铁锈色小孢子菌、羊毛状小孢子菌等感染为亮绿色荧光，黄癣菌感染为暗绿色荧光，马拉色菌感染为棕色荧光，紫色毛癣菌和断发毛癣菌感染无荧光。

3. 皮肤迟发性卟啉病患者尿液为明亮的粉红－橙黄色荧光，先天性卟啉病患者牙、尿、骨髓发出红色荧光，红细胞生成性原卟啉病患者可见强红色荧光。

4. 局部外用药（如凡士林、水杨酸、碘酊等）甚至肥皂的残留物也可有荧光，应注意鉴别。

五、蠕形螨、疥螨和阴虱检查

（一）蠕形螨检查

操作要求
- 掌握蠕形螨检查的适应证、禁忌证
- 掌握蠕形螨检查的操作方法
- 掌握蠕形螨检查的操作注意事项

1. 操作规程

（1）操作前准备

1）明确需要蠕形螨检查的临床情况（适应证）：酒渣鼻等。

2）判断患者是否可以进行蠕形螨检查：无特殊禁忌。

3）用物准备：基本设备及试剂，包括光学显微镜、刮刀、透明胶带、载玻片、生理盐水。

（2）操作步骤

ⓔ 表 9-1-8 蠕形螨检查评分标准

1）与患者沟通：介绍自己，核对患者姓名、性别等，向患者交代检查的目的、意义及基本操作方法。

2）方法：①挤刮法；②透明胶带法。

2. 操作注意事项

（1）挤刮法应避开皮损合并严重感染灶处。

（2）透明胶带法对胶带过敏者、面部有急性炎症者慎用。

ⓔ 蠕形螨检查操作易犯错误及分析

3. 操作易犯错误及分析

（二）疥螨检查

1. 操作规程

（1）操作前准备

1）明确需要疥螨检查的临床情况（适应证）：疥疮。

2）判断患者是否可以进行疥螨检查：无特殊禁忌。

3）用物准备：基本设备及试剂，包括光学显微镜、蓝墨水、6号注射针头、液状石蜡、消毒手术刀、载玻片、生理盐水。

（2）操作步骤

1）与患者沟通：介绍自己，核对患者姓名、性别等，向患者交代检查的目的、意义及基本操作方法。

2）隧道墨汁试验：观察是否有蓝墨水渗入隧道的蓝色痕迹，间接证明疥螨的存在。

3）针挑法：此法常用。用注射针头挑出疥虫，置镜下观察。

4）皮肤刮片法：适用于新鲜的炎性丘疹。用消毒的手术刀片刮取丘疹顶部的角层部分，将刮取物移至载玻片上，显微镜下观察是否有疥虫、虫卵或虫屎。

5）判定结果

2. 操作注意事项

（1）阴性也不能完全排除疥疮的诊断。若疥虫检查阴性，根据传播和流行情况、接触史、典型的临床症状也可做出疥疮诊断。

（2）选择阳性率较高的皮疹。

3. 操作易犯错误及分析

操作要求

- 掌握疥螨检查的适应证、禁忌证
- 掌握疥螨检查操作方法
- 掌握疥螨检查结果的判定方法
- 掌握疥螨检查的注意事项

ⓔ 表 9-1-9 疥螨检查评分标准

ⓔ 疥螨检查操作易犯错误及分析

（三）阴虱检查

1. 操作规程

（1）操作前准备

1）明确需要阴虱检查的临床情况（适应证）：阴虱病。

2）判断患者是否可以进行阴虱检查：无特殊禁忌。

3）用物准备：基本设备及试剂，包括光学显微镜、细密的篦子/小镊子/眼科剪、70%乙醇或5%~10%甲醛溶液、10%氢氧化钾溶液、载玻片、生理盐水。

（2）操作步骤

1）与患者沟通：介绍自己，核对患者姓名、性别等，向患者交代检查的目的、意义及基本操作方法，用75%乙醇消毒病变部位。

2）取材：三种方法。

3）固定标本，滴加氢氧化钾溶液溶解角质，镜下观察阴虱形态。

4）判断结果。

2. 操作注意事项

（1）由于阴虱和阴虱卵常贴附于阴毛的近根部，因此在采集阴毛标本时应在毛干根部采集。

（2）阴性也不能完全排除阴虱病的诊断。

3. 操作易犯错误及分析

操作要求

- 掌握阴虱检查的适应证、禁忌证
- 掌握阴虱检查的操作方法
- 掌握阴虱检查结果的判定方法
- 掌握阴虱镜下的形态

ⓔ 表 9-1-10 阴虱检查评分标准

ⓔ 阴虱检查操作易犯错误及分析

六、变应原检测

变应原检测用于确定过敏性疾病患者的致敏物，特别是对明确职业性皮肤病的病因有重要意义，有助于指导预防和治疗。变应原检测可分为体内试验和体外试验。

（一）斑贴试验

斑贴试验（patch test）是根据受试物的性质配制适当浓度的浸液、溶液、软膏或原物作为试剂，以适当的方法将其贴于皮肤，一定时间后观察机体是否对其产生超敏反应（图

9-1-3）。斑贴试验是目前临床上用于检测Ⅳ型超敏反应的主要方法。

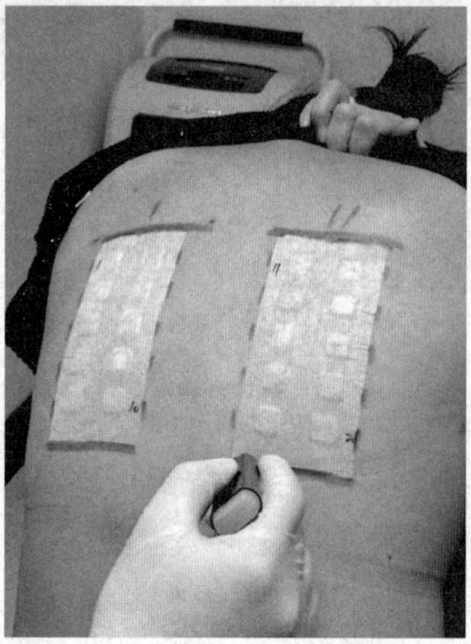

图 9-1-3 斑贴试验（铝制小室法）

操作要求
- 掌握斑贴试验的适应证及临床意义
- 掌握斑贴试验的方法
- 掌握斑贴试验的注意事项
- 解释斑贴试验的结果和意义

1. 操作规程

（1）操作前准备

1）明确需要斑贴试验的临床情况（适应证）：①接触性皮炎；②职业性皮炎；③手部湿疹；④化妆品皮炎。

2）判断患者是否可以进行斑贴试验（禁忌证）：皮炎急性期、孕妇。

3）用物准备：基本设备及试剂，包括市售的铝制小室斑试器及透明纸、胶带、75% 乙醇、生理盐水、记号笔。

（2）操作步骤

1）与患者沟通：介绍自己，核对患者姓名、性别等，向患者交代检查的目的、意义及基本操作方法。若皮脂过多，可用 75% 乙醇轻轻擦拭，然后用生理盐水清洗待干。

ⓔ 表 9-1-11 斑贴试验评分标准（铝制小室法）

ⓔ 表 9-1-12 斑贴试验评分标准（纱布法）

2）操作方法：①铝制小室法：目前多用市售的铝制小室斑试器进行斑贴试验。②纱布法。

2. 操作注意事项

（1）须嘱受试者，如发生强烈刺激反应，应及时去除斑试器。

（2）试前 2 周和受试期间不要内服皮质类固醇，受试前 3 天和受试期间应停用抗组胺药。

（3）受试期间不宜洗澡、饮酒，避免搔抓斑试部位，尽量减少出汗，减少日光照射。

（4）保持斑试器在皮肤上 48 h，尽量不要过早去除斑试器。受试部位要有标记。贴敷牢固、紧密，避免出现假阴性。

（5）应对患者的实际接触致敏物进行斑贴试验。

（6）如果在贴敷后 72 h 至贴敷后 1 周内斑试部位出现红斑、瘙痒等情况，应及时来医院检查。

（7）注意区分超敏反应与刺激反应，排除假阳性和假阴性。假阴性反应可能与试剂浓度低、斑试物质与皮肤接触时间太短等有关。此外，受试前 2 周和受试期间服糖皮质激素、受试前 3 天和受试期间服用抗组胺药均可出现假阴性。

（8）不宜在皮肤病急性发作期做检查，不可用高浓度的原发性刺激物试验。

ⓔ 斑贴试验操作易犯错误及分析

3. 操作易犯错误及分析

（二）点刺试验

操作要求
- 掌握点刺试验的适应证及临床意义
- 掌握点刺试验的方法
- 解释点刺试验的结果及意义

1. 操作规程

（1）操作前准备

1）明确需要点刺试验（prick test）的临床情况（适应证）：荨麻疹、特应性皮炎、药疹等多种与速发型超敏反应相关的过敏性疾病。

2）判断患者是否可以进行点刺试验（禁忌证）：过敏体质者、有过敏性休克史者、前臂屈侧有明显皮损者。

3）用物准备：基本设备及试剂包括消毒液、点刺针、点刺试剂盒、无菌棉球、肾上腺素注射液。

（2）操作过程

1）与患者沟通：介绍自己，核对患者姓名、性别等，向患者交代检查的目的、意义及基本操作方法。

2）一般选择前臂屈侧为受试部位，局部清洁消毒。消毒后待 2 min 使皮肤血流恢复正常。

3）按说明书滴试液及点刺，5 ~ 10 min 后拭去试液，20 ~ 30 min 读试验结果（图 9-1-4）。

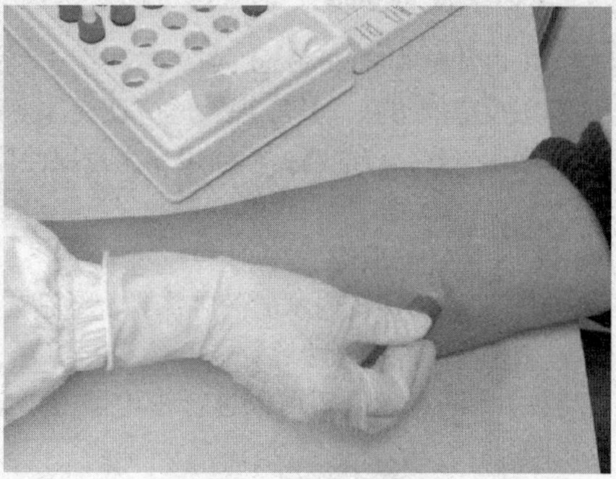

图 9-1-4　点刺试验

4）结果判定（举例）：

A. 食物性过敏原：小麦粉、羊肉、牛奶、虾、玉米、花生、鱼、鸡蛋、牛肉、芒果等，适用于大多数过敏性疾病。

B. 吸入性过敏原：羽毛，兽毛，花粉，豚草，梧桐粉，粉尘螨，屋尘螨，真菌Ⅰ、Ⅱ，艾蒿。

ⓔ 表 9-1-13 点刺试验评分标准

2. 操作注意事项

（1）所用的受试物应清洁，无刺激性。

（2）结果为阴性时，应继续观察 3 ~ 4 天。必要时，3 ~ 4 周后重复试验。

（3）应排除由原发性刺激引起的假阳性反应。

3. 操作易犯错误及分析

ⓔ 点刺试验操作易犯错误及分析

（三）划破试验

1. 操作规程

操作要求
- 掌握划破试验的适应证、禁忌证
- 掌握划破试验操作的方法
- 掌握划破试验的操作注意事项
- 解释划破试验的结果及意义

（1）操作前准备

1）明确需要划破试验的临床情况（适应证）：荨麻疹、特应性皮炎、药疹等多种与速发型超敏反应相关的过敏性疾病。以往用划破试验，现渐被点刺试验取代。

2）判断患者是否可以进行划破试验（禁忌证）：过敏体质者、有过敏性休克史者。

3）用物准备：基本设备及试剂，包括 75% 乙醇、种痘刀或注射器针头、受试物、生理盐水、消毒蒸馏水、无菌棉球、组胺。

（2）操作过程

1）、2）同点刺试验。

3）用消毒的种痘刀或针尖，轻轻划数条长 0.3 ~ 0.5 cm 的划痕，两个受试部位间要有 4 ~ 5 cm 距离，深度以无明显出血为宜。

ⓔ 表 9-1-14 划破试验评分标准

4）在划痕上滴生理盐水 1 滴，然后将受试物涂于划痕上，混合均匀，留一划痕仅滴生理盐水，作阴性对照。

5）20 min 后，用消毒蒸馏水洗净划痕上受试物，观察反应变化。

6）判定结果。

2. 操作注意事项：同点刺试验。

3. 操作易犯错误及分析

ⓔ 划破试验操作易犯错误及分析

（四）皮内试验

皮内试验（intradermal test）主要用于测试速发型超敏反应，是目前最常用于药物速发型超敏反应的方法，其原理、适应证及注意事项同点刺试验及划破试验。反应结果较划破试验阳性率高，较准确，但偶可发生过敏性休克。

操作要求
- 掌握皮内试验的适应证及禁忌证
- 掌握皮内试验的操作方法
- 掌握皮内试验的操作注意事项
- 解释皮内试验的结果及意义

1. 操作规程

（1）操作前准备

1）明确需要皮内试验的临床情况（适应证）：①各型荨麻疹；②特应性皮炎；③药疹；④过敏性鼻炎；⑤哮喘等。

2）判断患者是否可以进行皮内试验（禁忌证）：过敏体质者、有过敏性休克史者、5岁以下儿童。

3）用物准备：基本设备及试剂，包括消毒液、试液、无菌生理盐水、皮试注射器、记号笔。

（2）操作过程

1）与患者沟通：介绍自己，核对患者姓名、性别等，向患者交代检查的目的、意义及基本操作方法。

ⓔ 表 9-1-15 变应原检测（皮内试验）评分标准

2）一般选择前臂屈侧为受试部位，局部清洁消毒。

3）将欲试抗原以无菌生理盐水适当稀释，以皮试注射器分别吸取 0.1 mL，注射于受试部位皮内。同时注射多种抗原时，应在注射部位做标记。

4）另取一注射器吸取 0.1 mL 无菌生理盐水，注射于对侧前臂屈侧相应注射部位，或同臂原注射部位的下方 4 ~ 5 cm 处，作为阴性对照。

5）注射后 20 ~ 30 min 观察速发型反应，24 ~ 48 h 后观察迟发型反应，必要时连续观察1周。

6）判定结果。

2. 操作注意事项

（1）若出现过敏性休克，应立即皮下注射 0.1% 肾上腺素 0.5 mL，立即吸氧，静脉滴注皮质类固醇，并根据情况采取其他急救措施。

（2）阴性对照处应无变化，否则应重做。若结果为阴性而有可疑，可增加欲试抗原浓度，重复试验。

（3）观察结果时，应注意假阳性及假阴性反应。

ⓔ 皮内试验操作易犯错误及分析

3. 操作易犯错误及分析

（五）挥发性变应原（空气播散）试验

操作要求
- 掌握挥发性变应原（空气播散）试验的适应证及临床意义
- 掌握挥发性变应原（空气播散）试验的方法
- 掌握挥发性变应原（空气播散）试验的操作注意事项
- 解释挥发性变应原（空气播散）试验的结果及意义

1. 操作规程

（1）操作前准备

1）明确需要挥发性变应原（空气播散）试验的临床情况（适应证）：漆性皮炎等。

2）判断患者是否可以进行挥发性变应原（空气播散）试验：无特殊禁忌证。

3）用物准备：基本设备及试剂，包括受试液、稀释液、小瓶或试管、胶布。

（2）操作步骤

1）与患者沟通，介绍自己，核对患者姓名、性别等，向患者交代检查的目的、意义及基本操作方法。

2）将受试物质的原液或稀释液盛于小瓶或试管，接触受试者皮肤，固定，去除小瓶或试管后，观察结果。

2. 操作注意事项

（1）避免受试液沾染皮肤。

（2）观察结果时，应注意假阳性及假阴性反应。

（3）应注意由原发性刺激引起的假阳性反应。

ⓔ 表 9-1-16 挥发性变应原（空气播散）评分标准

（六）变应原检测体外试验

1. 操作规程

（1）操作前准备

1）明确需要进行变应原检测体外试验的临床情况（适应证）：①各型荨麻疹；②特应性皮炎；③药疹；④过敏性鼻炎；⑤哮喘等。

2）判断患者是否可以进行变应原检测体外试验：无禁忌证。

3）用物准备：基本设备及试剂，包括采血管、针头、离心机、变应原检测体外试验试剂盒。

（2）操作步骤

1）与患者沟通，介绍自己，核对患者姓名、性别等，向患者交代检查的目的、意义及基本操作方法。

2）标本的收集和预处理：取静脉血，分离血清或血浆。

3）严格按照所选用试剂盒说明书的步骤进行加样、反应和显色。

4）根据显色的速度和强度观察结果。

5）判定结果。

2. 操作注意事项

（1）不能使用大量溶血和严重高血脂的血液标本。避免标本中有颗粒性物质。

（2）不能凭任何单个试验结果做出最终临床诊断，只有在所有的临床特征和试验结果的基础上临床医师才能做出最后的诊断。

（3）患者摄入胆固醇后可影响血清抗体的测定水平。

（4）寄生虫病患者可产生 IgE 抗体，使血清中的滴度升高，出现假阳性。

（5）本试验为筛选试验，阴性结果并不能排除受试者对其他变应原的敏感性。

3. 操作易犯错误及分析

操作要求
- 掌握变应原检测体外试验的适应证及注意事项
- 掌握变应原检测体外试验的方法
- 解释变应原检测体外试验的结果及意义

ⓔ 表 9-1-17 变应原检测体外试验评分标准

ⓔ 变应原检测体外试验操作易犯错误及分析

七、性病的检查

（一）淋球菌检查

1. 操作规程

（1）操作前准备

1）明确需要淋球菌检查的临床情况（适应证）：淋病。

2）判断患者是否可以进行淋球菌的检查：无特殊禁忌。

3）用物准备：基本设备及试剂，包括手套、口罩、无菌帽、消毒液、无菌巾、无菌生理盐水、藻酸钙棉拭子、无菌脱脂棉、阴道窥器、染色剂、光学显微镜、载玻片、酒精灯、打火机、血液琼脂或巧克力琼脂培养基、CO_2 孵箱、接种环（非铁丝）、0.5%～1% 盐酸二甲基对苯二胺水溶液、棕色瓶、镜油、擦镜纸、二甲苯。

（2）操作步骤

1）与患者沟通：介绍自己，核对患者姓名、性别等，向患者交代检查的目的、意义及基本操作方法。

操作要求
- 掌握淋球菌检查的适应证及注意事项
- 掌握淋球菌检查的方法
- 掌握淋球菌检查的临床意义

2）分泌物的直接涂片检查。

ⓔ表 9-1-18 性病检查（淋球菌检查）评分标准（男性）

ⓔ表 9-1-19 性病检查（淋球菌检查）评分标准（女性）

3）淋球菌的分离培养与鉴定：标本取出后立即接种于培养基中，离体时间越短越好。采用氧化酶试验鉴定菌种。

4）临床意义：直接涂片镜检阳性者可初步诊断，但阴性不能排除诊断；培养阳性可确诊。

2. 操作注意事项

（1）取材时拭子伸入尿道或宫颈口内的深度要足够。

（2）男性患者最好在清晨首次排尿前或排尿后数小时采集标本进行培养。

（3）分泌物涂片时不要用力涂擦，以免细胞破裂和变形，涂片厚薄、固定及革兰染色时间要合适。

ⓔ 淋球菌检查操作易犯错误及分析

3. 操作易犯错误及分析

【相关疾病解释】

淋病是由淋病奈瑟菌感染所致的一种性传播疾病。主要通过性接触传染，是最常见的性传播疾病之一，而且潜伏期短，传染性强，并可导致许多并发症和后遗症，另外，本病可并发或促进感染其他性传播疾病，后果严重。

1. 男性淋病：大多有无保护性生活史，潜伏期 3～5 天，尿频、尿急、尿痛及排尿困难，尿道口红肿，有脓性分泌物。分泌物涂片找到细胞内革兰阴性双球菌。

2. 女性淋病：大多有无保护性生活史，潜伏期 3～10 天，有阴道分泌物异常或增多，外阴刺痒及烧灼感，偶有下腹部坠痛，部分患者症状、体征轻微。子宫颈有不同程度的红肿、触痛和大量脓性分泌物。分泌物培养革兰阴性双球菌阳性。

3. 儿童淋病：有淋病患者密切接触史或受性虐待史，幼女多见，弥漫性外阴阴道炎及尿道炎，分泌物培养革兰阴性双球菌阳性。

4. 其他淋病：新生儿经淋病产妇产道感染可引起淋球菌性结膜炎，口交及肛交者可引起淋菌性咽喉炎和直肠炎。亦可因治疗不及时而发生淋菌性关节炎、败血症等。

（二）衣原体检查

操作要求
- 掌握衣原体检查的适应证及注意事项
- 掌握衣原体检查的方法
- 掌握衣原体检查的临床意义

1. 操作规程

（1）操作前准备

1）明确需要衣原体检查的临床情况（适应证）：非淋球菌感染者。

2）判断患者是否可以进行衣原体的检查：无特殊禁忌。

3）用物准备：基本设备及试剂，包括手套、口罩、无菌帽、消毒液、无菌巾、无菌生理盐水、藻酸钙棉拭子、无菌脱脂棉、阴道窥器、吉姆萨溶液、光学显微镜、载玻片、盖玻片、丙酮或甲醛、95% 乙醇、塑料管、荧光素标记的沙眼衣原体单克隆抗体、培养瓶、接种环、维持液、生长液。

ⓔ表 9-1-20 衣原体检查评分标准

（2）操作步骤

1）与患者沟通：介绍自己，核对患者姓名、性别等，向患者交代检查的目的、意义及基本操作方法。

2）标本采集：同淋球菌检查。

3）检查方法

A. 直接涂片染色法：采集标本。标本涂片、固定、染色、洗片、干燥，油镜下观察。

B. 衣原体抗原检测法（Clearview Chlamydia，简称 C-C 快速法）：用商品试剂盒检测，方便、简单、快速，但稳定性略差。按说明书操作。标本采集同淋球菌。

C. 免疫荧光法：采集标本同淋球菌检查。将标本涂于玻片凹孔或圆圈中，干燥处理后加荧光素标记的抗沙眼衣原体单克隆抗体，反应、封固后置显微镜下检查。

D. 细胞培养法：将标本接种于培养瓶，置37℃吸附后，分别加入维持液洗涤和生长液，继续培养3～4天，染色镜检。

2. 操作注意事项：同淋球菌检查。

3. 操作易犯错误及分析

ⓔ 衣原体检查操作易犯错误及分析

（三）支原体检查

支原体是一类没有细胞壁，呈多形性，能在无生命的培养基中生长繁殖的最小微生物。大小介于细菌和病毒之间。普通染色不易着色，用吉姆萨染色着色较浅。革兰染色为阴性。

操作要求
- 掌握支原体检查的适应证及注意事项
- 掌握支原体检查的方法
- 掌握支原体检查的临床意义

1. 操作规程

（1）操作前准备

1）明确需要支原体检查的临床情况（适应证）：非淋球菌感染者。

2）判断患者是否可以进行支原体检查：无特殊禁忌。

3）用物准备：基本设备及试剂，包括手套、口罩、无菌帽、消毒液、无菌生理盐水、藻酸钙棉拭子、无菌脱脂棉、阴道窥器、染色剂、光学显微镜、载玻片、盖玻片、染色液、培养基、CO_2孵箱。

（2）操作过程

ⓔ 表9-1-21 支原体检查评分标准

1）与患者沟通：介绍自己，核对患者姓名、性别等，向患者交代检查的目的、意义。

2）采集标本同淋球菌检查，也可用10 mL中段尿离心，取沉渣接种于液体培养基，观察颜色及菌落。

2. 操作注意事项：同淋球菌检查。

3. 操作易犯错误及分析

ⓔ 支原体检查易犯错误及分析

【相关疾病解释】

非淋菌性尿道（宫颈）炎：通过性接触传染的，除淋球菌以外的尿道（宫颈）炎。主要由沙眼衣原体及支原体（包括解脲支原体、人型支原体和生殖支原体）引起，患者有无保护性接触史，潜伏期1～3周。常有尿道不适、刺痒，轻重不等的尿频、尿急、尿痛等症状；晨起尿道口痂样封住（糊口现象），或内裤上有污染。

（四）梅毒螺旋体检查

操作要求
- 掌握梅毒螺旋体检查的适应证及注意事项
- 掌握梅毒螺旋体检查的各种方法
- 掌握梅毒螺旋体检查的临床意义

1. 操作规程

（1）操作前准备

1）明确需要梅毒螺旋体检查的临床情况（适应证）：梅毒。

2）判断患者是否可以进行梅毒螺旋体检查：无特殊禁忌。

3）用物准备：基本设备及试剂，包括手套、口罩、无菌帽、消毒液、无菌巾、无菌生理盐水、藻酸钙棉拭子、无菌脱脂棉、染色剂、光学显微镜、载玻片、暗视野显微镜、检测试剂盒、荧光显微镜。

（2）操作步骤

1）与患者沟通：介绍自己，核对患者姓名、性别等，向患者交代检查的目的、意义及基本操作方法。

2）梅毒螺旋体直接检查

A. 暗视野显微镜检查：结果以查见梅毒螺旋体为阳性。

B. 免疫荧光染色检查：取材后，用已知抗梅毒螺旋体抗血清，加非致病性螺旋体培养物进行吸收，再用异硫氰酸荧光素（FITC）标记，对梅毒螺旋体染色。荧光显微镜下见到亮绿色螺旋体为阳性。

C. 组织切片染色：用改良的列瓦迪提（Levaditi）镀银染色，可显示皮肤及内脏器官中的梅毒螺旋体呈黑褐色。也可经镀银染色、吉姆萨染色或墨汁负染色后用普通光学显微镜检查，或用直接免疫荧光检查。

ⓔ 表 9-1-22 性病检查（梅毒螺旋体检查）评分标准

D. 观察梅毒螺旋体镜下形态。

3）快速血浆反应素环状卡片试验（rapid plasma reagin test，RPR）

A. 原理及临床意义：为非梅毒螺旋体抗原血清试验。人体感染梅毒螺旋体一定时间后，血清中产生一定数量的抗心磷脂抗体，可用免疫学方法检测，作为梅毒的诊断筛选试验。

B. 卡片定性试验：取 50 μL 待检血清加入卡片的圆圈内并涂匀，用专用滴管加入摇匀的抗原 1 滴，将卡片旋转 8 min 后立即观察结果，出现黑色凝聚颗粒和絮片为阳性。

C. 卡片定量试验：用等量盐水在小试管内作 6 个稀释度，每个稀释度取 50 μL 血清加入玻片圆圈中，按定性法测定。

与快速血浆反应素环状卡片试验类似的方法还有：性病研究实验室试验（venereal disease research laboratory test，VDRL）：用心磷脂、磷脂酰胆碱（卵磷脂）及胆固醇为抗原，与机体产生的反应素发生颗粒凝集和沉淀反应。可稀释做定量反应。不加热血清反应素试验（unheated serum reagin test，USR）用改良的 VDRL 抗原，血清不必加热灭活，抗原不必每天配制。

D. 临床意义：本试验敏感性高而特异性低。可用于临床可疑人群常规检查，大量人群筛选检查，以发现潜伏梅毒感染者。定量试验是观察疗效、判断复发及再感染的手段。结果为阳性时，临床表现符合梅毒，可初步诊断。假阴性常见于一期梅毒硬下疳出现后的 2 ~ 3 周内、感染梅毒立即治疗、晚期梅毒或二期梅毒的"前带现象"。假阳性常见于自身免疫病、麻风、海洛因成瘾者、少数孕妇及老年人。

4）梅毒螺旋体颗粒凝集试验（*Treponema pallidum* particle agglutination test，TPPA）

A. 原理：为梅毒螺旋体抗原血清试验。将从感染家兔睾丸中提取的梅毒螺旋体纯化，并以超声粉碎后作为抗原，以明胶颗粒为载体。

B. 临床意义：阳性结果可明确诊断。

类似的方法有梅毒螺旋体血凝试验（*Treponema pallidum* hemagglutination assay，TPHA）、荧光螺旋体抗体吸收试验（fluoresent treponemal antibody-absorption test，FTA-ABS test）。

C. 前带现象（prezone phenomenon）：在血清学试验中，抗原与抗体呈适当比例时，可出现可见的结合反应。若抗体过多，则抗原抗体的结合不能形成大的复合物，抑制可见的反应出现，这一现象称为前带现象，可出现于梅毒血清学试验，导致假阴性出现，将抗体作适当稀释则可有效避免。

2. 操作注意事项：梅毒螺旋体检查阳性对梅毒的诊断提供了重要依据，但确诊梅毒常需要接触史、临床症状、实验室检查综合判定。梅毒血清试验可能出现技术性假阳性和生物学假阳性反应，特别是非梅毒螺旋体抗原试验。

ⓔ 性病检查（梅毒螺旋体检查）易犯错误及分析

3. 操作易犯错误及分析

【相关疾病介绍】

梅毒是由苍白密螺旋体引起的性传播疾病。临床呈慢性经过，几乎可侵犯全身各器官，并产生多种多样的症状和体征。另一方面，又可以多年无症状而呈潜伏状态。梅毒主要通过性交传染，也可以通过胎盘传给下一代而发生胎传梅毒。极少数患者可以通过接吻、哺乳、接触有传染性损害患者的日常用品而被传染。梅毒可根据传染途径的不同分为后天与先天梅毒。早期梅毒病期在2年以内，晚期梅毒病期在2年以上。先天梅毒，根据年龄分早期先天梅毒（小于2岁）和晚期先天梅毒（大于2岁），早期梅毒有传染性，晚期梅毒传染性减弱。

1. 一期梅毒（硬下疳）

（1）有不洁性交、配偶感染或同性恋史，潜伏期2～4周。

（2）多为单个、圆形、无痛性、坚实的浅溃疡，上有少许分泌物，约1 cm直径大小。

（3）多发生在外生殖器部位。

（4）可伴单侧或双侧局部淋巴结肿大。

（5）不经治疗3～8周内可自然愈合，不留痕迹或仅有轻度萎缩性瘢痕。

（6）暗视野螺旋体检查阳性；梅毒血清试验在早期1～2周内可阴性，晚期阳性。

2. 二期梅毒

（1）在感染后7～10周或硬下疳出现6～8周发病。

（2）皮疹形态多种多样，可表现为玫瑰疹、斑疹、丘疹、鳞屑性皮疹，掌跖出现钱币状铜红色脱屑性的斑疹是具有特征性的损害。

（3）常泛发全身，对称分布。

（4）有时在肛门周围及外阴部可见扁平湿疣或湿丘疹，口腔内可见黏膜斑，头发可呈虫蛀样脱落，可出现骨膜炎、眼损害，神经系统亦可受侵。

（5）暗视野螺旋体检查阳性，梅毒血清试验阳性。

3. 晚期（三期）梅毒

（1）发生在感染后2年，梅毒血清试验阳性。

（2）结节性梅毒疹：常见于前额、躯干、四肢等处，为多数皮下小结节，粟粒至豌豆大小，可自然消失，遗留萎缩性斑。

（3）树胶肿：初为皮下小硬结，渐发展与皮肤粘连，形成浸润性斑块，中心可破溃形成溃疡，好发于头面、小腿等处，亦可累及上腭及鼻中隔黏膜及骨骼等。

（4）心血管系统梅毒：感染10～20年后发病，主要有单纯性主动脉炎、主动脉瓣关闭不全与主动脉瘤。

（5）神经梅毒：感染5～15年后发病，可引起梅毒性脑膜炎、脊髓痨与麻痹性痴呆等，也可为无症状性神经梅毒。

4. 潜伏（隐性）梅毒：有感染史，梅毒血清反应阳性而无临床症状和体征，脑脊液正常，且能除外其他可以引起血清反应阳性的疾病。感染期在2年以内的称为早期潜伏梅毒，感染期2年以上者称为晚期潜伏梅毒，一般不具传染性。

5. 先天梅毒：生母有梅毒史，患儿梅毒血清试验阳性。

（1）早期先天梅毒：出现于产后第2～6周，有流涕、鼻塞、口腔黏膜损害、弥漫性斑丘疹及丘疹鳞屑性损害。可发生水疱——大疱型皮损（梅毒性天疱疮），也可发生骨、肝、脾等病变。

（2）晚期先天梅毒：多发生于2岁以后，其临床表现分为两组：①永久性标记：为早期病变所遗留，已无活动性，但具特征性，如前额圆凸、胡氏齿、桑椹齿、马鞍鼻、口腔周围皮肤放射性皲裂等。②仍有活动性损害所致的临床表现：常有实质性角膜炎、神经性聋、肝脾大、树胶肿、骨膜炎等。

【治疗】首选青霉素，定期追踪观察。

（五）杜克雷嗜血杆菌检查

操作要求
- 掌握杜克雷嗜血杆菌检查的适应证及临床意义
- 掌握杜克雷嗜血杆菌检查的方法
- 掌握杜克雷嗜血杆菌的结果判定

1. 操作规程

（1）操作前准备

1）明确需要杜克雷嗜血杆菌检查的临床情况（适应证）：软下疳。

2）判断患者是否可以进行杜克雷嗜血杆菌的检查：无特殊禁忌。

3）用物准备：基本设备及试剂，包括手套、口罩、无菌帽、光学显微镜、玻片、培养基、穿刺针。

（2）操作过程

1）与患者沟通：介绍自己，核对患者姓名、性别等，向患者交代检查的目的、意义及基本操作方法。

ⓔ 表 9-1-23 性病检查（杜克雷嗜血杆菌检查）评分标准

2）直接涂片：可做出初步诊断，但容易出现假阴性或假阳性，特异性和敏感性可能都低于 50%。

3）细菌培养：用含血清和低浓度万古霉素的选择培养基，培养 24 ~ 48 h 后观察菌落，取菌落镜检或做生化反应可确诊。

4）其他方法：单克隆抗体进行免疫荧光快速检测，阳性率可达 93%；DNA 探针检测的特异性和敏感性均较高。

（六）醋酸白试验

操作要求
- 掌握醋酸白试验的原理及适应证
- 掌握醋酸白试验的方法
- 掌握醋酸白试验的结果判读

1. 操作规程

（1）操作前准备

1）明确醋酸白试验的原理：人乳头瘤病毒感染的上皮细胞与正常细胞产生的角蛋白不同，能被冰醋酸致白。

2）明确需要醋酸白试验的临床情况（适应证）：尖锐湿疣。

3）判断患者是否可以进行醋酸白试验：无特殊禁忌。

4）用物准备：基本设备及试剂，包括手套、口罩、无菌帽、棉签、5% 冰醋酸。

（2）操作步骤

ⓔ 表 9-1-24 性病检查（醋酸白试验）评分标准

1）与患者沟通：介绍自己，核对患者姓名、性别等，向患者交代检查的目的、意义及基本操作方法。

2）用蘸有 5% 冰醋酸的棉拭子压于可疑皮疹及附近的正常皮肤黏膜上，观察皮损及周围正常组织颜色变化。

2. 操作注意事项

（1）本试验敏感性较高。

ⓔ 性病检查（醋酸白试验）操作易犯错误及分析

（2）有时在上皮增厚或有外伤擦破的情况下有假阳性反应。

（3）该试验诊断尖锐湿疣并非绝对特异反应，应作为临床参考。可能有假阳性或假阴性。

3. 操作易犯错误及分析

（七）毛滴虫检查

操作要求
- 掌握毛滴虫检查的适应证
- 掌握毛滴虫检查的方法
- 掌握毛滴虫检查的临床意义

1. 操作规程

（1）操作前准备

1）明确需要毛滴虫检查的临床情况（适应证）：滴虫病。

2）判断患者是否可以进行毛滴虫检查：无特殊禁忌。

3）用物准备：基本设备及试剂，包括手套、口罩、无菌帽、温生理盐水、棉拭子、无菌脱脂棉、阴道窥器、光学显微镜、玻片。

（2）操作过程

1）与患者沟通，介绍自己，核对患者姓名、性别等，向患者交代检查的目的、意义及基本操作方法。

2）取分泌物混于温生理盐水中，低倍镜下镜检，如有滴虫，可见其呈波状移动。

ⓔ 表 9-1-24 性病检查（毛滴虫检查）评分标准

八、皮肤组织病理学检查

（一）皮肤活检术

1. 操作规程

（1）操作前准备

1）明确需要进行皮肤活检术（皮肤组织病理学检查）的临床情况（适应证）：①皮肤肿瘤、癌前病变、病毒性皮肤病、角化性皮肤病、某些红斑性皮肤病等有高度诊断价值者。②大疱性皮肤病、肉芽肿性皮肤病、代谢性皮肤病、结缔组织病等有诊断价值者。③某些深部真菌病等可找到病原微生物者。

2）判断患者是否可以进行皮肤活检术（皮肤组织病理学检查）：严重瘢痕体质者（尤其是特殊部位）应慎重，需要征求患者同意。

3）与患者及家属沟通，签署手术同意书：告知可能的并发症，如出血、感染，损伤周围组织、血管、神经，药物过敏、手术不成功、麻醉意外、心脑血管意外、其他不可预料的意外，活检部位瘢痕形成。

4）用物准备：基本设备及试剂，包括无菌手套、口罩、无菌帽、活检包、治疗盘（聚维酮碘、棉签、胶布、局部麻醉药）、10% 甲醛、钻孔器。

（2）操作步骤

1）与患者沟通：介绍自己，核对患者姓名、性别等，向患者交代检查的目的、意义及基本操作方法。

2）合理选择皮损。

A. 原则是应选择未经治疗的成熟皮损。

B. 尽量选取原发性损害；大疱性皮肤病、感染性皮肤病应该选择新鲜皮损，保持疱的完整性。环状损害应选择活动边缘部分，结节性损害切取标本时应达到足够深度。

C. 取材时应包括一部分正常组织，以便与病变组织对照。

D. 应尽量避免在腹股沟、腋窝、关节和面部等部位切取标本。

E. 当同时存在不止一种损害时，应各取其一做检查。

F. 治疗后的标本一定要在治疗前的同一部位采取，以便于观察疗效。

3）常规消毒铺单。

4）局部麻醉。

5）用手术方法或钻孔器取材。

A. 手术切取法（刀切法）：适用于各种要求及大小的皮肤标本，最为常用。

B. 环钻法（钻孔法）：较方便，但应用受一定限制。适用于较小损害，或病变局限于表浅处，或手术切除有困难者。

C. 削切法（削除法）：用刀削除病变组织，适用于表浅皮损，如疣状物、脂溢性角化病等。

6）标本送检。所取组织应立即放入 10% 甲醛液或 95% 乙醇中固定，固定液与组织体

操作要求
- 掌握皮肤活检术（皮肤组织病理学检查）的适应证
- 掌握皮肤组织病理学检查皮损的选择、取材及标本处理的原则
- 认识皮肤活检术常用器物和物品
- 掌握皮肤活检术的操作方法
- 熟悉显微镜的调试和使用
- 掌握皮肤组织病理学的常用术语
- 熟悉常见皮肤病的组织病理改变

ⓔ 表 9-1-25 皮肤活检术（手术切取法）评分标准
ⓔ 表 9-1-26 皮肤活检术（钻孔法）评分标准

积之比为 8 : 1。按常规固定、脱水、包埋、制片。必要时做组织化学、免疫组织化学及电镜等检查。若需做免疫病理，应立即将组织 4℃保存，尽快送冷冻处理。

（3）操作后处理：术后用无菌敷料包扎，保持创口清洁，选择适当时机拆线。

2. 操作注意事项

（1）皮损选择：一般选择充分发育的典型皮损，须取原发病变。水疱、脓疱宜取早期皮损。有多种病变同时存在时，应分别取材。必要时从皮损边缘取材，一半病损皮肤，一半正常皮肤，以便对比观察。如考虑肿瘤和结节性皮肤病，取材应尽量包括皮下脂肪组织。

（2）麻醉：尽可能在病变周围进行，避免在拟取皮损内直接注入麻醉药。

ⓔ 皮肤活检术操作易犯错误及分析

3. 操作易犯错误及分析

（二）皮肤组织病理学的常用术语

皮肤组织病理变化按其层次可分为表皮病变、真皮病变和皮下组织病变。

1. 表皮病变

（1）角化过度（hyperkeratosis）：由病理性改变所造成的角质层增厚。

正角化过度有三种形式：

网篮型：角质层呈正常的网篮状，但较正常增厚，如花斑糠疹。

致密型：如神经性皮炎。

板层型：如寻常型银屑病。

（2）毛囊角栓：毛囊漏斗部角化过度，使毛囊漏斗部扩大，其中为栓状角质物所充满。见于盘状红斑狼疮、硬化性萎缩性苔藓、毛囊角化症等。

（3）角化不全（parakeratosis）：角质层内仍有残留的细胞核，常伴颗粒层变薄或消失。

（4）角化不良（dyskeratosis）：表皮或附属器个别角质形成细胞未至角质层即显示过早角化。良性疾病中可见于毛囊角化病、病毒感染等；恶性疾病中最常见于鳞状细胞癌，其角化不良细胞可呈现同心性排列，接近中心部逐渐出现角化，称角珠（squamous pearls）。

（5）颗粒层增厚（hypergranulosis）：指颗粒层变厚，因细胞增生和（或）肥大所致。见于慢性单纯性苔藓、扁平苔藓等。

颗粒层减少（hypogranulosis）：颗粒层数目减少，如寻常型鱼鳞病及银屑病。

（6）棘层肥厚（acanthosis）：指表皮棘细胞层增厚，常伴有表皮突延长或增宽，一般由棘层细胞数目增多所致，由细胞体积增大所致者称假性棘层肥厚。见于银屑病及慢性皮炎等。

（7）疣状增生（verrucous hyperplasia）：指表皮角化过度、颗粒层增厚、棘层肥厚和乳头瘤样增生 4 种病变同时存在，表皮宛如山峰林立。见于寻常疣、疣状痣等。

（8）乳头瘤样增生（papillomatosis）：指真皮乳头体不规则地向上增生，往往表皮本身也出现不规则增生，使表皮呈不规则的波浪状。见于黑棘皮病、皮脂腺痣等。

（9）假上皮瘤样增生（pseudoepitheliomatous hyperplasia）：指棘层高度或显著不规则肥厚，表皮突不规则延伸，可达汗腺水平以下，其间可有炎性细胞。常见于慢性肉芽肿性疾病（如寻常狼疮）、慢性溃疡的边缘。

（10）表皮萎缩（epidermal atrophy）：指基层细胞数目减少，表皮突变平乃至消失，如硬化性萎缩性苔藓、老年人萎缩的皮肤。

（11）细胞内水肿（intracellular edema）：主要指棘层细胞内发生水肿，细胞体积增大，胞质变淡。高度肿胀的细胞可呈现气球状，称气球样变性（ballooning degeneration）；若细胞内水肿使细胞膨胀破裂，邻近残留的胞膜连成许多网状中隔，最后形成多房性水疱，称网状变性（reticular degeneration）。见于病毒性皮肤病、接触性皮炎等。

（12）细胞间水肿（intercellular edema）：细胞间液体增多，细胞间隙增宽，细胞间桥拉长而清晰可见，甚似海绵，故又名海绵形成（spongiosis），水肿严重时形成表皮内水疱。见于皮炎、湿疹等。

（13）棘层松解（acantholysis）：指表皮或上皮细胞失去粘连，呈现松解状态，致表皮内裂隙或水疱。当与周围细胞完全分离后称为棘层松解细胞，其核圆，染色均一，周围绕以嗜酸性浓缩的胞质。棘层松解发生在表皮内见于天疱疮、毛囊角化病、家族性良性慢性天疱疮、葡萄球菌烫伤样皮肤综合征及各种角层下脓疱病等。

（14）基底细胞液化变性（liquefaction of basal cells）：指基底细胞空泡化和崩解，重者基底层消失，使棘细胞直接与真皮接触，常伴真皮内噬黑素细胞浸润。见于扁平苔藓、红斑狼疮等。基底细胞及黑素细胞损伤后黑素脱落被吞噬细胞吞噬，或游离于真皮上部，称色素失禁（incontinence of pigment）。

（15）Kogoj 微脓肿和 Munro 微脓肿：颗粒层或棘层上部海绵形成的基础上中性粒细胞聚集成的多房性脓疱，称 Kogoj 微脓肿；角质层内聚集的中性粒细胞形成的微脓肿，称 Munro 微脓肿。见于脓疱性银屑病等。

（16）Pautrier 微脓肿：指表皮内或外毛根鞘淋巴样细胞聚集形成的细胞巢。见于原发性皮肤 T 细胞淋巴瘤等。

2. 真皮及皮下组织病变

（1）纤维蛋白样变性（fibrinoid degeneration）：指结缔组织因病变而呈现明亮、嗜伊红、均质性改变，显示出纤维蛋白的染色反应。见于红斑狼疮、变应性血管炎等。

（2）嗜碱性变性（basophilic degeneration）：指真皮上部结缔组织失去正常的嗜伊红性，呈无结构、颗粒状或小片状嗜碱性变化，明显时可表现为不规则排列的嗜碱性卷曲纤维，与表皮之间隔以境界带。见于日光性角化病等。

（3）黏液变性（mucinous degeneration）：指胶原纤维基质中黏多糖增多，胶原纤维束间的黏液物质沉积而使间隙增宽，有时 HE 染色时呈现浅蓝色。见于胫前黏液水肿等。

（4）弹力纤维变性（degeneration of elastic fibers）：指弹力纤维断裂、破碎、聚集成团或粗细不匀呈现卷曲状，量减少甚至溶解消失，见于弹力纤维假黄瘤等。

（5）肉芽肿（granuloma）：指各种原因所致的慢性增殖性改变，病变局部形成以组织细胞为主的结节状病灶，病变中可含有组织细胞（上皮样细胞、巨噬细胞）、多核巨细胞、淋巴细胞、浆细胞、中性粒细胞等。见于结核、梅毒和各种深部真菌病等。

（6）渐进性坏死（necrobiosis）：某些肉芽肿性皮肤病中，真皮结缔组织纤维及其内的血管等均失去正常着色能力，但仍可见其轮廓，无明显炎症，边缘常可见成纤维细胞、组织细胞或上皮样细胞呈栅栏状排列。见于环状肉芽肿、类脂质渐进性坏死、类风湿结节等。

（7）脂膜炎（panniculitis）：指由于炎症反应而引起皮下脂肪组织不同程度的炎症浸润、水肿、液化或变性坏死。可分为间隔性与小叶性两类。

（8）血管炎（vasculitis）：指血管壁及血管周围有炎症细胞浸润，同时伴有血管损伤，包括纤维素沉积、胶原变性、内皮细胞及肌细胞坏死的炎症过程。如果仅有血管扩张、充血或血管壁增厚、内皮细胞增生，并不能诊断为血管炎。

（三）皮肤科常见疾病的临床特点及组织病理学改变

1. 寻常疣：由人乳头瘤病毒感染皮肤黏膜所引起的良性赘生物。

（1）组织病理

1）棘层上部及颗粒层可见空泡细胞。

2）乳头状隆起嵴上方角层内可见叠瓦状角化不全，嵴间凹陷处颗粒层细胞大小及数量均增加。

3）角化过度伴角化不全，在隆起嵴上方角层内常可见陈旧出血。

4）无空泡细胞的棘层上部及颗粒层内可见浓密成块的透明角质细胞，空泡细胞颗粒及角化不全细胞中含有很多病毒颗粒。

5）表皮突延长，边缘之表皮突向内弯曲，呈中心辐射状排列，或向中心弯曲形成抱球状。

6）浅层血管丛周围少量淋巴细胞浸润，在寻常疣消退期更加明显。

7）真皮乳头上延，其中血管扩张，可直达乳头顶部。

（2）临床特点：典型皮损为黄豆大小或更大的灰褐色、棕色或皮色丘疹，表面粗糙，质地坚硬，可呈乳头瘤状增生。

2. 传染性软疣：传染性软疣病毒感染所致的传染性皮肤病。

（1）组织病理

1）表皮明显增生，并向下伸入真皮，表面呈火山口样。

2）增生表皮呈梨状，彼此相邻，其间的真皮乳头变窄，成为一狭窄的间隔。

3）表皮内除基底细胞外，在胞质内可见病毒包涵体。它在棘细胞内为一个均一红染、嗜酸性的小体，称为软疣小体。软疣小体逐渐增大，至棘细胞上层时将细胞核挤至一边呈半月形。

4）若软疣小体进入真皮，则将出现异物肉芽肿反应。

（2）临床特点：具有蜡样光泽的半球形丘疹，直径 3～5 mm，呈灰色或珍珠色，中央有脐凹，内含乳白色干酪样物质（软疣小体）。

3. 尖锐湿疣

（1）组织病理

1）损害隆起表面，呈乳头瘤样增生，棘层肥厚，表面可有轻度角化亢进及角化不全。

2）棘细胞上层及粒层内可见空泡化细胞，细胞胞体较大，有一圆形深染的核，核周围有透亮的晕（凹空细胞）为特征性改变。在核膜及质膜间有丝状物相连。

3）真皮浅层毛细血管扩张，周围常有较多炎症细胞浸润。

（2）临床特点：外生殖器或肛周皮肤黏膜湿润区为好发部位。皮损初起为单个或多个散在的淡红色小丘疹，质地柔软，顶端尖锐，后渐增多、增大。依疣体形态可分为无柄型（即丘疹样皮损）和有柄型，后者可呈乳头状、菜花状、鸡冠状及蕈状。疣体常呈白色、粉红色或污灰色，表面易发生糜烂、渗液、浸渍及破损，尚可合并出血及感染。

4. 银屑病：是一种常见的反复发作炎症性皮肤病，好发于中、青年，常首发于头皮和四肢伸侧及背部，特征性皮损为鳞屑性丘疹和斑块。临床分为：寻常型、红皮病型、脓疱型和关节病型银屑病。

组织病理：

寻常型：

1）表皮角化过度伴角化不全，颗粒层变薄或消失。

2）棘层肥厚而使表皮嵴延长，且向下延伸的长度大致一致。

3）真皮乳头层毛细血管迂曲、扩张，且一直向上延伸至乳头顶部，真皮乳头水肿。

4）真皮乳头上方的表皮变薄。

5）浅层血管周围淋巴细胞浸润。

脓疱型：病理变化基本与寻常型银屑病相同，但棘层上部出现海绵状脓疱，疱内主要为中性粒细胞。

5. 扁平苔藓：是一种原因不明的慢性或亚急性皮肤病，皮损常表现为紫红色的斑块，伴有明显瘙痒，病理改变具有特征性。

（1）组织病理

1）浅层血管丛周围及真皮乳头有致密呈带状的淋巴细胞浸润，有噬黑素细胞。

2）基底细胞液化变性，严重时形成表皮下裂隙乃至大疱。

3）表皮不规则增生，表皮突呈锯齿状。

4）颗粒层呈楔形增生。

5）致密的正角化亢进。

6）在真皮乳头层、表皮真皮交界处及表皮内可见均质的嗜酸性小体（又称胶样小体），这些小体是坏死的角质形成细胞所致。

（2）临床表现：根据其皮疹形态与分布特点，在临床上可分为几个亚型，以慢性局限性扁平苔藓最常见，常可见典型扁平丘疹或斑块，表面有一层光滑、发亮的薄膜，有细小的网状白色条纹，称 Wickham 纹，但范围局限，病程慢而长。

6. 天疱疮

（1）寻常型天疱疮

1）组织病理

A. 基底细胞层上水疱，基底细胞与棘细胞之间呈连续性分离。

B. 在基底细胞层上的裂隙或水疱内可见棘层松解细胞。

C. 在裂隙或水疱上方的表皮一般是完整的，棘细胞仍彼此粘合在一起。

D. 基底细胞层上的裂隙可一直向下伸至皮肤附属器的结构（如毛囊、真皮内的小汗腺导管）。

E. 浅层血管周围多种炎症细胞浸润。

2）临床特点：为天疱疮最常见的类型，好发于中年人，常首发口腔黏膜水疱和糜烂，严重者泛发全身皮肤损害。典型皮损为外观正常皮肤上发生的水疱或大疱，疱壁薄，渗液较多，若继发感染则伴有难闻臭味。本型预后较差。

（2）增殖型天疱疮

1）组织病理

A. 表皮及附属器在基底层上分离，称为表皮内裂隙或水疱。

B. 表皮增生明显，在增生棘细胞层内可见主要由嗜酸性粒细胞组成的微脓肿。

C. 在基底细胞层上的裂隙内或嗜酸性脓肿内，有棘层松解细胞。

D. 真皮乳头水肿，在浅层血管周围为混合炎症细胞浸润。

诊断的关键是：基底层上裂隙或水疱，有棘层松解细胞；表皮增厚，其中有嗜酸性粒细胞脓肿。

2）临床特点：为寻常型的良性型，皮损好发于腋窝、乳房下、腹股沟、外阴等皮肤皱褶部位，初为薄壁的水疱，破溃后在糜烂面上渐渐出现乳头状的肉芽增殖，边缘常有新生水疱。病程慢性，预后较好。

（3）落叶型天疱疮

1）组织病理

A. 大疱位于颗粒层或角质层下，疱内可见棘层松解细胞。

B. 在疱内有时可见数量不等的中性粒细胞。

C. 浅层血管周围有淋巴细胞、组织细胞，有时还有少许嗜酸性粒细胞及中性粒细胞浸润。

D. 真皮乳头水肿。

2）临床特点：好发于中老年人。皮损好发于头面及胸背上部，口腔黏膜受累少见。水疱常发生于红斑基础上，疱壁更薄，在浅表糜烂面上覆有黄褐色、油腻性鳞屑，如落叶状，痂下分泌物被细菌分解可产生臭味。与寻常型相比，本型病情较轻。

（4）红斑型天疱疮

1）组织病理：改变同落叶型天疱疮。

2）临床特点：为落叶型天疱疮的良性型。皮损好发于头面及胸背上部，下肢和黏膜很少累及。在红斑基础上可出现散在、大小不等的浅表性水疱，壁薄易破，形成轻度渗出、鳞屑和结痂。本型病情发展缓慢，水疱时愈时发，日晒后可加重，偶可转化为落叶型天疱疮。

7. 大疱性类天疱疮

（1）组织病理

1）表皮下水疱，疱内及真皮浅层有嗜酸性粒细胞为主的浸润；疱顶表皮大致正常。

2）真皮浅层血管丛周围及乳头有淋巴细胞及数量不等的嗜酸性粒细胞浸润。

3）真皮乳头水肿。

（2）免疫荧光：疱周皮肤直接免疫荧光示基膜带状 IgG、C3 沉积，少数同时还有 IgA、IgM 的沉积。盐裂皮肤间接免疫荧光显示 IgG 型基膜带自身抗体结合在表皮侧。

（3）临床特点

1）皮损好发于躯干、腋窝、腹股沟及四肢屈侧。

2）基本损害为正常皮肤或红斑基础上发生厚壁、张力性的水疱，尼氏征阴性。

3）少有口腔损害。

4）自觉有程度不等的瘙痒。

5）水疱破溃后较易结痂愈合，遗留色素沉着斑，有时有粟丘疹。

8. 家族性良性天疱疮：又称 Hailey–Hailey 病，致病基因可能在第 3 对染色体的长臂，为常染色体不规则显性遗传。

（1）组织病理

1）基底细胞层上水疱。

2）表皮轻度增生，棘层肥厚。

3）棘细胞松解发生在表皮全层或表皮下半部，犹如倒塌的砖墙。

4）真皮乳头水肿，浅层血管周围以淋巴细胞为主的浸润。

（2）临床特点

1）70% 有家族史，大多在青壮年时发病。

2）在正常皮肤或红斑基础上发生薄壁水疱，易破溃，成为浅的小点状糜烂面，尼氏征阳性。

3）好发于易受摩擦及间擦部位，如颈部、腋窝、脐周、腰部、腹股沟部及臀皱襞等处，在天热出汗多的季节皮疹往往加重，而天凉秋冬季则皮疹明显减轻，及至自愈。

4）黏膜一般不受累。

9. 色素痣：又称痣细胞痣，根据痣细胞的分布部位，可将其分为交界痣、皮内痣和混合痣。

组织病理：痣细胞多排列成巢状，大致有 4 种：①透明痣细胞：似正常黑素细胞，但略大，多位于表皮至真皮交界处；②上皮样痣细胞：多位于真皮上部，含少量黑素；③淋巴细胞样痣细胞：多位于真皮中部，较小，可含黑素；④纤维样痣细胞：多位于真皮下部，呈长梭形，极少含有黑素。交界痣的痣细胞巢位于表皮 – 真皮交界处，细胞内含有大量黑素。皮内痣的痣细胞巢位于真皮内，真皮上部的痣细胞呈巢状或条索状，常含中等量黑素；真皮中下部的痣细胞以梭形细胞为主，排列成束，极少含黑素。混合痣含有交界痣与皮内痣的两种成分。

10. 脂溢性角化病：又称老年疣，是一种良性表皮增生性肿瘤，多见于老年人，可能与日晒、慢性炎症刺激有关。

（1）组织病理：可分为3型，即角化型、棘层肥厚型和腺样型。三型均有角化过度，棘层肥厚和乳头瘤样增生，增生的细胞为鳞状细胞和基底样细胞。其特点是肿瘤病变的基底在同一水平面上，两端与正常表皮相连。三型的不同点是：角化型角化过度和乳头瘤样增生较明显，而棘层肥厚不明显，角质内陷可形成假性角质囊肿；棘层肥厚型角化过度和乳头瘤样增生均较轻，棘层肥厚较明显，且可见较多的角质囊肿；腺样型由基底样细胞呈双排组成条索状，向真皮延伸，并互相交织成网状，其中黑素明显，角质囊肿少见。

（2）临床特点：最常见于面部，其次为手背、胸、背等处。初起为单个或数个淡黄色斑，渐增大变成淡褐色略高于皮面的扁平丘疹，圆形、卵圆形或不规则形，直径约1 cm，境界清楚，表皮呈颗粒状，最后变成黄褐色至黑色斑状，表面覆以油腻性鳞屑或痂，有时渗液、出血，呈良性经过，极少恶变。

11. Bowen病：又称皮肤原位鳞状细胞癌，是发生于皮肤或黏膜的表皮内鳞状细胞癌。其发病可能与长期接触无机砷或日光暴晒有关，也可能与病毒感染有关。

（1）组织病理：表皮细胞增生，排列紊乱，呈高度不典型性，表现为细胞的大小、形态不一，核质比例增加，核的大小、形态和染色深浅不匀，核仁明显，核周的胞质常呈空泡状。因棘层肥厚，表皮突增宽，真皮乳头被压成细带状。表皮内常见瘤巨细胞（单核和多核巨大表皮细胞）。表皮基膜完整，若破坏则提示为浸润癌。

（2）临床特点：任何年龄均可发病，但中老年人多见。好发于头面、四肢，也见于躯干、颈部和口腔、鼻、咽、女阴、龟头、肛门等黏膜处。损害一般单发，少数为多发。表现为境界清楚的暗红色斑片或斑块，呈圆形、多环形、葡萄形或不规则形，大小为数毫米至十余厘米不等。表面常有鳞屑、渗出和结痂，剥去鳞屑和痂即露出红色颗粒状或肉芽状湿润面或少量出血。表面平坦或不规则隆起或呈结节状。触之其边缘和底部较硬。如出现破溃，常为侵袭性生长的标志。因此，出现溃疡时，应提高警惕。病程缓慢。一般无自觉症状，亦可有程度不同的瘙痒。

12. Paget病：又名湿疹样癌。临床表现为湿疹样皮损。为乳腺导管，偶或为大汗腺导管开口处的原位癌，向上扩展至表皮内形成的一种特殊类型皮肤癌。

（1）组织病理：具有特征性的病理改变是表皮内单个或呈巢状排列的Paget细胞。此种细胞的胞体大，呈圆形或椭圆形，胞膜不清楚，无细胞间桥，细胞内含一个大的胞核，胞质丰富而淡染，甚至呈空泡状，PAS反应阳性，耐淀粉酶。Paget细胞增多时可将周围角质形成细胞挤压成网架状，还可将表皮基膜带挤压成细线状。真皮内有慢性炎症细胞浸润。

（2）临床表现：本病临床上分为两型：

1）乳房湿疹样癌：几乎全部为女性，罕见于男性，平均发病年龄为50～60岁。损害常初发生于乳头，渐累及乳晕及周围皮肤。常为单侧。皮损初发为鳞屑性红斑或斑块，呈湿疹样，浅表糜烂、渗出、结痂、浸润明显，边界清楚。逐渐与原发损害融合，最后累及乳房大部分，可形成溃疡。如损害向深部扩展，可发生乳头内陷、破坏甚至消失。常伴发乳腺癌，或伴发腋窝淋巴结转移。

2）乳房外湿疹样癌：大多为男性，少数为女性。平均发病年龄大于乳房湿疹样癌。好发于阴囊、阴茎、女阴，亦可见于会阴和肛周，偶发于腋窝。常为单发，少数为多发。损害和乳房湿疹样癌相似，但范围更大，呈界限清楚的红色斑片或斑块，表面糜烂、渗出、结痂，呈湿疹样外观。常有痛痒感。一般预后较乳房湿疹样癌好，但可伴发真皮内侵袭性癌。由直肠癌扩展到肛周皮肤或由宫颈癌扩展到外阴部者，称为继发性乳房外湿疹样癌，预后不良。

13. 基底细胞癌：又名基底细胞上皮瘤、基底样细胞瘤、侵蚀性溃疡。其发病可能与长期日晒有关，长期接触 X 线或砷剂亦可诱发本病。

（1）组织病理：基底细胞癌起源于表皮或皮肤附属器的多能性基底样细胞，可向多方向分化。

1）瘤细胞团位于真皮内与表皮相连。瘤细胞似基底细胞，呈卵圆或梭形，胞核大而深染，但其大小、形态和染色深浅均较一致，无间变。胞质相对少，细胞境界不清，无细胞间桥。

2）瘤体周边细胞呈栅栏状排列。瘤细胞团周围结缔组织增生，常见较多的成纤维细胞，并可见黏蛋白变性。

3）由于标本经固定和脱水，间质内黏蛋白皱缩，因而瘤细胞团周围出现裂隙。此虽为人工现象，但可协助与其他肿瘤相区别。

（2）临床类型

1）结节溃疡型：最常见。好发于颊部、鼻梁旁、前额等处。损害一般为单个。初起为一小而具有蜡样光泽的结节，质硬，表皮菲薄伴毛细血管扩张。结节缓慢增大，中央常形成溃疡，围绕以珍珠样隆起的边缘，故又称侵蚀性溃疡。偶见皮损呈侵袭性扩大，或向深层发展，侵犯眼、鼻甚至穿通颅骨。

2）色素型：与结节溃疡型类似，皮损呈褐色或深黑色，但不均匀，边缘部分常较深，中央部分呈点状或网状分布。

3）浅表型：少见。男性多见。好发于躯干，特别是背部。皮损为一个或多个淡红色斑片，边界清楚，表面覆以少量糠皮样鳞屑。可向周围缓慢扩大，周围绕以细线状、珍珠状边缘。表面可见小片浅表性溃疡和结痂。愈后留有光滑萎缩性瘢痕。

4）硬皮病样型或硬化型：罕见。多发生于青年人。常单发于头面部，表现为扁平或轻度凹陷的黄白色蜡样斑片，边缘清楚或不清楚，触之硬化，似局限性硬皮病。病程慢性，很少破溃。

5）纤维上皮瘤型：好发于背部，为一个或数个隆起结节，触之较硬，表面光滑，类似纤维瘤。

14. 鳞状细胞癌：又称表皮样癌、棘细胞瘤，简称鳞癌。致病因素有：①紫外线照射、放射线或热辐射损伤；②化学致癌物：如砷、多环碳氢化合物、沥青、铬酸盐等；③癌前皮肤病：如日光性角化病、砷角化病、黏膜白斑、着色性干皮病等；④瘢痕和某些慢性皮肤病：如慢性溃疡、寻常狼疮、慢性盘状红斑狼疮、萎缩性硬化性苔藓等。

（1）组织病理：癌细胞由三种处于不同分化阶段的角质形成细胞组成。①已分化的角质形成细胞：此种细胞的胞体较正常角质形成细胞大，胞质丰富，但染色不均匀，细胞透明呈空泡状，有细胞间桥。胞核大小及染色深浅不一，有多核、巨核和较多核分裂象。②角化细胞：此种细胞胞质深染红色，呈完全或不完全角化，胞核较大。③未分化或低分化梭形细胞：此种细胞胞质少，胞体小，胞核深染，细胞间无网状纤维。上述几种癌细胞常相互混杂，构成癌巢，侵入真皮网状层或更深。

（2）诊断要点

1）不典型角质形成细胞增生，向下生长进入真皮网状层。

2）肿瘤显示有角化的特点，可表现为损害中有个别角化或角化不良的细胞。

3）肿瘤细胞的非典型性表现为核大小不一，染色质丰富，染色深；有丝分裂相细胞多；有多核细胞及坏死的瘤细胞。瘤细胞间可见细胞间桥。

4）瘤体境界不甚清楚，表面有溃疡，肿瘤除向外生长，还向内生长，达到真皮网状层或更深的组织，附属器常受累。

组织病理学上根据细胞分化程度，可将鳞状细胞癌分为4级：Ⅰ级或Ⅱ级分化较高，在呈同心圆排列的团块中，癌细胞自周边逐渐向中心呈现不完全或完全角化，Ⅰ级常见角化珠；Ⅲ级鳞癌为低分化梭形细胞，仅见个别或少数成团角化不良的癌细胞；Ⅳ级鳞癌为未分化梭形小细胞，胞核细长、深染，出现核分裂，细胞间桥消失，伴坏死。

（3）临床表现：老年人多见。好发于头皮、面部、颈和手背等暴露部位。初起为小而硬的红色结节，境界不清，继而隆起呈乳头状或菜花样。中央易发生溃疡，溃疡表面呈颗粒状，常坏死、出血伴恶臭，溃疡呈火山口样。边缘坚硬，高起并外翻。肿瘤发展较快，向深处侵袭，可达其下方的筋膜、肌肉和骨骼。日后可引起区域性淋巴结转移，但很少血源转移。

15. 恶性黑素瘤：又称黑素瘤，简称恶黑，是一种恶性程度较高的黑素细胞肿瘤。多发生于皮肤，亦可见于皮肤–黏膜交界处（如结膜、口腔、鼻腔、肛管、阴道、阴茎、龟头等），还可发生于眼脉络膜和软脑膜等处。

（1）组织病理：黑素瘤细胞发生于真皮和表皮交界处，穿透基膜侵及真皮层和皮下层。在表皮和真皮内均可见较多分散或巢状分布的黑素瘤细胞，此种细胞呈明显异型性，细胞大小、形态不一，胞核大而深染，核分裂象多见，胞质内含色素颗粒，含量不一，分布不均，对多巴和酪氨酸酶呈强阳性反应。免疫组织化学示抗 S–100 蛋白和抗 HMB–45 单抗呈阳性反应。

（2）临床表现：原发于皮肤的恶性黑素瘤可分为4种类型。

1）肢端雀斑痣样黑素瘤：多由肢端雀斑痣发展而来，好发于掌跖、甲及甲周。表现为边界不规则的斑片，色素深浅不均匀。甲母质、甲板及甲床的损害可见纵行条状色素纹。此型发展快，较易发生溃疡和转移。

2）恶性雀斑痣样黑素瘤：我国较少见。多见于老年人，好发于面部等曝光部位。表现为色素不均匀的斑片，伴有深褐色或黑色小斑点，边界不规则。此型生长缓慢，逐渐向周围扩大，转移也较迟，最初仅限于邻近淋巴结转移。

3）结节性黑素瘤：好发于足底、下肢、外阴和头颈部。表现为高出于皮面的结节，呈黑色、蓝黑色或深褐色，周围绕以红晕，迅速增大，表面呈乳头瘤状或蕈样，可形成溃疡。此型很早发生转移，常转移至肝、肺和脑等处。

4）浅表型黑素瘤：最常见。好发于四肢和躯干。皮损较小，呈不规则斑片。呈黑色、褐色或棕黄色。生长较缓慢，转移较迟。

16. 光线性角化病：又称光化性角化病或老年性角化病，是常发生于中老年皮肤暴露部位的皮肤癌前病变，可进一步发展成皮肤鳞状细胞癌。日光、电离辐射、热辐射以及接触沥青和煤焦油产物都可诱发本病。

（1）组织病理：可分为以下几型。

1）肥厚型：轻至中等度乳头状瘤增长，表皮明显角化过度，灶性颗粒细胞层增厚或消失，部分角化不全。棘细胞层肥厚与萎缩相交替，表皮突略向下不规则延伸。整个棘细胞层细胞排列紊乱，有的不典型，其大小、形态以及核染色深浅不一，核仁清楚，胞质有时大部分都空泡化；核分裂象较多见，且不典型。皮角系肥厚型光线性角化病，唯角化过度特别明显，成为角样。

2）萎缩型：整个表皮萎缩，轻度角化过度。不典型细胞主要见于基底层，核大而深染，排列致密，基底上常出现裂隙或腔隙，其中可见棘突松解的角化不良细胞。此型若不典型细胞增生活跃并有侵袭，即发展成棘突松解型鳞状细胞癌。

3）原位癌样型：与表皮原位癌相似，但若连续切片，观其是否侵袭末端毛囊和毛囊漏斗外毛根鞘或汗腺导管而可区分。

在上述三型中，均可见真皮上部嗜碱性变性和以浆细胞为主相当密集的慢性炎性细胞浸润。

（2）临床特点：光线性角化病的皮损常是单发，皮损由红斑或 1 ~ 2 mm 大小的毛细血管扩张逐渐隆起增大，形成丘疹、小结节或斑片，皮损内可有毛细血管扩张，表面干燥，上覆黏着紧密的鳞屑，不易剥掉，强行剥出后，基底有出血现象。表面角化显著者呈疣状，也可为表面光滑呈皮角样损害。好发于暴露部位，如面部、手背、耳或其他部位。皮疹发生缓慢，常无自觉症状，少数患者可向鳞癌转变，但生长缓慢且不易发生转移。

第二节 皮肤科基本技能操作模拟竞赛试题

一、皮肤病问诊

ⓔ 皮肤病问诊要点模拟竞赛试题

题 1

题干：患者女性，32 岁，因全身反复风团伴瘙痒 3 个月就诊。

要求：请对患者进行问诊，并提出初步诊断。

考核点：荨麻疹的临床特点

临床思维：根据病史、风团发作时间及规律：反复发作风团并血管性水肿，皮疹发生快，此起彼伏。存在的时间短暂，24 h 内消退不留痕迹，且服用抗组胺药有效，病程大于 6 周，诊断考虑慢性自发性荨麻疹。

模型及环境要求 SP：1 名年轻女性；提供的病史：患者 3 个月前无明显诱因反复出现全身风团，每天发作，伴瘙痒。有时可出现口唇肿胀。皮损于 24 h 内可自行消退且不留痕迹，此消彼长。服用抗组胺药可暂时控制症状，但停药后复发。既往无其他病史。

用物准备：问诊用桌和椅子，纸和笔。

二、原发性皮损和继发性皮损视诊检查

ⓔ 原发性皮损和继发性皮损视诊检查的内容及注意事项

题 1

题干：患者男性，24 岁，因左嘴角水疱 3 天就诊。

要求：请为患者进行视诊检查。

考核点：单纯疱疹皮损的视诊特点

临床思维：单纯疱疹是由单纯疱疹病毒引起的，临床上以簇集性水疱为特征，好发于口周、鼻周，也可见于口腔黏膜等部位。可见红斑、簇集状小丘疹和水疱，可相互融合，水疱破溃可形成糜烂、结痂。

模型及环境要求：单纯疱疹图片。

用物准备：屏风。

三、皮损触诊和特殊检查

ⓔ 皮损触诊和特殊检查要点模拟竞赛试题

题 1

题干：患者女性，35 岁，因双小腿红斑、结节 2 月余就诊。

要求：请为患者进行触诊检查。

临床思维：结节性红斑是发生于皮下脂肪的炎症性疾病，典型表现为小腿伸侧的红色

结节和斑块，直径 1 ~ 5 cm，数个至数十个，对称性散在分布，不融合。皮损局部温度升高，自觉疼痛和压痛。注意描述结节的大小、质地、边界、表面光泽，有无破溃，有无皮肤粘连，触诊时患者的自觉症状。

考核点：结节性红斑的触诊特点

模型及环境要求： 双小腿模型。

用物准备： 屏风、检查床（用于摆放模型）。

四、真菌镜检技术

题 1

ⓔ 真菌镜检技术模拟竞赛试题

题干： 患者男性，45 岁，因躯干、大腿起红疹伴瘙痒半年就诊。患者半年前腹部、双大腿内侧逐渐起红疹伴瘙痒，自购“复方地塞米松软膏（皮炎平霜）”外搽，瘙痒稍减轻，但皮损范围扩大。

体格检查： 腹部及双大腿内侧可见环状红斑片，边界清楚，中央暗红色色素沉着，边缘散在多个米粒大小丘疹及丘疱疹，上附少许鳞屑。

考核点：真菌镜检的适应证及操作，体股癣的诊断及治疗

要求 1： 该患者最可能的致病原因是什么？为协助诊断可首选哪项实验室检查？请进行操作。

要求 2： 该患者的治疗原则和具体措施是什么？

临床思维： 该患者最可能的致病原因是真菌感染。首选真菌镜检。体股癣的治疗原则为：抗真菌治疗，外用药为主。具体措施为：①注意衣物消毒，保持局部干燥；②外用抗真菌药，如咪唑类霜剂等，腹股沟处皮肤薄嫩，应选择刺激性较小的药物，皮损消退后继续用药 1 ~ 2 周；③疗效不佳时可联用内服抗真菌药。

模型及环境要求： 躯干及双大腿模型。

用物准备： 口罩、帽子、棉签和无菌手套、检查床或操作台（用于摆放模型）、屏风、分类垃圾桶、洗手液、酒精灯、打火机、光学显微镜、连柄手术刀、滤纸、载玻片、盖玻片，10% ~ 20% 氢氧化钾溶液，真菌阳性的玻片 1 张。

五、蠕形螨、疥螨和阴虱检查

题 1

ⓔ 蠕形螨、疥螨和阴虱检查模拟竞赛试题

题干： 患者男性，45 岁，因外阴瘙痒 5 天就诊。查体：阴毛可见白色虫体附着，阴阜皮肤见抓痕和血痂。

要求： 请选手进行阴虱检查。

临床思维： 根据患者病史及查体，诊断考虑阴虱病，患者或其配偶有不洁性接触史，或发病前曾在外住宿，表现为阴毛部剧烈瘙痒，晚间为甚。

考核点：阴虱检查的操作规程

模型及环境要求： 成年男性外生殖器模型，带有阴毛。

用物准备： 屏风、检查床（放置模型）、帽子、口罩、无菌手套、光学显微镜、小镊子、眼科剪，70% 乙醇或 5% ~ 10% 甲醛溶液，10% 氢氧化钾溶液、载玻片。

六、变应原检测

题 1

ⓔ 变应原检测模拟竞赛试题

题干： 患者女性，23 岁，未婚，因全身皮肤反复起红色风团半年，自觉瘙痒就诊。口服氯雷他定有效。

考核点
点刺试验的适应证和操作方法

要求：请为患者做点刺试验。

临床思维：首先判断患者是否可以进行点刺试验：过敏体质者、有过敏性休克史者、前臂屈侧有明显皮损者、妊娠期不宜进行点刺试验。

模型及环境要求：双前臂完整模型。

用物准备：点刺试剂盒、记号笔、无菌手套、写有“生理盐水”的滴瓶、写有“组胺”的滴瓶、点刺针、消毒液、乙醇棉球、无菌钳、0.1% 肾上腺素注射液。

七、性病的检查

ⓔ 性病的检查模拟竞赛试题

题 1

题干：患者男性，20 岁，因急起尿道脓性分泌物 3 天，伴尿频、尿痛就诊。1 周前有不洁性交史。既往无类似病史。查体：尿道口黏膜红肿，可见多量黄色脓性分泌物。

考核点
男性患者淋球菌检查

要求：请做出初步诊断及行相应性病检查。

临床思维：男性患者，不洁性接触数天后，急性起病。尿道分泌物明显，伴尿路刺激症状，诊断考虑淋病。尿道有大量脓性分泌物，可取分泌物行直接涂片检查及淋球菌培养和鉴定。

模型及环境要求：男性外生殖器模型。

用物准备：无菌手套、口罩、无菌帽、消毒液、无菌生理盐水、藻酸钙棉拭子、无菌脱脂棉、染色剂、光学显微镜、载玻片、酒精灯、打火机、接种环（非铁丝）、染色液、培养基、CO_2 孵箱、0.5%～1% 盐酸二甲基对苯二胺水溶液、镜油、擦镜纸、二甲苯。

八、皮肤组织病理学检查

ⓔ 皮肤组织病理学检查模拟竞赛试题

题 1

题干：患者女性，28 岁，因双下肢红斑、结节伴疼痛反复发作 3 年，加重 2 个月就诊。查体：双小腿可见数个蚕豆至示指头大小的红斑、结节，触痛。尚可见色素沉着，其下方可以扪及硬块。

考核点
皮肤活检术的操作规程

要求：请为此患者做皮肤活检（钻孔法）。

临床思维：此患者皮肤活检前，医师需填写活检申请单，并标记好活检部位。结节性损害取标本时应达到足够深度，应包括皮肤及皮下组织。取材时还应包括一部分正常组织，以便与病变组织对照。应尽量避免在腹股沟、腋窝、关节和面部等部位取标本。

模型要求：完整双小腿模型。

用物准备：屏风、检查床（用于摆放模型）、无菌手套、口罩、无菌帽、活检包、治疗盘（聚维酮碘、棉签、胶布、局部麻醉药）、10% 甲醛、钻孔器。

（张 谧 李 捷 陈 翔）

网上更多……

推荐阅读 教学视频 彩图

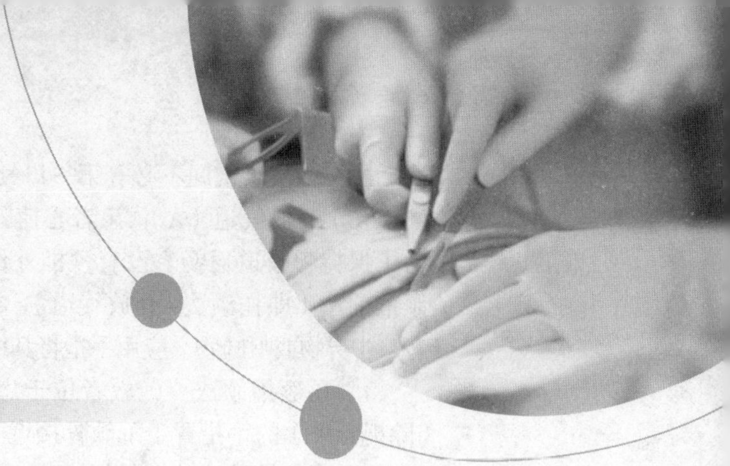

第十章

急诊科

第一节　急诊科基本技能操作规程及评分标准

一、心肺复苏术

（一）操作规程

操作要求

- 掌握心肺复苏术国际标准步骤
- 掌握面罩气囊给氧法——EC手法
- 了解心肺复苏术评分标准

1. 操作前准备

用物准备：①简易呼吸囊。②隔离面罩。③听诊器。

2. 操作步骤

（1）现场安全性的判断：察看周围环境，申明环境安全。

（2）早期识别：快速判断患者意识与呼吸，应在5～10 s内完成。施救者（约先后3次）轻拍或轻摇患者的肩部，高声喊叫："喂，你怎么啦？"（在患者左右耳交替）；如你认识患者，则最好直接呼喊其姓名。如无反应，即可判断为意识丧失。立即呼救：快来人，这里需要帮助。

（3）确定有无呼吸和脉搏（脉搏检查仅限专业人员）：施救者站或跪在患者一侧，用近患者头侧的手的食指和中指找到患者甲状软骨，向身前滑行1～2 cm，扪及患者颈动脉，判断颈动脉搏动，同时观察胸廓是否起伏（5～10 s，约7 s）。

ⓔ 表10-1-1 单人施救者成年人BLS技能测试评分标准

ⓔ 表10-1-2 双人心肺复苏术评分标准

（4）如确定没有呼吸和脉搏，即口述"没有脉搏和呼吸"，并大声呼救：请立即启动EMS系统，取来除颤仪（或AED），同时立即行胸外按压和人工呼吸。

（5）立即进行胸外心脏按压（C）：将患者仰卧于坚实平面（如木板）上，施救者可站在患者左或右侧按以下要点进行胸外心脏按压。

1）确定按压部位：为双乳头连线与胸骨的交点。将一手的掌根（长轴与患者胸骨长轴一致）紧靠此交点上，将另一手置于该手背上，两手平行重叠，手指并拢、分开或互握均可，但不得接触胸壁。

2）按压方法及按压深度：施救者双肘伸直，借身体和上臂的力量，向脊柱方向按压，使胸廓下陷5～6 cm，尔后迅速放松，解除压力，让胸廓自行复位，使心脏舒张，如此有节奏地反复进行。按压与放松的时间大致相等，放松时掌根部不得离开按压部位，以防位置移动，但放松应充分，以利血液回流。

3）按压频率：100～120次/min。

4）按压与通气的协调：一人操作时，按压与吹气之比为30∶2，即按压30次，连续吹气 2 次，两次吹气间不必等第一口气完全呼出。两次吹气的总时间应在 4 ~ 5 s 之内。

（6）开放气道（A）：患者心搏骤停后，全身肌肉松弛，可发生舌根后坠，使气道受阻，为了保持呼吸道通畅，没有颈椎外伤者采用压额抬颌法开放气道，有颈椎损伤者可采用下颌推前法（即托颌法 / 开放气道）。在开放气道时，不主张盲目清除异物，如能清楚看到患者口中异物或呕吐物，应用手指将其挖出。如果患者的义齿不能保持在口腔内，便要将其取出。

1）压额抬颌法：施救者位于患者一侧，一手置患者前额向后加压使头后仰，另一手（除拇指外）的手指置于下颌骨接近下颏的地方，将下颏抬高。

2）下颌推前法（即推颌法）：施救者位于患者头侧，两肘置于患者背部同一水平面上，抓住患者下颌角并用双手向上提，将下颌向前移动，两拇指可将下唇下拉，使口腔通畅。

（7）人工呼吸（B）：是用人工方法（手法或机械）借外力来推动肺、膈肌及胸廓的运动，使气体被动进入或排出肺，以保证机体氧气的供给及二氧化碳的排出。方法如下：

1）口对口人工呼吸：为施救者保持气道开放的手法，用置于前额处的拇、示指轻轻捏住患者的鼻孔，平静吸一口气，将嘴张大，用口唇包住患者口部，缓慢用力将气体吹入（1 s 以上），用眼睛余光观察胸廓是否起伏，每次吹气后即将捏鼻的手指放松。每次吹气的潮气量为 400 ~ 600 mL，吹气频率为 10 次 /min，共 2 次。

2）口对鼻人工呼吸：适用于口部外伤或张口困难的患者。施救者一手将患者额部向后推，另一手将颏部上抬，使上、下唇闭拢，施救者深吸一口气将口唇包住患者鼻孔，用力吹气。吹气后放开患者口唇使气呼出。其余操作与口对口吹气相同，但吹气阻力较口对口方式大。

3）简易呼吸囊给氧法（EC 手法）：用 EC 手法固定面罩，开放气道，挤压球囊频率 10 次 /min，每次挤压球囊挤扁 1/2 或 1/3。此方法常在双人心肺复苏时使用。

（8）再评价呼吸、循环与早期除颤：5 个 30∶2 的胸外心脏按压与人工呼吸之后，应先呼吸 2 次，评价 10 s，再胸外心脏按压，同时应申明可在此时进行电除颤。原则上，院内应在 3 min 内完成第一次除颤，院外应在 5 min 内完成第一次除颤。

3. 操作后处理：在以上基础生命支持的基础上，运用辅助设备及特殊技术等进行生命体征监测及建立更为有效的通气和血液循环，包括心电监护、气管插管及机械通气，建立静脉通路，维持血流动力学稳定以及使用必要的药物、心脏起搏装置、目标温度管理等脑保护措施。

（二）操作注意事项

1. 在判断患者意识与呼吸时，严禁摇动疑似外伤患者的头部，以免损伤颈椎。

2. 目击成年人呼吸心搏停止时，一般先呼救（phone first），后心肺复苏；而未目击或患者因溺水、创伤、药物中毒而呼吸心搏停止，应先 CPR 后呼救（phone fast）。

施救者应及早进行 CPR，协助者的主要任务是呼救或协助现场心肺复苏初级救生（如在院内应立即去取除颤器）；向急诊医疗救护系统求救时，应讲清：紧急事件发生的位置，发生了什么事，有多少人需要帮助，患者的情况如何，患者正接受何种形式的急救，求救电话号码，联系人姓名，同时，应让调度员先挂电话再自己挂电话。

3. 在摆放患者体位过程中，翻动时尤其应注意保护颈部，施救者一手托住其颈部，另一手扶其肩部，使患者头、颈以及身体作为一个单位（“同轴转动”患者）平稳地转动为仰卧位。

4. 胸外心脏按压过程中，按压频率 100 ~ 120 次 /min，深度 5 ~ 6 cm，保证每次按压后胸廓回弹；按压与人工呼吸的比值：（成年人）单人或双人心肺复苏均为 30∶2，即 30 次按压后予 2 次人工呼吸；按压时手指不应贴在胸壁上，两手掌应保持交叉放置按压，否则易造成肋骨骨折；按压位置应正确，否则易造成剑突、肋骨骨折而致肝破裂、血气胸；按压时施力应垂直，否则易致压力分解形成摇摆按压，造成按压无效或严重并发症；冲击式按压、抬手离胸、猛压等，易引起骨折；按压速度不宜过快或过慢，按压与放松要有充分时间，即胸外心脏按压时下压与向上放松的时间应相等。

5. 开放气道过程中应注意，手指不要深压颏下软组织，以免阻塞气道；不能过度上抬下颌，以免口腔闭合；为防不测，清除口腔内异物时，应戴上手套或用纱布包裹手指；顺利开放气道后，下颌骨与耳垂连线应与地面垂直。

6. 单人心肺复苏时，常通过隔离面罩进行口对口人工呼吸；双人心肺复苏时，常由一人通过挤压球囊面罩进行人工呼吸。

（三）操作易犯错误及分析

ⓔ 心肺复苏术操作易犯错误及分析

二、同步电复律

（一）操作规程

操作要求
- 掌握同步电复律的适应证、禁忌证
- 掌握同步电复律的操作方法
- 掌握同步电复律的并发症及其处理

1. 操作前准备

（1）明确同步电复律的适应证：①室性心动过速药物治疗无效或合并严重的血流动力学障碍；②室上性心动过速药物治疗无效或合并严重的血流动力学障碍；③新近发生的心房扑动或心房颤动，在去除诱因或使用抗心律失常药后不能恢复窦性心律者。

（2）判断患者是否可以进行同步电复律（禁忌证）：①绝对禁忌证：洋地黄中毒引起的室上性心动过速；病态窦房结综合征或合并房室结疾病、房室传导异常，表现为对心房扑动或心房颤动的自发性低心室反应。②相对禁忌证：心房颤动患者合并以下情况：病程1年以上的心房颤动，尤其是发生于风湿性心脏病伴二尖瓣狭窄或关闭不全者；左心房扩大>50 mm；心房内附壁血栓形成；心房颤动伴左心室扩大和充血性心力衰竭；失代偿性肺疾病；甲状腺功能亢进未控制；对复律后维持窦性心律的抗心律失常药不能耐受；以前曾有两次复律失败者；明显酸碱平衡失调或电解质紊乱（低钾血症、低镁血症）。

（3）评估：评估患者意识、颈动脉搏动、呼吸、心电图。

（4）用物准备：①除颤器处于完好备用状态，检查电源有无故障，充电是否完全，导线是否接触良好，接好地线；②准备导电糊、电极片、纱布、气管插管包、心电监护仪、抢救车、心脏临时起搏器。

ⓔ 表10-1-3 同步电复律技能测试评分标准

（5）患者准备：①对心室颤动、心室扑动、无脉性室性心动过速患者应紧急电除颤；②对择期行同步电复律者应向家属及患者解释复律的目的和利弊，可能出现的并发症及风险，并签署知情同意书；③复律前应纠正电解质紊乱和酸碱失衡，尤其是低钾血症；④控制心力衰竭；⑤心房颤动超过48 h者复律前给予华法林口服3周，经超声心动图检查左心房无血栓，可予电复律，复律后继续抗凝4周；⑥服用洋地黄者需停用24～48 h；⑦复律前禁食6～8 h；⑧操作前吸氧，建立静脉通路，取出义齿；⑨麻醉，如患者意识清楚，应给予地西泮10～40 mg缓慢静脉注射。

2. 操作步骤

（1）患者仰卧于硬板床上，暴露胸部，身体不接触任何金属物品。

（2）清洁监护导联部位皮肤，接电极片，连接导联线。打开除颤器，调至监护位置；观察显示仪上心电波形。

（3）吸氧10～15 min；建立静脉通路，抢救设备处于备用状态。

（4）麻醉。静脉缓慢注射地西泮10～40 mg，患者数数至意识混浊状态，睫毛反射消失。

（5）擦干患者胸部皮肤，将除颤电极板涂以专用导电糊，并均匀分布于两块电极板上。

设置同步状态。

（6）正确安放电极板位置（“STERNUM”电极板上缘放于胸骨右侧锁骨下，“APEX”电极板中心置于左腋中线），两电极板之间距离至少 10 cm，电极板与皮肤紧密接触。

（7）选择电能。心房颤动 100 ~ 200 J，心房扑动 50 ~ 100 J，室上性心动过速 100 ~ 200 J，室性心动过速 100 ~ 200 J。

（8）充电，口述“请旁人离开”。

（9）电极板压力适当，再次观察心电示波。环顾患者四周，确定周围人员无直接或间接与患者接触；双手拇指同时按压放电按钮。

（10）如果转复为窦性心律，应立即测量血压，听诊心率，记录心电图与术前对照。

3. 操作后处理

（1）协助患者取舒适卧位，报告：密切观察生命体征变化，继续做好后续治疗。

（2）整理用物。

（二）操作注意事项

1. 注意操作前把握好其适应证与禁忌证。

2. 常见并发症及其处理。

（1）心律失常：①期前收缩：发生率较高，与原发病和电刺激有关，常可在数分钟后消失，一般无需特别处理。②室性心动过速：多与心肌病变、低血钾、酸中毒、洋地黄过量有关，可给予利多卡因或胺碘酮，并积极纠正低血钾及酸中毒。必要时再次电复律。③慢性心律失常：常见为窦性心动过缓、窦性停搏、房室传导阻滞，多在短时间内消失，如持续时间长可给予阿托品、异丙肾上腺素，必要时安装临时起搏器。

（2）低血压：可能与心肌损害有关，大多可自行恢复，如血压持续下降，可给予多巴胺升血压。

（3）栓塞：多发生于慢性心房颤动电复律成功后，由心房附壁血栓脱落所致，在复律前应检查患者有无心房附壁血栓，并在电复律前后予充分的抗凝治疗，一旦发生，应积极抗凝或溶栓治疗。

（4）急性肺水肿：可能与电复律后左心房、左心室功能不良有关，应立即给予利尿、扩血管等处理。

（5）心肌损伤：与电击能量大或反复电击有关，可予营养心肌的药物治疗。

（6）皮肤烧伤：与操作时导电糊涂抹不均匀、电极板按压不紧有关，一般不需特别处理。

（7）呼吸抑制：多见于麻醉的患者，应备用气管插管，一旦发生立即给予呼吸支持。

ⓔ 同步电复律操作易犯错误及分析

（三）操作易犯错误及分析

三、非同步电复律

操作要求

- 掌握非同步电复律的适应证
- 掌握非同步电复律的操作方法
- 掌握非同步电复律的并发症及其处理

（一）操作规程

1. 操作前准备

（1）明确需要非同步电复律的适应证：①心室颤动。②心室扑动。

（2）操作前评估：评估患者意识、颈动脉搏动、呼吸、心电图。

（3）操作前检查仪器设备：①除颤器处于完好备用状态，检查电源有无故障，充电是否完全，导线是否接触良好，接好地线；②准备导电糊、电极片、纱布 、气管插管包、心电监护仪、抢救车、心脏临时起搏器。

2. 操作过程

（1）患者仰卧于硬板床上或平直地面，暴露胸部，身体不接触任何金属物品。

（2）清洁监护导联部位皮肤，接电极片，连接导联线。

（3）正确开启除颤器，调至监护位置；观察显示仪上心电波形；报告心律“患者出现心室颤动，需紧急除颤”（准备时间不超过 30 s，准备的同时给予持续的胸外心脏按压）。

（4）迅速擦干患者胸部皮肤，将除颤电极板涂以专用导电糊，并均匀分布于两块电极板上；确认非同步模式。

（5）正确安放电极板位置（“STERNUM”电极板上缘放于胸骨右侧锁骨下，“APEX”电极板中心置于左腋中线），两电极板之间距离至少 10 cm，电极板与皮肤紧密接触。

（6）选择除颤能量，单相波除颤用 360 J，直线双相波用 120 J，双相指数截断（BTE）波用 150 ~ 200 J。若操作者对除颤器不熟悉，除颤能量选择 200 J。

（7）充电，口述“请旁人离开”。

（8）电极板压力适当，再次观察心电示波（报告仍为心室颤动）。环顾患者四周，确定周围人员无直接或间接与患者接触（操作者身体后退一小步，不能与患者接触）。双手拇指同时按压放电按钮电击除颤（从启用手控除颤电极板至第一次除颤完毕，全过程不超过 20 s）。

（9）除颤结束后立即胸外心脏按压，5 个循环后根据心电显示判断是否进行下一次除颤。

（10）如果恢复窦性心律，报告“除颤成功，恢复窦性心律”。并记录心电图。

3. 操作后处理

（1）如患者生命体征恢复，协助患者取舒适卧位，报告：密切观察生命体征变化，继续做好后续治疗。

（2）整理用物。

ⓔ 表 10-1-4 非同步电复律技能测试评分标准

（二）操作注意事项

1. 注意操作前确定心电图是否非同步电复律的指征。
2. 注意非同步电复律后继续予以胸外心脏按压。

（三）操作易犯错误及分析

ⓔ 非同步电复律操作易犯错误及分析

第二节　急诊科基本技能操作模拟竞赛试题

一、心肺复苏术

题 1

ⓔ 心肺复苏术模拟竞赛试题

题干：患者男性，50 岁，因支气管哮喘 20 余年，突发喘鸣 2 h 急诊。入急诊室 10 min，患者即出现呼吸停止，脉搏 80 次 /min。

要求 1：请结合患者病情进行抢救。

要求 2：抢救过程中心电监护示一直线，你该如何处理?

要求 3：呼吸心搏恢复后，心电监护示血氧饱和度低，你该如何处理?

考核点：单人成年人心肺复苏术操作规程

临床思维：①先进行单纯呼吸停止的抢救——人工呼吸；②再判断意识，检查导联线和脉搏，如果意识丧失，脉搏未扪及，即进行完整的 CPR；③呼吸心搏恢复后心电监护示血氧饱和度低，可考虑置入口咽或鼻咽通气道；④操作过程中动作规范、轻柔，始终将模型当做真实患者。

模型及环境要求：心肺复苏模型。

用物准备：操作床，除颤器，导电糊，纱布，简易呼吸囊，口、鼻咽通气道。

二、同步电复律

ⓔ 同步电复律模拟竞赛试题

题 1

题干：患者男性，25 岁，因胸闷、心悸 5 天，加重伴气促 1 天入院。患者于 5 天前受凉后突发胸闷、心悸，昨日起加重，继而出现气促，偶有咳嗽，白色泡沫痰。既往体健。查体：T 38℃，P 150 次 /min，R 28 次 /min，BP 60/30 mmHg，神志清楚，查体合作，急性重病容，颈静脉无充盈，双肺呼吸音可闻及大量干湿啰音，心率 150 次 /min，心音低，未闻及杂音，腹平软，肝脾未扪及，双下肢无水肿。心电图如图 10-2-4。

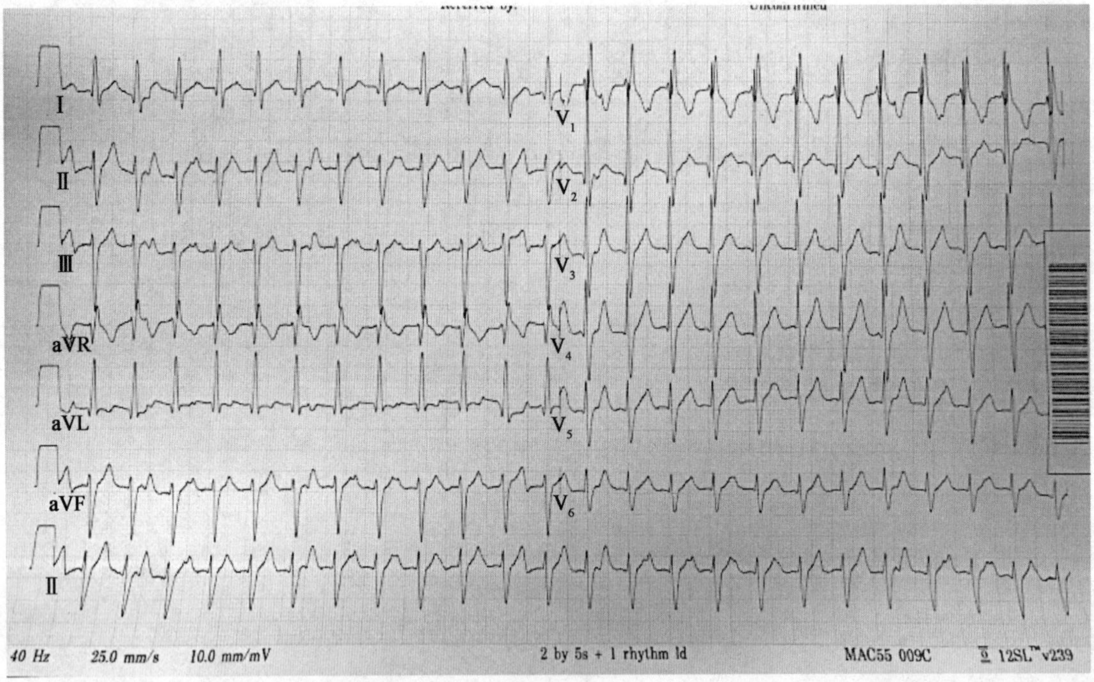

图 10-2-4 心电图

考核点：同步电复律的适应证、操作方法以及室性心动过速的判断与处理

要求：下一步应如何处理？

临床思维：根据心电图诊断室性心动过速。从病史考虑，当出现血流动力学障碍时应选择同步电复律，先予吸氧、心电监护、镇静，再予同步电复律。

模型要求：电复律模型、心电监护仪。

用物准备：除颤器、导电糊、电极片、纱布、棉签、地西泮 20 mg、氧气瓶。

三、非同步电复律

题 1

ⓔ 非同步电复律模拟竞赛试题

题干： 患者女性，60 岁，因胸痛 3 h 入院。患者于 3 h 前突发胸痛，为胸骨后压榨性疼痛，伴恶心、大汗，反复含服硝酸甘油后无缓解，来我院就诊。既往高血压病史 10 年，间断用药，具体不详；糖尿病病史 3 年，未予特别治疗。查体：T 37℃，P 120 次 /min，R 24 次 /min，BP 100/70 mmHg，神志清楚，查体合作，颈静脉无充盈，双肺呼吸音清，未闻及干湿啰音，心率 120 次 /min，心音低钝，未闻及杂音，腹平软，肝脾未扪及，双下肢无水肿。

要求： 在询问病情过程中，患者突然意识丧失，呼吸呈叹气样，颈动脉搏动消失，心电图如图 10-2-9，应怎样处理？

考核点

心肺复苏术及电除颤的适应证、操作方法以及心室颤动的判断与处理

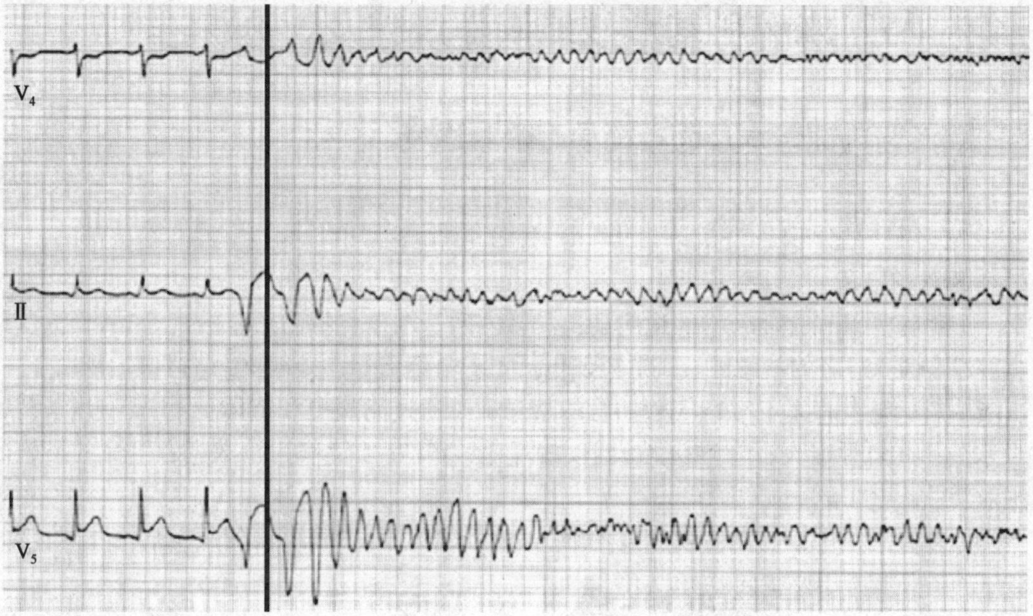

图 10-2-9　心电图

临床思维： 根据心电图识别心室颤动，立即行徒手心肺复苏术，同时准备电除颤，电除颤按操作规程。

模型要求： 电复律模型、心电监护仪。

用物准备： 除颤器、导电糊、电极片、纱布。

（李湘民　王爱民　曾　凤）

网上更多……

推荐阅读　教学视频　彩图

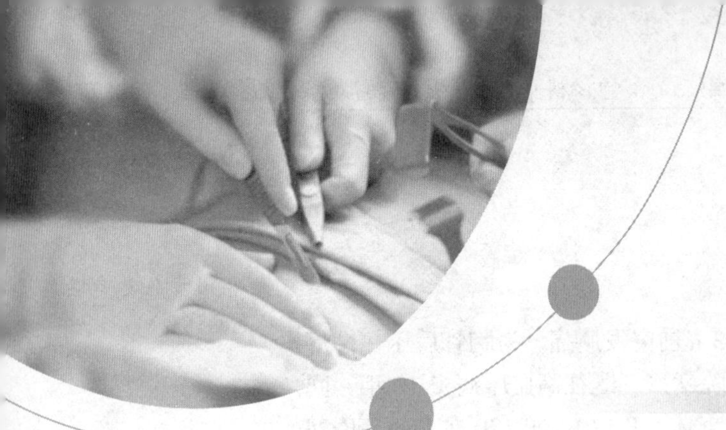

第十一章

麻醉科

第一节　麻醉科基本技能操作规程及评分标准

一、气管内插管术及面罩简易呼吸囊通气

操作要求

- 掌握气管插管术的适应证、禁忌证和并发症
- 掌握经口气管插管术的操作方法
- 掌握经口气管插管术的注意事项
- 了解常见困难气道的识别征象
- 掌握面罩简易呼吸囊通气的方法

（一）操作规程

1. 操作前准备

（1）明确需要气管插管术的适应证：气管内插管术是将特制适合的气管导管通过口腔或鼻腔经喉插入患者的气管内。其适应证包括：①全身麻醉；②急救；③呼吸治疗。

（2）判断患者有无不宜行气管插管的禁忌证（通过问病史和查体）：主要有以下几种：①喉水肿；②急性喉炎；③喉头黏膜下水肿。但当气管插管作为抢救患者生命的措施时，无绝对禁忌证存在。

（3）签署同意书：与患者及家属沟通，签署同意书，告知可能的并发症，注意：如为急救气管插管则不需要签同意书。

（4）用物准备：①面罩及简易呼吸囊通气：选择合适尺寸的面罩和呼吸囊，成年人面罩分为小、中、大 3 种型号，儿童面罩分为新生儿、婴儿和儿童 3 种型号，呼吸囊分为成年人、儿童、婴儿和新生儿 4 种型号。②喉镜：分为弯型喉镜和直型喉镜。弯型喉镜放在会厌的上方上提会厌，暴露声门裂时不会损伤到会厌；直型喉镜放在会厌的下方上挑会厌，暴露声门裂时可能损伤会厌，现已少用。③气管导管：都是由质地坚韧，无毒性，对咽、喉、气管等组织无刺激，也不引起过敏反应的塑料或橡胶制成的管壁光滑的导管。现多采用一次性无菌塑料导管。气管导管一般由单腔导管、防漏套囊、导管接头 3 部分组成。气管导管的型号通常以导管内径（ID）标号，每号相差 0.5 cm。气管导管型号的选择根据患者的具体情况来定。成年男性常用 ID 7.5 ~ 8.0，插入深度为 22 ~ 24 cm；成年女性多用 ID 7.0 ~ 7.5，插入深度为 21 ~ 23 cm。④其他用物：导引钢丝（管芯距导管开口 1 cm，便于气管导管塑形）、10 mL 注射器（用于套囊充气）、消毒的润滑剂（润滑导管壁）、牙垫与胶布（用于外固定导管）、吸引装置及吸痰管（随时可启动）、带活瓣的简易呼吸囊（须连接好氧气）。

ⓔ 表 11-1-1 成年人气管插管（经口）和面罩通气操作评分标准

2. 操作过程

（1）着装和环境：操作人员戴帽子、口罩，家属回避。

（2）与患者沟通：介绍自己，核对患者姓名、性别、床号等，同时嘱咐患者操作前注意事项。

（3）进行插管前评估：预测气管插管的难易程度，并采取相应的措施：评估内容包括：①一般检查：面部外貌、体型、口腔严重畸形如小嘴、小下颌、高弓上腭、巨舌、公牛颈、病态肥胖症和胸部肥厚等常提示有气管插管困难的可能。②头颈活动度：检查寰枕关节及颈椎的活动度是否正常？如强直性脊柱炎患者可能插管困难。③测量甲颏距离，如果此距离小于 6 cm，可能窥喉困难。④张口度：患者的张口度 < 2.5 cm 口腔插管时较困难，特别注意口周及面部的烧伤瘢痕，及下颌关节活动度。⑤鼻腔：鼻腔是否通气。⑥牙齿：是否有松动和义齿，义齿是否能取下，切牙是否外突。

（4）简易呼吸囊面罩辅助通气：①单手扣面罩常采用“EC 手法”，操作者左手拇指和示指环绕呈“C”形，缺口处应超过面罩纵向中线，便于对面罩右半部分施压密封，拇指负责鼻部区域的密封，示指负责口部区域的密封，通过这两个手指实现面罩与面部轮廓的整体密封。②中指、环指和小指呈“E”形，中指和环指的力点在下颌骨降支骨质，起“仰头”“抬颏”和开放气道作用；并使面部向面罩迎合，加强面罩密封效果。③小指力点在下颌角处骨质，起“托下颌”作用。④操作者右手张开，握住呼吸囊中部加压辅助或控制呼吸，顺畅的通气压力一般小于 20 cmH_2O。根据右手加压时的阻力感，观察随压力变化的胸腹部起伏以及呼气末二氧化碳波形等指标判断面罩通气效果。⑤单人单手扣面罩难以维持通气时，排除手法不当和头位问题，很可能患者存在舌后坠等所致的上呼吸道梗阻，应加用口咽或鼻咽通气道来改善面罩通气。

清醒患者需在全身麻醉下操作，待全身麻醉药起效并用面罩呼吸囊或麻醉机充分控制呼吸供氧后才开始气管插管。纯氧通气 2 min，EC 手法扣面罩，无漏气无梗阻，胸廓起伏良好，频率 10 ~ 18 次 /min。

（5）摆好体位：患者头下垫一薄枕并稍后仰，使颈椎伸直呈“嗅花位”，操作者站立于患者的头顶部，或坐于患者头前，并调节好凳子的高度。

（6）开放气道：术者用双手托患者的双下颌（拇指放置于两侧鼻翼附近），打开口腔检查并清除口腔内异物；插管全程应始终保持患者头后仰。

（7）喉镜置入口腔：术者左手持弯形喉镜（握持手势须正确），沿右侧口角垂直进入口腔；然后将舌体推向左侧，喉镜移至口腔正中线上。喉镜必须居中，否则将导致声门裂显露得不好。

（8）以解剖标志为引导深入喉镜：喉镜在口腔居中见到悬雍垂（第一标志）后，继续慢慢推进喉镜，即可见会厌（第二标志），喉镜始终在会厌的上方继续深入，直至喉镜尖端抵达会厌根部。

（9）上提喉镜显露声门裂：待喉镜尖端抵达会厌根部后，向前上方用力提喉镜（沿 45°角的合力），使会厌随之而抬起，显露下方的声门，可见到左、右声带及其之间的裂隙。注意不能以患者的牙齿为支点去撬上切牙。

上提喉镜的三个前提条件：①喉镜必须居中；②喉镜必须在会厌的上方；③喉镜尖端必须抵达会厌根部。

（10）直视下插入气管导管：右手以握毛笔手式持气管导管，斜口端朝左对准声门裂，在明视下送入导管；轻柔旋转导管，使其顺利地一次通过声门裂进入气管内。

（11）拔出管芯后再前进到位：待导管通过声门裂 1 cm 后，拔出管芯再前进，不允许带着管芯插到位。准确的插管深度为：成年人导管尖端过声门后再送入 5 cm，即声门裂下 6 cm；此时套囊已完全通过声门裂，而导管顶端距离气管隆嵴至少有 2 cm（可以经 X 线胸片证实）。

（12）插管深度：先放入牙垫再退出喉镜，再次确定插管深度，导管平门齿刻度男性 22 ~ 24 cm，女性 21 ~ 23 cm。

（13）同时采用三种方法确定导管是否在气管内：①出气法：按压患者双侧胸部，听和看导管开口是否有温热气流呼出。②进气法：挤压简易呼吸囊，观察两侧胸廓是否均匀抬起，同时听诊双肺呼吸音是否一致，且上腹部无气过水声。③呼气末二氧化碳监测有连续规则的二氧化碳方波出现，此为气管导管在气管内的金标准。

（14）在气管导管固定，顺序为先内再外而固定。①内固定：往套囊内充气 5 ~ 10 mL，具体充气量可观察小气囊的张力。②外固定：然后用两条胶布十字交叉，将导管固定于患者面颊部；要求牢固美观。

3. 操作后处理

（1）气管插管成功后，应随时吸痰、湿化和护理，始终保持人工气道畅通；吸痰和湿化的方法要正确，注意无菌操作。

（2）连接好人工正压通气装置，主张先用简易呼吸囊手控呼吸，而不要急于接人工呼吸机；待调节好呼吸机参数试运行无误以后，再过渡到人工呼吸机进行机械通气。

（3）正确处理用物，垃圾分类。

（二）操作注意事项

1. 牙齿损伤：喉镜置入上提会厌时不要以切牙为支点以免造成牙齿松动或脱落。如果发生牙齿脱落，一定要找到脱落的牙齿，并看牙医。

2. 低氧血症和高碳酸血症：喉镜暴露、气管插管时间过长以及面罩通气不充分会导致低氧血症和高碳酸血症；极端严重时导致心搏骤停。因此要求：①面罩通气时应注意保证患者呼吸道通畅及面罩与患者间的密闭性；②气管插管要求动作熟练、快速紧凑，从喉镜置入到接气管导管通气的时间一般应该在 60 s 内完成；③如果气管插管失败或不顺利，应立即停止插管、退出喉镜和导管，不要再盲目地操作，以免导致咽喉部黏膜损伤，甚至造成喉头水肿，影响面罩通气效果，严重者会造成患者窒息；马上面罩给氧，简易呼吸囊通气，充分给氧后再次尝试；以免因插管时间过长，造成患者缺氧心搏骤停。若两次插管不成功应立即启动困难气道处理流程。

3. 喉痉挛、支气管痉挛和呛咳：对清醒患者实施气管插管麻醉深度过浅时发生。清醒患者一定要提前镇静镇痛，保证麻醉深度足够。

4. 心血管反应：包括高血压、心动过缓、心动过速、心律失常。主要因为麻醉过浅引起，插管时除了使用镇痛镇静药物外，辅助局部表面麻醉或心血管药物可以控制并减少心血管反应。

5. 误入食管：因此一定要多种方法反复确定导管是否在气管内，必须认真而不是装模作样地去做。

（三）操作易犯错误及分析

ⓔ 气管插管术操作易犯错误及分析

二、中心静脉穿刺置管术

（一）操作规程

1. 操作前准备

（1）了解中心静脉穿刺置管术的适应证：①体外循环下各种心血管手术。②估计术中将出现血流动力学变化较大的非体外循环手术。③严重外伤、休克以及急性循环衰竭等危重患者的抢救。④需长期高营养治疗或经静脉抗生素治疗。⑤研究某些麻醉药或其他治疗用药对循环系统的影响。⑥经静脉放置临时或永久起搏器。⑦临时透析。⑧快速输注液体。⑨空气栓塞时抽吸空气。

（2）判断患者有无中心静脉穿刺置管术禁忌证：①穿刺部位外伤，局部有感染。②凝血功能障碍（抢救除外）。③患者兴奋、躁动，极为不合作者。

（3）选择穿刺途径并做好标记：根据患者的具体情况选择最合适的穿刺部位。常用的径路有右颈内静脉、锁骨下静脉、股静脉。需要长期留置中心静脉导管的患者如无禁忌证最好选择右锁骨下静脉入路穿刺。①锁骨上路法锁骨下静脉穿刺定位：在右侧胸锁乳突肌锁骨头的外侧缘，锁骨上缘约 1.0 cm 处进针，针与身体正中线或与锁骨成 45°，与冠状面保持水平或稍向前 15°，针尖指向胸锁关节。②颈内静脉穿刺：一般根据颈内静脉与胸锁乳突肌的关系，可分别在右侧胸锁乳突肌的前、中、后三个部位进针。最常选用的是中路：在右侧锁骨与胸锁乳突肌的锁骨头和胸骨头形成的三角区的顶点，进针时针干与皮肤成 30°，与中线平行直接指向同侧足端。③锁骨下路法锁骨下静脉穿刺定位：右侧锁骨中点下缘下方约 1 cm，再偏外侧 1 cm 处，方向指向胸锁乳突肌胸骨头与锁骨形成的夹角平分线上 1 cm 处。④股静脉穿刺：患者仰卧位，穿刺侧大腿外旋，膝屈曲，臀下垫枕，腹股沟韧带稍下方紧靠股动脉内侧 0.5 cm 处为穿刺点，针头与皮肤成 45°。在股动脉内侧 0.5 cm 处刺入。

（4）签署同意书：与患者和（或）家属沟通，告知操作目的、意义及相关并发症，签署中心静脉置管同意书。

（5）用物准备：①中心静脉穿刺套管 1 套，内有特制的穿刺针、空针、导丝、扩张器、留置管等。②深静脉穿刺包 1 个，内有纱布 2 ~ 3 块，无菌孔巾 1 块，另有剪刀、持针器、针、线等。③ 1% 利多卡因 5 mL。④肝素稀释液，浓度为 12.5 U/mL。⑤无菌手套 1 副。⑥ 消毒用品。

2. 操作过程（以锁骨下路法锁骨下静脉穿刺为例）

（1）自我介绍，核对患者资料，嘱咐患者操作时的注意事项（如穿刺过程中维持体位的重要性等）。

（2）患者去枕平卧位，头偏向对侧，肩背部垫一小枕，有利于两肩后展。双上肢下垂平放于体侧。

（3）打开无菌穿刺包，戴手套。

（4）颈、胸、肩部常规皮肤消毒，铺无菌巾，显露穿刺部位。

（5）抽取 1% 利多卡因 5 mL 作局部浸润麻醉。

（6）取出深静脉穿刺套管，抽取肝素稀释液，检查穿刺针和留置导管的通畅性。

（7）选择穿刺点，右侧锁骨中点下缘下方约 1 cm，再偏外侧 1 cm 处，方向指向胸锁乳突肌胸骨头与锁骨形成的夹角平分线上 1 cm 处。

（8）针刺入 3 ~ 4 cm 后抽回血，见回血置入导丝，退出穿刺针，用扩张器扩张皮下组织后退出。最后置入中心静脉导管，退出导丝，置管深度为 12 ~ 15 cm。回抽血液通畅后注入生理盐水封管备用，局部进行固定，外表覆盖纱布封闭或用一次性贴膜封闭。

3. 操作后处理

（1）按要求清理穿刺用物：利器放入专用利器盒，被血液、体液污染的物品放入黄色垃圾袋等。

（2）术后加强监测，观察患者呼吸、血压、气道压力及颈部有无肿大。

（3）必要时可行床旁胸片了解导管位置及是否出现气胸或血胸等并发症。

（4）写好穿刺记录。

（二）操作注意事项

1. 充分熟悉锁骨下静脉的走行及与锁骨下动脉、锁骨、第 1 肋骨及胸膜等位置之间的

操作要求

- 掌握中心静脉穿刺置管术的适应证、禁忌证和并发症
- 掌握经颈内静脉中心静脉穿刺置管术的操作方法
- 掌握经中心静脉穿刺置管术的注意事项

ⓔ 表 11-1-2

中心静脉穿刺置管评分标准

解剖关系，根据解剖特点进行操作。

2. 对于桶状胸、肺气肿、胸壁畸形等患者，操作应谨慎。因这类患者的正常解剖结构发生了变化，穿刺不易成功，且易出现并发症。由于局部畸形致穿刺失败占 40%，可见其重要性，应警惕。应及时改其他入路穿刺。

3. 强调平卧位，头转向对侧，肩背部垫枕抬高，以便于定位及操作。

4. 如一侧穿刺不成功，可改为对侧穿刺，禁在原穿刺点反复穿刺，以避免误伤动脉以及血肿、气胸的发生。

5. 物品准备齐全，避免穿刺过程中来回取物。

6. 穿刺方法一定要准确，防止盲目穿刺出现并发症。

7. 整个操作过程严格无菌，防止污染而发生感染。

8. 穿刺置管入上腔静脉后，必须关闭调节夹，防止空气进入形成气栓。

9. 穿刺成功后如导引钢丝放置不顺利，可慢慢旋转穿刺针，使针的斜面朝心脏方向，针稍稍退出再置入导丝或稍前进再置入，切勿硬性插入，防止血管神经损伤、血肿形成等。

10. 意识不清或躁动不安者不宜施行。

11. 每次穿刺完成后，应密切观察患者的呼吸及胸部变化，必要时摄 X 线胸片以排除有无气胸等发生。

12. 关于置管深度。在实际工作中，我们发现置管长度超过 15 cm 时，部分患者出现心慌、胸闷、气急等症状，可能与导管置入过长，导管对心脏及大血管壁刺激有关。因此，我们认为经锁骨下区行锁骨下静脉穿刺时，置管长度最好不要超过 15 cm，以 12 ~ 15 cm 为佳。太短则易滑脱。

13. 防治并发症

（1）气胸：多发生于经颈静脉、锁骨下静脉穿刺。表现为：穿刺后（可能数小时后）患者出现呼吸困难、同侧呼吸音减低，可经同侧第 2 肋间隙试穿或拍摄 X 线胸片确诊。处理：及时作胸腔抽气减压或闭式引流术等。

（2）血胸：穿刺过程中若将静脉或锁骨下动脉壁撕裂或穿透，同时又将胸膜刺破，血液可经破口流入胸腔，形成血胸。表现为：心率增快，血压下降，患者可出现呼吸困难、胸痛和发绀。X 线胸片有助于诊断。处理：临床上一旦出现肺受压症状，应立即拔出导管，停止输液，并作胸腔穿刺引流。有时还需开胸探查。经其他途径补充失血。

（3）神经损伤：损伤臂丛神经时，患者出现放射到同侧手、臂的触电样感或麻刺感，应立即退出穿刺针或导管。

（4）血肿：由于动静脉紧邻，操作中可能会误伤动脉。当刺破动脉时，回血鲜红且压力较大，应立即拔出穿刺针，经局部压迫后可不引起明显血肿。血肿较大压迫气道则应气管插管并留置足够时间，避免呼吸道梗阻。

（5）空气栓塞：中心静脉在吸气时可能形成负压，穿刺过程中、更换输液器及导管和接头脱开时，尤其是头高半卧位的患者，容易发生空气栓塞。患者应取头低位穿刺，插管时不要大幅度呼吸，多可避免空气栓塞的发生。

（6）血栓形成和栓塞：主要发生于长期置管和全肠外营养的患者，应注意保证液体持续滴注及定期肝素生理盐水冲洗。

（7）感染：导管留置期间无菌护理十分重要，应定时更换敷料。如患者出现不能解释的寒战、发热，白细胞数升高，导管穿出处皮肤压痛和红肿等，应立即拔除导管，行导管头端及患者血液的细菌培养，并同时应用抗生素。

（8）大血管和心脏穿孔：为少见的严重并发症。主要表现为血胸、纵隔血肿和心脏压塞，一旦发生后果严重；心脏压塞的病死率可高达 80%。穿孔原因往往与导管太硬及插入过深有关，尤其当原有心脏病变、腔壁变薄而脆的情况下。留置中心静脉导管的患者若突然出现发绀、面颈部静脉扩张、恶心、胸骨后和上腹疼痛、不安和呼吸困难，进而血压下降、脉压变窄、奇脉、心动过速、心音遥远时，都提示有心脏压塞的可能。遇此紧急情况，应采取如下措施。①立即中止静脉输注；②降低输液容器的高度至低于患者心脏的水平，以利用重力尽可能吸出心包腔或纵隔内的积血或液体，然后慢慢地拔出导管；③必要时应考虑作心包穿刺减压。预防措施有：①导管质地不可太硬；②导管顶端插至上腔静脉与右心房交界处即可，不宜过深；③有怀疑时，可经导管注入 2 mL X 线显影剂，以判断导管尖端的位置。

三、硬膜外穿刺置管术

（一）操作规程

操作要求

- 掌握硬膜外穿刺置管术的适应证、禁忌证和并发症
- 掌握硬膜外穿刺置管术的操作方法
- 掌握硬膜外穿刺置管术的注意事项

1. 操作前准备

（1）知晓硬膜外穿刺置管的适应证：临床上，硬膜外置管主要用于硬膜外麻醉及术后自控镇痛、慢性腰腿痛的治疗。

（2）通过详细询问病史和查体了解有无硬膜外穿刺置管的禁忌证，对严重贫血、高血压及心脏代偿功能不良者应慎用，严重休克、凝血功能障碍、穿刺部位有感染病灶者视为禁忌。

（3）与患者及家属说明操作的必要性及相关的注意事项并签署操作同意书。

（4）患者的准备：穿刺前患者均应开放静脉输液，以备紧急情况下给予药物治疗。并连接好生命体征监测装置以便穿刺中随时了解患者的生命体征变化。

2. 操作步骤

ⓔ 表 11-1-3 硬膜外穿刺置管术评分标准

（1）与患者沟通：介绍自己，核对患者资料，同时告知患者操作中的注意事项。

（2）选择合适的体位，确定穿刺点：①患者体位：硬膜外穿刺的体位有侧卧位及坐位两种，临床上主要采取侧卧位。侧卧位——背部靠近手术台沿，头向胸壁弯曲，双膝蜷曲，屈背务使拟定穿刺点后突。②穿刺部位选择并标记：根据手术部位选择，一般取支配手术范围中央的脊神经相应的棘突间隙。如上肢手术选择颈 7 ~ 胸 1 椎间隙，上腹部手术选择胸 8 ~ 胸 9 椎间隙，下腹部手术选择胸 10 ~ 胸 11 椎间隙，下肢手术选择腰 1 ~ 腰 2 或腰 2 ~ 腰 3 椎间隙。为确定各棘突位置，可参考下列体表解剖标志：颈部最大突起的棘突为第 7 颈椎棘突，两侧肩胛冈连线为第 3 胸椎棘突，肩胛角连线为第 7 胸椎棘突，两侧髂嵴最高点的连线为第 4 腰椎棘突或腰 3 ~ 4 棘突间隙。

（3）消毒铺巾：严格遵守无菌操作。打开硬膜外穿刺包，戴消毒手套，常规以聚维酮碘消毒穿刺点皮肤，消毒范围直径为 15 ~ 20 cm。铺消毒孔巾，露出穿刺点。

（4）麻醉：无菌液擦拭手套后，穿刺点定位，用左手示指和中指固定穿刺点两侧皮肤，以 5 mL 注射器抽取 2% 利多卡因 2 mL，在穿刺点处逐层行局部浸润麻醉，注射药物前应回抽，观察无血、无气方可推送麻醉药。

（5）穿刺过程：①直入法：为临床上所常用。用三棱针在上述局部麻醉处刺入（深至皮下），退去三棱针。右手持硬膜外穿刺针，沿皮孔刺入，分别通过棘上、棘间和黄韧带，进入硬脊膜外腔。②侧入法：对棘上韧带钙化、棘突间隙狭窄等病例，应用此法较易获得成功。在棘突间隙中点旁开 1 ~ 1.5 cm 处进针，穿刺针与皮肤成 75° 角对准棘突间孔刺入，经棘突间孔刺破黄韧带进入硬脊膜间隙。应用此法，一定要掌握进针方向。

（6）穿刺针进入硬脊膜外腔的指征：①黄韧带突破感（操作者的手有落空感）；②负压试验阳性：针尾水珠或毛细玻璃管水珠吸入（几乎与落空感同时出现）；③注射空气无阻

力；④回抽注射器无脑脊液或血液。

（7）硬膜外置管：确定穿刺针进入硬膜外腔以后，置入硬膜外导管，置入长度 3 cm。导管应顺利通过穿刺针，亦可作为穿刺针在硬脊膜外腔的一个指征。

3. 操作后处理

（1）置管成功后退出穿刺针，妥善固定硬膜外导管。摆正患者体位后，再经导管注入局部麻醉药，调节麻醉平面。

（2）关注患者的生命体征变化，及时发现并处理并发症。

（3）按要求清理好穿刺物品。写好穿刺记录。

（二）操作注意事项

1. 无菌术：在操作中严格执行无菌原则。例如，操作医生的有菌部位和有菌物品不越过麻醉包上方；消毒范围以穿刺点为中心，半径至少 15 cm。

2. 穿刺针头斜面方向：该因素易被忽略。穿刺针头斜面在最初穿刺的 2～3 cm 内与身体纵轴平行，估计到达黄韧带时将穿刺针旋转 90° 至斜面与身体纵轴垂直，这样既可减少穿刺针对组织的切割伤，又可在随后的穿刺中体会到穿过黄韧带的突破落空感。需要注意的是，不可在到达硬膜外腔后旋转穿刺针，针体旋转可能刺破硬脊膜导致穿刺失败。

3. 判断进入硬膜外腔的方法：阻力消失法是判断穿刺针到达硬膜外腔的最主要方法，另外还有负压法等。阻力消失包括两层含义：①穿刺针穿过黄韧带时有突破落空感；②用玻璃注射器注入气水混合液时几乎感觉不到阻力。

4. 导管置入中注意事项：①置入硬膜外腔的导管长度以 3～5 cm 为宜，太短退针时易被带出，太长易发生扭折、盘旋、偏向一侧，甚至穿过椎间孔而入椎旁。②导管已越过穿刺针斜口遇阻力需将导管退出时，必须将导管与穿刺针一并拔出，切忌只拔导管，否则有针尖斜口割断导管的危险。③插管过程中如患者出现肢体异常或弹跳，提示导管偏于一侧刺激脊神经根。应将穿刺针与导管一并拔出，重新穿刺置管。④导管内流出全血，提示导管已刺破硬膜外间隙静脉丛，可用生理盐水作冲洗，并拔出硬膜外导管重新穿刺。

5. 硬膜外穿刺失败的原因：患者体位不当，脊柱畸形，严重肥胖，穿刺点定位困难。穿刺针误入椎旁肌群或其他组织而未被察觉等。

6. 下列情况应放弃硬膜外穿刺：①多次穿破硬脊膜；②穿刺或置管时误伤血管，致有多量血液流出，或已证实误伤脊髓或脊神经时；③导管被割断而残留于硬膜外间隙。

7. 安全与人文关怀：操作中关注患者的生命体征变化，询问患者的感受。

8. 防治并发症

（1）穿破硬膜：常见原因有初学者不熟悉解剖结构，接受多次穿刺、脊柱畸形、老年患者。预防措施有：认真对待每一次操作，严格按照操作规程进行穿刺，一旦硬膜穿破，应改上 / 下一间隙穿刺或放弃操作。

（2）穿刺针或导管误入血管：硬膜外间隙有丰富的血管丛，穿刺针或导管误入血管并不罕见。尤其是足月妊娠者，因硬膜外间隙静脉扩张，更容易刺入血管。误入血管常因鲜血滴出而被发现。处理措施为：退出穿刺针及导管，重新进行硬膜外穿刺。

（3）拔管困难和导管折断：常见原因有置管不顺利，导管留置过深致打折或被骨边缘卡住。可在穿刺时体位下缓缓拔出，用力拔则易造成折断。一般断管留在硬膜外腔没有妨碍。注意对患者的观察和随访。

（4）神经根损伤：多为穿刺点偏离棘突中线，越过横突，在椎间孔附近刺伤神经根，多发生在初学者。患者一般经 3～6 个月可愈。

（5）硬膜外血肿压迫：形成血肿的直接原因是穿刺针尤其是置入导管的损伤或有潜在

凝血功能障碍未被诊断。常见于以下情况：穿刺困难，反复操作，出血量多，形成血块，腹腔内压力过高。临床表现：开始时是背痛，短时间后出现肌无力及括约肌障碍，发展至完全截瘫。诊断主要根据临床表现和CT等影像学检查。预后取决于早期诊断和尽早手术减压。预防措施有：严格掌握硬膜外穿刺置管的适应证，进行硬膜外穿刺置管时应细致轻柔，遇有出血可应用生理盐水多次冲洗。

（6）感染：硬膜外间隙感染是最严重的并发症。病原菌以葡萄球菌为最多见，细菌入侵的途径有：污染的穿刺用具或局部麻醉药，穿刺针经过感染组织，身体其他部位的急性或亚急性感染灶细菌经血行播散感染硬膜外间隙。

第二节　麻醉科基本技能操作模拟竞赛试题

一、气管内插管术及面罩简易呼吸囊通气

题1

ⓔ 气管内插管术及面罩简易呼吸囊通气模拟竞赛试题

题干：患者男性，48岁，体重90 kg，因胃癌在全身麻醉下行胃癌根治术。手术结束后在麻醉恢复室苏醒时，因不能耐受气管导管，躁动明显，予以气管导管拔除并鼻导管吸氧。拔管后约5 min，患者出现明显鼾声，呼吸费力，可闻喉鸣音，吸气时明显“三凹征”。监测显示呼吸30次/min，心率124次/min，血压170/95 mmHg，SpO_2 85%。查血气分析示PaO_2 43 mmHg、$PaCO_2$ 65 mmHg。

要求1：请对患者目前的临床表现做出诊断，然后根据现场条件做出临床处理。

要求2：选手给患者进行面罩通气时发现患者面罩通气效果不好，监测示心率112次/min，SpO_2下降至40%，患者神志消失，呼吸停止。请做出紧急处理。

考核点：上呼吸道梗阻的判断及处理，气管插管术操作规程

临床思维：该患者诊断为上呼吸道梗阻，2型呼吸衰竭。由于肥胖患者苏醒期容易发生舌后坠致上呼吸道梗阻，如不及时发现会造成患者窒息，甚至死亡，故临床处理要首先开放气道，托下颌，面罩简易呼吸囊辅助或控制通气；氧气导管吸氧。上呼吸道梗阻普通面罩通气效果不好，处理上应考虑置入口咽/鼻咽通气道后面罩通气，呼吸停止应立即进行气管插管处理。

模型及环境要求：气管插管模型。

用物准备：面罩、简易呼吸囊、鼻咽或口咽通气道、鼻导管上氧导管、喉镜，ID 6.5、7.0、7.5、8.0气管导管，或全身麻醉插管包，胶布、听诊器等。

二、中心静脉穿刺置管术

题1

ⓔ 中心静脉穿刺置管术模拟竞赛试题

题干1：患者男性，22岁，因右颈部蜂窝织炎（范围覆盖锁骨）就诊。病情危重需要为患者施行中心静脉置管。

要求1：请选择穿刺部位。

题干2：在施行中心静脉置管时回抽为鲜红色血液且压力很高（设定误穿动脉的模型）。

要求2：请选手判断并做出处理。

考核点：中心静脉穿刺点的选择原则及穿刺中并发症的发现和处理

临床思维：要求1：因患者右颈部蜂窝织炎（范围覆盖锁骨），故颈内静脉和锁骨下静脉入路均禁忌，应选择股静脉入路。要求2：穿刺时回抽为鲜红色的血液且有搏动和较高的

压力，可判断为误穿入动脉。临床处理上应立即退出穿刺针，并加压压迫穿刺针入血管处约 10 min，观察无明显血肿和继续渗血，重新定点穿刺或选择另一侧股静脉穿刺置管。

模型要求：右股静脉置管模型，要求模型颈部蜂窝织炎标记（范围覆盖锁骨），股动、静脉走行清楚，动、静脉血颜色区分且动脉血压力增高。

用物准备：中心静脉穿刺包、中心静脉置管套件 、无菌手套、消毒用品、生理盐水、输液装置、胶布、中心静脉测压管、无菌纱布。

三、硬膜外穿刺置管术

ⓔ 硬膜外穿刺置管术模拟竞赛试题

题 1

题干 1：患者女性，28 岁，既往体健，ASA 分级 Ⅰ 级。因足月妊娠拟行剖宫产术，麻醉选择：硬膜外麻醉。

要求 1：请行硬膜外穿刺置管，然后回答穿刺点的选择及理由。

题干 2：施行硬膜外麻醉后改平卧位，按常规经硬膜外导管注入麻醉药物，5 min 后患者出现烦躁、恶心，测 BP 65/40 mmHg，HR 112 次 /min。测麻醉平面为胸椎 8 ~ 腰椎 1。

考核点
硬膜外穿刺置管操作规程，剖宫产麻醉中并发症的诊断和处理

要求 2：请回答血压下降的原因及处理。

临床思维：要求 1：根据手术切口及麻醉平面范围，可以确定穿刺点为腰椎 1 ~ 腰椎 2 及上、下一个椎间隙均可。要求 2：诊断为仰卧位低血压综合征，患者改仰卧位后出现低血压且麻醉平面并不高，应考虑子宫压迫下腔静脉所致仰卧位低血压综合征。处理上应立即调整手术床为左侧卧位或抬高产妇右臀 10 cm，并给予适当的血管收缩药（如麻黄碱），加快补液。

模型要求：硬膜外穿刺置管模型（孕妇），静脉输液模型。

用物准备：硬膜外穿刺包、无菌手套、消毒液、局部麻醉药、鼻导管输氧设备、胶布、可调节手术床、监护仪、输液器、静脉穿刺针，急救药物：咪达唑仑、肾上腺素、麻黄碱、阿托品、昂丹司琼。

（谢咏秋　杨　勇　陈江辉）

网上更多……

推荐阅读　教学视频　彩图

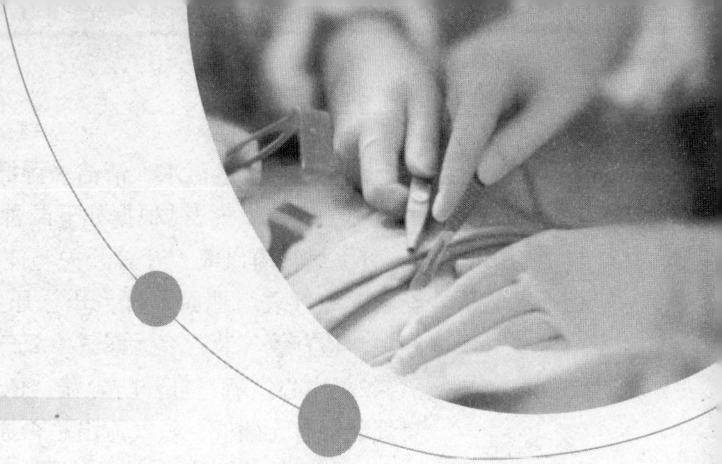

第十二章

护　理

第一节　护理基本技能操作规程及评分标准

一、吸氧术、氧疗

（一）操作规程

操作要求

- 掌握吸氧的目的、适应证和禁忌证
- 掌握吸氧的操作方法
- 掌握吸氧的注意事项
- 针对不同疾病、不同缺氧状况灵活、正确地选择氧疗方法
- 掌握氧疗的常见不良反应

1. 操作前准备

（1）明确需要进行吸氧治疗的临床情况（适应证）：①呼吸系统病变：肺源性心脏病、哮喘、重症肺炎、肺水肿、气胸等。②心血管系统病变：心源性休克、心力衰竭、心肌梗死、严重心律失常等。③中枢神经系统病变：颅脑外伤、各种原因引起的昏迷等。④其他：如严重的贫血、失血性休克、一氧化碳中毒、麻醉药物及氰化物中毒、大手术后、产程过长等。

（2）判断患者是否可以进行吸氧治疗（禁忌证与相对禁忌证）：无自主呼吸或严重呼吸衰竭患者应建立人工气道给予呼吸机治疗；百草枯中毒早期吸氧会导致肺纤维化加重，不建议吸氧；Ⅱ型呼吸衰竭患者吸入高浓度氧气反而会加重呼吸中枢抑制；早产儿和低体重儿吸氧要慎重，氧浓度应控制在 30%～40%，时间不宜太长。

（3）评估患者：病情、意识、生命体征、合作程度；查看患者呼吸情况，有无呼吸困难和三凹征等；判断患者缺氧程度。确定患者是否需要进行氧疗并选择氧疗方式。

ⓔ表 12-1-1　吸氧术评分标准

（4）与患者及家属沟通：告知吸氧的目的、必要性，吸氧过程中注意事项及配合要点，强调安全用氧的原则。

（5）用物准备与评估：①供氧装置：中心供氧装置完好或氧气筒（套好氧气罩，悬挂“四防”和“满 / 空”标识），环境符合用氧安全。治疗车上：治疗盘一次性吸氧装置或氧气表、湿化瓶（装 1/3～1/2 无菌注射用水）、治疗碗（碗内有纱布及纱布包裹的通气管）、盛有温开水的小药杯；无菌棉签、一次性吸氧管、弯盘、扳手、手电筒、输氧卡、笔等。②评估用物：物品齐全，一次性无菌物品均在有效期内，质量合格。

2. 操作步骤

（1）与患者及家属沟通：自我介绍；核对患者床号、姓名、性别、ID 号等。再次解释说明，做好心理护理，以取得配合。

（2）取舒适体位。

（3）用手电筒检查患者鼻腔有无鼻中隔偏曲、鼻腔息肉，有无分泌物阻塞等。

（4）用棉签蘸温水，清洁并湿润鼻腔。

（5）安装氧气表（根据如下两种不同供氧方式安装氧气表）。

1）氧气筒供氧：开总开关，使少量气体冲去瓶口灰尘，关总开关。安装氧气表，扳手旋紧，氧气表与地面垂直。开总开关，检查有无漏气。依次安装湿化管和湿化瓶。开流量开关，检查氧气装置有无漏气，氧气流出是否通畅。

2）中心供氧：打开防尘盖，依次安装氧气表、湿化管和湿化瓶。开流量表开关，检查氧气装置有无漏气，氧气流出是否通畅。

（6）连接输氧管。

（7）根据患者病情及使用吸氧管的类型，正确给患者实施吸氧。

1）单侧鼻导管法：连接鼻导管，开流量表开关，调节氧气流量；将鼻导管放入水杯中，湿润并检测导管是否通畅；量长（约为鼻尖到外耳道口长度的2/3），并将鼻导管轻插入患者鼻腔；用胶布将鼻导管分别固定于鼻翼和面颊部。

2）双侧鼻导管法：连接双侧鼻导管，开流量表开关，调节氧气流量；将鼻导管放入冷开水杯中，湿润并检测导管是否通畅；将导管轻插入患者双鼻腔，固定。

3）鼻塞法：选择合适的鼻塞，连接输氧管；开流量表开关，调节氧流量；将鼻塞插入水杯中，湿润并检测导管是否通畅；将鼻塞插入患者鼻孔。

4）漏斗法：连接漏斗式吸氧管，调节氧流量；置漏斗于患者口鼻上方1～3 cm处；固定。

5）面罩法：将氧气接管连接于面罩的氧气入孔上，调节氧流量至6～8 L/min；置氧气面罩于患者口鼻部；将松紧带固定。

6）氧气帐法：用特制的氧气帐或透明塑料薄膜制成帐篷，其大小为病床的一半，下面塞于床褥下，将帐幕封严；氧气经过湿化瓶由橡胶导管入帐内，氧气流量10～20 L/min，帐内浓度可达60%～70%；将患者头胸部置于帐内，每次打开帐幕后，应将氧流量加大至12～14 L/min，持续3 min，以恢复帐内原来浓度。

7）氧气枕法：使用时将枕内灌满氧气；连接带有湿化装置（根据需要）的输氧管；用调节夹以调节好流量；连接吸氧管，湿润并检查是否通畅；轻轻插入鼻腔。

（8）观察缺氧改善情况。

（9）记录给氧时间、氧流量。

（10）停氧。①核对、评估患者缺氧改善情况，告知患者停氧；②取下鼻导管，关流量表开关（筒氧吸氧：关流量开关，关大开关，开流量开关放余氧，关流量开关）。③取下湿化装置和流量表。④清洁面部胶布痕迹。⑤记录停氧时间。

3. 操作后处理

（1）吸氧和停氧后，及时整理床单位，协助患者取舒适卧位。

（2）向患者及家属交代吸氧的注意事项，做好心理护理。

（3）用物处理，垃圾分类。

（二）操作注意事项

1. 严格遵守操作规程，注意用氧安全，切实做好“四防”，即防火、防油、防热、防震、防堵。

2. 吸氧过程中需调节流量，必须先取下吸氧管；停氧时，也要先取下吸氧管，再关闭氧气开关。

3. 吸氧过程中，注意观察患者脉搏、呼吸、缺氧程度、精神状态等有无改善，结合病情需要及时调整氧流量。

4. 湿化装置使用后应按要求清洗、消毒。

5. 氧气筒内氧气不可用尽，压力表上指针降至 5 kg/cm^2 时，即不可再用。对未用或已用空的氧气筒应分别放置并挂“满”或“空”的标识，以免使用时搬错而影响抢救工作。

（三）操作易犯错误及分析

ⓔ 吸氧术、氧疗操作易犯错误及分析

二、洗胃术

（一）操作规程

1. 操作前准备

（1）明确进行洗胃治疗的临床情况（适应证）：①非腐蚀性毒物中毒，如有机磷、安眠药、重金属类、生物碱及食物中毒等；②幽门梗阻患者，减轻胃黏膜水肿、炎症；③手术或某些检查前的准备，如胃部、食管下段、十二指肠手术前。

（2）判断患者是否可以进行洗胃术（禁忌证）：①强腐蚀性毒物中毒、胃穿孔、胸主动脉瘤禁止洗胃。②食管静脉曲张、上消化道出血、胃癌等一般不洗胃。③昏迷患者洗胃应谨慎操作。

（3）评估患者：病情、意识、活动能力、口鼻黏膜情况、合作程度、知识水平、心理状况等，查看患者是否有吞食腐蚀性药物、食管静脉曲张、食管梗阻及憩室等，判断患者中毒程度。确定患者洗胃方式。

（4）与患者及家属沟通：告知洗胃目的、必要性，洗胃过程中的注意事项与配合要点，交代洗胃可能存在的风险及并发症，如胃出血、胃穿孔、窒息等意外发生。

（5）用物准备与评估：①根据不同的洗胃方法进行用物准备。口服催吐法：量杯、压舌板、水温计、弯盘、塑料围裙或橡胶单，水桶 2 只，根据毒物性质准备洗胃溶液。胃管洗胃法：无菌洗胃包、塑料围裙或橡胶单、治疗巾、检验标本容器或试管、量杯、水温计、压舌板、弯盘、棉签、50 mL 注射器、听诊器、手电筒、液状石蜡、胶布，水桶 2 只，洗胃设备及洗胃溶液。②评估用物：物品齐全，一次性无菌物品均在有效期内、质量合格。

操作要求
- 掌握洗胃术的目的、适应证、禁忌证
- 掌握洗胃术的操作方法
- 掌握洗胃术的注意事项
- 针对不同的情况，正确地选择洗胃方法和洗胃药物并实施对应的洗胃技术
- 掌握洗胃术的常见并发症，能正确评估与处理

2. 操作过程

（1）与患者及家属沟通：自我介绍；核对患者床号、姓名、性别、ID 号等。再次向患者解释说明，做好心理护理，以取得配合。

ⓔ 表 12-1-2 自动洗胃机洗胃术评分标准

（2）洗胃

1）口服催吐法：①体位：协助患者取坐位。②准备：戴围裙，有义齿者取下，置污物桶于床旁合适位置。③自饮灌洗液：指导患者每次饮入量 300 ~ 500 mL。④催吐：自呕或用压舌板刺激舌根催吐。⑤结果：反复自饮后催吐，直至吐出的灌洗液澄清无味。

2）胃管洗胃（漏斗灌注）法：①体位：取左侧卧位，昏迷患者可取平卧位头偏向一侧。②准备：用压舌板、开口器撑开口腔，置牙垫于上下磨牙之间。如有舌后坠，可使用舌钳。③插胃管：润滑胃管前端，长度为插入的 1/3。④确定位置：通过三种方法检测（抽胃液，听气过水声，清水检验是否有气泡）。⑤固定：胶布固定胃管。⑥灌洗：置漏斗低于胃部水平位置，挤压橡胶球，抽净胃内容物。举漏斗高过头部 30 ~ 50 cm，将洗胃液缓缓倒入漏斗内 300 ~ 500 mL，当漏斗内尚存余少量溶液时，速将漏斗降低至胃部以下水平，并倾倒。如此反复灌洗，直至洗出液澄清无味为止。

3）电动吸引器洗胃：①接通电源，检查吸引器性能，备用。②安装灌洗装置。③插胃管，方法同漏斗胃管洗胃法。④连接胃管，吸引器负压保持在 13.3 kPa 左右，吸出胃内容物。⑤留第一次标本送检。⑥关吸引器，夹紧贮液瓶上的引流管，开放输液管使溶液流入

胃内300～500 mL。⑦夹紧输液管，开放贮液瓶上的引流管，开动吸引器，吸出灌入的液体。⑧反复灌洗，直至洗出液澄清无味为止。

4）全自动洗胃机洗胃：①接通电源，检查洗胃机性能，开机备用。②备好洗胃液，连接洗胃机管路。③插胃管，方法同漏斗胃管洗胃法。④连接胃管。⑤吸污。⑥选择自动灌洗模式，反复冲洗至洗出液澄清无味为止。

（3）观察：①观察患者面色、脉搏、呼吸和血压，有无腹痛等。②进、出液量是否平衡等。③观察洗出液的性质、颜色、气味、量。

（4）拔管：洗胃结束后分离胃管和洗胃机连接管，放低胃管使胃内容物完全流出。根据病情保留胃管及使用导泻、解毒药物。如不需保留胃管则反折胃管，拔出。

3. 操作后处理

（1）洗胃完毕，及时整理床单位，协助患者取舒适卧位。

（2）记录洗胃液名称、量，洗出液的颜色、气味、性质、量，患者的全身反应情况。

（3）自动洗胃机三管（药管、胃管、污水管）同时放入清水中，按键自动清洗后取出，关机并将管道送消毒清洗。

（4）用物处理，垃圾分类。

（二）操作注意事项

1. 了解患者中毒情况，如时间、途径，毒物种类、性质、量等。

2. 洗胃液温度为35～38℃，温度过高可使血管扩张，加速血液循环，促使毒物吸收。量为5 000～10 000 mL。

3. 根据毒物性质正确选择洗胃液。毒物不明时，选用温开水或生理盐水洗胃，应抽取胃内容物及时送检，毒物性质明确后，再采用对抗剂洗胃。

4. 每次灌入量以300～500 mL为宜，须反复多次灌洗，保持每次进出液量平衡。若灌入量过多，液体可从鼻腔内涌出而引起窒息，同时还易产生急性胃扩张，使胃内压上升，增加毒物吸收。

5. 洗胃过程中要严密观察患者的病情变化和灌洗液的颜色改变，如患者感觉腹痛，流出血性液体或出现休克现象，应立即停止洗胃并处理。

6. 幽门梗阻患者洗胃时，应饭后4～6 h或空腹时洗胃，并记录胃内潴留量，以了解梗阻情况。

ⓔ 洗胃操作易犯错误及分析

（三）操作易犯错误及分析

三、动脉穿刺术

操作要求
- 掌握动脉穿刺术的目的、适应证
- 掌握动脉穿刺术的操作方法
- 掌握动脉穿刺术的注意事项和穿刺后的观察要点
- 掌握动脉穿刺术的常见并发症判断及处理

（一）操作规程

1. 操作前准备

（1）明确需要进行动脉穿刺的临床应用（适应证）：①各种原因引起呼吸衰竭和电解质紊乱的患者抽取动脉血进行血气分析，可判断缺氧和二氧化碳潴留、电解质变化情况，以指导患者氧疗、机械通气各种参数的调节及电解质的补充等。②麻醉和手术期、危重患者持续监测动脉血压的变化。③急救时动脉给药。

（2）判断患者是否可以进行动脉穿刺（禁忌证）：①慢性严重心、肺、肾疾病，晚期肿瘤，循环衰竭患者不宜动脉穿刺。②周围皮肤炎症或动脉痉挛以及血栓形成期应避开病变部位或禁止动脉穿刺。③有出血倾向者动脉穿刺应慎重进行。

（3）评估患者：评估患者病情、意识状态及合作程度，肢体活动情况，目前的体温、给氧方式及氧浓度，了解患者目前氧合状况。评估穿刺部位皮肤有无瘢痕和感染，动脉搏动情况、Allen 试验结果。

（4）与患者及家属沟通：告知动脉穿刺的目的、方法、注意事项及配合要点，交代动脉穿刺可能存在的风险及并发症。

（5）用物准备与评估：①治疗盘、无菌巾，聚维酮碘、75% 乙醇，无菌棉签，一次性注射器 5 mL 或一次性动脉采血针，肝素钠针剂、无菌手套、弯盘、橡皮塞，化验单、笔等。②评估用物：物品齐全，一次性无菌物品均在有效期内、质量合格。无菌铺盘时间未超过 4 h。

2. 操作过程（动脉血气分析）

（1）与患者及家属沟通，介绍自己，核对患者床号、姓名、性别、ID 号等，再次解释说明动脉穿刺的目的、方法及必要性，交代操作中配合要点及注意事项，以取得配合。

ⓔ**表 12-1-3** 动脉穿刺术技术评分标准

（2）核对医嘱、治疗卡，在化验单上注明患者体温及氧浓度。

（3）按无菌原则肝素化注射器备用。

（4）患者取坐位或卧位，暴露穿刺部位，如选择桡动脉，则手腕下垫小枕。

（5）消毒。常规消毒穿刺点周围 8 ~ 10 cm 皮肤两遍，待干。

（6）戴手套，备干棉签。

（7）一手的示指与中指在动脉搏动最强处定位，一手持针离另一手示指 0.5 cm 处以 40° 或垂直刺入动脉。

（8）注意判定是否为动脉血（颜色鲜红，血液自动流入注射器），确定为动脉血后采集血 1 mL 左右。

（9）迅速拔针，请人协助压迫穿刺点 5 ~ 10 min。

（10）确定针管内无气泡，若有气泡即刻垂直排出，立即将针尖斜面刺入橡皮塞或专用凝胶针帽。

（11）轻轻转动血气针，使血液与抗凝血药充分混匀。

（12）再次核对，立即送检。

（13）脱手套，洗手，摘口罩。

（14）观察穿刺部位有无渗血或血肿。

3. 操作后处理

（1）操作后，应及时协助患者取舒适卧位，整理床单位。

（2）向患者及家属做好健康宣教（穿刺部位应禁止热敷，保持穿刺点清洁干燥，以免引起局部感染）及注意事项，做好心理护理。

（3）用物处理，垃圾分类。

（二）操作注意事项

1. 洗澡或运动后应休息 30 min 再采血；吸痰后 20 min，氧浓度改变 15 min、呼吸机参数调节 30 min 后方可采血。

2. 动脉血标本应隔绝空气，采血时不可抽拉注射器以免空气进入，如果有气泡应立即针头向上竖直排出。

3. 标本应立即送检，一般从采集到检测不能超过 30 min。

4. 填写血气化验单时应注明吸氧浓度和体温。

5. 凝血功能障碍者穿刺后应延长按压时间至少 10 min，直至无出血。

ⓔ 动脉穿刺术操作易犯错误及分析

（三）操作易犯错误及分析

四、静脉穿刺术

操作要求
- 掌握静脉穿刺术的目的、适应证和相对禁忌证
- 掌握静脉穿刺术的操作方法
- 掌握静脉穿刺术的注意事项和操作后的观察要点
- 掌握静脉穿刺术的常见并发症及处理

（一）操作规程

1. 操作前准备

（1）明确需要进行静脉穿刺的临床应用（适应证）：①留取静脉血标本的实验室检查。②开放静脉通路输注药物。③进行静脉血流动力学监测等各项相关检查。

（2）评估患者：评估病情、意识状态及合作程度，肢体活动情况，用药史、过敏史等。评估穿刺部位皮肤有无瘢痕和感染、血管弹性情况等。

（3）与患者及家属沟通：解释静脉穿刺的目的、方法、注意事项及配合要点。

（4）用物准备与评估：①治疗盘、无菌巾、皮肤消毒剂、无菌棉签、无菌手套、采血用物（采血针、采血试管、化验单或条形码、试管架）或静脉注射用物（注射药物、注射器、注射单）、弯盘、止血带、小垫枕、笔等。②评估用物：物品齐全，一次性无菌物品均在有效期内、质量合格。无菌铺盘时间未超过 4 h。核对药物的名称、剂量、浓度、给药途径，检查药物的性质、澄明度、有效期，无霉变、沉淀等异常现象。药物瓶身完好无裂缝，瓶口无松动。

ⓔ 表 12-1-4 静脉穿刺术技术评分标准

2. 操作过程

（1）与患者及家属沟通：介绍自己，核对患者床号、姓名、性别、ID 号等。再次解释说明静脉穿刺的目的、方法、注意事项及配合要点，以取得配合。

（2）核对医嘱、治疗用物。

（3）戴手套，暴露患者待穿刺部位，放止血带和小枕。

（4）选择静脉，在穿刺点上方约 6 cm 处扎止血带；消毒皮肤两遍；待干。

（5）嘱患者握拳，绷紧皮肤及血管，针头斜面朝上，针头与皮肤呈 20° ~ 30° 刺入静脉，见回血后再进少许。

（6）不同方式

1）静脉采血：固定针柄，连接采血管，抽取所需血量；嘱松拳，松止血带。

2）静脉注射：嘱松拳，松止血带；固定针柄，缓慢注射药物。

（7）正确拔针、按压。

（8）取小枕和止血带。

（9）脱手套，洗手，摘口罩。

（10）血标本及时送检或用药后观察。

（11）再次核对，记录。

3. 操作后处理

（1）操作后，应及时协助患者取舒适卧位，整理床单位。

（2）向患者及家属做好健康宣教（解释检验项目及意义，出检验结果时间；用药后的观察要点；正确的按压方法）及注意事项。

（3）用物处理，垃圾分类。

（二）操作注意事项

1. 严格遵守无菌操作原则。

2. 选择穿刺部位时，应避开有感染、皮疹或有瘢痕的皮肤。

3. 血标本采集需根据检验项目提前告知患者进行准备，如肝功能、血糖需空腹，血生化需提前避免摄入油腻食物等。

4. 采集多种血标本时，根据采血管说明书要求依次采集血标本。

5. 血培养采集时培养瓶的消毒方法：开启外盖，用75%乙醇消毒血培养瓶盖，乙醇作用60 s，待干。

6. 培养瓶应先检查容器有无裂痕，瓶塞是否干燥，培养液是否合乎要求，有无混浊变质。

7. 血标本注入厌氧菌培养瓶时，注意勿将注射器中空气注入瓶内。

8. 若取颈静脉血，应避免压迫颈静脉窦，同时应密切观察患者的面色、呼吸、心率的变化。凡病情危重、心肺功能不全患者，不宜在颈静脉采血。

9. 标本采集后应尽快送检，送检过程中避免过度震荡。

10. 静脉注射药物前要询问患者的用药史、过敏史、家族史等，用药后要主动巡视有无药物不良反应。

（三）操作易犯错误及分析

ⓔ 静脉穿刺术操作易犯错误及分析

五、皮内注射

（一）操作规程

操作要求
- 掌握皮内注射的目的与适应证
- 掌握皮内注射的操作方法
- 掌握皮内注射的注意事项
- 能针对皮内注射过程中出现的各种并发症进行正确评估及处理

1. 操作前准备

（1）明确皮内注射技术的临床应用（适应证）：①某些药物使用前进行药物过敏试验，以判断有无过敏反应。②疫苗的预防接种。③局部麻醉的先驱步骤。

（2）评估患者：评估病情、意识、心理、治疗情况、用药史、药物过敏史、家族史等。评估注射部位皮肤情况，避开瘢痕、感染部位。

（3）与患者及家属沟通：告知皮内注射的目的、方法、注意事项及配合要点，交代皮内注射可能存在的风险及并发症。

（4）用物准备与评估：①治疗盘、药物（据医嘱）、注射单、1 mL注射器、4½针头、无菌纱布、无菌棉签、聚维酮碘、75%乙醇、砂轮、弯盘及笔等。药物过敏试验时，另备药物过敏急救盒（内含0.1%盐酸肾上腺素、地塞米松、5 mL注射器、无菌纱布）。②评估用物：物品齐全，一次性无菌物品均在有效期内、质量合格。无菌铺盘时间未超过4 h。核对药物的名称、剂量、浓度、给药途径，检查药物的性质、澄明度、有效期，无霉变、沉淀等异常现象。药物瓶身完好无裂缝，瓶口无松动。

2. 操作步骤

ⓔ 表12-1-5 皮内注射评分标准

（1）与患者及家属沟通：介绍自己，核对患者床号、姓名、性别、ID号等，确认患者三史（用药史、过敏史、家族史），再次解释说明皮内注射的目的、方法及必要性，交代操作中配合要点及注意事项，以取得配合。

（2）核对注射卡、药物。

（3）根据医嘱，严格遵守无菌操作原则配制注射药物备用。

（4）选择注射部位。常用注射部位有前臂掌侧下段（皮内试验部位）、上臂三角肌下缘（预防接种部位）、局部麻醉的麻醉处。

（5）消毒皮肤：75%乙醇消毒注射部位皮肤，待干。

（6）再次核对，调整针头斜面向上，排尽空气。

（7）穿刺：一手绷紧穿刺点周围皮肤，一手平执注射器，针尖斜面向上与皮肤成5°进针，直至针尖斜面完全进入皮内，放平注射器。

（8）推药：一手拇指固定针栓，一手缓慢推入皮肤过敏试验药液约 0.1 mL，使局部形成皮丘，直径 5～6 mm，皮丘皮肤变白，毛孔显露。

（9）快速拔针，勿按压穿刺点。

（10）洗手，脱口罩。

（11）询问患者反应，交代注意事项。

（12）再次核对，记录并签名。

（13）记录皮肤过敏试验时间，20 min 后 2 名护士一起看结果，且记录。

3. 操作后处理

（1）注射完毕，及时整理床单位，协助患者取舒适卧位。

（2）向患者及家属交代注射后可能出现的局部变化和（或）全身反应，做好应对措施。

（3）用物处理，垃圾分类。

（二）操作注意事项

1. 患者不宜空腹进行皮肤过敏试验，空腹注射用药易发生眩晕、恶心等反应，易与过敏反应相混淆，导致皮肤过敏试验结果判断错误。

2. 皮肤过敏试验前详细询问有无过敏史，如对拟行注射药物有过敏者不可再试验性做皮肤过敏试验。

3. 如对皮肤过敏试验结果有怀疑的，应在对侧前臂掌侧下段注射生理盐水 0.1 mL，以作对照，确认皮肤过敏试验结果为阴性方可使用该药，对乙醇过敏者，可用生理盐水清洁皮试部位。

4. 观察患者反应，做出判断并记录结果，阴性结果以蓝色（–）标识，阳性结果以红色（+）标识。

5. 结果判断：按规定时间由两名护士观察结果。阴性：皮丘无改变，周围不红肿，无红晕，无自觉症状。阳性：局部皮丘较前隆起，出现红晕硬块，直径大于 1 cm，或周围出现伪足、有痒感。严重时可出现过敏性休克。

6. 皮肤过敏试验结果阳性者不可使用该药，并在病历、医嘱单、床头卡和注射单上做醒目标识，将结果告知患者及其家属。

7. 皮肤过敏试验有发生过敏性休克的可能，常于注射后数秒或数分钟内发生。轻则皮肤瘙痒、四肢麻木，重则气急、胸闷、发绀、心搏加快、脉细、血压下降、大量出汗，如不及时抢救，危及生命，可导致患者死亡。因此，应充分做好抢救准备：药物准备齐全，仪器设备、输氧装置、负压装置等抢救设施处于完好状态。

8. 试验用药剂量要准确。

9. 抗生素皮试药现配现用，更换同类药物或不同批号或停药超过 24 h，必须重新作皮内试验。

10. 皮肤过敏试验后观察时间不能少于 20 min，告知患者及家属在观察期间必须就地休息观察，不得离开。

11. 药物抽吸法：严格按照无菌原则抽吸药物。

（1）安瓿内吸药法：①聚维酮碘消毒安瓿颈部。②砂轮消毒后在安瓿颈部划痕。③ 75% 乙醇消毒去屑。④无菌纱布包裹折断安瓿。⑤用无菌注射器抽吸药液。⑥注射器排气。⑦单手持针回套注射器针帽，放于无菌盘无菌巾中备用。

（2）密封瓶内吸药法：①去瓶外盖或铝盖中心部分，消毒瓶塞待干。②粉状药：无菌注射器抽取适量溶媒注入密封瓶，摇动使药物充分溶解。液状药：直接使用。③抽吸：将注射器针头插入瓶塞；倒转药瓶与注射器，使针头在液面以下；一手握住药瓶颈，一手持注射器；抽吸药液至所需量。④持注射器手的示指固定针栓，拔出。⑤单手持针回套注射器针帽，放于无菌盘无菌巾中备用。

（三）操作易犯错误及分析

ⓔ 皮内注射操作易犯错误及分析

六、皮下注射

（一）操作规程

操作要求

- 掌握皮下注射的目的与适应证
- 掌握皮下注射的操作方法
- 掌握皮下注射的注意事项
- 能针对皮下注射过程中出现的各种并发症进行正确评估及处理

1. 操作前准备

（1）明确皮下注射术的临床应用（适应证）：①不宜口服，需在一定时间内发生药效的小剂量药物。②疫苗的预防接种。③局部麻醉用药或术前供药。

（2）评估患者：评估病情、意识、心理、治疗情况、用药史、药物过敏史等。评估注射部位皮肤情况，避开瘢痕、感染部位。

（3）与患者及家属沟通：告知皮下注射的目的、方法、注意事项及配合要点，交代皮下注射可能导致的并发症。

（4）用物准备与评估：①治疗盘、药物（据医嘱）、溶媒、注射单，1 mL 和 5 mL 注射器，无菌纱布、无菌棉签，聚维酮碘、75% 乙醇，弯盘、砂轮、启瓶器、笔等。②评估用物：物品齐全，一次性无菌物品、药品均在有效期内、质量合格。无菌铺盘时间未超过 4 h。核对药物的名称、剂量、浓度、给药途径，检查药物的性质、澄明度、有效期，无霉变、沉淀等异常现象。药物瓶身完好无裂缝，瓶口无松动。

2. 操作过程

（1）与患者及家属沟通：介绍自己，核对患者床号、姓名、性别、ID 号等，确认患者三史（用药史、过敏史、家族史），再次解释说明皮下注射的目的、方法及必要性，交代操作中配合要点及注意事项，以取得配合。

ⓔ 表 12-1-6 皮下注射技术评分标准

（2）核对注射卡、药物。

（3）根据医嘱，严格遵守无菌操作原则配置注射药物备用。

（4）选择注射部位。常用注射部位有上臂三角肌下缘、腹壁、后背（避开脊柱）、大腿前侧、大腿外侧，避开炎症或瘢痕处。

（5）皮肤消毒：以上臂三角肌下缘注射为例，嘱患者手叉腰，暴露出上臂三角肌，选择三角肌下缘进针点。用聚维酮碘或乙醇消毒皮肤 2 遍，以注射点为中心，消毒直径大于 5 cm，待干。

（6）再次核对，调整针头斜面向上，排尽空气。

（7）穿刺：一手绷紧皮肤（过瘦者捏起皮肤），一手持注射器，以示指固定针栓，针头斜面向上，与皮肤成 30°～40°，迅速将针梗的 2/3～3/4 刺入皮下。

（9）推药：一手固定针栓，一手回抽无回血方可推注药液。

（10）注射完快速拔针，无菌棉签按压。

（11）洗手，脱口罩。

（12）询问患者反应，交代注意事项。

（13）再次核对注射卡和药物。

（14）记录，签执行时间和姓名。

3. 操作后处理

（1）皮下注射后，及时整理床单位，协助患者取舒适卧位。

（2）向患者及家属交代皮下注射的注意事项，做好心理护理。

（3）用物处理，垃圾分类。

（二）操作注意事项

1. 注意保护患者隐私，必要时拉床帘或屏风遮挡。

2. 严格执行三查七对制度和无菌操作原则。

3. 凡对组织刺激性强的药物不可用于皮下注射。

4. 针头刺入角度不宜超过 45°，以免刺入肌层。注射做到“两快一慢”，即进针快、拔针快，推药慢。

5. 如同时注射两种以上药液，先注射刺激性弱的药物，再注射刺激性强的药物。如有配伍禁忌，必须分别注射在不同的部位。

6. 经常注射者，应更换部位，制订交替注射部位的计划。

7. 注射少于 1 mL 的药液，必须用 1 mL 注射器，以保证注入药液剂量准确。

8. 注射中、注射后观察患者反应、用药效果及不良反应。注意观察有无渗血，凝血机制异常者应延长按压时间至少 5 min 以上，以免形成皮下血肿。

9. 皮下注射胰岛素时，根据药物剂型及时进食，避免不必要的活动，注意安全。

ⓔ 皮下注射操作易犯错误及分析

（三）操作易犯错误及分析

七、肌内注射

操作要求

- 掌握肌内注射的目的与适应证
- 掌握肌内注射的操作方法
- 掌握肌内注射的注意事项
- 能针对肌内注射过程中出现的各种并发症进行正确评估及处理

（一）操作规程

1. 操作前准备

（1）明确肌内注射的临床应用（适应证）：①药物或病情因素不宜口服、皮下注射，需在一定时间内产生药效者。②要求药物在短时间内发生疗效而又不适用于或不必要采用静脉注射者。③油剂、混悬剂的药物刺激性较强或药量较大，不适用于皮下注射者。

（2）判断患者是否可以进行肌内注射（禁忌证）：出凝血功能严重异常的患者，破伤风、癫痫抽搐时和狂犬病痉挛期，躁动不合作患者，谨慎进行肌内注射。

（3）评估患者：评估病情、意识、心理、治疗情况、用药史、药物过敏史等。评估注射部位皮肤有无红肿、硬结、瘢痕等情况以及注射部位肢体活动情况。

（4）与患者及家属沟通：告知肌内注射的目的、方法、注意事项及配合要点，交代肌内注射可能导致的并发症。

ⓔ 表 12-1-7 肌内注射评分标准

（5）用物准备与评估：①治疗盘、药物（据医嘱）、注射单、5 mL 注射器、无菌纱布、无菌棉签，聚维酮碘、75% 乙醇、弯盘；砂轮，启瓶器、笔等。②评估用物：物品齐全，一次性无菌物品、药品均在有效期内、质量合格。无菌铺盘时间未超过 4 h。核对药物的名称、剂量、浓度、给药途径，检查药物的性质、澄明度、有效期，无霉变、沉淀等异常现象。药物瓶身完好无裂缝，瓶口无松动。

2. 操作过程

（1）与患者及家属沟通：介绍自己，核对患者床号、姓名、性别、ID 号等，确认患者三史（用药史、过敏史、家族史），再次解释说明肌内注射的目的、方法及必要性，交代操作中配合要点及注意事项，以取得配合。

（2）核对注射卡、药物。

（3）根据医嘱，严格遵守无菌操作原则配置注射药物备用。

（4）选择注射部位。常用的肌内注射部位有臀大肌、臀中肌、三角肌及股外侧肌等。

（5）摆体位：根据注射部位，协助患者取合适体位。

（6）皮肤消毒：常规消毒皮肤 2 遍，以注射点为中心，消毒直径大于 5 cm，待干。

（7）再次核对，调整针头斜面向上，排尽空气。

（8）穿刺（以臀大肌注射为例）：一手绷紧注射区皮肤，一手以握笔式持注射器，以中指固定针栓，利用手腕的力量将针头迅速垂直刺入针梗的 2/3 ~ 3/4，或者按患者胖瘦适当掌握。

（9）推药：松开绷紧皮肤的手，抽动活塞，如无回血，缓慢注入药液。

（10）注射完快速拔针，无菌棉签按压。

（11）洗手，脱口罩。

（12）询问患者反应，交代注意事项。

（13）再次核对注射卡和药物。

（14）记录，签执行时间和姓名。

3. 操作后处理

（1）肌内注射后，及时整理床单位，协助患者取舒适卧位。

（2）向患者及家属交代肌内注射后的注意事项，做好心理护理。

（3）用物处理，垃圾分类。

（二）操作注意事项

1. 注意保护患者隐私，必要时拉床帘或屏风遮挡。

2. 严格执行三查七对制度和无菌操作原则。

3. 两种药物同时注射时，先注射刺激性弱的药物，再注射刺激性强的药物。若有配伍禁忌，需分别注射在不同部位。

4. 小儿尤其是 2 岁以下婴幼儿不宜选用臀大肌注射，以免损伤坐骨神经，最好选择臀中肌、臀小肌注射。

5. 操作勿将针梗全部刺入，消瘦者及患儿进针深度酌情减少，并嘱患者不可突然改变体位，以防针梗从衔接处折断。

6. 若针头折断，应先稳定患者情绪，并嘱患者保持原位不动，固定局部组织，以防断针移位，同时尽快用无菌血管钳夹住断端取出；如断端全部埋入肌肉，应速请外科医生处理。

7. 成人注射做到“二快一慢”，小儿注射应做到“三快”，进针快、推药快、拔针快，防止针头在组织内摆动。

8. 长期注射者应交替更换注射部位，并选用细长针头，以避免或减少硬结的发生。

9. 注射时应注意以下几点：①穿刺后回抽如无回血，方可缓缓推药。如有回血应拔出更换注射部位，或可拔出少许再试抽无回血，才可注射药物。②推药时必须固定针栓，推速要慢。要密切观察患者反应。③如系油性药液，更应持牢针栓，以防用力过大，针栓与针筒脱开，药液外溢，且深部注射。如系混悬药液，须摇匀药液，持牢针栓，快速推入，以免药液沉淀，造成堵塞或药液外溢，且深部注射。

（三）操作易犯错误及分析

ⓔ 肌内注射操作易犯错误及分析

八、静脉输液

（一）操作规程

1. 操作前准备

（1）明确静脉输液的目的：①补充水分及电解质，预防和纠正水、电解质紊乱及酸碱

操作要求
- 掌握静脉输液的目的、适应证、禁忌证
- 掌握静脉输液的操作技术
- 掌握静脉输液的注意事项
- 掌握输液中的常见并发症，能正确评估与处理

ⓔ **表 12-1-8**
静脉输液技术评分标准

平衡失调。②增加循环血量，改善微循环，维持血压及微循环灌注量。③供给营养物质，促进组织修复，增加体重，维持正氮平衡。④输入药物，治疗疾病。

（2）明确需要静脉输液的临床情况（适应证）：①腹泻、剧烈呕吐、大手术后患者补充水分及电解质。②严重烧伤、大出血、休克患者扩充血容量。③慢性消耗性疾病、胃肠道功能障碍、不能经口进食患者补充营养物质。④感染、中毒、颅内压增高等患者输入药物治疗疾病。

（3）评估患者：评估患者年龄、病情、意识状态、心肺功能、自理能力、合作程度、药物治疗情况，用药史、过敏史、家族史等。评估穿刺部位的皮肤、血管状况及肢体活动度。

（4）与患者及家属沟通：告知静脉输液的目的、必要性，静脉输液时的注意事项与配合要点，交代输液可能存在风险及不良反应、并发症等。嘱排尿。

（5）用物准备与评估：①无菌治疗盘、药物（据医嘱）、输液卡、输液器、输液贴、胶布、注射器、无菌手套、无菌棉签、无菌纱布、皮肤消毒剂、弯盘、止血带、小枕、瓶套、砂轮、开瓶器、笔、输液架等，必要时备小夹板、绷带及棉垫、输液泵、便盆等。②评估用物：物品齐全，一次性无菌物品均在有效期内、质量合格。核对药物的名称、剂量、浓度、给药途径，检查药物的性质、澄明度、有效期，无霉变、沉淀等异常现象。药物瓶身完好无裂缝，瓶口无松动。

2. 操作过程

（1）核对输液卡；检查液体和药物质量；在瓶签上注明患者床号、姓名及药名、剂量等。

（2）根据医嘱，严格遵守无菌操作原则配置注射药物，插好输液器。

（3）请他人核对。

（4）与患者及家属沟通：介绍自己，核对患者床号、姓名、性别、ID 号等，确认用药史、过敏史、家族史等，再次解释说明静脉输液的目的、方法、注意事项及配合要点。取得配合。

（5）再次核对输液药物，挂输液架上。

（6）备胶布，固定通气管。

（7）戴手套。

（8）暴露穿刺部位，放小枕、止血带。

（9）选择静脉，在穿刺点上方 6 cm 处扎止血带。

（10）消毒皮肤两遍，待干。

（11）输液器排气，一次成功。

（12）穿刺：①嘱患者握拳，绷紧皮肤及血管，针梗与皮肤成 20° 快速刺入皮下，沿静脉方向潜行刺入血管，见回血后再进少许。②嘱患者松拳，松开止血带，松调节器开关，观察滴入是否通畅。

（13）固定：用输液贴第一条固定针柄，第二条覆盖穿刺点，第三条将尼龙针环形固定。

（14）取小枕和止血带。

（15）脱手套，洗手，摘口罩。

（16）调节输液速度，询问并观察患者输液后反应。

（17）再次核对。

（18）签执行时间和签名，挂输液卡。

（19）拔针。①核对患者床号、姓名，询问患者并解释。②戴口罩。③关闭输液器，撕开胶布。④快速拔针，局部按压 3～5 min，无出血。⑤做好记录。

3. 操作后处理

（1）操作后，应及时协助患者取舒适卧位，整理床单位。

（2）向患者及家属做好健康宣教（如出现不滴、肿胀、疼痛、滴完情况及输液不良反

应，及时告知医务人员，不允许患者自行调速，保护输液部位）；防止输液装置受压等注意事项，做好心理护理，将呼叫器放于患者易取处。

（3）用物处理，垃圾分类。

（二）操作注意事项

1. 严格执行查对制度和无菌操作，需长期输液者应注意保护和合理使用静脉，一般从远端小静脉开始。

2. 注意药物的配伍禁忌，刺激性强的药物应确保针头在血管内再输注药物。

3. 药液滴尽前要及时更换输液瓶或拔针，严防造成空气栓塞。

4. 输液过程中应加强巡视，耐心听取患者的主诉，严密观察，及时处理输液故障或输液反应。

5. 持续输液 24 h 以上者，需每天更换输液瓶和输液管。

6. 应根据患者病情调节合适的输液速度，对有心、肺、肾疾病的患者，老年患者、婴幼儿及输入高渗、含钾或升压药液的患者，要适当减慢输液速度；对严重脱水、心肺功能良好者则可适当加快输液速度。

（三）操作易犯错误及分析

ⓔ 静脉输液技术操作易犯错误及分析

九、吸痰术

（一）操作规程

操作要求

- 掌握吸痰术的目的、适应证和禁忌证
- 掌握不同途径吸痰术的操作方法
- 掌握吸痰术的注意事项
- 掌握吸痰术的常见并发症，能正确评估与处理

1. 操作前准备

（1）明确吸痰术的临床应用（适应证）：①咳嗽无力、咳嗽反射迟钝或会厌功能障碍的老年、危重、昏迷及麻醉后等不能自行排痰导致呼吸困难的患者。②溺水、误吸导致的窒息患者。

（2）判断患者是否可以进行吸痰术（禁忌证）：①肺出血不宜频繁吸痰。②气管内注射肺表面活性物质半小时内不宜吸痰。

（3）评估患者：评估病情、意识状态；听诊肺部，评估呼吸情况、咳嗽效果、痰液黏稠度、血氧饱和度、气道压力及氧疗情况等；检查口腔、鼻腔、咽部有无异常等。

（4）与患者和家属沟通：告知吸痰的目的、方法、必要性，吸痰的注意事项及配合要点，交代吸痰存在的风险和并发症等。

（5）用物准备与评估：①电动负压吸引器或中心管道负压吸引装置，密封贮液瓶装少量消毒液，治疗盘内放盛生理盐水的无菌缸、无菌生理盐水、型号合适的无菌吸痰管数根、无菌巾、无菌纱布、无菌手套、弯盘、消毒液瓶、听诊器、手电筒、护理记录单；必要时备开口器、舌钳、压舌板、电插板等。②评估用物：物品齐全，一次性无菌物品均在有效期内、质量合格。

2. 操作过程

ⓔ 表 12-1-9 吸痰术操作评分标准

（1）与患者及家属沟通：介绍自己，核对患者床号、姓名、性别、ID 号等，再次解释说明吸痰术的目的、方法、必要性，交代操作时的注意事项及配合要点，以取得配合。

（2）安装、检查吸引装置。

（3）悬挂消毒液瓶。

（4）摆体位，协助患者头偏向一侧；铺无菌巾于患者胸前。

（5）戴无菌手套。

（6）连接吸痰管，调节负压，成人为 40.0 ~ 53.3 KPa，儿童 < 40.0 KPa。

（7）试吸少量生理盐水，检查吸痰管是否通畅，且润滑前端。

（8）吸痰：插吸痰管到需要深度，负压抽吸。正确吸痰：进出气管阻断负压；吸痰时左右旋转、向上提拉；抽吸时间 < 15 s；吸痰顺序正确（经口鼻途径先口咽部，后气道内；经人工气道途径先导管内，后口、鼻腔）；每次抽吸更换吸痰管；根据病情吸痰前后调高氧浓度。（插入深度：经口颊部至咽喉部 10 ~ 15 cm，经鼻至咽喉部 20 ~ 25 cm，气管插管者插入 30 ~ 35 cm，气管套管者插入 10 ~ 15 cm。）

（9）吸痰毕，分离吸痰管，冲洗接头和管道。

（10）关闭负压，将吸痰接头插入消毒液瓶。

（11）清洁口鼻分泌物。

（12）脱手套，洗手，取口罩。

（13）听诊肺部呼吸音，检查口鼻腔等。

（14）密切观察病情变化、吸痰效果、痰液性状、量和颜色。

（15）记录。

3. 操作后处理

（1）吸痰后，应及时整理床单位，协助患者取舒适卧位。

（2）向患者及家属交代吸痰后的注意事项，做好心理护理和健康宣教。

（3）用物处理，垃圾分类。

（二）操作注意事项

1. 遵循无菌操作原则，插管动作应轻柔、准确、快速。

2. 根据患者缺氧情况，吸痰前后给予高流量吸氧。

3. 注意吸痰管插入是否顺利，遇到阻力时应分析原因，不可粗暴盲插。

4. 吸痰管最大外径不能超过气管导管内径的 1/2。负压不可过大，插送吸痰管时不可给予负压，以免损伤患者气道。

5. 持续吸痰时，负压连接管 24 h 更换一次；贮液瓶 2/3 满时要及时倾倒。

6. 如痰液黏稠，可以配合雾化吸入、翻身叩背、使用振动排痰仪等方法促进排痰。

7. 根据病情需要间隔 3 ~ 5 min 后再次吸痰。

ⓔ 吸痰术操作易犯错误及分析

（三）操作易犯错误及分析

十、小儿头皮静脉穿刺术

操作要求

- 掌握小儿头皮静脉穿刺输液的目的、适应证、禁忌证
- 掌握小儿头皮静脉穿刺输液的操作技术
- 掌握小儿头皮静脉穿刺输液的注意事项
- 掌握小儿头皮静脉穿刺输液中的常见并发症，能正确评估与处理

（一）操作规程

1. 操作前准备

（1）明确需要小儿头皮静脉穿刺术的临床情况（适应证）：应用于新生儿和婴幼儿进行输液、输血和静脉给药等治疗，可以达到以下目的：①补充水分、电解质，维持水、电解质平衡；②扩充血容量，改善血液循环；③输入药物，维持营养，供给热量等。

（2）评估患儿：评估年龄、病情、意识状态、心肺功能、合作程度，药物治疗情况，了解用药史、过敏史、家族史等。评估穿刺部位皮肤、血管状况。

（3）与家属沟通：告知患儿家属头皮静脉穿刺输液的目的、必要性，操作中的注意事项与配合要点，交代并发症及风险。嘱排尿等。

（4）用物准备与评估：①无菌治疗盘、药物（据医嘱）、输液卡、输液器、输液贴、一

次性头皮针 4½ 或 5 号、一次性注射器、无菌手套、无菌棉签、无菌纱布、皮肤消毒剂、胶布、弯盘、砂轮、一次性备皮刀、治疗巾、笔、输液架等，必要时备夹板和绷带。②评估用物：物品齐全，一次性无菌物品均在有效期内、质量合格。核对药物的名称、剂量、浓度、给药途径，检查药物的性质、澄明度、有效期，无霉变、沉淀等异常现象。药物瓶身完好无裂缝，瓶口无松动。

2. 操作过程

（1）核对输液卡，检查液体和药物质量，在瓶签上注明患儿床号、姓名及药名、剂量等。

ⓔ 表 12-1-10 ……▪ 头皮静脉穿刺术评分标准

（2）根据医嘱，严格遵守无菌操作原则配制注射药物，插好输液器。

（3）请他人核对。

（4）与患儿家属沟通：介绍自己，核对患儿床号、姓名、性别、ID 号等，确认用药史、过敏史和家族史，再次解释说明，取得家属配合。同时安抚患儿。

（5）再次核对输液药物，挂输液架上。

（6）备胶布，固定通气管。

（7）戴手套。

（8）将枕头放于床沿，使患儿横卧于床中央。

（9）协助患儿取仰卧位或侧卧位，头下垫治疗巾。

（10）指导家属或助手固定患儿头部及肢体。

（11）操作者立于患儿头侧，根据需要用乙醇棉签抹湿穿刺部位后，用剃刀顺毛囊剃掉局部毛发，擦干局部。

（12）消毒皮肤两遍，待干。

（13）输液器排气，一次成功。

（14）穿刺：①左手绷紧皮肤，固定静脉，右手持针以 15° ~ 30° 角直刺静脉。见回血后放平针头再进入少许。②打开调节器，观察液体滴入是否通畅。

（15）固定：用输液贴第一条贴针柄固定针头，第二条保护穿刺点，第三条将头皮针盘旋固定，第四条固定输液管。必要时弹力绷带固定。

（16）脱手套，洗手，摘口罩。

（17）根据患儿病情和年龄、药物性质调节输液速度，并观察输液后反应。

（18）再次核对，执行签名，挂输液卡。

3. 操作后处理

（1）操作后，应及时协助患儿取舒适卧位，整理床单位。

（2）向患儿及家属做好健康宣教（如出现不滴、肿胀、疼痛、滴完情况及输液不良反应等及时告知医务人员；不可自行调速，保护输液部位），交代注意事项，做好心理护理等。

（3）用物处理，垃圾分类。

（二）操作注意事项

1. 严格执行无菌技术操作规程。

2. 穿刺前应对血管进行评估，避开动脉，了解静脉走向。

3. 穿刺时针头刺入后未见回血，可轻捏头皮针针管，使少许液体进入，如局部皮肤无隆起、变色，液体流入通畅，则可证实穿刺成功。

（三）操作易犯错误及分析

ⓔ 头皮静脉穿刺术操作易犯错误及分析

十一、静脉输血

操作要求
- 掌握静脉输血的目的、适应证、禁忌证
- 掌握静脉输血的操作技术
- 掌握静脉输血的注意事项
- 掌握并能正确评估与处理输血中的常见并发症

（一）操作规程

1. 操作前准备

（1）明确静脉输血的目的：①补充血容量。②纠正贫血。③补充血浆蛋白。④补充各种凝血因子和血小板。⑤补充抗体、补体等血液成分。⑥排除有害物质。

（2）掌握各种血制品的临床应用：①全血：新鲜血补充各种血细胞、凝血因子和血小板，库存血补充血容量。②成分血：血浆用于补充血容量、蛋白质和凝血因子；红细胞增加血液携氧能力；白细胞浓缩悬液可增加粒细胞的获取率；血小板和凝血制剂等止血、补充凝血因子；蛋白相关制剂主要提高血浆蛋白，改善胶体渗透压，参与凝血过程等。

（3）明确需要静脉输血的临床情况（适应证）：各种原因引起的大出血、贫血或低蛋白血症、严重感染、凝血功能障碍等。

（4）评估患者：①判断是否可以进行静脉输血（禁忌证）：急性肺水肿、充血性心力衰竭、肺栓塞、恶性高血压、真性红细胞增多症、肾功能极度衰竭及对输血有变态反应者。②评估患者年龄、病情、意识状态、心肺功能、自理能力、合作程度、过敏史及输血史，穿刺部位的皮肤、血管状况及肢体活动度。

ⓔ 表 12-1-11 静脉输血评分标准

（5）与患者及家属沟通：告知静脉输血的目的、必要性，静脉输血时的注意事项与配合要点，交代输血可能存在的风险及不良反应、并发症等，知情同意后签署“输血同意书”。嘱排尿。

（6）用物准备与评估：①治疗盘、生理盐水、血液制品（据医嘱）、输血单、血型单、合血单、输血器、输液贴、胶布、无菌手套、无菌棉签、皮肤消毒剂、弯盘、止血带、小枕、瓶套、开瓶器、笔、输液架等。②评估用物：物品齐全，一次性无菌物品均在有效期内、质量合格。无菌铺盘时间未超过 4 h。核对药物的名称、剂量、浓度、给药途径，检查药物的性质、澄明度、有效期，无霉变、沉淀等异常现象。药物瓶身完好无裂缝，瓶口无松动。

2. 操作过程

（1）双人核对：①查看病历、输血同意书是否完善。②“八对”：核对患者床号、姓名、性别、ID 号及血袋号、血型、交叉配血实验结果、血液种类和血量。③“三查”：核查血袋的完整性、血液质量、血液的有效期。

（2）按无菌原则插输血器于生理盐水瓶。

（3）与患者沟通：介绍自己，核对患者床号、姓名、性别、ID 号等，确认用药史、过敏史、家族史等，再次解释说明静脉输血的目的、方法、注意事项及配合要点。取得配合。

（4）输液：①再次核对输液药物，挂输液架上。②备胶布，固定通气管。③戴手套。④暴露穿刺部位，放小枕、止血带。⑤选择静脉，在穿刺点上方 6 cm 处扎止血带。⑥消毒皮肤两遍，待干。⑦输血器排气，一次成功。⑧穿刺：①嘱患者握拳，绷紧皮肤及血管，针头呈 20° 快速刺入皮下，沿静脉方向潜行刺入血管，见回血再进少许。②嘱患者松拳，松开止血带，松调节器开关，观察滴入是否通畅。⑨固定：用输液贴第一条固定针柄，第二条覆盖穿刺点，第三条将尼龙针环形固定。⑩取小枕和压脉带；脱手套，洗手。

（5）输血：①输入少量生理盐水。②双人再次核对。③手托血袋轻摇；打开血袋密闭口，消毒；插输血器针头，挂于输液架上。④调节输血速度。⑤观察询问有无输血反应。⑥双人再次核对签名，挂输血卡。

（6）拔针：①核对患者床号、姓名，询问并解释。②戴口罩。③更换生理盐水冲管。

④拔针按压至无出血。⑤记录，血袋标记患者床号、姓名及时间保存。

3. 操作后处理

（1）询问有无输血反应，主动巡视、观察。

（2）向患者及家属做好宣教：不自行调速，保护输液部位，防止输血管受压，出现不滴、肿胀、疼痛、滴完、输血不良反应等随时呼叫。

（3）输血后协助患者取舒适卧位，整理床单位。

（4）用物处理，垃圾分类，血袋保留 24 h。

（二）操作注意事项

1. 在取血和输血过程中，要严格执行无菌操作、双人查对制度。

2. 输血前后或两袋血之间需要生理盐水冲洗输血管道。

3. 血液中不可加入其他药品，以防血液凝集或红细胞破裂溶解。

4. 输血过程中严密观察。出现输血反应立即停止输血，并及时处理。

5. 根据病情调节输血速度，输血开始期、年老体弱、严重贫血和心力衰竭患者滴速宜慢。

6. 取回的血液复温后应尽快输用。血袋避免剧烈震荡以防红细胞大量破坏溶血，也不能将血液加温，防止血浆蛋白凝固变性而引起输血反应。

7. 使用过的血袋送输血科保留 24 h，以备患者后发输血反应时检查、分析原因。

（三）操作易犯错误及分析

ⓔ 静脉输血操作易犯错误及分析

十二、小儿鼻胃插管术

（一）操作规程

操作要求
- 掌握小儿鼻胃插管的目的、适应证和禁忌证
- 掌握小儿鼻胃插管的操作方法
- 掌握小儿鼻胃插管的注意事项
- 掌握小儿鼻胃插管的常见并发症，能正确评估与处理

1. 操作前准备

（1）明确鼻胃插管的临床应用（适应证）：①用于诊断：抽吸胃液作检查。②用于治疗：食物中毒患儿洗胃，消化道梗阻、坏死性小肠结肠炎等外科疾患行胃肠减压，吸吮吞咽能力差、昏迷、不能经口喂养的患儿需插胃管行鼻饲营养液和药物等。

（2）判断患儿是否可以进行鼻胃插管（禁忌证）：对于鼻咽部或食管狭窄、梗阻患儿，严重颌面部外伤和（或）基底颅骨骨折患儿，食管静脉曲张和有其他出血倾向的患儿尽量避免插胃管。

（3）评估患儿：评估患儿病情、意识、生命体征、合作程度；询问有无插管经历、鼻部手术史等；查看其口腔及鼻腔黏膜有无损伤，有无炎症肿胀，有无鼻中隔偏曲，有无鼻息肉等。

（4）与患儿及家属沟通：告知鼻胃插管的目的、方法、必要性，鼻胃插管的注意事项及配合要点，交代鼻胃插管的不良反应（如插管不顺利、误入气道等）。

ⓔ 表 12-1-12 小儿鼻胃插管术评分标准

（5）用物准备与评估：①治疗盘、无菌巾、无菌生理盐水、一次性小儿胃管、无菌鼻胃插管包（治疗碗、镊子、液状石蜡棉球、无菌纱布）、10 mL 或 20 mL 注射器、冷开水药杯、无菌棉签、无菌手套、胶布、弯盘、听诊器、治疗巾等。②评估用物：物品齐全，一次性无菌物品均在有效期内、质量合格。

2. 操作过程

（1）与患儿及家属沟通：介绍自己，核对患儿床号、姓名、性别、ID 号等，再次解释说明插鼻胃管的目的、方法，交代操作时的注意事项及配合要点，以取得配合。

（2）体位：患儿取仰卧位，头肩部稍垫高；嘱助手协助固定或约束患儿上肢。

（3）患儿颌下铺治疗巾，置弯盘于其口角处。

（4）检查和清洗患儿鼻腔。

（5）打开插胃管包，置入一次性胃管和注射器。

（6）备胶布，戴无菌手套。

（7）检查胃管质量、型号、通畅度。

（8）量插管长度且标记：①前额发际至剑突下沿；②鼻尖到耳垂到剑突下沿。

（9）插管：①液状石蜡润滑胃管。②扶住患儿头部，一手托无菌纱布包绕的胃管末端，另一手持镊将胃管自一侧鼻孔轻轻插入，无菌镊不得碰触鼻腔黏膜。③插到会厌时，抬起患儿头部使下颌贴近胸骨柄，顺势轻插至所需刻度。

（10）检验胃管在胃内：①注射器可抽吸到胃液。②注射器从胃管注入空气，听诊器放于胃部可听到气过水声。③胃管口置于药杯冷开水里无气泡冒出。④必要时 X 线拍摄定位。

（11）用胶布将胃管固定于鼻翼和面颊部。

（12）根据需要进行鼻饲流质、胃肠减压或洗胃。

（13）清洁患儿口鼻及面部。

（14）标记置管日期和时间。

（15）脱手套，洗手，摘口罩。

（16）记录，对家属进行健康教育。

3. 操作后处理

（1）插胃管后，应及时整理床单位，协助患儿取舒适卧位。

（2）向患儿及家属交代鼻胃管使用中的注意事项，做好心理护理。

（3）用物处理，垃圾分类。

（二）操作注意事项

1. 严格遵守操作规程，操作前仔细检查胃管是否通畅，型号是否合适，物品质量是否达标。

2. 插管过程中，患儿出现呛咳、发绀、呼吸不畅，应考虑是否误入气管，立即拔出，缺氧改善后重插。

3. 胃肠减压期间患儿应禁食、禁饮，如必须经口服药，应在服药后停止减压 1～2 h。中药应浓煎，防止量过多引起呕吐、误吸。

4. 长期使用胃管的患儿，定期更换胃管，从另一侧鼻孔插入。

ⓔ 小儿鼻胃插管术操作易犯错误及分析

（三）操作易犯错误及分析

十三、女性导尿术

（一）操作规程

1. 操作前准备

（1）明确女性导尿术的临床应用（适应证）：①治疗：为尿潴留、尿失禁患者引流尿液，术前膀胱减压以及下腹、盆腔器官手术中持续排空膀胱，膀胱尿道手术或损伤患者引流尿液，经导尿管对膀胱进行药物灌注治疗，神经源性膀胱间歇导尿，休克或危重患者监测尿量、尿相对密度。②诊断：采集尿标本作细菌培养，尿流动力学检查中测定膀胱容量、压力及残余尿量，注入造影剂或气体行膀胱造影等协助诊断。

（2）判断患者是否可以进行导尿术（禁忌证）：急性尿路感染、急性尿道炎，以及月经期禁止导尿。

（3）与患者及家属沟通：告知导尿的目的、必要性，导尿时的注意事项与配合要点，交代导尿术可能存在的风险及并发症，知情同意后签署“导尿同意书”。

（4）用物准备与评估：①治疗车上放一次性导尿包或无菌导尿包（含导尿管、弯盘、血管钳 / 镊子，消毒液棉球 4 个，液状石蜡棉球，孔巾、纱布，10 mL 注射器，生理盐水 10～20 mL，标本瓶）、集尿袋、会阴消毒用物（弯盘、血管钳 / 镊子，消毒液棉球 10 个，手套）、无菌手套、一次性垫巾（或橡胶单、治疗巾）、便盆，屏风或床帘。②评估用物：物品齐全，一次性无菌物品均在有效期内、质量合格。

操作要求
- 掌握女性导尿术的目的、适应证和禁忌证
- 掌握女性导尿术的操作方法
- 掌握女性导尿术的注意事项
- 掌握女性导尿术的常见并发症，能正确评估与处理

2. 操作过程

（1）与患者及家属沟通：介绍自己，核对患者床号、姓名、性别、ID 号等。再次解释说明导尿的目的、方法与必要性，交代操作时的配合要点（放松肛门、张口呼吸）及注意事项，以取得配合。

（2）拉屏风或床帘，保护患者隐私。

（3）安置体位：①操作者于患者右侧。②协助患者取平卧位，双腿屈膝屈髋；脱去对侧裤腿盖于近侧腿部，对侧腿部用被子遮盖。③协助其屈膝仰卧位，两腿稍外展，暴露外阴。

ⓔ 表 12-1-13 女性导尿术评分标准

（4）臀下铺垫巾，必要时患者先行外阴冲洗。

（5）洗手。

（6）会阴消毒：①打开会阴消毒包于患者腿间。②左手戴手套协助，右手持血管钳夹聚维酮碘棉球消毒会阴部，先后顺序为：阴阜→大阴唇→大小阴唇之间→小阴唇→尿道口→尿道口至肛门；遵循自上而下，从外向内，一个棉球只用一次的消毒原则。③脱手套，将使用过的会阴消毒包用物置于治疗车下层。

（7）再次洗手。

（8）开导尿包：①将导尿包放在患者两腿之间，按无菌原则打开导尿包。集尿袋去外包装掷于无菌区内。②戴无菌手套，铺孔巾使之与导尿包外包布形成一连续无菌区域。③检查包内物品并依序摆放。④检查集尿袋并关闭排放口。⑤检查导尿管是否通畅，球囊是否漏气。⑥润滑导尿管前端并连接集尿袋。⑦将消毒液棉球、无菌镊放于弯盘。

（9）再次消毒：①左手分开且固定小阴唇，充分暴露尿道口。②右手持镊夹消毒液棉球再次消毒，顺序为尿道口→两侧小阴唇→尿道口。③将已用消毒弯盘移靠无菌区边缘。

（10）导尿：①右手更换弯盘放置会阴旁。②嘱患者放松、张口呼吸。③右手持镊夹导尿管前端轻轻插入尿道口 4～6 cm，见尿液后继续插入 5～7 cm，夹闭集尿袋开关。④向导尿管球囊内注入无菌生理盐水 5～10 mL 至充盈状，回拉导尿管有阻力感确定导尿管固定。⑤根据需要留取中段尿 5 mL 于无菌标本瓶中并及时送检。⑥撤孔巾、一次性垫巾。⑦脱手套，洗手；摘口罩。⑧固定集尿袋于床旁较低位并正确标识导尿管。⑨观察记录尿液的量、性质、颜色等。

3. 操作后处理

（1）导尿后，应及时穿好患者衣裤，整理床单位，且协助患者取舒适卧位。

（2）向患者及家属交代留置导尿后的注意事项，做好心理护理。

（3）处置用物，垃圾分类。

（二）操作注意事项

1. 严格遵循无菌操作原则，以防感染。

2. 选择光滑和粗细适宜的导尿管，插管动作应轻、慢，防止损伤尿道黏膜。

3. 女性导尿时，要仔细辨认尿道外口的位置。导尿管一旦误入阴道，应立即更换导尿管后再重新插入。

4. 对膀胱高度膨胀、极度虚弱者，首次导尿量不能超过 1 000 mL，以防导致腹腔内压力突然降低，大量血液滞留于腹腔血管内，引起血压突然下降，严重时可以导致休克。此外，膀胱突然减压，可引起膀胱黏膜急剧充血，发生血尿。

5. 测定残余尿时，嘱患者先自行排尿，然后导尿。

6. 导尿过程中，密切观察患者的反应，及时记录尿液的性状、量。

7. 留置导尿管时，应每天消毒尿道外口 2 次，定期更换集尿袋或按需更换，导尿管 5 ~ 7 天更换，留置导尿应接冲洗装置，以免置留过久而有尿盐沉积堵塞或发生感染。

8. 长时间留置导尿时，拔管前 3 天定期钳夹尿管，每 3 ~ 4 h 开放导尿管，以利拔管后膀胱功能的恢复。

ⓔ 女性导尿术操作易犯错误及分析

（三）操作易犯错误及分析

第二节　护理基本技能操作模拟竞赛试题

一、吸氧术、氧疗

ⓔ 吸氧术、氧疗模拟竞赛试题

题 1

题干：患者男性，74 岁，反复胸闷、气促、心悸 8 年，再发伴呼吸困难，咳粉红色泡沫痰 5 h 入院。入院查体：P 106 次 /min，R 30 次 /min，BP 140/86 mmHg，全身大汗，肺部听诊双肺闻及大量湿啰音。

考核点
对急性左心衰竭患者的正确判断及处理要点。查对制度的落实。吸氧的操作规程。氧气表的正确安装

要求：请选手正确判断并根据现有用物给予患者处理。

临床思维：①急性左心衰竭患者应处端坐位，下垂双下肢以减少回心血量。选择 35% 乙醇为湿化水。②检查评估患者鼻腔发现鼻息肉。选择有氧氧气瓶安装氧气表。③氧气表安装与地面垂直。

模型及环境要求：人体吸氧模型（单侧鼻腔息肉），病床床头可以调节高度。

用物准备：氧气瓶为供氧源（2 个氧气瓶，一空一满，有标识），治疗盘的无菌巾内放有氧气表、湿化瓶、湿化水（生理盐水、35% 乙醇两种供选择）（装 1/3 ~ 1/2 无菌注射用水）、治疗碗（碗内有纱布及纱布包裹的通气管）、盛温开水的小药杯；棉签、一次性吸氧管（单鼻腔）、弯盘、扳手、手电筒、输氧卡、笔等。

二、洗胃术

ⓔ 洗胃术模拟竞赛试题

题 1

题干：患者男性，18 岁，60 kg，在学生食堂进食午餐 30 min 后出现头痛、恶心、呕吐、发绀表现，其他同学也有类似现象。查体：全身皮肤及黏膜呈现不同程度青紫色，神志清楚，呼吸平稳，双肺呼吸音清，无啰音，心率 106 次 /min，心音可，无杂音。

要求 1：请选手对患者立即进行处理。

提示卡 1：食物已经丢弃，无法进行毒物送检。

要求 2：（提示卡）胃内毒物分析结果回报：亚硝酸盐，请根据所给用物立即给予处理。

临床思维：掌握亚硝酸盐急性中毒的主要临床表现；明确诊断，及时提出毒物送检；熟悉亚甲蓝的使用剂量：1～2 mg/kg，缓慢注射亚甲蓝并严密观察。

模型及环境要求：成年人洗胃模型，环境温度适宜。

用物准备：全自动洗胃机，塑料桶 2 个（一个盛配好的洗胃溶液，一个污物桶），橡胶围裙，一次性胃管（28F），弯盘、钳子或镊子，20 mL 与 50 mL 注射器，250 mL 5% 葡萄糖液，输液器、输液贴、治疗巾、纱布、液状石蜡棉球、手电筒、棉签、胶布、听诊器、压舌板、水温计，亚甲蓝（20 mg、40 mg、100 mg 各 1 支），标本试管，护理记录单等。

考核点：毒物不明时，洗胃溶液的选择。熟练掌握洗胃操作流程。送毒物分析。建立静脉通路。针对该患者正确使用亚甲蓝

三、动脉穿刺术

题 1

ⓔ 动脉穿刺术模拟竞赛试题

题干：患者女性，65 岁，因咳嗽、咳痰伴气促 10 年再发加重半个月入院。患者 10 年来反复咳嗽、咳痰伴胸闷、气短。既往有慢性支气管炎。查体：HR 110 次 /min，BP 150/80 mm Hg，SpO_2 83%，R 28 次 /min。诊断：COPD。

要求 1：请选手予以吸氧。

要求 2：吸氧完成后，患者 SpO_2 仍波动在 88% 左右，请选手完成动脉血气分析。

临床思维：COPD 的患者应低流量吸氧，氧流量应在 1～2 L/min。动脉采血前应查看患者的凝血功能，询问患者的用药史，必要时做 Allen 试验。题干提示老年患者，穿刺成功后注意宣教按压的时间和方式，避免形成皮下血肿。

模型及环境要求：老年全身模型及老年血气手臂。环境清洁、宽敞、明亮，符合用氧安全。

用物准备：氧气瓶（标识，“四防”和“满”），治疗盘，无菌巾，氧气表，湿化瓶，湿化水（蒸馏水），治疗碗，纱布，通气管，小药杯，棉签，吸氧管，弯盘，扳手，手电筒，输氧卡，笔，2.5 mL 注射器，无菌手套，橡胶塞，聚维酮碘，棉签，肝素，无菌手套等。

考核点：吸氧的注意事项，动脉采血中动脉血和静脉血的鉴别，动脉采血时误入静脉的处理

四、静脉穿刺术

题 1

ⓔ 静脉穿刺术模拟竞赛试题

题干：患者男性，36 岁，因高温锅炉灰灼烧全身多处 8 天，高热 3 天入院。血常规：WBC 15×10^9/L。诊断：烧伤后全身多处残余创面并感染。

要求：请选手给患者静脉输注 5% 碳酸氢钠溶液 200 mL 并抽血培养（厌氧培养标本）。

临床思维：①静脉输液应避开持续血压监测的手臂。碳酸氢钠外渗可导致组织坏死，输注前务必确认输液通路畅通、穿刺处皮肤完好、无渗漏。需建立静脉通路时，应先选用普通无刺激的液体，完成穿刺后再更换碳酸氢钠液体。②正确选择血培养管，采血标本应避开静脉输液侧的肢体，正确消毒培养瓶瓶口（选择 75% 乙醇消毒，作用时间大于 60 s）。

模型及环境要求：人体输液模型（右手臂持续血压监测），监护仪；环境清洁、宽敞、明亮。

用物准备：治疗盘、聚维酮碘、75% 乙醇、棉签、输液器、输液贴、手套、止血带、小枕、胶布、弯盘，输液卡、笔，输液架；化验单，10 mL 注射器，一次性采血针等，5% 碳酸氢钠 200 mL，生理盐水 250 mL，厌氧和非厌氧培养瓶。

考核点：静脉输液的操作规范，静脉采血的操作规范

五、皮内注射

ⓔ 皮内注射模拟竞赛试题

题 1

题干： 患者男性，70 岁，因腰部疼痛，双下肢麻木、站立行走困难 20 天，咳嗽、咳痰 3 天就诊。诊断：腰椎结核？肺结核并感染？

考核点 青霉素和 PPD 皮肤敏感试验液的配制，皮内注射部位的选择及两种皮肤过敏试验的结果观察时间

要求： 予患者做 PPD 皮试 + 青霉素皮肤过敏试验。

临床思维： 青霉素和结核菌素皮肤过敏试验液配制方法不同，注射前应询问患者既往史、用药史及过敏史，两种皮试注射部位合理选择，掌握青霉素过敏反应的抢救流程，抢救药物完好备用。

模型及环境要求： 皮内注射模型。环境清洁、宽敞、明亮。

用物准备： 治疗车，备注射盘 2 个，弯盘 2 个，黄色垃圾桶、黑色垃圾桶各 1 个，锐器盒 1 个。聚维酮碘，75% 乙醇，无菌棉签，青霉素、生理盐水（10 mL）、PPD 5 U、肾上腺素、地塞米松，1 mL、2.5 mL、5 mL 注射器若干，纱布、胶带、一次性中单（小块）、医嘱单、注射单、执行单、速干手消毒剂，笔等。

六、皮下注射

ⓔ 皮下注射模拟竞赛试题

题 1

题干： 患者女性，56 岁，因多尿、多饮、多食，体重下降 6 月余就诊。空腹血糖 13.0 mmol/L。诊断：2 型糖尿病。

考核点 皮下注射的常用部位，胰岛素取药量正确

要求： 请选手予患者胰岛素 4U 皮下注射。

临床思维： ①皮下注射的常用部位：上臂三角肌下缘、上臂外侧、腹部、后背、大腿外侧、脊柱两侧等。②熟知胰岛素使用剂量的换算，4 U=0.1 mL。

模型及环境要求： 皮下注射手臂模型。环境清洁、宽敞、明亮。

用物准备： 胰岛素 1 支（400 U），治疗盘、无菌巾、聚维酮碘、75% 乙醇、棉签、5 mL 注射器、启瓶器、弯盘，注射单、笔等。

七、肌内注射

ⓔ 肌内注射模拟竞赛试题

题 1

题干： 患者男性，70 岁，因咳嗽、咳痰 20 天，加重并发热、气促 15 天就诊。诊断：重症肺炎。血常规：WBC 17×10^9/L，N 0.961。予抗感染、化痰等处理。

考核点 青霉素注射的注意要点，肌内注射部位的选择，青霉素过敏的判断及处理

要求 1： 请选手予患者肌内注射青霉素 160 万 U 每 8 h 1 次。（选手完成要求 1 之后出示提示卡）皮肤过敏试验结果阴性。

要求 2： 患者 30 min 后突感咽痒、胸闷，稍感气促，血压 110/85 mmHg。请根据患者情况判断并口述处理要点。

临床思维： 青霉素药物使用前需确定皮肤过敏试验阴性，注射前询问患者既往史、用药史及过敏史。肌内注射需选择合适的部位进行。

模型及环境要求： 肌内注射模型。环境清洁、宽敞、明亮。

用物准备： 治疗车，备注射盘 2 个，弯盘 2 个，黄色垃圾桶、黑色垃圾桶各 1 个，锐器盒 1 个。聚维酮碘，75% 乙醇，无菌棉签，青霉素 160 万 U，地塞米松 5 mg，1 mL、2.5 mL、5 mL 注射器若干，纱布、胶带、一次性中单（小块）、医嘱单、注射单、执行单、

速干手消毒剂，笔等。

八、静脉输液

题 1

ⓔ 静脉输液模拟竞赛试题

题干 1：患者男性，55 岁，因多尿、多饮 3 年，双下肢出现麻木 2 个月入院。患者体重 60 kg，随机血糖：25.6 mmol/L，尿糖 4+，尿酮体 3+。

要求 1：请选手予患者普通胰岛素静脉输注。

题干 2：患者输液中，自行加快输液速度，突发头晕、心悸、恶心，面色惨白、冷汗，血压下降。（场景：当选手加入胰岛素输注后，出示题板或者设定模型变化。）

要求 2：请选手做出判断并处理。

考核点 查对制度的落实。糖尿病酮症时胰岛素输注的方法和浓度，对低血糖判断及处理

临床思维：要求 1：发现已过期的胰岛素，提出后给予更换。停用现有葡萄糖液改为生理盐水缓慢滴注，计算胰岛素输注的速率为 0.1 U/（kg·h），计算出降糖胰岛素剂量并准确抽取胰岛素（4U/0.1 mL）加入生理盐水 500 mL 中滴注 2 h。要求 2：发现低血糖立即停止胰岛素输注，测快速血糖，更换液体，必要时根据血糖情况给予升血糖等对症处理。

模型及环境要求：全身人输液模型，模型手臂上已建立静脉通路（10% 葡萄糖液 500 mL）；环境清洁、宽敞明亮。

用物准备：治疗盘，生理盐水 500 mL，10% 葡萄糖液 500 mL，胰岛素 2 瓶（剂型每瓶 400 U/10 mL，其中一瓶已过期），1 mL 无菌注射器、输液器、无菌棉签、皮肤消毒剂等。

九、吸痰术

题 1

ⓔ 吸痰术模拟竞赛试题

题干：患者男性，14 岁，因颅脑外伤术后 5 天外院入院。查体：患者神志昏迷，瞳孔等大等圆，对光反射消失，T 38.5℃，HR 120 次 /min，SpO_2 85%，外院已行气管切开术 1 天。入院后予以吸氧后 SPO_2 上升至 90% 左右。听诊：双肺呼吸音粗，可闻及大量痰鸣音。诊断：脑外伤术后，肺部感染。

要求 1：请选手予以吸痰。

要求 2：（选手完成要求 1 之后出示提示卡）患者在吸痰过程中出现咳嗽，气管切开敷料大量血性液体。请选手口述处理要点。

考核点 吸痰的注意事项；气管切开吸痰的注意要点及气管切开敷料污染后的处理

临床思维：吸痰时要先评估是否适合操作，必要时要先给予纯氧 2 min，需要评估气道情况；吸痰管大小是否与气管导管内径符合，吸痰的顺序应该是先气道，后口腔，再咽部（包括气囊上吸痰）；气管切开护理时需要判断气囊状况，注意消毒顺序和无菌原则。

模型及环境要求：气管切开模型。环境清洁，光线充足。

用物准备：治疗盘，无菌巾，治疗碗，小药杯，棉签，聚维酮碘，无菌纱布，无菌剪，弯盘，扳手，手电筒，输氧卡，笔，电动吸痰器，无菌缸，无菌生理盐水，一次性吸痰管多根，无菌手套，消毒液瓶，听诊器，护理记录单等。

十、小儿头皮静脉穿刺术

题 1

ⓔ 小儿头皮静脉穿刺术模拟竞赛试题

题干：患者女性，出生 8 个月，因发热、咳嗽 3 天入院。查体：T 38.8℃，R 40 次 /min，HR 140 次 /min，烦躁不安，肺部可闻及固定的细湿啰音。血常规示白细胞增高。初步诊断：

流行性感冒，肺部感染。

要求 1：请选手予生理盐水 30 mL+ 青霉素 80 万 U 进行头皮静脉输液。（青霉素皮肤过敏试验阴性。）

考核点：头皮静脉输液的规范流程，药物使用注意事项，头皮静脉与动脉的鉴别。头皮静脉穿刺术及不同临床情景的穿刺点选择

要求 2：（待选手完成要求 1 后再出示）请写出头皮静脉与动脉的鉴别，及误入动脉后的处理。

临床思维：青霉素使用前除了需做皮肤过敏试验（结果需阴性）之外，还需询问患者既往史、用药史及过敏史。题干提示患儿烦躁不安，穿刺成功后在常规固定方法的基础上，采用弹力绷带加以固定；着重宣教避免患儿用手抓穿刺部位，防止针头脱出。穿刺误入动脉应及时拔出重新静脉穿刺。

模型及环境要求：小儿头皮静脉输液模型。环境清洁、宽敞、明亮。

用物准备：治疗盘内盛有弯盘 2 个，小枕、无菌手套、输液溶液、药物、棉签、输液器、一次性注射器、胶布、输液贴，聚维酮碘、75% 乙醇，笔、输液卡、输液架、绷带，青霉素抢救盒。

十一、静脉输血

ⓔ 静脉输血模拟竞赛试题

题 1

题干：患者男性，60 岁，因肺癌晚期，多次化学治疗后肺部感染入院。查血常规示：血红蛋白 75 g/L。患者呈贫血貌。

要求 1：请选手给予输同型红细胞 2 U。（生命体征正常，已签署输血同意书。）

考核点：输血规范流程，双人核对，输血不良反应（发热反应）的判断及处理要点

要求 2：（选手完成要求 1 后出示提示卡）患者输血 1 h 后出现发冷、寒战，测体温 38℃。请口述处理措施。

临床思维：是否掌握输血的“三查八对”及核对环节；输血前后生理盐水冲管，正确判断输血不良反应并处理。

模型及环境要求：静脉输液手臂模型一个。操作环境清洁、宽敞、明亮。

用物准备：输液架、治疗车（上层：注射盘、弯盘，根据医嘱备模拟血制品 1 包，生理盐水 100 mL，瓶签、一次性输血器、止血带、胶布或输液贴、一次性治疗巾，执行单、输血同意书、医嘱本、配血单、原始血型单、速干手消毒剂、静脉留置针、棉签、聚维酮碘、手套、笔。治疗车下层：锐器盒、生活垃圾桶、医用垃圾桶）。

十二、小儿鼻胃插管术

ⓔ 小儿鼻胃插管术模拟竞赛试题

题 1

题干：患儿女性，5 岁，因肛门停止排气排便，伴腹胀、腹痛 2 天入院。诊断：急性肠梗阻。

考核点：选择健侧鼻腔插管，小儿插胃管流程熟练，有效引流并观察

要求：请选手予患儿经鼻插胃管进行胃肠减压。

临床思维：选择合适型号的小儿胃管，从患儿左侧鼻腔插管，引流袋位置低于患儿头部。

模型及环境要求：小儿插胃管模型（模型右鼻腔息肉堵塞 1/2），大量胃内容物。环境清洁、宽敞、明亮。

用物准备：插胃管包（内盛治疗碗、压舌板、血管钳或镊子、纱布、液状石蜡棉球、弯盘），一次性 6F、10F、14F 硅胶胃管，20 mL 注射器，无菌手套、棉签、无菌纱布、治疗巾、装冷开水的小药杯、一次性引流袋、胶布或工字型鼻贴、听诊器、笔、大号

治疗盘等。

十三、女性导尿术

题 1

Ⓔ 女性导尿术模拟竞赛试题

题干 1：患者女性，41 岁，因双下肢麻木乏力、大小便失禁 2 月余入院。患者极度消瘦，精神差，留置导尿 2 个月，尿液混浊。诊断：第 11 ~ 12 胸椎海绵状血管瘤并出血并行海绵状血管瘤清除术。现发现开放尿管，无尿液流出。

要求 1：请选手分析患者无尿的原因并给予处理。

题干 2：在尿液引流过程中，患者突感头晕、面色苍白、大汗，BP 70/45 mmHg。

要求 2：请选手分析原因并处理。

考核点：尿潴留的正确判断与处理。女性导尿术的操作规程。对腹腔迅速减压后导致休克的判断及处理

临床思维：要求 1：查看腹部膨隆，叩诊浊音，患者急性尿潴留。用无菌生理盐水冲洗导尿管阻力大，导尿管堵塞，需重新导尿。要求 2：腹腔内压力骤减时，大量血液滞留于腹腔血管内，引起血压突然下降，导致患者休克。立即予患者停止尿液引流，根据情况给予吸氧、升血压等处理。

模型要求：女性导尿模型（导尿管堵塞，管内尿液混浊有沉淀），下腹明显膨隆，叩诊浊音。

用物准备：一次性无菌导尿包、集尿袋、会阴消毒用物、无菌手套、一次性垫巾（或橡胶单、治疗巾）、便盆等。

（李　君　吴秀颖　张　琼　周　艳）

网上更多……

推荐阅读　教学视频　彩图

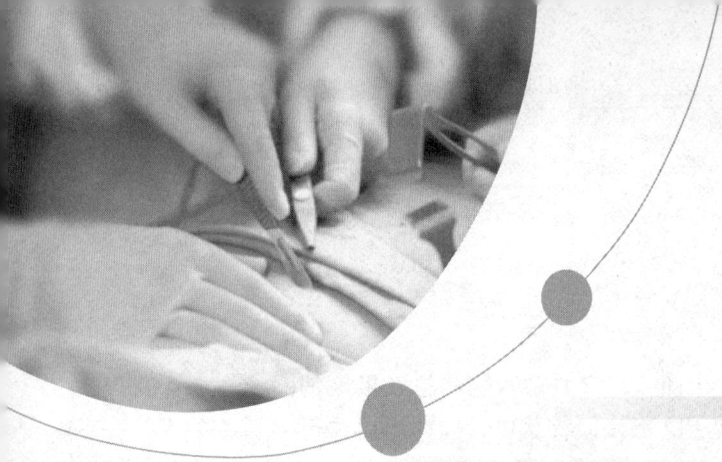

第十三章

综合模拟竞赛试题及评分标准

综合模拟竞赛试题一

题 1

题干：患者女性，21 岁，因人工流产术后阴道流血 10 天，下腹痛、肛门坠胀 4 h 就诊。既往：10 天前因停经 45 天在某卫生院查尿 HCG 阳性，即行人工流产术。查体：体温 37.3℃，脉搏 90 次 /min，血压 100/70 mmHg，腹肌稍紧张，下腹压痛，轻微反跳痛。

要求 1：为明确诊断，请 A 选手写出需要重点了解的病史，可能的诊断，下一步处理（含检查及操作）。

考核点 异位妊娠的诊断及鉴别诊断，经阴道后穹窿穿刺术的适应证及操作规程

要求 2：请 A 选手完成经阴道后穹窿穿刺。

临床思维：为明确诊断，应询问人工流产术前超声检查结果，人工流产术中吸刮出物是否有绒毛组织，是否送病理检查及结果。异位妊娠的鉴别诊断包括吸宫不全、盆腔炎性疾病等。该患者应考虑异位妊娠破裂，腹腔内出血可能，故下一步处理应完善妇科检查、血常规、凝血常规、（血 / 尿）HCG、妇科（盆腔）B 超及经阴道后穹窿穿刺。

模型要求：经阴道后穹窿穿刺模型。

用物准备：治疗车、聚维酮碘、无菌经阴道后穹窿穿刺包，5 mL 或 10 mL 注射器 1 支，无菌手套、一次性垫单、标本瓶，标记笔（或标签纸）。

评分标准：见表 13-1-1。

表 13-1-1　综合模拟竞赛试题一评分标准（题 1）

选手编号　　　　裁判

项目（分）	具体内容和评分标准	满分（分）	得分（分）
需要了解的病史（15）	人工流产术中是否有绒毛组织吸出	5	
	人工流产术后吸取物是否送病理检查及其结果	5	
	人工流产术前是否行 B 超检查确诊为宫内妊娠	5	
可能诊断（9）	异位妊娠	5	
	盆腔炎	2	
	吸宫不全	2	

续表

项目（分）	具体内容和评分标准	满分（分）	得分（分）
下一步处理（14）	妇科检查	1	
	抽血查血常规及凝血常规	1	
	查（血/尿）HCG	1	
	妇科（盆腔）B超	1	
	经阴道后穹窿穿刺	10	
经阴道后穹窿穿刺			
准备（8）	告知患者操作目的	1	
	嘱患者排尿	2	
	核对血常规、凝血常规（在病历夹内）	1	
	测生命体征（提示卡在血压计内：正常生命体征）	1	
	提出签署手术同意书（提示卡1）	1	
	铺无菌垫巾于操作床	2	
消毒铺巾（14）	检查包的消毒日期	1	
	戴无菌手套	1	
	检查包内消毒指示卡	1	
	检查穿刺针通畅性	4	
	外阴消毒两遍（顺序：阴唇—阴阜—大腿内侧上1/3—会阴及肛门）（顺序错误0分）	3	
	铺孔巾	1	
	阴道消毒两遍	3	
穿刺（31）	双合诊	5	
	阴道窥器暴露宫颈及阴道后穹窿	3	
	钳夹宫颈后唇，消毒阴道后穹窿	4	
	穿刺，抽出红色液体	12	
	拔针后压迫止血	4	
	口述：静置抽出液10 min	3	
人文关怀（4）	操作中询问患者情况	2	
	给患者拉屏风保护隐私	2	
整体熟练度（5）	整体熟练度评估	5	
总分		100	
如严重违反无菌原则（以下任意一项或多项），在总分上扣除50分 □穿刺前未消毒　□穿刺前未戴手套　□穿刺前未铺巾　□无菌用物或手套污染后直接使用		是否扣分 □是 □否	

题2

题干：患者男性，40岁，因脑外伤术后2天就诊。查体：生命体征平稳，深昏迷。

要求：请C选手予持续鼻饲肠内营养，B选手辅助。

考核点 插胃管的适应证、注意事项，胃肠内营养的原则

思路分析：①患者昏迷，插胃管时不能配合，在胃管插到 14 ~ 16 cm 时应由助手配合将头部前屈，有利于胃管插进食管；②胃肠内营养进行早期应本着由慢到快，由少到多，由低浓度到高浓度的原则，因此第一次营养应选择 12% 浓度的营养液；③昏迷患者胃肠内营养应防止呕吐引起误吸。进行胃肠内营养时应保持 30° 半卧位，所以胃管放置后应调节病床将患者置于半卧位。

模型要求：半身型或全身型插胃管模型，放置于可调节病床。

用物准备：治疗碗（内盛温开水）、治疗巾、手电筒、别针、压舌板、一次性胃管（注意检查包装），手套，棉签，纱布，20 mL 注射器，液状石蜡棉球，弯盘、听诊器、胶布、止血钳、引流袋，12%、24%、48% 浓度营养液，瓶装生理盐水，输液架、输液器。

评分标准：见表 13–1–2。

表 13–1–2 综合模拟竞赛试题一评分标准（题 2）

选手编号　　　　裁判

项目（分）	具体内容和评分标准	满分（分）	得分（分）
准备（7）	核对患者身份	2	
	协助患者左侧卧位或仰卧位	2	
	铺治疗巾	1	
	检查鼻腔，用棉签清洁鼻孔	2	
插胃管（52）	检查外包消毒日期	1	
	戴手套	1	
	检查包内消毒指示卡	1	
	检查胃管是否通畅	1	
	测量胃管插入长度：（第一种：鼻尖—耳垂—剑突，第二种：发际—剑突），标记位置	10（选 1）	
	插管前将患者头后仰	10	
	插至 14 ~ 16 cm 时将头部前屈	10	
	插至预定长度，检查口腔内胃管是否盘曲	5	
	确定胃管到位（三种方法任一均可）	5	
	帮助患者清洁面部	1	
	脱手套	1	
	用胶布固定胃管于患者面颊部	1	
	标记插管时间	5	
肠内营养（38）	选择正确的肠内营养制剂 12%	15	
	消毒瓶盖	3	
	输液器排气，连接胃管	5	
	看表调节滴速	3	
	汇报滴速：50 mL/h（12 ~ 15 滴 /min）	2	
	将患者摆为 30° 半卧位	10	
人文关怀（3）	盖好患者被子	3	
总分		100	

题 3

题干：患者女性，53 岁，因腹痛、腹胀、消瘦 2 个月就诊。自觉腹围渐增大，自述外院 B 超提示腹水、腹部包块。凝血功能、血常规正常。

要求 1：为协助诊断，请 B 选手行腹腔穿刺术，A 选手协助。（1 mL 模型液体代表 10 mL 腹水。术前已测生命体征正常，免测腹围。患者已签署穿刺同意书。）

要求 2：（待选手完成要求 1 后再出示）请写出皮肤过敏试验注射剂量、观察时间并描述腹部包块位置。

临床思维：麻醉药物多选用利多卡因，但该题目用物准备仅提供普鲁卡因，而用普鲁卡因麻醉需要做皮肤过敏试验。题干提示患者有腹部包块，查体时发现为左下腹部包块，故穿刺点应避开包块选择右侧穿刺点，即脐与耻骨联合连线中点上方 1 cm，偏右 1.5 cm 处。

模型要求：腹腔穿刺模型（左下腹可以扪及一个包块），可皮肤过敏试验手臂。

用物准备：腹腔穿刺包，1 mL、5 mL、50 mL 注射器各 1 支。常规消毒治疗盘 1 套：弯盘、聚维酮碘、棉签，胶布；局部麻醉药（仅提供 2% 普鲁卡因，浓度有 2.5%、0.25% 及 0.025% 三种），无菌纱布 2～3 块，无菌手套 2 副，皮尺、血压计、听诊器、盛腹水容器、0.1% 肾上腺素。

评分标准：见表 13-1-3。

> **考核点** 普鲁卡因麻醉药物使用注意事项，皮肤过敏试验药物的浓度选择、具体操作及皮肤过敏试验结果的判断。腹腔穿刺术及不同临床情景的穿刺点选择

表 13-1-3　综合模拟竞赛试题一评分标准（题 3）

选手编号　　　　裁判

项目（分）	具体内容和评分标准	满分（分）	得分（分）
准备（4）	询问患者姓名、年龄	1	
	嘱患者排尿	2	
	洗手	1	
皮肤过敏试验（20）	选择（0.025%）普鲁卡因	6	
	询问过敏史（出示提示卡：无过敏史）	5	
	部位：前臂皮肤掌侧下段	2	
	乙醇消毒至少 2 遍	2	
	穿刺进针角度不超过 5°（基本平行进针）	3	
	拔针后不能按压	2	
拔针后出示提示卡：皮肤过敏试验阴性			
定位（22）	站于患者右侧	2	
	叩诊移动性浊音	2	
	叩诊后出示提示卡：移动性浊音阳性		
	腹部触诊	3	
	穿刺点：脐与耻骨联合连线中点上方 1 cm，偏右 1.5 cm	15	
消毒铺巾麻醉（12）	第一次消毒 15 cm	1	
	第二次消毒不超出第一次消毒范围	1	
	检查穿刺包消毒日期	1	
	戴手套	1	
	检查包内消毒指示卡	1	

续表

项目（分）	具体内容和评分标准	满分（分）	得分（分）
	检查穿刺针通畅性	1	
	铺孔巾	1	
	核对麻醉药	2	
	逐层浸润麻醉	2	
	回抽	1	
穿刺（14）	止血钳夹住穿刺针的橡皮管	1	
	进针，抽出腹水	5#	
	腹水量 25 mL（代表 250 mL）以上	8#	
标本收集及送检（8）	常规	1#	
	生化	1#	
	腹水病理	3#	
	标本管标记（有写字即可）	3#	
	未抽出腹水打 # 的几项均不给分		
术后处理（7）	拔针后按压	1	
	消毒	1	
	覆盖纱布，胶布固定	1	
	交代术后注意事项	2	
	术后测血压、脉搏（打开血压计可见血压信息卡）	2	
人文关怀（2）		2	
无菌观念（2）		2	
出示要求 2 题卡：请写出皮肤过敏试验注射剂量、皮肤过敏试验观察时间并描述腹部包块位置			
要求 2（9）	皮肤过敏试验注射剂量：0.1 mL	2	
	皮肤过敏试验观察时间：20 min	2	
	左下腹包块	5	
总分		100	
如严重违反无菌原则（以下任意一项或多项），在总分上扣除 50 分 □穿刺前未消毒　□穿刺前未戴手套 □穿刺前未铺巾　□操作中无菌用物或手套污染后直接使用		是否扣分 □是 □否	

题 4

题干：患者女性，20 岁，因夜间宿营时突感左耳疼痛 1 h 就诊。

要求 1：请 C 选手进行处理。（注：完成要求 1 后再出示要求 2 的题卡。）

要求 2：请 A 选手根据检查描述鼓膜情况并在相应的鼓膜图上标明所见（图 13-1-1）。

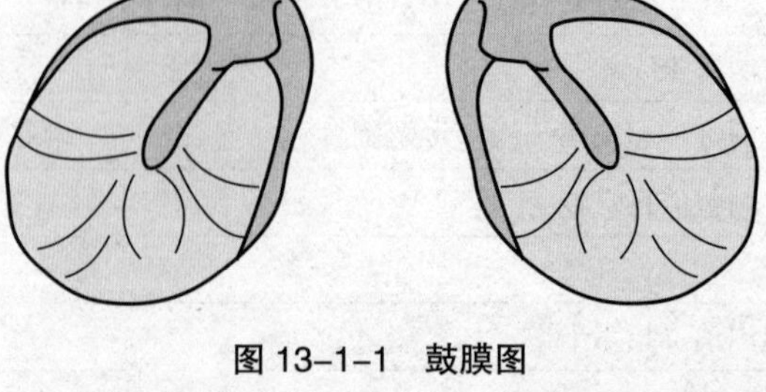

图 13-1-1　鼓膜图

要求 3：请 A 选手写出诊断，并写出患者后续正确的治疗措施。

临床思维：外耳道内的活动昆虫应先以甘油、乙醇或液状石蜡浸没外耳道将其淹毙、取出后，再对外耳道及鼓膜等结构的损伤和炎症进行评估和相应处理。

模型要求：女性头部模型，有双侧的外耳道结构，左侧外耳道内放置一黑色昆虫。

场景设置及用物：液状石蜡，20 mL 注射器，弯盘；额镜、强光检查灯；耵聍钩，膝状镊。

评分标准：见表 13-1-4。

考核点

耳部查体方法，外耳道昆虫的处理原则

表 13-1-4 综合模拟竞赛试题一评分标准（题 4）

选手编号　　　　裁判

项目（分）	具体内容和评分标准	满分（分）	得分（分）
准备（5）	洗手	2	
	移动模型向右侧坐位	2	
	佩戴额镜	1	
对光（8）	面对患者，距离 25 ~ 40 cm	2	
	保持瞳孔、镜孔、反光焦点和检查部位成一直线	2	
	保持检查姿势端正，不可弯腰扭颈迁就光源	2	
	单目视线通过镜孔观察被检查区域，另眼不闭	2	
外耳道检查（7）	受检者耳朝正面，反光焦点投照患者外耳道口	2	
	将耳郭向后、上、外牵拉	2	
	将耳屏向前推压，使外耳道口扩大	3	
取出异物（20）	选出液状石蜡，滴入左侧外耳道	10	
	顺利取出异物	10	
异物取出后（10）	检查外耳道、鼓膜情况	10	
异物取出后再出示要求 2 的题卡			
描述鼓膜情况（2）	描述左鼓膜充血	5	
	描述鼓膜穿孔	5	
	穿孔标示在左耳前下象限（鼓膜充血不纳入计分）	10	
诊断（15）	左外耳道异物	15	
后续治疗措施（10）	保持外耳道干燥，不做特殊处理	10	
人文关怀（3）		3	
熟练程度（2）		2	
总分		100	

题 5

题干：患者男性，65 岁，因反复便血 2 个月就诊。肠镜示直肠内菜花样肿块，距肛门 3 cm，活检病理诊断为高分化腺癌，拟行手术。

要求：请为患者行消毒铺单，A 主操作，C 洗手护士，B 巡回护士。患者已麻醉满意，免外科洗手。

考核点

下腹会阴部消毒铺单的范围

临床思维：下腹会阴部的消毒范围为双侧乳头水平线为上限，耻骨联合及双侧大腿上

1/3 为下限，右侧为腋前线，左侧腋后线。如按照右侧腹切口铺单本项不得分。最后在打开大单时应先头端再足端展开。

模型要求：消毒铺单模型。

用物准备：消毒铺单包：6 块小单，3 块中单，1 块大单，包内 2 把持物钳，7 块纱布，手术衣包。2% 碘酊、75% 乙醇、0.1% 苯扎溴铵、聚维酮碘。

评分标准：见表 13–1–5。

表 13–1–5 综合模拟竞赛试题一评分标准（题 5）

选手编号　　　　裁判

项目	具体内容和评分标准	满分	得分
准备（15）	换好洗手衣、裤、鞋，戴口罩、帽子	3	
	三方核对患者的姓名、性别、年龄、科室、床号、疾病、手术类型、手术同意书及授权委托书	3	
	患者准备：已完成麻醉，摆好截石体位，暴露手术野，并做好切口标记，下腹部左旁正中切口	3	
	巡回护士取手术消毒包、无菌铺单包及手术衣包，检查包的有效期	3	
	用手打开包的外层 3/4，持物钳打开包的外层 1/4 及内层，检查消毒标签	3	
消毒铺单（60）	消毒者及器械护士手术洗手（可口述）	3	
	器械护士正确穿好手术衣，戴好手套	3	
	消毒者从器械护士手中接过夹持纱布的无菌消毒钳	3	
	站于患者右侧，左手持消毒碗，右手持消毒钳，先倒少许聚维酮碘于肚脐浸泡	3	
	从切口中心开始，由内向外消毒切口周围 15 ~ 20 cm 范围	3	
	绕过脐部，左、右两边对称叠瓦状消毒，消毒三遍，每次范围小于前一次，消毒不留空隙	5	
	消毒范围：双侧乳头水平线为上限，耻骨联合及双侧大腿上 1/3 为下限，右侧为腋前线，左侧腋后线。如按照右侧腹切口铺单本项不得分	5	
	消毒结束时用纱布块反转拭去脐部消毒液	3	
	会阴部以聚维酮碘消毒三遍，消毒方向由外向内，每次范围小于上一次	5	
	消毒者取 1 块中单打开，器械护士铺 1 块小单于中单上，置入患者臀下	3	
	消毒者双手从器械护士内侧接过小无菌巾，先折叠后铺 1 块于耻骨联合上，再分别铺 1 块于两侧大腿上，再铺手术野对侧、上方，最后铺同侧	5	
	用 4 把布巾钳夹住小无菌巾的腹部 4 个角	3	
	中单先铺双侧大腿上，再铺头端	5	
	消毒者再消毒手一遍（口述），穿好手术衣，戴好手套	5	
	确定大单方向，大单孔洞对准切口后放置，双侧抖开布单，手不过低。打开大单，先头端再足端展开	3	
	大单两端盖过麻醉架及器械台，两侧下垂超过手术台边缘 30 cm	3	
无菌原则 25	严格无菌操作，每次违反扣 5 分，最多 25 分	25	
共计		100	

综合模拟竞赛试题二

题 1

题干：患儿男性，5 岁，因在家中不慎被菜刀切断右手示指就诊。患儿家离医院较远。

要求：请 A 选手利用家庭内现有条件进行紧急处理。

临床思维：①手指由指间动脉供血，指间动脉位于手指两侧，断指压迫止血方法应该用两指置于断指近心端的两侧压迫。②断端包扎后应将患指保持垂直位置，防止断指弯曲。③患肢（患指）保存应坚持干燥、低温、不与冰块直接接触的原则，因此，患指保存由内及外应该是清洁布类、保鲜膜，纸杯等器皿，冰块。

模型要求：手臂断指模型（断指两侧有管道，有持续血样液体流出）。一段断指模型。

用物准备：饭盒（含冰块）1 个，纸杯 2 个，皮筋 2 个，清洁布，玻璃瓶（标签：聚维酮碘、75% 乙醇、碘酊），生理盐水 500 mL 空瓶，棉签 1 包，窄绷带 1 卷，剪刀 1 把，宽胶布 1 卷，餐巾纸 1 包，保鲜袋 1 卷，毛巾 1 块，手帕 1 块，纱布 4 包。

评分标准：见表 13–2–1。

考核点：急性出血的压迫止血方法，患肢断面的包扎方法。断指（断肢）的正确保存方法

表 13–2–1　综合模拟竞赛试题二评分标准（题 1）

选手编号　　　　裁判

项目（分）	具体内容和评分标准	满分（分）	得分（分）
准备（2）	心理疏导，安慰患者	2	
伤口初步止血（23）	止血：两指置于断指近心端的两侧，从断指指腹向指背方向压迫	6	
	包扎：垂直手指断面加压（3）；绷带缠绕，包扎牢固（3）	6	
	嘱患者抬高患肢	3	
	未对受伤肢体进行冲洗、浸泡、消毒	8	
断指保存（23）	取出断指	3	
	清洁布类包裹断指	5	
	以塑料袋 / 保鲜膜包裹布包后置入纸杯	5	
	以塑料袋 / 保鲜膜包裹纸杯，不能漏水	5	
	置入装有冰块的容器中	5	
转运（2）	呼叫 120	2	
总分		50	

题 2

题干：患者男性，25 岁，因在实验室工作时不慎被化学物品烧伤右前臂就诊。

要求：请 C 选手利用现场条件进行创面紧急处理。

临床思维：①烧伤的急诊处理因导致烧伤的化学品不同而不同，因此本题在处理前应首先询问烧伤的原因，询问后志愿者才出示氢氟酸的提示卡，这是进一步处理的前提。②流水冲洗创面是本烧伤的基本处理步骤。③氢氟酸有其特殊的处理方法，要求在创面皮下浸润注射钙剂和利多卡因，注射量因创面大小不同而不同，因此在注射前应评估烧伤面

考核点：化学烧伤的正确急诊处理方法

积。④创面禁用乙醇、碘酊消毒。⑤禁用过氧化氢、碳酸氢钠、稀醋酸处理。

模型要求：前臂烧伤模型。烧伤面积约 10 cm^2。

用物准备：玻璃瓶 3 个（标签：聚维酮碘、75% 乙醇、碘酊），棉签 1 包，速干手消毒剂 1 瓶，250 mL 玻瓶液体（标签：过氧化氢、碳酸氢钠、稀醋酸），茶水桶（标签：自来水），2% 利多卡因，10 mL 瓶带铝盖标记，10% 葡萄糖酸钙、维生素 C、氯化钾溶液、注射用水。注射器 5 mL、10 mL 各 2 支，手套，纱布 2 包，窄胶布 1 卷。

评分标准：见表 13–2–2。

表 13–2–2 综合模拟竞赛试题二评分标准（题 2）

选手编号　　　　裁判

项目（分）	具体内容和评分标准	满分（分）	得分（分）
疏导（2）	安慰患者，缓解患者紧张情绪	2	
当选手询问患者如何受伤时，助理出示提示卡：化学烧伤物品——氢氟酸			
消毒（13）	流水冲洗创面	10	
	烧伤创面聚维酮碘消毒处理	3	
创周注射（27）	评估烧伤面积	2	
	消毒 10% 葡萄糖酸钙的瓶口	1	
	消毒 2% 利多卡因的瓶口	1	
	抽取 10% 葡萄糖酸钙 4 ~ 6 mL（0.5 mL/cm^2）	8	
	抽取 2% 利多卡因	6	
	利多卡因用量 0.5 ~ 1.5 mL（使混合液中利多卡因浓度在 0.25% ~ 0.5% 之间）	3	
	将葡萄糖酸钙和利多卡因混合	2	
	在创周行多点皮下浸润注射	2	
	每次注射前回抽	2	
包扎（3）	凡士林油纱覆盖后普通纱布包扎伤口	3	
转运（5）	呼叫 120，迅速转运	5	
总分		50	

题 3

题干：患者男性，40 岁，因双下肢麻木、无力 4 个月，排尿困难 10 天就诊。未诉头痛、呕吐。查体：神清，生命体征平稳，双上肢正常，双下肢肌力 2 级，双膝反射亢进，双侧巴宾斯基征阳性，剑突下痛、触觉消失。

要求 1：请 B 选手完成腰椎穿刺，C 选手辅助。（免测生命体征，已签穿刺同意书。）

要求 2：根据临床表现，请 C 选手写出患者神经系统定位诊断；压腹试验的意义；压颈试验（奎氏试验）的意义；分析该患者压腹、压颈试验的结果。

> **考核点**
> 腰椎穿刺术操作流程及注意事项；脊髓病变的定位诊断，压腹和压颈试验的操作要点

提示卡 1：压力 50 mmH_2O。

提示卡 2：压腹试验：压力迅速上升，松手迅速回复。

提示卡 3：压颈试验：压力缓慢上升，缓慢下降，未回到初始压。

临床思维：该患者慢性起病，主要临床表现为双下肢无力，大、小便障碍，根据病史和查体，定位于胸椎 6 平面以上脊髓病变，为明确诊断，进一步需要完善脑脊液检查；腰

椎穿刺时要注意，压腹试验证明在蛛网膜下隙，压颈试验提示不完全梗阻。

模型要求：腰椎穿刺模型，术中设定模型出现脑脊液压力 100 mmH_2O。压力试验：压力迅速上升，松手迅速回复。压颈试验：压力缓慢上升，缓慢下降，未回到初始压。

用物准备：腰椎穿刺包、无菌手套、闭式测压表或玻璃测压管、治疗盘（聚维酮碘、棉签、胶布、局部麻醉药），需作培养者准备培养基。

评分标准：见表 13-2-3。

表 13-2-3　综合模拟竞赛试题二评分标准(题 3)

选手编号　　　　裁判

<table>
<tr><th>项目（分）</th><th>具体内容和评分标准</th><th>满分（分）</th><th>得分（分）</th></tr>
<tr><td rowspan="5">准备（12）</td><td>询问患者姓名</td><td>2</td><td></td></tr>
<tr><td>核对凝血功能、血常规</td><td>5</td><td></td></tr>
<tr><td>嘱患者排尿</td><td>2</td><td></td></tr>
<tr><td>术前交代穿刺目的</td><td>2</td><td></td></tr>
<tr><td>洗手</td><td>1</td><td></td></tr>
<tr><td rowspan="2">定位（7）</td><td>左侧卧位</td><td>2</td><td></td></tr>
<tr><td>定位：腰椎 2～5 棘突间隙均可</td><td>5</td><td></td></tr>
<tr><td rowspan="10">消毒铺巾麻醉（10）</td><td>第一次消毒 15cm</td><td>1</td><td></td></tr>
<tr><td>第二次消毒不超出第一次消毒范围</td><td>1</td><td></td></tr>
<tr><td>检查穿刺包消毒日期</td><td>1</td><td></td></tr>
<tr><td>戴无菌手套</td><td>1</td><td></td></tr>
<tr><td>检查包内消毒指示卡</td><td>1</td><td></td></tr>
<tr><td>检查穿刺针通畅性</td><td>1</td><td></td></tr>
<tr><td>铺孔巾</td><td>1</td><td></td></tr>
<tr><td>核对麻醉药</td><td>1</td><td></td></tr>
<tr><td>逐层浸润麻醉</td><td>1</td><td></td></tr>
<tr><td>回抽</td><td>1</td><td></td></tr>
<tr><td rowspan="3">穿刺测压（17）</td><td>穿刺：持针垂直背部方向缓慢刺入</td><td>2</td><td></td></tr>
<tr><td>抽出针芯，见脑脊液流出</td><td>10</td><td></td></tr>
<tr><td>报告实际压力值（出提示卡 1：压力 50 mmH_2O）（无脑脊液测压不给分）</td><td>5</td><td></td></tr>
<tr><td rowspan="3">压腹、压颈试验（12）</td><td>压腹试验：拳头压迫腹部，松手，观察压力变化（出提示卡 2）</td><td>6</td><td></td></tr>
<tr><td>压颈试验手压法：手指按压颈静脉，先分别按压单侧，再同时按压双侧</td><td rowspan="2">6（给提示卡 3）</td><td rowspan="2"></td></tr>
<tr><td>压颈试验血压计法：血压计袖带缠于颈部</td></tr>
<tr><td colspan="4">提示卡 2：压腹试验：压力迅速上升，松手迅速回复
提示卡 3：压颈试验：压力缓慢上升，缓慢下降，未回到初始压
先做压颈试验则压腹、压颈试验均不得分，且不出示提示卡 2、3，始终未抽出脑脊液不给提示卡 2、3</td></tr>
</table>

续表

项目（分）	具体内容和评分标准	满分（分）	得分（分）
留取标本（6）	送脑脊液生化检查	2	
	送脑脊液常规检查	2	
	标本管标记送检	2	
穿刺后（4）	拔出穿刺针，消毒，覆盖纱布	2	
	去枕平卧 4～6 h	2	
人文关怀（2）		2	
无菌观念（2）		2	
要求 2（28）	定位诊断：脊髓病变	6	
	胸椎 6（T_6）平面	6	
	压腹试验意义：判断穿刺针是否在椎管内	5	
	压颈试验意义：判断椎管是否梗阻	5	
	该患者压腹、压颈试验结果椎管梗阻	3	
	不完全性（梗阻）	3	
总分		100	
如严重违反无菌原则（以下任意一项或多项），在总分上扣除 50 分 □穿刺前未消毒 □穿刺前未戴手套 □穿刺前未铺巾 □操作中无菌用物或手套污染后直接使用		是否扣分 □是 □否	

题 4

题干：患者女性，30 岁，G4P2。因孕 30^{+4} 周，腹痛 5 h，阴道流液 30 min 入院。血型 O 型，Rh 阳性，既往于 2015 年经阴道分娩一活婴，妊娠期检查发现乙肝“大三阳”，余无异常。入院查体：P 90 次 /min，血压 120/70 mmHg，宫底高度 33 cm，腹围 97 cm，胎心 150 次 /min。阴道检查：宫口开全，S+4，LOA，羊水清亮。新生儿娩出后哭声响亮，肌张力好，体重 1.2 kg。

要求：请选手进行新生儿处理（A 主 B 辅）。

提示卡 1：早产，羊水清亮，呼吸好，肌张力佳。

提示卡 2：呼吸好，心率大于 100 次 /min，皮肤颜色红润。

提示卡 3：Apgar 评分 1 min 9 分，5 min 10 分。

考核点

早产儿处理流程及不同血型母亲的处理，乙肝大三阳母亲的处理

临床思维：①早产儿复苏。② O 型血母亲新生儿处理：交代产科医生留取脐带血查血常规 + 网织红细胞，肝功能，新生儿溶血全套。③乙肝“大三阳”母亲，新生儿出生后 6 h 内接种人乙型肝炎免疫球蛋白 100 U，生后 6 h 内接种乙肝疫苗 10 μg。

模型要求：维多利亚宝宝，新生儿脐带处理模型，新生儿体格测量模型。

用物准备：器械车（用于摆放操作器械）、屏风、分类垃圾桶，辐射床、婴儿体重秤、身长测量仪，软尺，婴儿衣服及包被、纸尿裤、帽子、婴儿名签，干毛巾，浴巾，保鲜膜。洗耳球，脐带处理包 1 个（内含血管钳 2 把，剪刀 1 把，断脐用气门芯 2 个，无菌纱布 3 块），温开水、无菌纱布，复苏气囊，面罩，喉镜，气管插管（3.0，3.5，4.0），脉氧仪，肾上腺素针，生理盐水，维生素 K_1 针、人乙型肝炎免疫球蛋白，乙肝疫苗，消毒液（聚维酮碘），棉签，1 mL 注射器 3 支，出生记录纸，印油，听诊器。

评分标准：见表 13-2-4。

表 13-2-4 综合模拟竞赛试题二评分标准（题 4）

选手编号　　　　裁判

项目（分）	具体内容和评分标准		满分（分）	得分（分）
准备（10）	环境准备：室温应在 25～28℃，预热辐射台温度 32～35℃		2	
	检查校正体重秤，调零		2	
	新生儿衣服放到体重秤上置零后放到辐射台上预热		1	
	检查气囊、面罩、氧源、吸引器、脉氧仪		1	
	药品准备（维生素 K_1 针、肾上腺素、生理盐水）缺一项扣 0.5 分		2	
	取温热干毛巾在旁等候		1	
	检查气管插管、喉镜		1	
O 型血母亲新生儿处理（8）	交代产科医生留取脐带血查血常规 + 网织红细胞（2 分），肝功能（2 分），新生儿溶血全套（4 分）		8	
初步评估（4）	问 4 个评价新生儿状况的问题： 足月？羊水？呼吸？肌张力？（每项 1 分）		4	
出生时处理（16）	提示卡 1：早产，羊水清亮，呼吸好，肌张力佳			
	报告系早产儿，进入初步复苏流程		1	
	将患儿放置辐射台上		1	
	覆盖保鲜膜（脐带不覆盖）		2	
	摆好体位（肩下垫高 2～3 cm）		1	
	吸引（先口后鼻）		2	
	弹足底或摩擦躯干部 2～3 次给予刺激		1	
	重新摆正体位		1	
	完成时间（30 s）		1	
	评价呼吸、心率、皮肤颜色		1	
	提示卡 2：呼吸好，心率大于 100 次 /min，皮肤颜色红润			
	Apgar 评分（皮肤颜色、心率、反应、肌张力、呼吸）	1 min	5	
		5 min		
脐带处理（8）	提示卡 3 Apgar 评分 1 min 9 分，5 min 10 分			
	打开脐带处理包		1	
	更换无菌手套		1	
	聚维酮碘擦拭脐根周围		1	
	距脐根 1.0 cm 处夹上套有气门芯的血管钳		1	
	气门芯套扎脐带		1	
	在距气门芯 1 cm 处剪断脐带		1	
	用聚维酮碘消毒脐带断端		1	
	松开血管钳，用脐带卷包扎		1	
眼处理（2）	可用消毒纱布或脱脂棉清洁双眼		2	
皮肤处理（4）	娩出擦干后，用消毒软纱布蘸温开水清洗头皮、耳后、面部、颈部及其他皮肤皱褶处		4	

续表

项目（分）	具体内容和评分标准	满分（分）	得分（分）
体格检查（4）	体格检查：有无产伤，有无畸形，肛门外生殖器，心、肺、腹，头围，前囟，身长	4	
穿衣（2）	穿衣及纸尿裤，包裹	2	
称体重（4）	将小儿平躺在电子秤上（两手分别托住头部及臀部）	1	
	稳定后读数	1	
	精确至 0.01 kg	1	
	不可摇晃或接触他物	1	
维生素 K_1（5）	娩出后应予以维生素 K_1 针 1 mg 肌内注射以防止新生儿出血症	5	
名签（2）	给新生儿手腕或脚踝戴上一个名签，写明母亲姓名及床号、新生儿性别及出生时间	2	
填写出生记录（4）	填写出生记录	1	
	盖脚印	1	
	关体重秤及辐射台	1	
	垃圾分类	1	
观察（8）	生后 4 h 内多次测血糖	2	
	新生儿娩出后 1～2 h 应与母亲一同在产房进行观察，无异常者可送入母婴同室	2	
	注意观察有无黄疸出现	2	
	追问实验室结果，如溶血全套阳性，则收入新生儿病房	2	
喂养（5）	娩出后 30 min 内应让婴儿吸吮母亲乳头（1 分），尽早开奶（3 分），生后第一个 24 h 应让婴儿勤吸吮，次数最好不少于 12 次（1 分）	5	
24 h 内预防接种计划（4）	生后 6 h 内一侧上臂外侧接种人乙型肝炎免疫球蛋白 100 U	2	
	生后 6 h 内另外一侧上臂外侧接种乙肝疫苗 10 μg	2	
熟练程度（5）		5	
人文关怀（5）		5	
总分		100	

题 5

题干：患者男性，77 岁，因高热 5 天，胸闷气促 1 天由外院转入。有死禽接触史。心电监护：T 39.5℃，P 125 次 /min，R 30 次 /min，BP 130/90 mmHg，SpO_2 80%。查体：神志清楚，呼吸费力。双肺呼吸音低。心率 125 次 /min，律齐，心音稍低。腹软，无压痛、反跳痛，肝脾未及。血常规示 WBC 2.0×10^9/L，中性粒细胞 75%，淋巴细胞 25%。咽拭子：人感染高致病性禽流感病毒（H5N1）阳性。入院后予 X 线胸片检查，未发报告。

要求：请 B 选手阅 X 线胸片后发出报告，写出明确诊断，并完善最重要的检查。请以 C 选手为主，A 选手为辅采取相应措施为患者改善呼吸困难。

提示卡 1：动脉血气结果：pH 7.50，PCO_2 30 mmHg，PO_2 50 mmHg。（A 选手完成动脉抽血后出示。）

考核点
患者为Ⅰ型呼吸衰竭，呼吸性碱中毒，选择面罩高流量给氧，氧流量大于 3 L/min

提示卡2：患者突然出现神志模糊，呼之不应，pH 7.35，PCO_2 50 mmHg，PO_2 40 mmHg。（B、C选手完成面罩给氧后出示。）

提示卡3：动脉血气结果：pH 7.45，PCO_2 20 mmHg，PO_2 86 mmHg。（B、C选手完成气管插管后出示。）

考核点 立即进行气管插管

临床思维：患者突起发热伴呼吸道症状，有死禽接触史，白细胞降低，咽拭子H5N1核酸阳性，可确诊禽流感，属飞沫传播疾病，需穿戴一次性防护服，戴N95口罩、防护眼镜或面罩进行医护操作。患者呼吸费力伴SpO_2明显下降，需完善动脉血气分析了解患者的缺氧程度，在没有无创呼吸机的情况下，可采取面罩吸氧，若不能改善，进而出现神志模糊，氧饱和度进行性下降时，需通过气管插管、有创呼吸机改善呼吸。

模型及环境要求：可供吸氧和气管插管的人体模型1个（腕带：患者姓名、性别、年龄），可供动脉抽血的手臂1个（腕带：患者姓名、性别、年龄）；大房间（可供三个选手同时穿防护服），屏风隔成走廊和病房两个区域（A4纸打印后贴在不同区域）。

用物准备

（1）潜在污染区：速干手消毒剂，隔离衣（3件），防护服（3件），护目镜（3副），手套，外科口罩，N95口罩，鞋套，黄色垃圾桶1个，黑色垃圾桶1个。

（2）污染区：动脉抽血物品：1 mL、5 mL注射器，聚维酮碘、棉签、橡胶带、输液贴、治疗卡、标记笔、试管架）、输液卡，锐器盒1个。吸氧物品：吸氧瓶，鼻导管，成人用吸氧面罩，湿化杯/瓶。气管插管物品：简易呼吸囊，听诊器，7.0、7.5两种型号气管导管，导丝，10 mL、5 mL注射器，液状石蜡，纱布，牙垫，吸引器，吸痰管，喉镜，中号镜片，一次性喉镜和镜片，电池，胶布，大托盘，速干手消毒剂，手套，血压计（140/90 mmHg），黄色垃圾桶1个、黑色垃圾桶1个，污物桶1个。

评分标准：见表13-2-5 ~ 表13-2-8。

表13-2-5 综合模拟竞赛试题二评分标准（穿脱防护服）（题5）

选手编号　　　　裁判

项目（分）	具体内容和评分标准	满分（分）	得分（分）
清洁区（25）	核对患者信息	2	
	评估患者病情，制订诊疗计划	5	
	洗手（六步洗手法）	3	
	戴帽子	2	
	选择N95口罩	5	
	先将下端系带拉过头部，置于颈后双耳下方	2	
	然后将口罩上端系带拉至头顶中部，调校至舒适位置	2	
	先进行正压测试	2	
	再进行负压测试	2	
潜在污染区（25）	选择防护服	5	
	先穿下衣	2	
	再穿上衣	2	

续表

项目（分）	具体内容和评分标准	满分（分）	得分（分）
	戴好帽子	2	
	拉上拉锁	2	
	检查护目镜有无破损，佩戴装置有无松懈	2	
	佩戴护目镜或面屏	5	
	戴手套	2	
	穿鞋套	3	
进入污染区，自我介绍，评估患者，进行操作（见吸氧术）			
污染区（25）	摘最外层手套	2	
	洗手（六步洗手法）	3	
	摘护目镜	2	
	先将防护服拉链拉到底	2	
	向上提拉帽子，使头部脱离帽子	2	
	脱袖子	2	
	从上向下将污染面向里边脱边卷	3	
	脱下后放入污物桶内	3	
	脱鞋套	3	
	洗手（六步洗手法）	3	
潜在污染区（18）	进入潜在污染区	5	
	摘医用防护口罩（手接触口罩内侧面不给分）	5	
	摘帽子（注意手指接触帽子外侧面不给分）	5	
	洗手（六步洗手法）	3	
清洁区（7）	进入清洁区	5	
	沐浴更衣（口述）	2	
总分		100	
严重违反隔离原则（以下任意一项或多项），在总分上扣除 20 分 □未着工作服直接穿防护服　□顺序严重错误 □防护服及医用防护口罩的清洁面与污染面区分不清		是否扣分 □是 □否	

表 13-2-6　综合模拟竞赛试题二评分标准（吸氧）（题 5）

选手编号　　　　裁判

项目（分）	具体内容和评分标准	满分（分）	得分（分）
吸氧术（50）	核对医嘱（1 分），自身评估（1 分），用物评估（2 分），患者评估（2 分）	6	
	环境评估（有无安全隐患）（2 分），氧气瓶是否备好（1 分）及挂“四防”（2 分）	5	
	核对患者信息并交代注意事项（2 分），合适体位（1 分）	3	
	检查鼻腔并清洁	2	
	正确安装氧气流量表［开总开关（1 分）—（口述冲去瓶口灰尘）关总开关（2 分）—安装氧气表（2 分）—用扳手旋紧（1 分）—开总开关检查是否漏气（1 分）—安装湿化管（1 分）—安装湿化瓶（1 分）—打开流量（1 分）—检查有无漏气（1 分）—连接吸氧管（1 分）］	12	
	选择合适的吸氧管及方式给氧（3 分），按顺序正确给氧［先调节合适氧流量（2 分）- 湿润并检查是否通畅（2 分）- 合适的方式给氧（2 分）］	9	
	密切观察患者缺氧是否改善（口述）（2 分）	2	
	正确记录时间（1 分）、氧流量（1 分）、操作者（1 分）	5	
	清洁患者（2 分），合适体位（1 分）	3	
	交代吸氧时的注意事项	3	
	处理用物（1 分），垃圾分类处理（1 分），洗手（1 分）	3	
总分		50	

表 13-2-7　综合模拟竞赛试题二评分标准（动脉抽血）（题 5）

选手编号　　　　裁判

项目	具体内容和评分标准	满分	得分
抽血	着装规范，正确洗手，戴口罩	2	
	核对医嘱和患者信息	5	
	用物齐全，摆放有序，注射器无漏气	8	
	评估（口述 Allen 试验）、告知，取得合作	5	
	患者取合适卧位，选择穿刺部位，摆采血体位	5	
	消毒穿刺点周围 8 ~ 10 cm 皮肤两遍，戴无菌手套	5	
	左手示指与中指定位，右手持针以 40° 或垂直刺入动脉	15	
	判定是否为动脉血	10	
	迅速拔针，请助手协助压迫穿刺点 5 ~ 10 min	8	
	排气后立即将针尖斜面刺入橡皮塞或专用凝胶针帽，注射器充分混匀血液与抗凝剂	10	
	再次查对，及时送检	5	
	脱手套，洗手，摘口罩	3	
	交代注意事项，观察穿刺部位有无渗血或血肿	5	
	物品正确分类处理	4	
	遵守无菌操作原则，一针见血	10	
总分		100	

表 13-2-8　综合模拟竞赛试题二评分标准（气管插管）(题 5)

选手编号　　　　　裁判

项目（分）	具体内容和评分标准	满分（分）	得分（分）
诊断（10）	Ⅰ型呼吸衰竭	10	
患者准备（3）	检查有无口腔异物（口腔无异物）	1	
	仰卧，抬颏推额，气道开放满意	1	
	体位保持好，无回位	1	
通气准备（3）	简易呼吸囊检查（活瓣正常，无漏气）	1	
	选择合适面罩，检查气密性	1	
	面罩球囊控制呼吸，胸廓起伏良好	1	
设备准备（1）	抢救车（1 分），呼吸机（1 分），吸引器（1 分）（口述）	1	
插管用具准备（10）	选择中号镜片（0.5 分），装好喉镜柄电池（0.5 分）	1	
	检查喉镜光源，关闭备用	1	
	选择 7.0 气管导管（0.5 分），检查气囊有无漏气（0.5 分）	1	
	插入导芯，润滑导管前 1/3，塑形导管成 J 形	1	
	口塞，胶布，听诊器，吸痰管	1	
	选择一次性喉镜	5	
准备时间（1）	不超过 2 min	1	
插管操作（15）	左手执喉镜，右手暴露口腔	1	
	无撬动上切牙的声音	1	
	气管导管套囊进入气管后拔出内芯	1	
	继续插入气管导管，深度平门齿 21 ~ 24 cm	1	
	正确放置牙垫并撤出喉镜	1	
	轻柔复位头颅无摔响	1	
	气管套囊充气，压力适中	1	
	接简易呼吸器人工通气	1	
	听诊双肺及胃区确认气管导管位置	5	
	固定导管（胶布长短合适，粘贴牢靠，不可粘住嘴唇）	1	
	执喉镜到简易呼吸囊通气时间不超过 40 s	1	
插管成功（5）	第一次插管成功得 5 分，第二次插管成功得 3 分，第三次及以上插管成功得 1 分，不成功得 0 分，两次插管之间要面罩纯氧给氧，不给氧者扣 2 分，一次插管时间超过 60 s 不通气扣 2 分	5	
隔离防护（10）	所有接触患者的一次性用品要丢弃（黄色垃圾袋），非一次性用品需专送消毒，避免交叉感染	10	
双人配合（2）	配合默契流畅 2 分	2	
总计		60	

综合模拟竞赛试题三

题 1

题干：患者男性，40 岁，因车祸致脊髓损伤 1 天，排尿功能丧失入院。入院后予留置导尿管。1 周后膀胱功能仍未恢复，患者发热，体温 39℃。查体：左侧阴囊红肿，睾丸、附睾肿大，双下肢感觉、运动功能未恢复。血常规白细胞升高，凝血功能无异常。彩色超声示：左侧睾丸炎、附睾炎。

要求 1：请 A 选手作为泌尿科医生写出应该进行的处理。

要求 2：请 A 选手根据回答进行相应操作，C 选手辅助。

临床思维：患者脊髓损伤导致了神经源性膀胱，留置导尿管后出现左侧附睾睾丸炎，应停用留置导尿管而行耻骨上膀胱穿刺造口术。

考核点
耻骨上膀胱穿刺造口术及其适应证

模型要求：膀胱穿刺造口模型。

用物准备：膀胱穿刺包、双腔气囊导尿管、手套、消毒液、局部麻醉药、10 mL 注射器、引流袋等。

评分标准：见表 13-3-1。

表 13-3-1 综合模拟竞赛试题三评分标准（题 1）

选手编号　　　　裁判

项目（分）	具体内容及评分标准	满分（分）	得分（分）
要求 1（20）	拔出导尿管	10	
	行膀胱穿刺造口术	10	
准备（8）	核对患者信息	1	
	要求签署同意书	1	
	助理出示提示卡：已签署穿刺术同意书		
	摆屏风，保护隐私（补做不得分）	3	
	向导尿管内注入约 200 mL 生理盐水后夹闭导尿管，并叩诊确认膀胱已充分充盈	3	
拔出导尿管（4）	抽空导尿管球囊，再拔出导尿管（穿刺前后均可）	4	
定位（5）	标记穿刺点：在耻骨联合上 1 横指中线处	5	
消毒铺巾（16）	检查手术包消毒日期	1	
	戴手套	1	
	检查包内消毒指示卡	1	
	第一遍消毒范围大于 15 cm	5	
	第二遍消毒范围小于第一遍	5	
	铺巾（3 块，先铺会阴）	3	
逐层浸润麻醉（9）	核对局部麻醉药	2	
	每次注射前回抽	2	
	最终回抽见尿液	5	

续表

项目（分）	具体内容及评分标准	满分（分）	得分（分）
穿刺造口（30）	选尖刀片	2	
	做 1 cm 大小皮肤切口	2	
	膀胱穿刺针垂直腹壁，缓慢进针	5	
	见尿液从内芯溢出，边拔针芯边将外鞘向内送入约 2 cm	8	
	接好引流袋	3	
	缝合切口	5	
	用缝线固定造瘘管	3	
	敷料覆盖严密，胶布固定	2	
术后医嘱（4）	保持切口干燥	2	
	定期换药	2	
整体印象（4）	无菌观念	2	
	配合良好，操作熟练	2	
总分		100	
如严重违反无菌原则（以下任意一项或多项），在总分上扣除 50 分 □穿刺术前未消毒 □穿刺术前未戴手套 □穿刺术前未铺巾 □无菌用物或手套污染后直接使用		是否扣分： □否 □是	

题 2

题干：请 B 、C 选手共同完成以下操作。

要求 1：请 B 选手在下列方法中选择正确的缝合方法并戴手套按照选择的方法在模拟皮肤上缝合两针。

防止皮肤内翻常用的缝合方法是：①垂直褥式外翻缝合。② Lembert 缝合。③ Halsted 缝合。④ Cushing 缝合。⑤ Connell 缝合。

要求 2：请 C 选手选择正确的缝合方法并戴手套按照选择的方法在模拟肌腱上缝合两针。肌腱断裂后，断端吻合的缝合方法是：① Cushing 缝合。② Lembert 缝合。③ Halsted 缝合。④ 8 字缝合。⑤减张缝合

考核点
外科打结技术

要求 3：请 B、C 选手共同在打结器的圆筒内分别完成 5 个血管的结扎，并分别剪线。

注意：钳夹血管则打结操作不得分，操作结束后按出血量和打结质量扣分。

临床思维：选手需要娴熟地掌握各类缝合技术的方法以及适用情景，特别需要熟悉英文名称对应的缝合方式。另外，要求 3 是考核选手对止血方法的掌握情况，有一定的临床经验会比较有帮助。

模型要求：模拟皮肤、模拟肌腱、模拟出血打结器。

用物准备：各种缝合针线，模拟血液，大、中、小号弯钳，剪刀。

评分要求：见表 13–3–2。

表 13-3-2　综合模拟竞赛试题三评分标准（题 2）

选手编号　　　　裁判

项目（分）	具体内容和评分标准	满分（分）	得分（分）
防止皮肤内翻常用的缝合方法（5）	① 垂直褥式外翻缝合	5	
缝合（22 分）	用三角针和有齿镊	4	
	第 1 针：器械持执方法正确	2	
	垂直褥式外翻缝合，方法正确	4	
	第 2 针：器械持执方法正确	2	
	垂直褥式外翻缝合，方法正确	4	
	边距约 0.5cm，针距约 1cm	3	
	动作熟练	3	
肌腱断裂后，断端吻合的缝合方法（5）	④ 8 字缝合	5	
打结（68 分）	器械持执方法正确	4	
	8 字缝合，方法正确	8	
	肌腱拉拢对合	3	
	动作熟练	3	
	第一根：结扎并剪线	5	
	观察 5 s 无滴血	5	
	第二根：结扎并剪线	5	
	观察 5 s 无滴血	5	
	第三根：结扎并剪线	5	
	观察 5 s 无滴血	5	
	第四根：结扎并剪线	5	
	观察 5 s 无滴血	5	
	第五根：结扎并剪线	5	
	观察 5 s 无滴血	5	
总分		100	
每满 100 mL 出血量扣 0.5 分（少于 100 mL 不扣分）	出血量：		扣分：

题 3

题干：患者男性，32 岁，因气促、胸痛 1 个月，加重 1 周就诊。有午后低热、盗汗。查体：左侧胸壁第 5、6 肋间可见多个水疱，沿肋缘分布。腹部 B 超：肝脾未见异常。超声心动图示：前心包液性暗区 20 mm，后心包液性暗区 25 mm，未见纤维分隔，剑突下未见肝遮挡。

要求 1：请 C 选手完成心包穿刺术，A 选手协助（术前已测生命体征）。

要求 2：心包穿刺术结束后，A 选手回答：心包穿刺抽出鲜血后需要观察什么？

临床思维：心脏彩色超声提示大量心包积液，故患者有心包穿刺术适应证。穿刺的目的是抽液检查及减轻症状。患者心前区有大片带状疱疹，故穿刺点应选剑突下。

考核点　心包穿刺术的适应证、目的、穿刺点选择及操作规程

模型要求：心包穿刺模型（用红水彩笔在模型胸部画出带状疱疹水疱皮损）。

用物准备：常规消毒治疗盘、无菌心包穿刺包，2% 利多卡因，无菌手套，250 mL 生理盐水，心电监护仪、备用心电图机、血压计，抢救药品，心脏除颤器和人工呼吸器。

评分标准：见表 13-3-3。

表 13-3-3　综合模拟竞赛试题三评分标准（题 3）

选手编号　　　　裁判

项目（分）	具体内容和评分标准	满分（分）	得分（分）
准备（18）	询问患者姓名	2	
	核对病历夹（血常规、凝血功能、操作同意书、心脏彩色超声）	2	
	交代注意事项，嘱患者操作时切勿咳嗽或深呼吸	4	
	提出上心电监护	10	
	（如果选手提出上心电监护，助理即出示提示卡：已上心电监护）		
定位（15）	洗手	1	
	体位：半卧位	1	
	面巾盖住面部	3	
	查体站于患者右侧	3	
	叩诊心界	2	
	穿刺点选择：剑突下	5	
消毒铺巾麻醉（10）	第一次消毒 15 cm	1	
	第二次消毒不超出第一次消毒范围	2	
	检查穿刺包消毒日期	1	
	戴无菌手套	1	
	检查包内消毒指示卡	1	
	检查穿刺针通畅性	1	
	铺孔巾	1	
	局部浸润麻醉（核对皮丘回抽）	2	
穿刺抽液（25）	止血钳夹闭穿刺针橡皮管	2	
	穿刺针向上向后稍向左，与腹壁成 30° ~ 40°	6	
	穿刺者站在患者右侧	1	
	接上 50 mL 注射器，松开止血钳	3	
	助手止血钳夹住针体固定	3	
	抽出红色液体	5	
	置于容器中观察有无凝固（未抽出液体不得分）	5	
	选手观察凝固时，助理出示提示卡：液体凝固		
抽出鲜血处理（22）	夹闭橡皮管	5	
	立即拔针	10	
	按压，纱布覆盖，胶布固定	2	
	取走患者面巾	5	

续表

项目（分）	具体内容和评分标准	满分（分）	得分（分）
整体评估（4）	人文关怀	2	
	无菌观念	2	
心包穿刺抽出鲜血需要观察指标（6）	有无心脏压塞	4	
	生命体征（呼吸、脉搏、血压）	2	
总分		100	
如严重违反无菌原则（以下任意一项或多项），在总分上扣除 50 分 □穿刺操作前未消毒 □穿刺前未戴手套 □穿刺前未铺巾 □操作中无菌用物或手套污染后直接使用		是否扣分 □是 □否	

题 4

题干：患者女性，28 岁，因停经 40 周，胎动减少 1 天，阴道流液 4 h 就诊。查体：血压 130/80 mmHg，体重 67 kg，宫底高度 35 cm，腹围 100 cm。

要求 1：请 C 选手先行四步触诊及胎心监护

要求 2：患者 NST 结果如图 13-3-1，请 C 选手完成操作后写出胎方位及胎心监护诊断，根据胎心监护写出下一步处理。

要求 3：请 C 选手写出胎儿生物物理评分的指标及相应得分。

要求 4：如 C 选手对 NST 图纸判读后，回答需要进行 OCT，则出示 OCT 图纸（图 13-3-2），请选手对 OCT 结果进行判读。

要求 5：请 B 选手在 C 选手完成操作后行阴道检查（已消毒外阴），然后写出阴道检查的结果及诊断，以及下一步处理。

考核点

四步触诊、胎心监护的操作规程及结果判读，产科超声检查结果判读，产科阴道检查，胎儿生物物理评分的内容及意义，Bishop 评分的方法，胎儿窘迫的诊断及处理，特别是分娩方式的选择

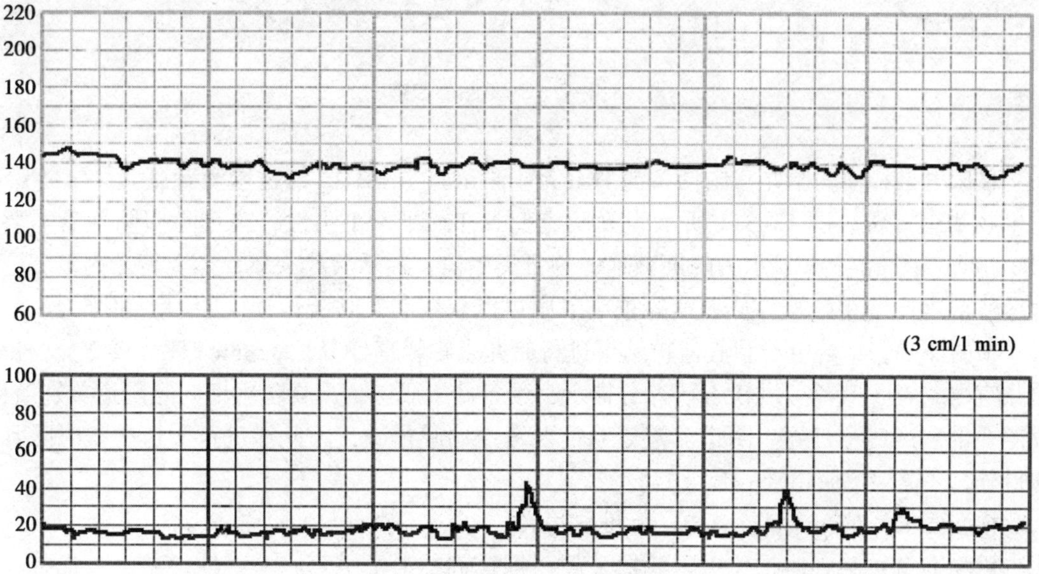

图 13-3-1 NST 胎心监护图

B 超结果如下：

中南大学湘雅医院

彩色多普勒报告单

姓名：刘 × ×　　性别：女　　年龄：28 岁

胎儿：

LMP 2012 年 7 月 14 日　EDC 2013 年 4 月 21 日　GA 40W+3D

BPD 9.8 cm　OFD 12.6 cm　LV/HW 1.3/4.9　CD 5.0 cm　CM 0.8 cm

DOD 5.8 cm　IOD 1.7 cm

HL 5.9 cm　Ulna 5.8 cm　FL 7.6 cm　Tibia 5.8 cm

TC 29.5 cm　AC 34.5 cm

心脏四腔可见，但部分结构欠清；胃：可见；膀胱：可见；双肾：可见；

胎心率 150 次 /min，胎方位：—；胎盘位置：后壁；厚度：3.3 cm；分级：Ⅲ级；

羊水平段：1 区 0.8 cm，2 区 0.2 cm，3 区 1.5 cm，4 区 1.6 cm；胎动：30 min 可见 2 次；肌张力：可见肢体伸展，屈曲；呼吸运动：未见。

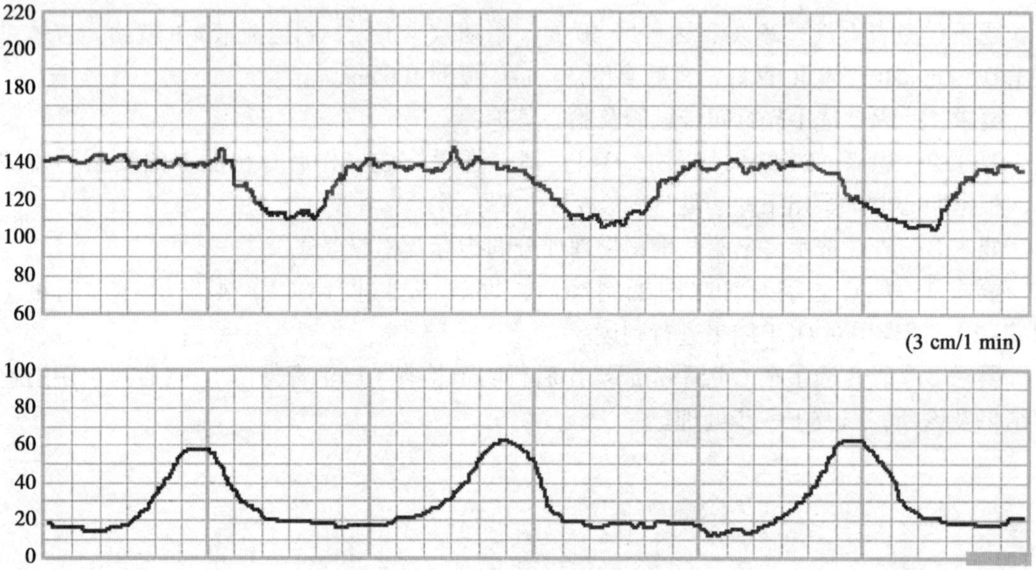

图 13-3-2　OCT 胎心监护图

临床思维：预测胎儿宫内储备能力有无应激试验（NST）、缩宫素激惹试验（OCT）、胎儿生物物理评分。图 13-3-1 所示为无反应型 NST，即 NST 阴性。在排除假阴性后需要行 OCT 检查。图 13-3-2 显示为晚期减速，为Ⅲ类胎监，提示胎儿缺氧，需要行宫内复苏，同时尽快剖宫产终止妊娠。从超声检查结果中可以获取胎儿呼吸运动、胎动、肌张力、羊水量 4 项的评分，结合电子胎心监护结果进行胎儿生物物理评分，Manning 评分仅 2 分，提示胎儿宫内缺氧。患者宫颈 Bishop 评分提示宫颈条件不成熟，不具备短期内经阴道分娩条件，故需要剖宫产终止妊娠。阴道流液诊断需要考虑胎膜早破，因此在进行阴道检查时除常规项目外，还需要测阴道液 pH。

模型要求：孕妇产科检查电子标准化患者。

用物准备：胎心监护仪、听诊器、超声耦合剂、消毒手套、一次性垫单、长棉签、止血钳、pH 试纸、无菌纱布、润滑剂（液状石蜡）、棉签、妇产科长棉签、一次性消毒阴道窥器、聚维酮碘、快速手消毒液、屏风、记录笔等。

评分标准：见表 13-3-4。

表 13-3-4 综合模拟竞赛试题三评分标准（题 4）

选手编号　　　　裁判

项目（分）	具体内容和评分标准	满分（分）	得分（分）
准备（2）	嘱患者排尿	1	
	站在患者的右侧，充分暴露腹部	1	
四步触诊（6）	面向患者头端，双手置于子宫底，两手指腹交替轻推	1	
	面向患者头端，双手置于腹部左、右侧，交替触诊	1	
	面向患者头端，右手放在其骨盆入口上方，拇指与其余四指分开，握住先露部左右移动	1	
	面向患者足端，双手分别置于先露部两侧，沿骨盆入口方向向下深按压	1	
	顺序正确	2	
连接胎心监护（15）	在右下腹听胎心	3	
	胎心探头涂耦合剂	4	
	胎心探头放在听胎心处	2	
	宫缩探头不涂耦合剂	4	
	宫缩探头放在腹前壁近宫底	2	
pH 试纸测试阴道液体（17）	向患者交代检查目的	1	
	阴道窥器正确放入阴道	1	
	阴道窥器不可沾聚维酮碘	4	
	用止血钳钳夹 pH 试纸测阴道液 pH 并比色	10	
	闭合阴道窥器并退出	1	
阴道检查（7）	戴无菌手套	1	
	蘸取润滑剂	2	
	用无菌纱布盖住肛门	1	
	示指与中指同时进入阴道内，拇指伸直，余指屈曲	3	
人文关怀（3）	手指进出次数≤2 次	2	
	盖被保暖	1	
要求 1（19）	胎方位：右枕前（ROA）	2	
	胎心监护诊断：NST 无反应型（NST 阴性）	2	
	根据胎心监护写出下一步处理：缩宫素激惹试验（OCT）	2	
	胎儿生物物理评分		
	无应激试验　　0 分	2	
	胎儿呼吸运动　　0 分	2	
	胎动　　0 分	2	
	肌张力　　2 分	2	
	羊水量　　0 分	2	
	Manning 评分 2 分	3	

续表

项目（分）	具体内容和评分标准	满分（分）	得分（分）
要求 2（6）	胎心监护结果：OCT 阳性（缩宫素激惹试验阳性）	3	
	下一步处理：立即行剖宫产	3	
要求 3（25）	阴道检查结果		
	骶尾关节活动度差	1	
	坐骨棘不突	1	
	坐骨切迹可容 2~3 指	1	
	头先露（胎方位不要求）	1	
	先露位置 S–3~0	1	
	子宫口未开，子宫口居中	1	
	子宫颈质中	1	
	子宫颈管未消退	1	
	Bishop 评分 2~4 分	2	
	诊断处理		
	宫内妊娠 40 周，右枕前，单活胎	3	
	胎膜早破	3	
	胎儿宫内窘迫	4	
	左侧卧位，吸氧，停止缩宫素使用，纠酸，补液	2	
	积极准备剖宫产手术	3	
总分		100	

题 5

题干：患者男性，50 岁，颌面外伤后浅昏迷 3 天，气管切开术后 2 天。心率 72 次 /min，血压 110/70 mmHg，呼吸 20 次 /min，血氧饱和度 98%。1 min 前给患者翻身拍背后出现呼吸急促，叩诊双肺浊音，听诊双肺呼吸音低，心电监护示：心率 97 次 /min，血压 100/75 mmHg，血氧饱和度 70%。（血常规、凝血功能正常，操作同意书已签。）

考核点 气管切开导管的护理，导管堵塞的判断方法及紧急处理方法

要求：请 B 选手检查患者并做出处理，A、C 选手辅助。

临床思维：题干提示患者气道堵塞，应进一步确认，尤其是利用吸痰管伸入气道，判断堵塞的位置。明确为导管堵塞后，应及时更换气管导管。

模型要求：头颈胸部联合模型，已行气管切开，并留有气管导管，导管内堵塞。颈部有仿真的皮肤、皮下组织与带状肌，存在有弹性的气管。

用物准备：气管切开包、气管导管（各种型号）、无菌手套、氧气及氧气管、面罩、成人球囊、吸引器及吸痰管、注射器、棉签、纱条、头灯或手术灯。

评分标准：见表 13–3–5。

表 13-3-5　综合模拟竞赛试题三评分标准（题 5）

选手编号　　　　裁判

项目（分）	具体内容和评分标准	满分（分）	得分（分）
判断前检查（12）	棉絮吹动判断气管导管有无气流	6	
	助理出示提示卡：棉絮无明显飘动		
	吸痰管插入气管导管内试吸痰	6	
	助理出示提示卡：吸痰管进入 6 cm 左右有明显阻力，未吸出明显痰液		
简易呼吸器辅助呼吸（15）	选出简易呼吸器并连接面罩及输氧管	5	
	患者去枕后仰卧位，托起下颌	5	
	一手以 EC 手法固定面罩，另一手规律挤压呼吸囊（16～20 次 /min，每次送气 500～1 000 mL）	5	
消毒铺巾（18）	选出气管切开包	6	
	检查气管切开包消毒日期	2	
	消毒（聚维酮碘，消毒 2 遍）	2	
	戴无菌手套	2	
	检查包内消毒指示卡	2	
	核对包内器械	2	
	铺巾	2	
换管（39）	选用新气管导管	6	
	检查气管导管气囊完好	4	
	使用拉钩拉开气管导管双侧软组织	3	
	置入气管撑开器，撑开气管，置入气管导管	4	
	确定气管导管在气管内（棉絮吹动）	10	
	助理出示提示卡：棉絮有飘动		
	取出撑开器并检查气囊	5	
	用吸痰管将气管内分泌物吸干净	3	
	放好气管切开纱布，固定松紧适当（刚好放入一指）	4	
术后（8）	要求检查氧饱和度	8	
	助理出示提示卡：血氧饱和度结果 98%		
无菌观念（2）	传递物品注意避开无菌区	2	
人文关怀（6）	操作完后恢复模型体位	3	
	操作完后给模型盖好被单	3	
总分		100	
如严重违反无菌原则（以下任意一项或多项），在总分上扣除 50 分（请打钩） ☐未消毒　☐未戴手套　☐未铺巾　☐无菌用物或手套污染后直接使用		是否扣分 ☐是　☐否	

综合模拟竞赛试题四

题 1

题干：患者男性，49 岁，因“壶腹周围癌”行“Whipple 术”后 1 个月。术中于胆总管内留置 T 管，于胰肠吻合口附近放置腹腔引流管。术后 T 管每天引流约 300 mL 液体，术后 1 周腹腔引流管开始引流无色清亮液体，术后 20 天开始完全夹闭 T 管，患者无不适。前天 T 管造影示肝内外胆管显影正常，无结石、狭窄等异常情况，胆总管下段通畅，目前患者体温正常，无明显腹部症状和体征，血象正常，腹腔引流管 24 h 引流出约 40 mL 清亮液体。

考核点：各种引流管的处理原则

要求：请 A 选手根据病情，判断患者各管是否需要拔管，如需要则完成相关操作，如不需要则写出原因和下一步处理。

临床思维：①T 管在放置 2 周后，窦道完全形成后可考虑拔管。拔管前应夹闭 24 h 无腹痛、黄疸、发热等不适，再进一步行 T 管造影无异常后方可拔管。本题以上条件均达到，因此可以拔管。②T 管有两个长臂，拔管时不可以旋转。③腹腔引流管放置的目的是引流腹腔内的积血、脓液、积液等，只有引流液基本消失后才可拔管。本题腹腔引流管置于胰腺肠管吻合口处，术后见大量无色透明液体，应考虑有胰瘘的可能，可检查引流液淀粉酶浓度确定。只有引流液每天少于 20 mL 才考虑拔管，本题未达到以上条件，不能拔管。

模型要求：两个半身模型，腹部置引流管，分别标明 T 管和腹腔引流管。

用物准备：手套，换药包，聚维酮碘，弯盘，小号治疗盘，纱布，棉球，窄胶布，棉签，无菌方盒（线剪 2 把），凡士林纱布，速干手消毒剂，治疗车，持物筒 + 持物钳。

评分标准：见表 13-4-1。

表 13-4-1 综合模拟竞赛试题四评分标准（题 1）

选手编号　　　　裁判

项目（分）	具体内容和评分标准	满分（分）	得分（分）
答题卡（30）	T 管：拔管	10	
	腹腔引流管：不拔管	10	
	怀疑胰瘘	5	
	检查引流液淀粉酶	5	
换药拔管（63）在腹腔引流管上的任何操作均不得分	用手揭开外层敷料	2	
	检查换药包消毒日期	2	
	打开换药包，将所需剪刀和棉球等放入包裹中	2	
	检查包内灭菌指示条	2	
	用止血钳揭开内层敷料	3	
	左右手器械分工明确	5	
	聚维酮碘棉球自 T 管窦道口向外消毒，再消毒 T 管，第一次消毒范围 5 ~ 6 cm	10	
	消毒第二次范围不超过第一次	4	
	剪断固定 T 管的缝线	3	
	不旋转拔管	5	

续表

项目（分）	具体内容和评分标准	满分（分）	得分（分）
换药拔管（63）在腹腔引流管上的任何操作均不得分	有防止胆汁外溢术野的动作	8	
	检查T管是否完整	8	
	用凡士林纱条填塞皮肤窦道	5	
	用聚维酮碘棉球再擦拭一次	2	
	覆盖敷料，胶布固定	2	
人文关怀（7）	术中询问患者感受	2	
	交代患者注意拔管后可能的腹痛、发热或黄疸	5	
总分		100	
如严重违反无菌原则（以下任意一项或多项），在总分上扣除50分 □未消毒　□未戴手套　□未铺巾 □无菌用物或手套污染后直接使用		是否扣分： □是　□否	

题2

题干1：患者男性，38岁，体重50 kg，因鼻中隔偏曲需行手术治疗。术前检查正常，手术开始时使用1%丁卡因5 mL行鼻腔黏膜表面麻醉，5 min后诉头晕、耳鸣，随即出现寒战，烦躁不安，多语好动。

要求1：请B选手写出患者出现上述情况的原因并予以紧急处理。

题干2：注射药物5 min后，患者情况无改善并出现反复惊厥、呼吸困难、发绀。

要求2：请选手予以紧急处理（已经予心电监护）（C主B辅）。

临床思维：黏膜血供丰富区局部麻醉药吸收过快，易发生局部麻醉药中毒，应注意局部麻醉药中毒的预防及处理。

模型要求：综合抢救模型，鼻腔内放置一局部麻醉药纱条。

用物准备：面罩、简易呼吸囊、鼻导管吸氧导管；静脉穿刺针、输液器、生理盐水、胶布、监护仪；急救药物：咪达唑仑、维库溴铵、芬太尼、肾上腺素、异丙肾上腺素、阿托品、利多卡因、丙泊酚。

评分标准：见表13-4-2。

考核点：常用麻醉技术及麻醉的监测与管理

表13-4-2　综合模拟竞赛试题四评分标准（题2）

选手编号　　　　裁判

项目（分）	具体内容和评分标准	满分（分）	得分（分）
要求1：原因（15）	局部麻醉药毒性反应	15	
紧急处理			
立即停药（10）	取出鼻腔内纱条（方法不做要求）（吸氧发现鼻腔纱条取出不得分）	10	
吸氧（8）	连接鼻导管	2	
	调节氧气流量	3	
	鼻导管插入鼻腔，固定于双耳郭，调节松紧	3	

续表

项目（分）	具体内容和评分标准	满分（分）	得分（分）
药物选择（20）	选择：地西泮，并抽取。注意：任选其他及多选均不得分（第一次备药：琥珀胆碱，肾上腺素，利多卡因，地西泮）	17	
	消毒留置针口，静脉注射药物	3	
要求 2：注射药物 5 min 后，患者情况无改善并出现反复惊厥、呼吸困难、发绀。需要完成的紧急处理（患者已予心电监护）（第二次备药：硫喷妥钠，琥珀胆碱，氯化钙，肾上腺素）			
惊厥处理（23）	安装呼吸囊及面罩	2	
	连接氧源	2	
	开放气道，面罩给氧手法正确（双 / 单手均可）	2	
	面罩给氧在用药之前	2	
	且实施插管前面罩给氧不中断	3	
	静脉注射硫喷妥钠以镇静解痉	3	
	静脉注射琥珀胆碱（剂量不做要求）以肌肉松弛	3	
	用药顺序正确（硫喷妥钠→琥珀胆碱）	3	
	不选肾上腺素、氯化钙、利多卡因	3	
气管插管（20）	检查充气套囊是否漏气	2	
	置入导丝、气管导管塑形	2	
	注意保护导管前端无菌	1	
	检查喉镜灯光，关闭灯光备用	1	
	正确使用喉镜（左手、右手先入法均可）	2	
	气管导管插入深度 21 ~ 24 cm	2	
	放置牙垫，撤出喉镜	2	
	导管气囊充气，检查外部气囊膨胀度	2	
	插管成功：双肺均有起伏（接呼吸囊）	2	
	听诊双肺呼吸音（是否一致）	2	
	固定导管（如在听诊前完成，此项不得分）	2	
人文关怀（2）		2	
无菌观念（2）		2	
总分		100	

题 3

题干：患者女性，68 岁，因反复咳嗽、咳痰 10 年，加重伴气促 1 天就诊。查体：血压 135/85 mmHg，脉搏 132 次 /min，呼吸 30 次 /min，神志清楚，桶状胸，双下肺闻及干湿啰音。血气分析结果示：pH 7.25，PO_2 42 mmHg，PCO_2 86 mmHg，BE +3 mmol/L，FiO_2 29%。

考核点：无创呼吸机使用、适应证与并发症。胸腔穿刺术

要求 1：请 C 选手使用无创呼吸机为患者辅助通气，A 选手协助。（免调节参数，免安装湿化装置。）同时，请 A 选手回答：除“COPD 急性加重期”外，无创机械通气有哪些适应证？

要求 2：患者于呼吸机辅助呼吸时突感右侧胸痛，呼吸困难。X 线胸片报告：右侧气胸

（肺组织压缩约 40%）。请 C、A 选手利用现有条件进行紧急处理。

临床思维：患者诊断为 COPD，Ⅱ型呼吸衰竭，有使用无创呼吸机的指征，但在机械通气过程中出现气胸，应及时引流（穿刺抽气或闭式引流）。此题如联合外科考点，可变通为闭式引流。

模型要求：半身人模型（气道置模肺），半身人胸腔穿刺模型。

用物准备：心电监护模拟器，无创呼吸机全套设备。胸腔穿刺包，无菌手套、治疗盘（聚维酮碘、棉签、胶布、局部麻醉药）、血压计、肾上腺素、注射器、氧气瓶。

评分标准：见表 13-4-3。

表 13-4-3 综合模拟竞赛试题四评分标准（题 3）

选手编号　　　　裁判

项目（分）	具体内容和评分标准	满分（分）	得分（分）
无创机械通气的适应证（9）	阻塞性睡眠呼吸暂停综合征（OSAHS）	3	
	急性心源性肺水肿	3	
	（急 / 慢性）呼吸衰竭	3	
连接呼吸机（16）	取得患者知情同意，解释如何配合呼吸机	2	
	洗手	1	
	正确连接管路：进气口 – 呼吸管路 – 面罩	1	
	呼吸机连接氧气	1	
	接通电源，开机	2	
	为患者安置面罩，连接并固定头带	1	
	测试面罩是否漏气（棉签或用手）	2	
	评估通气效果：听诊双肺呼吸音	3	
	交代注意事项，介绍咳痰时撤除面罩的方法	3	
呼吸困难应急处置（37）	迅速停呼吸机	10	
	取下面罩（面罩与停机顺序不做要求）	10	
	鼻导管给氧	12	
	口述：氧流量 1 ~ 2 L/min	5	
	先做胸腔穿刺后撤面罩 37 分全无		
胸腔穿刺前准备（7）	与患者沟通，缓解其紧张情绪	2	
	要求签署手术同意书（给提示卡：已签）	3	
	提出核对血常规、凝血功能（给提示卡：正常）	2	
定位（8）	胸部叩诊	2	
	再次核对试题卡，确认气胸部位	3	
	右侧锁骨中线第 2 肋间（定位错误后续分数全无）	3	
消毒铺巾麻醉（5）	消毒	1	
	检查穿刺包消毒日期	1	
	戴无菌手套	1	
	铺孔巾	1	
	逐层浸润麻醉	1	

续表

项目（分）	具体内容和评分标准	满分（分）	得分（分）
胸腔穿刺抽气（5）	止血钳夹闭穿刺针的橡皮管	1	
	下一肋上缘垂直胸壁进针	2	
	接注射器，血管钳固定近皮肤端穿刺针	1	
	进针及抽气时询问患者反应	1	
	用 50 mL 注射器紧急抽气（此项不得分但不倒扣）		
	抽气 50 mL 后助理出示提示卡：患者呼吸困难症状已缓解		
术后处理（9）	拔针，消毒穿刺部位，纱布覆盖，胶布固定	2	
	再次听诊双肺呼吸音	2	
	提出复查 X 线胸片	5	
人文关怀（2）		2	
无菌观念（2）		2	
如严重违反无菌原则（以下任意一项或多项），在总分上扣除 50 分 □穿刺前未消毒　□穿刺前未戴手套　□穿刺前未铺巾 □操作中无菌用物或手套污染后直接使用		是否扣分 □是　□否	
总分		100	

题 4

考核点：单纯疱疹皮损的视诊特点

题干： 患者男性，24 岁，因左嘴角水疱 3 天就诊。

要求： 请 B 选手为患者进行视诊检查。

临床思维： 单纯疱疹是由单纯疱疹病毒引起，临床以簇集性水疱为特征，好发于口周、鼻周，也可见于口腔黏膜等部位，可见红斑、簇集状小丘疹和水疱，可相互融合，水疱破溃可形成糜烂、结痂继而愈合。

模型及环境要求： 单纯疱疹图片。

用物准备： 屏风。

评分标准： 见表 13-4-4。

表 13-4-4　综合模拟竞赛试题四评分标准（题 4）

选手编号　　　　裁判

项目（分）	具体内容和评分标准	满分（分）	得分（分）
准备（10）	核对患者姓名、性别、年龄	4	
	介绍自己及将要进行的检查，取得合作	3	
	站在患者右侧	3	
性质（8）	正确判断皮损的性质：原发性皮损或继发性皮损	10	
大小和数目（5）	实际测量或实物描述大小	2.5	
	数目为单发、多发或用数字表示	2.5	
颜色（5）	颜色及其深浅	5	

续表

项目（分）	具体内容和评分标准	满分（分）	得分（分）
界限及边缘（5）	界限可为清楚、比较清楚或模糊	2.5	
	边缘可整齐或不整齐等	2.5	
形状（8）	具体形状描述如：线状、盘状、花瓣状、弓形、环状、青斑、靶形、圆形等	8	
表面（9）	可为光滑、粗糙、扁平、隆起、中央凹、乳头状、菜花状、半球形等	3	
	有无糜烂、溃疡、渗出、出血、脓液、鳞屑和痂等	3	
	皮损的细微特殊变化，如 Wickham 纹等	3	
基底（8）	可为较宽、较窄或呈蒂状	6	
内容（8）	观察水疱、脓疱和囊肿	4	
	内容物描述：血液、浆液、黏液、脓液、皮脂、角化物或其他异物等	4	
排列（6）	可呈孤立或群集，排列方式可呈线状、带状、环状、弧状、多弧状或无规律	6	
部位和分布（8）	暴露部位、覆盖部位或与某特定一致	4	
	分布方式：局限性或全身性	1	
	泛发性或对称性	1	
	双侧性或单侧性	1	
	是否沿血管分布，神经节段分布	1	
注意事项（15）	光线	5	
	暴露充分	5	
	检查全面，包括黏膜、甲、毛发部位	5	
人文关怀（5）		5	
总分		100	

题 5

题干：患者女性，29 岁，停经 39 周，因发现胎儿宫内窘迫拟急诊行剖宫产。孕妇产前检查发现乙肝 HBsAg（+）及 HBeAg（+）。

要求 1：请 A、B 选手准备进行新生儿复苏。

要求 2：C 选手先建立外周静脉通路，然后回答：该患儿在生后 24 h 内应给予什么药物注射。

临床思维：①新生儿出生时羊水Ⅲ度污染，患儿无呼吸，肌张力低下，应予以气管插管吸引胎粪。②孕妇为乙肝病毒携带者，婴儿出生后 24 h 内应给予人乙型肝炎免疫球蛋白注射，同时注射乙肝疫苗。③新生儿及婴儿输液一般情况下滴速为 20～40 滴 /min，脱水患儿 40～60 滴 /min。

模型要求：新生儿复苏模型。

用物准备：红外线辐射床、听诊器、吸引管、新生儿面罩、呼吸囊、喉镜及气管导管，氧源及氧气导管、静脉穿刺套管针（22G、24G），脐动静脉插管包、注射器、三通管、手套、剪刀、胶布、胃管，药物（肾上腺素、生理盐水、纳洛酮）。

评分标准：见表 13-4-5。

考核点

新生儿心肺复苏，婴儿出生后免疫，外周静脉输液操作规程，新生儿输液速度、静脉注射的操作规程，新生儿心肺复苏中肾上腺素静脉注射的浓度、剂量

表 13-4-5　综合模拟竞赛试题四评分标准（题 5）

选手编号　　　　裁判

项目（分）	具体内容和评分标准	满分（分）	得分（分）
准备（10）	戴手套（接触婴儿前戴即可）	2	
	打开辐射床电源	1	
	选择面罩（足月儿型号）	1	
	选择并检查气囊（240 mL）	1	
准备（10）	接通氧源	1	
	检查喉镜	1	
	检查负压吸引器	1	
	取温热干毛巾在旁等候	2	
初步评估（3）	询问：羊水	1	
	呼吸或哭声	1	
	肌张力	1	
助理出示提示卡：羊水Ⅲ度污染，患儿无呼吸，肌张力低下			
初步复苏及气管插管吸引胎粪（20）（顺序错误只扣当时分）	浴巾包裹患儿并放置辐射床上	1	
	摆体位（肩下垫高 2 ~ 3 cm）	2	
	选择导管（3.0 ~ 4.0 mm）	3	
	气管插管	2	
	连接胎粪吸引管、负压吸引管	3	
	吸引（必须带气管导管一起拔出）	3	
	擦干，移开湿毛巾，并重新摆好体位	2	
	弹足底或摩擦躯干 2 ~ 3 次予以刺激	3	
	听诊器听呼吸、心率	1	
出示提示卡：患儿出现喘息，心率 40 次 /min，发绀			
正压通气（16）（也可气管插管）	安放面罩（面罩遮住口鼻和下颏）	2	
	按压频率 40 ~ 60 次 /min，节律为 1 : 2	4	
	做 20 次	4	
	患儿胸廓有起伏	5	
	听诊器听呼吸、心率	1	
出示提示卡：患儿心率 45 次 /min，呼吸不规则，发绀			
胸外心脏按压 + 正压通气（9）	矫正通气步骤	2	
	胸外心脏按压频率配合通气节律为 3 : 1	4	
	做 15 次	2	
	通气时手指不能离开胸壁，也不能处于按压状态	2	
	听诊器听呼吸、心率	1	
出示提示卡：患儿心率 50 次 /min，呼吸不规则（C 选手静脉给药）			

续表

项目（分）	具体内容和评分标准	满分（分）	得分（分）
给药（5）	口述：请给肾上腺素	5	
继续复苏（2）	继续予以正压通气 + 胸外心脏按压	2	
用药后按压 5 周期后出示提示卡：患儿心率 70 次 /min			
复苏后（5）	停止胸外心脏按压，继续正压通气	5	
正压通气 5 周期后出示提示卡：患儿面色转红，心率 110 次 /min			
鼻导管吸氧（3）	停止正压通气，给予鼻导管吸氧	3	
人文关怀（2）	动作轻柔，患儿头部无碰撞	2	
建立外周静脉通路			
操作过程（12）	戴手套	3	
	在穿刺点上方扎止血带	1	
	聚维酮碘消毒皮肤	1	
	再次排气	1	
	穿刺成功（可见回血）	3	
	松开止血带，松调节器开关	1	
	安置患儿，整理床单位	1	
	清理用物，医疗垃圾合理分类	1	
药物治疗（5）	1∶10 000 浓度的肾上腺素	2	
	静脉给药剂量：0.1 ~ 0.3 mL/kg（0.3 ~ 1 mL）	3	
注射用药（8）	人乙型肝炎免疫球蛋白	4	
	乙肝疫苗	4	
总分		100	

综合模拟竞赛试题五

题 1

题干： 患者男性，26 岁，因上腹部刀刺伤 1 h 就诊。患者受伤前 4 h 内未进食。行剖腹探查术，术中发现胃以外的其他器官无异常。

要求： 请 A 选手对胃进行探查和处理，C 选手辅助。（免洗手，免穿手术衣。）

思路分析： 对于刀刺伤的患者，一定要仔细探查腹腔及受损器官，避免遗漏。本道题目重点考核选手是否检查了胃后壁。缝合方法其实不是主要考核内容。

模型要求： 猪肚。

用物准备： 持针器，各种针线，有齿镊、无齿镊、剪刀，木板及夹子（固定猪肚用）。

评分标准： 见表 13-5-1。

考核点

胃肠道锐性外伤的处理原则

表 13-5-1　综合模拟竞赛试题五评分标准（题 1）

选手编号　　　　裁判

项目（分）	具体内容和评分标准	满分（分）	得分（分）
准备（2）	戴手套	2	
胃前壁（3 cm 伤口）修补（46）	聚维酮碘棉球清洁创口	2	
	用无齿镊提拉胃组织（用其他器械不得分）	10	
	选 3-0 可吸收线（或 3-0 丝线 + 小圆针，任一错误不得分）	10	
胃前壁（3 cm 伤口）修补（46）	全层缝合胃前壁：包含胃黏膜、浆膜	5	
	切口内翻	5	
	缝合浆肌层：缝浆肌层（全层不得分）	5	
	褥式内翻缝合	5	
	正确剪线（2 mm）	4	
胃后壁（0.5 cm 伤口）修补（46）	聚维酮碘棉球清洁创口	2	
	用无齿镊提拉胃组织（其他器械不得分）	10	
	选 3-0 可吸收线（或 3-0/2-0 丝线 + 小圆针）	10	
	全层缝合胃后壁：包含胃黏膜、浆膜	5	
	切口内翻	5	
	缝合浆肌层	5	
	褥式内翻缝合	5	
	正确剪线（2 mm）	4	
整体效果（6）	针距合适	2	
	缝合可靠	2	
	对合平整	2	
总分		100	
有以下任一项在总分上扣除 50 分 □将前壁缝合到后壁　□胃钳钳夹胃组织		是否扣分 □是　□否	
注意：□胃前壁、后壁任意一侧未处理，该题得零分		是否零分 □是　□否	

题 2

题干：患者男性，38 岁，因加工铁质零件后左眼异物感、疼痛、畏光、视物模糊 1 h 就诊。

要求 1：请 B 选手请写出下一步需做哪些检查。

要求 2：请 B 选手在裂隙灯下检查、处理并写出诊断。

思路分析：根据患者的主诉及症状应考虑下一步行视力检查和裂隙灯检查，明确是否有角膜异物存在以及角膜异物的位置；然后按角膜异物取出的操作规程进行处理，角膜浅表层异物用 1 mL 注射器取即可；角膜异物应取干净，动作应轻柔，注意抗感染处理。

> **考核点**
> 眼科常见症状的处理，裂隙灯的操作规程及眼外伤的处理

模型要求：角膜异物模型（猪眼球）。

用物准备：裂隙灯、无菌注射器（1 mL）、棉签、表面麻醉药物、抗生素滴眼液、无菌眼垫、胶布、纸、笔。

评分标准：见表 13-5-2。

表 13–5–2　综合模拟竞赛试题五评分标准（题 2）

选手编号　　　　裁判

项目（分）	具体内容和评分标准	满分（分）	得分（分）
下一步需做的检查（13）	视力检查	6	
	裂隙灯检查	7	
裂隙灯检查（14）	调整光源与显微镜的角度	7	
	对焦	7	
角膜异物取出（59）	告知患者病情及需做的处置	3	
	洗手	3	
	结膜囊内滴 1% 丁卡因滴眼液	5	
	选用 PPD 皮肤过敏试验针（1 mL 注射器）	6	
	成功取出异物	25	
	结膜囊内滴氧氟沙星滴眼液	10	
	无菌敷料覆盖，胶布固定	4	
	告知患者处理后注意事项	3	
诊断（10）	角膜异物（左）	10	
整体熟练度（2）		2	
无菌观念（2）		2	
总分		100	
操作中若刺穿角膜从总分中扣 30 分		□是　□否	
操作中若未从裂隙灯上取下模型点眼药水从总分中扣 3 分		□是　□否	

题 3

题干：患者女性，64 岁，因头部外伤，持续鼻腔流液 3 h 就诊。伤后无意识障碍，无恶心、呕吐等。既往体健。查体：生命体征平稳，神志清楚，格拉斯哥昏迷评分（GCS）=15 分，头皮损伤如模型所见，右眼睑肿胀、瘀斑。鼻腔内有血性液体持续流出，低头尤甚。影像检查结果见头颅 CT 片（图 13–5–1）。（血常规、凝血常规正常，操作同意书已签。）

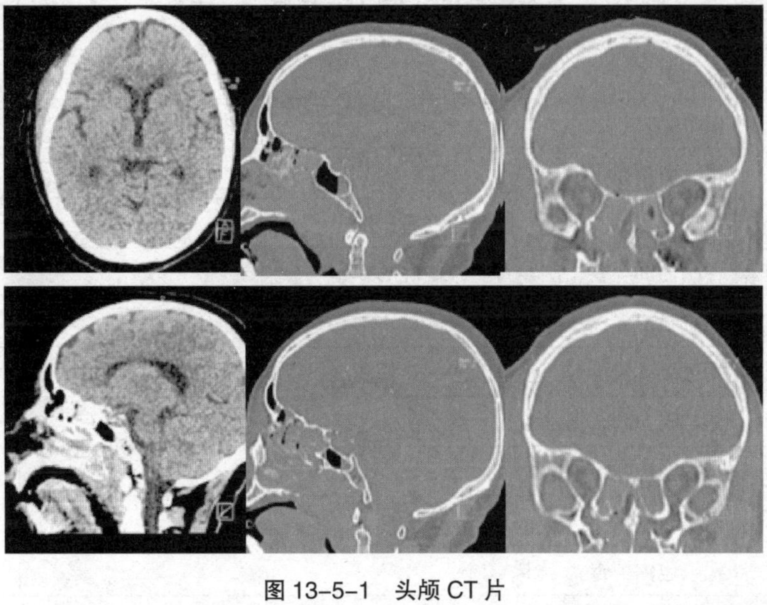

图 13–5–1　头颅 CT 片

要求1：请C选手给患者进行伤口处理，B选手辅助。

要求2：请B选手看答题卡回答问题。

B选手答题卡：

（1）请根据现有资料给出诊断和治疗原则。

（2）清创完成后选择：□出院 □留观 □入院

（3）患者入院后出现昏睡、躁动、呕吐，请选择处理方案：①氯丙嗪镇静、止呕；②CT扫描；③MRI检查；④观察神志、瞳孔、生命体征；⑤维持呼吸道通畅。

考核点 颅底骨折、脑脊液漏的诊断和处置，头皮裂伤清创缝合术的方法

思路分析：①患者主诉头部外伤、持续鼻腔流液提示外伤性脑脊液鼻漏可能，查体右眼睑肿胀、瘀斑，鼻腔内有血性液体持续流出，低头尤甚，头部CT显示颅前窝底筛板骨质扭曲，筛窦、蝶窦积液，筛板上方的颅内有少量积气，故颅前窝底骨折、脑脊液鼻漏的诊断可确定。②脑脊液鼻漏的处置要点：头位保持头高20°~30°卧位休息，不要填堵或掏挖鼻腔，避免用力咳嗽、打喷嚏、擤涕及其他用力动作，避免腰椎穿刺，避免使用皮质激素，避免经鼻插导管，保持大小便通畅，注意加强营养，注意观察体温、血常规等，酌情使用抗生素预防感染。若超过1个月脑脊液漏仍存在，则行脑脊液鼻漏修补术。③头部外伤3 h，模型显示顶部头皮裂伤，患者神志清楚，生命体征平稳，CT显示颅内未见明显血肿，应按清创缝合的规程完成头皮清创缝合及包扎。模型显示顶部头皮部分缺失，清创、直接缝合可能因切口张力大而影响愈合，操作过程中应延长切口，在创口平面内水平错开皮缘缝合以减低张力。

模型要求：头颈胸部联合模型，鼻腔流液，模拟右眼睑肿胀、青紫，仿真头皮（由浅至深依次为三层紧密皮肤、皮下、帽状腱膜，其下方有模拟骨膜及颅骨），右顶部头皮有长3~4 cm裂伤，创腔内有沙子或玻璃异物共计两个及模拟血块，创缘不规整且有总面积约1 cm的皮肤缺损。

用物准备：清创缝合器械包、换药包、无菌手套、无菌纱布、绷带、无菌生理盐水、3%过氧化氢溶液、利多卡因针剂（局部麻醉用）、聚维酮碘、缝线、注射器、棉签。

评分标准：见表13-5-3。

表13-5-3 综合模拟竞赛试题五评分标准（题3）

选手编号　　　　裁判

项目（分）	具体内容和评分标准	满分（分）	得分（分）
准备（1）	询问患者姓名、年龄	1	
清洁伤口（13）	戴手套	1	
	以无菌纱布覆盖伤口	1	
	生理盐水冲洗创周，同时用纱布刷洗	1	
	冲刷创周至少1次，每次换刷洗的纱布	1	
	注意眼的保护，防止液体流入	3	
	用过氧化氢溶液、生理盐水，交替清洗伤口3次	3	
	保护眼，防止药液流入	3	
消毒伤口（6）	检查换药包日期	1	
	换手套	1	
	检查包内消毒指示卡	1	

续表

项目（分）	具体内容和评分标准	满分（分）	得分（分）
	第一遍消毒从创缘向外消毒（向前至眉毛以上，向四周 15 cm 以上）	2	
	第二遍消毒小于第一遍范围	1	
清创（14）	检查清创缝合包日期	1	
	换手套	2	
	检查包内消毒指示卡	1	
	铺无菌巾	1	
	麻醉：核对利多卡因	1	
	逐层（皮肤—皮下—骨膜）浸润麻醉	2	
	回抽	1	
	清除两个异物	2	
	清除坏死组织，修剪创缘	1	
	再次依序用生理盐水、过氧化氢溶液冲洗伤口	2	
缝合伤口（26）	检查清创缝合包日期	1	
	检查包内消毒指示卡	1	
	铺无菌巾	1	
	延长切口，错开皮缘缝合以减低张力	10	
	必须缝合帽状腱膜（可分层也可全层缝合）	10	
	再次消毒	2	
	覆盖纱布敷料	1	
头部包扎（5）	头部回返形包扎，松紧适度	4	
	包扎范围包含清创区域	1	
术后交代（8）	保持头高卧位 20° ~ 30°	4	
	提及不要擤鼻子，不要堵塞鼻孔	4	
无菌观念（2分）		2	
人文关怀（2分）		2	
答题卡 1（15）	诊断：头皮裂伤	2	
	脑脊液漏	2	
	颅底骨折（或筛骨骨折）	2	
	颅内积气	1	
	治疗原则：破伤风抗毒素	2	
	清创缝合	2	
	脑脊液漏的处理	2	
	抗生素	2	
答题卡 2（2）	清创完成后选择：留观或入院	2	

续表

项目（分）	具体内容和评分标准	满分（分）	得分（分）
答题卡 3(6)（有错选记零分）	② CT 扫描	2	
	④ 观察神志、瞳孔、生命体征	2	
	⑤ 维持呼吸道通畅	2	
总分		100	
如严重违反无菌原则（以下任意一项或多项），在总分上扣除 5 分（请打钩） □术前未消毒　□术前未戴手套　□术前未铺巾　□无菌用物或手套污染后直接使用		是否扣分： □是　□否	

题 4

题干：患者男性，42 岁，因阵发性心悸 5 年，再发 1 h 就诊。查体：BP 120/70 mmHg，HR 158 次 /min，律齐。

要求 1：（出示心电图 13–5–2）患者既往心电图如图 13–5–2 所示（25 mm/s，10 mm/mV），请写出报告。

要求 2：（待选手完成要求 1 后再出示要求 2）患者需要进行的下一步检查是什么？请具体操作。

要求 3：（待选手完成要求 2 后再出示要求 3 及图 13–5–3）请写出心电图报告。

考核点

12 导联心电图的操作，预激的心电图特点及分型，室上性心动过速的心电图特点

临床思维：既往心电图提示 A 型预激，说明存在左侧显性旁路。患者目前心悸，心率增快，紧急需要做的是复查心电图，心电图结果提示阵发性室上性心动过速（折返机制为房室结前传，旁路逆传）。

模型及环境要求：人体模型 1 具 /SP 1 人。

用物准备：心电图机、心电图纸、导联线、电源线、免洗手消毒液、棉签、乙醇、导电膏、笔、分规、答题纸。

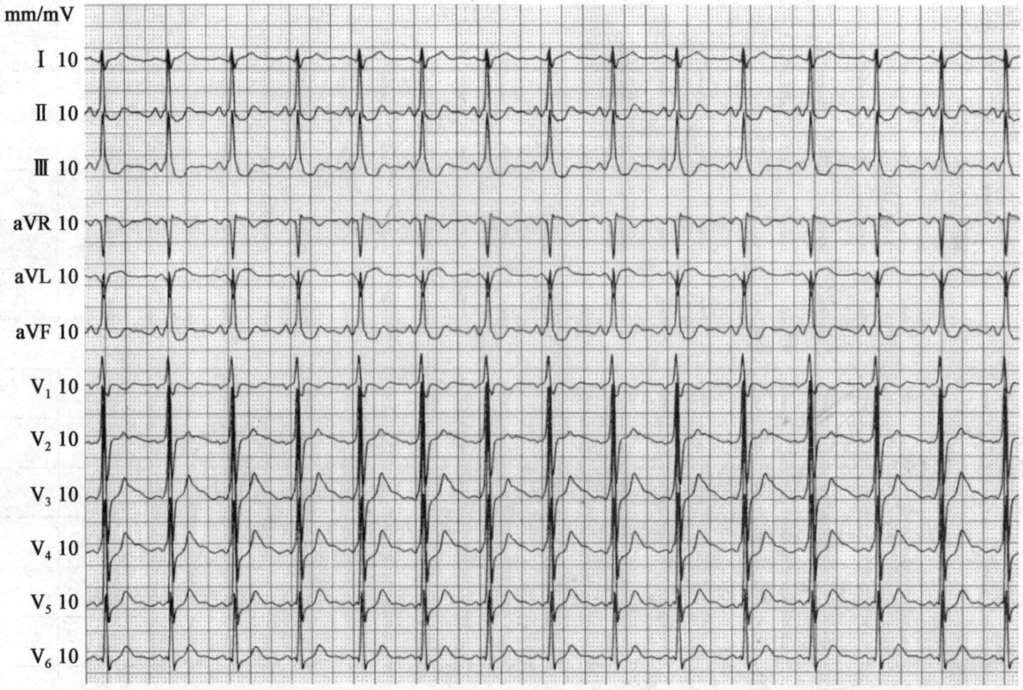

图 13–5–2　既往心电图

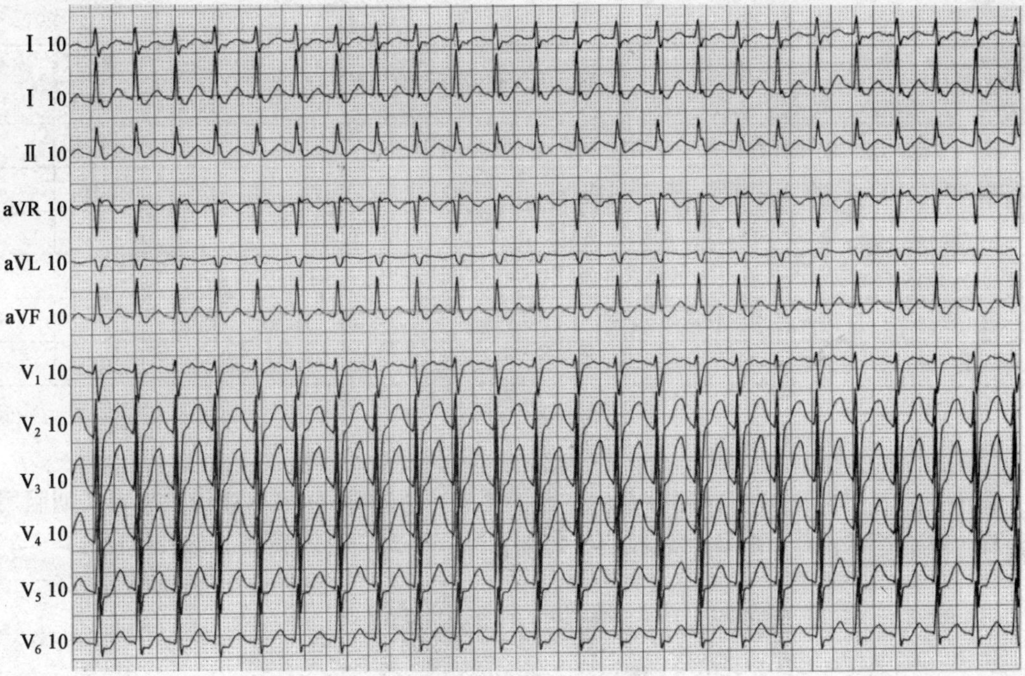

图 13-5-3　当前心电图

评分标准：见表 13-5-4。

表 13-5-4　综合模拟竞赛试题五评分标准（题 4）

选手编号　　　　裁判

项目（分）	具体内容和评分标准	满分（分）	得分（分）
要求 1（7）	1. 窦性心律	2	
	2. A 型预激	5	
要求 2：（待选手完成要求 1 后再出示要求 2）患者需要进行的下一步检查是什么？请具体操作			
准备（15）	洗手	2	
	核对患者姓名、性别、年龄、临床诊断	5	
	向患者交代心电图检查的目的及配合要求	2	
	检查应准备的物品	2	
	隐私保护及环境温度适中	2	
	患者取仰卧位（不能仰卧位者可取半卧位）	2	
操作过程（60）	连接好心电图机	2	
	打开电源开关	2	
	检查安装记录纸	2	
	乙醇去脂	2	
	涂抹导电膏	2	
	正确接好右上肢导联线	5	
	正确接好左上肢导联线	5	
	正确接好下肢导联线	5	
	正确接好 $V_1 \sim V_6$ 导联线	30	
	描记出无干扰的心电图	2	
	人文关怀：如安抚患者情绪，帮助其整理衣物等	3	

续表

项目（分）	具体内容和评分标准	满分（分）	得分（分）
操作后处理（10）	标明患者姓名、性别、年龄、检查日期和时间	4	
	关闭心电图机、拔掉电源	3	
	整理好导联线、地线、电源线，为下次使用做好准备	3	
要求 3:（待选手完成要求 2 后再出示要求 3 及图 13-5-3）请写出心电图报告			
要求 2（8）	阵发性室上性心动过速	8	
总计		100	

题 5

题干：患者男性，70 岁，因摔倒后右髋部疼痛、活动障碍 0.5 h 就诊。患者长期服用阿司匹林，不能手术治疗。查体：患肢明显短缩，外展外旋畸形。髋部 X 线片见图 13-5-4。

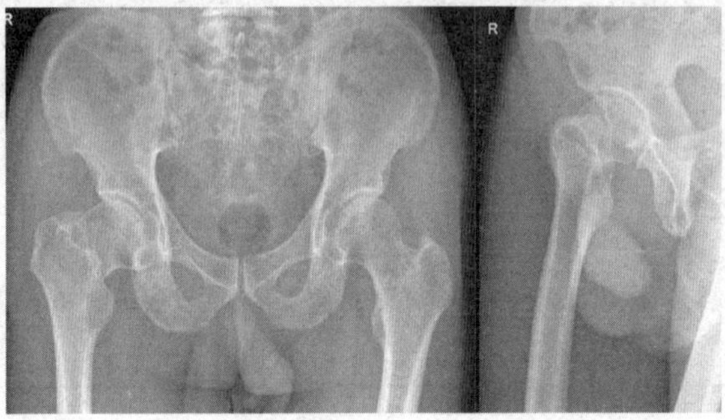

图 13-5-4　髋部 X 线片

考核点：股骨颈骨折皮牵引的操作规程及相关理学检查内容

要求 1：请 A、B 选手予以相应骨科治疗。

要求 2：请 C 选手在图 13-5-5 中画出需要进行的量诊内容，最后写出初步诊断和髋部骨科查体中可能发现的有意义的体征。

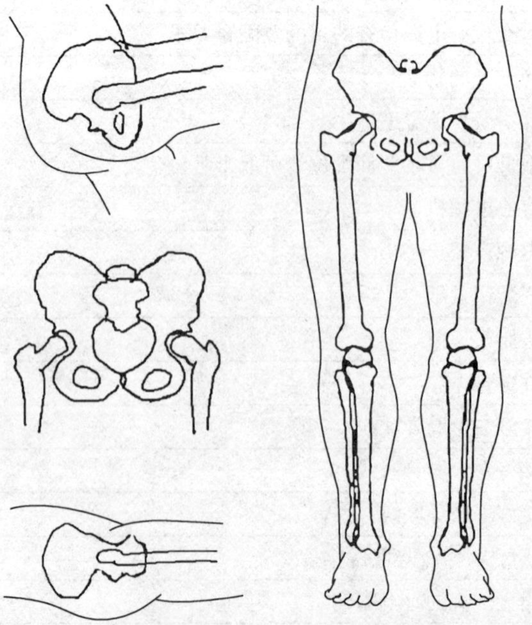

图 13-5-5　下肢量诊画图

临床思维：要求 1：考虑诊断为右侧股骨颈骨折。皮牵引操作前应注意检查伤肢末端血运及感觉，排除血管神经损伤。在应用皮牵引套进行固定前，骨性突起部位（如腓骨小头）注意加垫保护。注意调节牵引方向与肢体长轴平行以获得最大的轴向牵引力。皮牵引质量不得超过 5 kg。要求 2：诊断考虑为股骨颈骨折，因此重点应进行患者的量诊检查：下肢直接和间接长度的测量有助于区分股骨颈骨折和髋关节脱位，此外，还应进行大转子上移征的测量，即 Shoemaker 线、Nelaton 线和 Bryant 三角。骨折患者不宜进行过度的被动体格检查，以免加重患者疼痛及损伤，因此，除了量诊之外，进行简单的视诊、触诊、叩诊即可（具体内容见评分标准）。

模型要求：全身人模型（四肢可被动活动），穿好病号服，强行右下肢短缩、外旋外展摆放

用物准备：皮牵引套、绷带、棉垫、胶带、毛巾、牵引架、牵引绳、牵引砝码。

评分标准：见表 13-5-5。

表 13-5-5　综合模拟竞赛试题五评分标准（题 5）

选手编号　　　裁判

项目（分）	具体内容和评分标准	满分（分）	得分（分）
牵引带的安装（42）	仰卧位	2	
	检查患肢足背动脉搏动	6	
	请患者主动活动足踝	6	
	助手持续保持患肢中立位牵引	3	
	患者足背、腓骨小头加厚棉垫	4	
	大腿牵引带固定在患者髌骨上缘平面以上	4	
	牵引带的左、右束对称	2	
	绷带螺旋包裹，加固牵引带	2	
	选择合适高度和角度的滑轮，与大腿平面基本平行	5	
	牵引质量不超过 5 kg	7	
	检查牵引绳行程是否有卡、磨、阻挡	1	
操作后（7）	触诊足背动脉，观察脚趾甲床等末端血运	4	
	检查足部及踝关节主动、被动活动	3	
人文（5）	关注操作中患者感受，询问患者牵引带松紧	5	
骨科查体（10）	检查双侧 Shoemaker 线	10	
需要进行的量诊内容（15）	下肢间接长度：双下肢髂前上棘至内踝下缘距离	3	
	下肢直接长度：双下肢股骨大转子至外踝下缘距离	3	
	Nelaton 线：患者侧卧并半屈髋时，髂前上棘与坐骨结节间连线	3	
	Shoemaker 线：双侧大转子至髂前上棘的连线	3	
	Bryant 三角：髂前上棘向水平画垂线，再由大转子画水平线，连接髂前上棘与大转子两点，构成 Bryant 三角	3	
诊断（2）	右股骨颈骨折	2	
有意义的体征（19）	右下肢明显短缩、外展外旋畸形	1	
	腹股沟韧带中点下方压痛	2	
	足跟部纵向叩击痛	2	
	患侧下肢间接长度较健侧缩短	3	
	双下肢直接长度相等	2	

续表

项目（分）	具体内容和评分标准	满分（分）	得分（分）
有意义的体征（19）	患侧股骨大转子尖超过 Nelaton 线	3	
	Shoemaker 线交点在脐以下	3	
	患侧 Bryant 三角底边较健侧缩短	3	
总分		100	

综合模拟竞赛试题六

题 1

题干：患者女性，30 岁，因健身后突发左下腹痛 0.5 h，伴有恶心、呕吐就诊。月经规律 4 ~ 6/28 ~ 30，LMP 20 天前，经量中等，偶有轻微痛经。

要求 1：请 A 选手为其进行妇科检查及必要的专科实验室取样。

考核点
妇科检查及专科实验室取样

要求 2：请问卵巢肿瘤蒂扭转好发于什么情况？扭转的蒂部包括哪些解剖结构？（口述。）

临床思维：检查前需要明确：①患者是否有性生活史，如无性生活史，不可行阴道窥器检查及双合诊检查，应行直肠 – 腹部诊；②患者目前是否处于月经期，月经期尽量避免行妇科检查；③患者是否有异常阴道流血，如有阴道流血，需消毒后再行妇科检查。检查项目包括：外阴检查、阴道窥器检查、双合诊、三合诊、直肠 – 腹部诊等检查。具体步骤参考相关章节。下腹部包块可能为增大的子宫、附件肿块，肠道及肠系膜肿块、泌尿系肿块、腹壁及腹膜后肿块，检查时应注意鉴别。

模型及环境要求：妇科检查模型（宫颈模块更换为宫颈糜烂样外观模块、左附件包块模型），操作台，屏风、手术灯。

用物准备：治疗车、聚维酮碘、无菌阴道窥器、无菌手套、一次性垫单、玻片，宫颈脱落细胞取样刷及标本瓶，宫颈 HPV 取样刷及标本瓶，标记笔（或标签纸）。

评分标准：见表 13–6–1。

表 13–6–1　综合模拟竞赛试题六评分标准（题 1）

选手编号：　　　　裁判：

项目（分）	具体内容和评分标准	满分（分）	得分（分）
准备（10）	核对患者姓名、床号、病史	1	
	询问是否有性生活史：有	2	
	询问目前是否有阴道流血：无	1	
	询问昨日是否有阴道冲洗上药及性生活：无	1	
	向患者交代妇科检查的目的及注意事项	1	
	环境评估，注意隐私保护。男性检查者操作时需有女性医务人员在场	1	
	交代患者排空膀胱	1	

续表

项目（分）	具体内容和评分标准	满分（分）	得分（分）
	准备检查用物。检查床垫一次性垫单	1	
	体位选择：膀胱截石位	1	
外阴检查（7）	观察外阴部的发育，有无畸形，阴毛多少与分布	2	
	皮肤和黏膜色泽变化，有无水肿、皮炎、溃疡、赘生物	2	
	（左手戴手套或用棉签）分开大、小阴唇，暴露阴道前庭，观察尿道口、阴道口及前庭大腺情况	3	
阴道检查（20）	正确放置阴道窥器，暴露子宫颈与阴道壁及阴道穹部	3	
	观察阴道壁黏膜颜色、皱襞多少，有无红肿、畸形、赘生物	2	
	观察阴道分泌物的量、性质、颜色，有无异味等	2	
	观察子宫颈大小、颜色、外口形状，有无糜烂，有无赘生物	3	
	行白带常规检查：阴道后穹窿或阴道侧壁上 1/3 取样	3	
	行宫颈脱落细胞检查，标本标识	3	
	行宫颈分泌物 HPV 检查，标本标识	3	
	正确取出阴道窥器	1	
双合诊（42）	检查者一手戴无菌手套，以示、中二指放入阴道内	2	
	了解阴道通畅度，有无畸形、肿物、触痛	3	
	宫颈大小、质地、活动度、表面情况，有无赘生物	4	
	宫颈举痛或摇摆痛	4	
	阴道后穹窿结节及饱满感	4	
	子宫的位置、大小、质地、活动度、压痛	10	
	附件区有无增厚、压痛，有无肿块，肿块与子宫关系，压痛点是否固定等（注意先触诊右侧，再触诊左侧，否则不得分）	15	
三合诊检查（15）	以一手示指伸入阴道，中指伸入直肠，另一手置于下腹部协同触诊	5	
	查清后倾或后屈子宫的大小，了解子宫后壁情况，了解主韧带、子宫骶韧带、直肠子宫陷凹、直肠阴道隔、盆腔内侧壁及直肠等情况，注意有无增厚、压痛及肿瘤	10	
检查结果（3）	按解剖部位先后顺序记录检查结果	3	
人文关怀（3）	查体时注意与患者的沟通，缓解其紧张情绪，询问感受	3	
合计		100	
理论题答案	好发于瘤蒂较长、中等大小、活动度良好、重心偏于一侧的肿瘤，如成熟性畸胎瘤常见。常在体位改变，妊娠期、产褥期子宫大小位置发生改变时发生。蒂部包括：患侧卵巢悬韧带、卵巢固有韧带及输卵管	10	
总分	检查 ×0.9+ 理论	100	

题 2

题干：患者男性，58 岁，因左侧桡骨远端粉碎性骨折拟行切开复位内固定手术，目前患者已妥善麻醉。X 线检查见图 13-6-1。

考核点

上肢消毒铺单操作

要求：请 C 选手模拟第一助手及 B 选手模拟器械护士给患者进行上肢消毒铺单操作（B 先穿衣、戴手套，C 选手备止血带，免除外科洗手过程，需要时口述）。

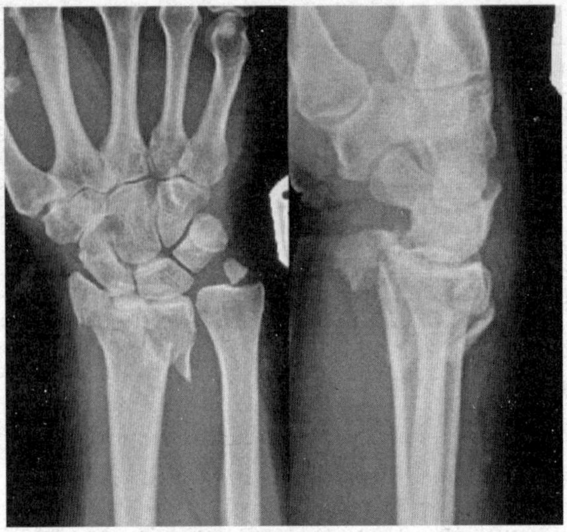

图 13-6-1　X 线片

临床思维：上肢消毒铺单的范围：止血带以远（含手部）。

模型及环境要求：手术台 + 全身人模型。需配 1 名志愿者做巡回护士。

用物准备：大衣包（手术服 2 套）；肢体布包（无菌巾 4～6 块，中单 6 块，大单 2 块，孔被 1 块）；巾钳 4 把；手套若干；无菌碗；聚维酮碘；纱布若干；消毒用圈钳；充气式止血带；弹力袜套；绷带若干；棉签 2 包；输液架；标记笔；病历夹，手术同意书。

评分标准：见表 13-6-2。

表 13-6-2　综合模拟竞赛试题六评分标准（题 1）

选手编号　　　　　裁判

项目	具体内容和评分标准	满分	得分
操作前准备（10）	着装整洁，戴口罩、帽子	2	
	核对患者信息，确认术侧	3	
	患者左侧上肢悬吊	5	
消毒（40）	外科洗手（口述），器械护士穿手术衣，戴手套	5	
	器械护士传递消毒钳及聚维酮碘纱布，第一助手自切口开始由内向外进行消毒	5	
	消毒范围：止血带以远（含手部）	10	
	消毒 3 遍，每次消毒范围应小于上次消毒范围	10	
	每次消毒不能留空隙	5	
	肢体消毒液无溅洒，无反流	5	
铺单（35）	洗手护士传递中单 5 块，对折后分别铺于：肢体左、右两侧各 1 块，下方 2 块，上方 1 块	5	
	中单 2 块对折铺推车，铺完后与手术台拼接	5	
	洗手护士传递无菌巾（小单）1 块，环绕止血带，巾钳固定	5	
	再次洗手（口述），穿衣，戴手套	5	
	由器械护士协助铺大单，下方 1 块，上方 1 块	5	
	手套包手（可选）	5	
	铺孔巾，收紧洞口，巾钳固定	5	
整体（15）	无菌观念	10	
	熟练程度	5	
总分		100	

题 3

题干：患者男性，30 岁，长期素食，因无明显诱因出现乏力半个月入院。伴活动后明显气促，无发热等症状。查体：重度贫血貌，皮肤、巩膜无黄染，浅表淋巴结未扪及明显肿大，胸骨无压痛，腹软，肝、脾未见明显增大。血常规示：WBC 5.8×10^9/L，N 0.50，L 0.35，Hb 42 g/L，PLT 100×10^9/L。

要求 1：请 B 选手回答：目前需要立即采取什么措施？

要求 2：请 B 选手备血。

临床思维：Hb 42 g/L 是危急值，按危急值的处理流程；重度贫血患者，需要紧急输血。

模型及环境要求：操作台 1 张（用于摆放显微镜及输血科实验仪器），分类垃圾桶。

用物准备：抗 A 试剂，抗 B 试剂，抗 D 试剂，标准 A、B 细胞，低离子介质，二步法凝聚胺，手套，生理盐水，标记笔，患者 EDTA 抗凝血标本，供血者标本，玻璃试管及试管架，塑料滴管，离心机。

评分标准：见表 13-6-3。

考核点 危急值处理，血型鉴定的操作，交叉配血的操作

表 13-6-3 综合模拟竞赛试题六评分标准（题 3）

选手编号 裁判

项目（分）	具体内容和评分标准	满分	得分
危急值处理流程（10）	进行复核，确认后立即处理，6 h 内登记	10	
最佳治疗方案（10）	急诊输血（或者血型鉴定，交叉配血）	10	
准备（2）	穿戴整齐，带好白纸和笔，书本、资料	1	
	实验开始前戴手套	1	
ABO 血型正、反定型试管法操作流程（30）	实验用品准备：小试管，抗 A、抗 B、抗 D 试剂，生理盐水，A、B 型标准红细胞生理盐水悬液（各 0.5 分）	2	
	标记试管	1	
	核对患者信息并对标本离心	1	
	制备红细胞悬液	3	
	正定型加样：加入标准抗血清	3	
	加入患者红细胞悬液	2	
	反定型加样：加入待检血浆	3	
	加入标准红细胞悬液	2	
	按标记加样	1	
	加样准确	1	
	悬空加样	1	
	加样后混匀	1	
	离心	2	
	正确观察结果，观察有无溶血及有无凝集，进行正确判定	5	
	结果记录规范	2	
	检测报告规范	2	

续表

项目（分）	具体内容和评分标准	满分	得分
交叉配血（43）	准备试管、标记笔、吸管	1	
	正确选择血制品	4	
	核对患者信息	2	
	核对供血者信息（血型及血液类型）	2	
	标本离心（口述）	2	
	主、次侧正确标记	2	
	配红细胞 5% 的浓度	2	
	悬空加样未贴壁	2	
	先加血清再加红细胞	2	
	血清：红细胞为 2：1	2	
	摇匀，静置 15 s，离心	2	
	结果判读（必要时镜检）	4	
	主、次侧加入 0.6 mL 低离子强度溶液（LISS）	2	
	混匀，1 min 后加 2 滴凝聚胺	2	
	离心，倒上清，看凝集强度（上清有无溶血）	2	
	有凝集加 2 滴假凝集清除液，轻轻混匀	2	
	结果判读（3 min 内）	4	
	签发报告单（双人签字）	4	
总体评价（5）	操作认真、规范、准确	1	
	在规定时间完成工作，条理清楚、有条不紊	2	
	实验后整理台面	2	
总计		100	

题 4

题干：患者男性，36 岁，既往体健，行胃次全切除 + 胃空肠吻合 + 十二指肠造口术后 8 天，现伤口无红、肿、热、痛及渗液，腹腔引流管可见 5 mL 淡黄色清亮引流液，十二指肠造口管可见 200 mL 黄绿色引流液。

要求：请 A 主操作处理，C 协助并答题。

考核点
腹腔引流管拔管指征，换药拆线操作

提示卡问题：该患者术后 2 个月多次出现以下症状：进食后 2～3 h 出现头晕、面色苍白、出冷汗、乏力，脉搏细数。请问最可能是什么并发症？

临床思维：腹腔引流管 5 mL 淡黄色清亮引流液，可以拔管；但十二指肠造口管可见 200 mL 黄绿色引流液，不符合拔管指征，只换药及拔腹腔引流管。

模型及环境要求：换药拆线模型，腹腔引流管两根。

用物准备：换药车、一次性换药包、无菌剪刀，聚维酮碘，棉球若干；纱布、凡士林纱布，5 mL 注射器、无菌试管、胶布卷、无菌手套等物品。

评分标准：见表 13-6-4。

表 13-6-4　综合模拟竞赛试题六评分标准（题 4）

选手编号　　　　裁判

项目	具体内容和评分标准	满分	得分
准备（10）	医生的准备：穿工作服，戴口罩、帽子，洗手	2	
	核对患者的床号、姓名	2	
	告知患者操作的目的、操作过程及可能出现的情况，取得配合	2	
	评估环境，注意保暖，保护患者隐私，协助患者摆好体位	2	
	物品准备，取换药包，检查有效期	2	
操作过程（60）	打开换药包，将此次操作需要的物品放入包中	3	
	暴露患者换药部位，用手沿切口方向揭开外层敷料，将污敷料内面向上，放在弯盘内，再次洗手	3	
	用镊子或血管钳轻轻揭去内层敷料，如分泌物干结黏着，可用生理盐水润湿后揭下	3	
	观察伤口情况，按洁净伤口处理	3	
	一只镊子或血管钳直接用于接触伤口，另一镊子或血管钳专用于传递换药碗中的物品	5	
	用蘸有消毒液的棉球自内向外消毒伤口及周围皮肤以及引流管周围两次，范围稍大于纱布敷料覆盖的范围	5	
	拆除皮肤缝线，用镊子夹起线头轻轻提起，把埋在皮内的线段拉出：针眼之外 1 ~ 2mm，将剪尖插进线结下空隙，紧贴针眼，在由皮内拉出的部分将线剪断。将皮外缝线向切口的缝线剪断侧拉出，避免向对侧硬拉	5	
	剪断固定腹腔引流管的缝线	3	
	旋转带负压拔除腹腔引流管	5	
	拔管时用纱布保护，防止引流液污染伤口	4	
	检查引流管是否完整	4	
	用蘸有消毒液的棉球再擦拭一次，覆盖敷料，胶布固定	4	
	整理患者衣物和床单	3	
	整理用物，垃圾分类处理，洗手	5	
	向患者及家属交代事后注意事项，保持伤口干洁，注意伤口渗血情况，如有渗湿需及时换药，不要剧烈运动	5	
人文关怀（10）	操作过程中要询问患者是否疼痛，体现出人文关怀	10	
无菌原则（10）	严格无菌操作，每次违反扣 5 分，最多扣 10 分	10	
问答（10）	倾倒综合征	10	
注意	如拔除十二指肠造口管扣 20 分		
总分		100	

题 5

题干：患者男性，51 岁，突起头痛伴喷射性呕吐 2 h 急诊就诊。自诉头痛剧烈，难以忍受；起病时在搬运货物。有高血压病史，平时控制可。既往有第 3 腰椎骨折病史。查体：T 37℃，P 83 次 /min，R 20 次 /min，BP 180/65 mmHg；神志模糊，躁动不安，右上睑下垂，右瞳孔直径 5 mm，直接对光反射（－），余脑神经未见明显异常，脑膜刺激征阳性，四肢活动可。

要求 1： 向 C 选手提出患者首选的检查是什么?

要求 2： 根据提示卡，请 C 选手提出疾病的诊断。

要求 3： 经过正规的药物治疗，患者头痛仍激烈。为有效缓解患者头痛症状，请提出下一步最有效的辅助诊疗操作并完成（B 主 C 辅）。

要求 4： 请 C 选手根据操作结果，提出治疗措施。

提示卡 1： 请阅患者头部 CT 片（正常 CT 片）。

要求 5： 请 A 选手做相关紧急处置。

考核点 术前准备，静脉通道建立；腰椎穿刺术操作流程及注意事项；动眼神经损害的表现；蛛网膜下腔出血的诊断及治疗

临床思维： 该病例查体示右上睑下垂，右瞳孔大，直接对光反射（-），脑膜刺激征阳性，感觉、运动系统未受累，定位考虑为脑膜及动眼神经受累，结合运动时出现激烈头痛，伴恶心、呕吐、血压增高等病史，诊断考虑为蛛网膜下腔出血。首选检查为头部 CT；高度怀疑蛛网膜下腔出血者，虽然头部 CT（-），仍需要完善腰椎穿刺以进一步明确诊断；该患者疑有颅内压增高，术前应建立静脉通道，备好甘露醇；患者血压为 180/100 mmHg，需要进行脱水降颅压治疗，如血压仍高，可以适当应用基因药物降血压治疗；既往有第 3 腰椎骨折病史，腰椎穿刺部位应改为第 4～5 腰椎间隙。诊疗措施主要有：①完善头部 CTA，必要时 DSA；可行腰椎穿刺脑脊液置换缓解临床症状。②治疗上予以绝对卧床、止血、解痉及对症支持治疗（镇静、脱水降颅压，保持水、电解质平衡，给予营养代谢支持，防止再出血等）。

模型及环境要求： 腰椎穿刺全身人模型（脑脊液用红颜色水代替）；腰椎穿刺压力大于 200 mmH_2O；腕带标明患者姓名、性别、年龄；站立的臀部肌内注射模型、静脉输液手臂。

用物准备： 检眼镜（内有眼底检查结果：视乳头水肿，视网膜可见出血，边界欠清）、血压计（血压结果：180/100 mmHg），20% 甘露醇、地塞米松针剂、生理盐水，腰椎穿刺包（3 个，有 2 个过期包）、腹腔穿刺包（1 个）、腰椎穿刺针、无菌手套、玻璃测压管，治疗盘（聚维酮碘、棉签、胶布、局部麻醉药）。静脉输液及肌内注射用物：治疗车：备无菌盘 2 个，弯盘 2 个，黄色垃圾桶、黑色垃圾桶各 1 个，锐器盒 1 个。聚维酮碘，75% 乙醇，无菌棉签、砂轮、纱布、胶带、一次性中单（小块）、压脉带，小枕，医嘱单、注射单、执行单，速干手消毒剂，输液器，甘露醇，5 mL 注射器若干，输液贴、输液架，玻璃小药瓶若干，手套、笔。

评分标准： 见表 13-6-5～表 13-6-7。

表 13-6-5　综合模拟竞赛试题六评分标准（腰椎穿刺术）（题 5）

选手编号　　　　　裁判

项目	具体内容和评分标准	满分	得分
检查（5）	头部 CT	5	
诊断（5）	蛛网膜下腔出血	5	
下一步操作（5）	腰椎穿刺	5	
准备（10）	核对患者姓名、床号、性别、年龄（未核对出患者性别异常不给分）	1	
	核对手术同意书	1	
	绝对卧床，不起来大小便	1	
	向患者交代腰椎穿刺及注意事项	1	
	眼底检查（打开检眼镜盒才给分）	1	
	询问患者麻醉药过敏史，查看血常规、头颅影像学等检查排除禁忌证	1	

续表

项目	具体内容和评分标准	满分	得分
准备（10）	测量血压（未打开血压计不给分）、脉搏	1	
	建立静脉通道，嘱脱水降颅压（请C选手做相关紧急处置提示卡）	1	
	镇静治疗	1	
	物品准备：腰椎穿刺包、无菌手套、测压管、聚维酮碘、弯盘、麻醉药、注射器、胶布、棉签	1	
体位（5）	体位准备：采用左侧卧位，侧卧硬板床上，背部与床沿垂直，头向前胸弯曲，双手抱膝贴腹部	5	
定位（5）	穿刺点选择：髂嵴或髂后上棘连线与脊柱相交处，相当于第3~4腰椎棘突间隙，也可在第4~5腰椎间隙进行	3	
	穿刺点标记	2	
消毒铺巾（10）	洗手，戴口罩、帽子	1	
	以穿刺点为中心，由内向外环形消毒皮肤，直径15cm	1	
	聚维酮碘消毒至少2遍	1	
	注意勿留空隙，棉签不要返回已消毒区域	1	
	检查穿刺包消毒日期	1	
	戴无菌手套，正确打开穿刺包	1	
	检查消毒指示卡	1	
	核对包内器械	1	
	检查穿刺针是否通畅	1	
	铺巾	1	
麻醉（5）	核对麻醉药（2% 利多卡因）并抽吸2 mL	2	
	打皮丘	1	
	垂直进针	1	
	回抽，逐层浸润麻醉	1	
穿刺过程（35）	术者左手固定穿刺部位皮肤	2	
	右手持针垂直于背部方向，针尖稍向头部缓慢刺入4~6 cm	3	
	阻力消失有落空感时，缓慢抽出针芯，见脑脊液流出（一次成功10分，2次成功5分，3次以上不给分）	10	
	测压前摆好体位，伸展头颈，下肢缓慢伸直测压	3	
	连接测压管，报告压力值（大于300 mmH_2O）	2	
	脱水降颅压	2	
	再次测压后移去测压管（出示提示卡压力180 mmH_2O）	1	
	红色脑脊液，留取3管，判断颜色是否变化	2	
	缓慢放出脑脊液5~10 mL，再向椎管内注射等量无菌生理盐水，如此间隔2~3 min重复1次，使置换总量达到20~30 mL，最后1次注入地塞米松生理盐水。每隔1~2天可置换1次，一般不超过7次	5	
	术中观察患者反应，如有头晕、面色苍白、出汗、心悸或生命体征变化，立即停止抽液并对症处理	5	

续表

项目	具体内容和评分标准	满分	得分
标本收集（5）	生化	1	
	常规	1	
	细胞学	1	
	顺序正确（生化—常规—细胞学）	1	
	标本管标记	1	
术后处理（5）	术毕将针芯插入，快速拔出穿刺针并局部按压	1	
	消毒穿刺点	1	
	覆盖纱布，胶布固定	1	
	交代术后注意事项，嘱去枕平卧 4 ~ 6 h	1	
	术后测血压、脉搏并观察反应	1	
处理措施（5）	绝对卧床、止血、脱水降颅压、预防血管痉挛，DSA 明确病因及一般对症支持治疗	5	
如严重违反无菌原则（以下任意一项或多项），在总分上扣除 50 分（请打钩） □穿刺前未消毒　□穿刺前未戴手套 □穿刺前未铺巾　□操作中无菌用物或手套污染后直接使用		是否扣分 □是　□否	
共计		100	

表 13-6-6　综合模拟竞赛试题六评分标准（静脉输液）（题 5）

选手编号　　　　裁判

项目	具体内容和评分标准	满分	得分
准备（10）	着装整洁、规范，洗手，戴口罩	2	
	核对患者床号、姓名，评估患者病情、合作程度、穿刺部位皮肤、血管情况等；嘱患者排便	3	
	与患者及家属沟通、交代注意事项	2	
	准备物品：治疗盘、聚维酮碘、75% 乙醇、棉签、输液器、输液贴、无菌手套、止血带、小枕、胶布、弯盘、输液卡、笔、输液架等	2	
	环境整洁，温度适宜，光线充足	1	
穿刺输液（50）	核对输液卡，检查药物质量，写贴瓶标	3	
	按无菌原则正确配制药物，插好输液器并核对	8	
	核对患者姓名、床号，向患者说明配合要求、注意事项	3	
	备胶布；再次核对输液药物，挂于输液架上，固定通气管	3	
	戴手套，暴露穿刺部位，放小枕、止血带	5	
	选择静脉，扎止血带；消毒皮肤 2 遍，待干	5	
	排净输液器内空气，排气一次成功	8	
	嘱患者握拳，绷紧皮肤及血管，针梗与皮肤成 20° 快速刺入皮下，沿静脉方向潜行刺入血管，见回血后再进少许	10	
	嘱患者松拳，松开止血带，松调节器开关，观察滴入是否通畅	5	
	妥善固定且美观，取小枕和压脉带	8	

续表

项目	具体内容和评分标准	满分	得分
穿刺输液（50）	脱手套，洗手，摘口罩	2	
	调节输液速度，再次核对后记录，挂输液卡	5	
	用物处理，垃圾分类	2	
无菌观念（20）	操作熟练，遵守无菌操作原则	10	
	穿刺一次成功（穿刺超过 2 次或未成功全扣）	10	
人文关怀（10）	穿刺动作轻柔，尽可能减少患者疼痛	2	
	主动告知，消除患者紧张情绪	2	
	患者处舒适体位	2	
	整理患者衣物，床单位整洁	2	
	向患者交代输液注意事项	2	
总分		100	

表 13-6-7　综合模拟竞赛试题六评分标准（肌内注射）

选手编号　　　　裁判

项目	具体内容和评分标准	满分	得分
准备（10）	着装整洁、规范，洗手，戴口罩	2	
	核对患者床号、姓名，询问三史，评估患者及注射部位	3	
	与患者及家属沟通、交代注意事项	2	
	用物准备、评估	2	
	环境整洁，温度适宜，符合无菌操作要求	1	
操作过程（75）	自我介绍，核对交代，取得配合	3	
	核对注射卡、药物	3	
	按无菌原则配制药物	8	
	协助患者取合适体位	3	
	正确选择注射部位	3	
	皮肤消毒 2 遍，待干	5	
	再次核对，调整针头，排气	5	
	一手绷紧或捏起注射区皮肤，一手以握笔式方式持注射器，以中指固定针栓，垂直刺入针梗的 2/3 ~ 3/4，或根据患者胖瘦合理掌握深度	8	
	回抽无回血，缓慢注入药液	10	
	迅速拔针，按压	6	
	洗手，摘口罩	3	
	询问患者反应，交代注意事项	8	
	再次核对注射卡和药物	5	
	记录，签执行时间和姓名	5	
操作后处理（5）	妥善安置患者，整理床单位	2	
	进行健康宣教	2	
	处理用物，正确垃圾分类	1	

续表

项目	具体内容和评分标准	满分	得分
人文关怀（5）		5	
无菌观念（5）	跨越无菌区两次或以上全扣	5	
总分		100	

（毕方方　常　实　陈　锶　程远大　崔　洋　冯丽娟　高可雷　郭纪峰　胡　蓉　纪连栋　蒋　剑　蒋小娥　蒋星军　金　毅　李　捷　李　君　李　敏　李新华　李　源　欧阳奕　裴琛琳　漆　泓　吴　静　王庆红　王　霞　王宪伟　谢咏秋　熊依林　杨　勇　姚　润　张　谧　张明华　张　瑜　周　环）

网上更多……

推荐阅读　教学视频　彩图

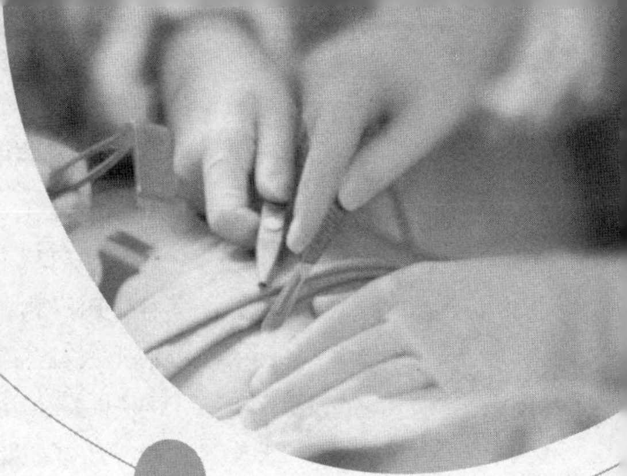

主要参考文献

[1] 万学红，卢雪峰．诊断学．9版．北京：人民卫生出版社，2018.
[2] 葛均波，徐永健．内科学．9版．北京：人民卫生出版社，2018.
[3] 贾建平，苏川．神经病学．8版．北京：人民卫生出版社，2018.
[4] 陈红．中国医学生临床技能操作指南．2版．北京：人民卫生出版社，2014.
[5] 马明信，孙靖中．国家医师资格考试实践技能应试指南．北京：人民卫生出版社，2017.
[6] 李兰娟，任红．传染病学．9版．北京：人民卫生出版社，2018.
[7] 李兰娟，王宇明．感染病学．3版．北京：人民卫生出版社，2015.
[8] 陈孝平，汪建平，赵继宗．外科学．9版．北京：人民卫生出版社，2018.
[9] 谢幸，孔北华，段涛．妇产科学．9版．北京：人民卫生出版社，2018.
[10] 魏来，李太生．内科学（感染科分册）．北京：人民卫生出版社，2016.
[11] 王卫平．儿科学．8版．北京：人民卫生出版社，2013.
[12] 杨培增，范先群．眼科学．9版．北京：人民卫生出版社，2018.
[13] 黄选兆，汪吉宝，孔维佳．实用耳鼻咽喉头颈外科学．2版．北京：人民卫生出版社，2012.
[14] 孙虹，张罗．耳鼻咽喉头颈外科学．9版．北京：人民卫生出版社，2018.
[15] 张学军，郑捷．皮肤性病学．9版．北京：人民卫生出版社，2018.
[16] 赵辨．中国临床皮肤病学．南京：江苏科学技术出版社，2017.
[17] 朱学骏，涂平．皮肤病的组织病理诊断．2版．北京：北京医科大学出版社，2001.
[18] 李小刚．急诊医学．2版．北京：高等教育出版社，2016.
[19] 郭曲练，姚尚龙．临床麻醉学．4版．北京：人民卫生出版社，2016.
[20] 李小寒，尚少梅．基础护理学．4版．北京：人民卫生出版社，2011.
[21] 邵肖梅，也红毛，邱小汕．实用新生儿学．4版．北京：人民卫生出版社，2011.

郑重声明

高等教育出版社依法对本书享有专有出版权。任何未经许可的复制、销售行为均违反《中华人民共和国著作权法》，其行为人将承担相应的民事责任和行政责任；构成犯罪的，将被依法追究刑事责任。为了维护市场秩序，保护读者的合法权益，避免读者误用盗版书造成不良后果，我社将配合行政执法部门和司法机关对违法犯罪的单位和个人进行严厉打击。社会各界人士如发现上述侵权行为，希望及时举报，我社将奖励举报有功人员。

反盗版举报电话 (010)58581999 58582371

反盗版举报邮箱 dd@hep.com.cn

通信地址 北京市西城区德外大街4号 高等教育出版社法律事务部

邮政编码 100120

读者意见反馈

为收集对教材的意见建议，进一步完善教材编写并做好服务工作，读者可将对本教材的意见建议通过如下渠道反馈至我社。

咨询电话 400-810-0598

反馈邮箱 gjdzfwb@pub.hep.cn

通信地址 北京市朝阳区惠新东街4号富盛大厦1座

高等教育出版社总编辑办公室

邮政编码 100029

防伪查询说明

用户购书后刮开封底防伪涂层，使用手机微信等软件扫描二维码，会跳转至防伪查询网页，获得所购图书详细信息。

防伪客服电话 (010)58582300